# FISIOTERAPIA RESPIRATÓRIA EM NEONATOLOGIA E PEDIATRIA

# FISIOTERAPIA RESPIRATÓRIA EM NEONATOLOGIA E PEDIATRIA

## ORGANIZADORA

### Lívia Barboza de Andrade

Doutoranda em Saúde Materno-Infantil pelo
Instituto de Medicina Integral Prof. Fernando Figueira – IMIP

Especialista em Fisioterapia Cardiorrespiratória pela ASSOBRAFIR

Coordenadora da Especialização em Fisioterapia Pediátrica do
Instituto de Medicina Integral Prof. Fernando Figueira – IMIP

Coordenadora do Programa de Residência em Fisioterapia Respiratória do
Instituto de Medicina Integral Prof. Fernando Figueira – IMIP

Fisioterapeuta Respiratória do Instituto de
Medicina Integral Prof. Fernando Figueira – IMIP

Tutora da Faculdade Pernambucana de Saúde – FPS

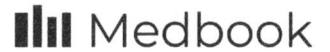 Medbook

Editoração Eletrônica
REDB STYLE – Produções Gráficas e Editorial Ltda.

CIP-BRASIL. CATALOGAÇÃO-NA-FONTE
SINDICATO NACIONAL DOS EDITORES DE LIVROS, RJ

---

F565

    Fisioterapia respiratória em neomatologia e pediatria / organizadora Lívia Barbosa de Andrade. - Rio de Janeiro : MedBook, 2011.
    400p.

    Inclui bibliografia
    ISBN 978-85-99977-52-1

    1. Aparelho respiratório - Doenças - Fisioterapia. 2. Tratamento respiratório. 3. Exercícios respiratórios - Uso terapêutico. 4. Fisioterapia para crianças. 5. Prematuros - Cuidado e tratamento. 6. Neonatologia. I. Andrade, Lívia Barbosa.

10-3938.           CDD: 615.836
                 CDU: 615.835

11.08.10   17.08.10                        020858

---

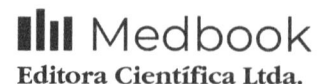

**Editora Científica Ltda.**
Telefone: (21) 2502-4438
contato@medbookeditora.com.br
www.medbookeditora.com.br

# Dedicatória

Esse livro é dedicado especialmente a todos os profissionais fisioterapeutas, residentes e estudantes da graduação e pós-graduação que atuam e se interessam pela fisioterapia respiratória em pediatria e neonatologia.

# Agradecimentos

Aos recém-nascidos e crianças hospitalizadas no IMIP e aqueles que frequentam nosso ambulatório diariamente, para vocês e suas famílias, nossos sinceros agradecimentos.

À maravilhosa equipe de fisioterapia respiratória em pediatria do IMIP, um grupo feliz, unido e que a despeito de tantas adversidades, permanece apaixonado pelo trabalho e pela vontade de sempre crescer e melhorar as práticas da nossa assistência. Somos poucos, porém, somos grandes, fazemos a diferença por onde passamos!

A todos os colegas de trabalho que convivemos, dividimos nossas dúvidas, incertezas e alegrias ao longo dos anos.

A todos os colegas fisioterapeutas atuais e os que passaram por nosso serviço e tanto contribuíram com suas experiências e questionamentos.

Um agradecimento especial, as amigas, companheiras e que há anos, partilhamos momentos inesquecíveis de trabalho, descobertas e conquistas no nosso serviço de fisioterapia respiratória do IMIP, a vocês Marcela Raquel de Oliveira Lima e Ana Paula Guimarães de Araújo.

Aos nossos residentes que nessa etapa final tiveram uma participação fundamental com muita garra e determinação para conclusão desta obra.

Aos nossos queridos estudantes da graduação; são os olhos e a curiosidade de vocês que nos alimentam de informações diariamente.

Por fim, um agradecimento especial aos nossos colegas de fora do IMIP que tanto abrilhantaram este livro, que dedicaram seu tempo e seus conhecimentos; sem vocês essa obra não tinha se realizado.

# Colaboradores

### Ana Cristina Falcão Esteves Costa

Fisioterapeuta com Mestrado em Patologia pela Universidade Federal de Pernambuco – UFPE

Tutora do Curso de Fisioterapia da Faculdade Pernambucana de Saúde – FPS

Fisioterapeuta Respiratório e Preceptora da Residência em Fisioterapia Respiratória do Instituto de Medicina Integral Prof. Fernando Figueira – IMIP

### Ana Elizabeth Bonifácio da Silva Marques

Médica com Especialização em Cardiologia Pediátrica do Instituto de Medicina Integral Prof. Fernando Figueira – IMIP

Médica Plantonista da UTI Pediátrica – Setor de Pós-Operatório de Cirurgia Cardíaca Pediátrica do Instituto de Medicina Integral Prof. Fernando Figueira – IMIP

Médica Plantonista do Setor de Emergência Pediátrica do Hospital da Restauração – PE

### Andrezza Lemos Bezerra

Fisioterapeuta com Mestrado pelo Programa de Pós-Graduação em Ciências Biológicas – UFPE

Fisioterapeuta da UTI Geral e Preceptora do Programa de Residência de Fisioterapia Intensiva do Hospital Agamenon Magalhães

Tutora do Curso de Fisioterapia da Faculdade Pernambucana de Saúde – FPS

### Anuska Elizabeth Lins da Gama

Médica com Especialização em Pediatria pela Sociedade Brasileira de Pediatria e em Cardiologia Pediátrica pelo Instituto de Medicina Integral Prof. Fernando Figueira – IMIP

Médica da Rotina do Pós-Operatório de Cirurgia Cardíaca Pediátrica da UTI do Instituto de Medicina Integral Prof. Fernando Figueira – IMIP

Médica Plantonista da UTI Pediátrica do Hospital Barão de Lucena

### Danielle Augusta de Sá Xerita Maux

Fisioterapeuta com Mestrado em Patologia Geral pela Universidade Federal de Pernambuco – UFPE

Professora Substituta do Curso de Fisioterapia da Universidade Federal de Pernambuco – UFPE

Fisioterapeuta Respiratório do Instituto de Medicina Integral Prof. Fernando Figueira – IMIP

### Danielle Maria de Almeida Godoy

Fisioterapeuta com Especialização em Fisioterapia Respiratória e Terapia Intensiva pela Associação Brasileira de Fisioterapia Cardiorrespiratória e Fisioterapia em Terapia Intensiva – ASSOBRAFIR

Fisioterapeuta da UTI Coronária, Pediátrica e Geral do Hospital Esperança

Fisioterapeuta do Centro de Transplante de Medula Óssea da Fundação de Hematologia e Hemoterapia de Pernambuco – HEMOPE

### Doralice Ribeiro Gouveia Lima

Fisioterapeuta com Mestrado em Saúde Materno Infantil pelo Instituto de Medicina Integral Prof. Fernando Figueira – IMIP

Coordenadora do Curso de Fisioterapia da Faculdade Pernambucana de Saúde

Coordenadora do Departamento de Fisioterapia do Instituto de Medicina Integral Prof. Fernando Figueira – IMIP

### Edgard Alan dos Santos

Fisioterapeuta com Especialização em Fisioterapia em UTI pela Faculdade Redentor – RJ

Residente em Fisioterapia Respiratória pelo IMIP

### Francimar Ferrari Ramos

Fisioterapeuta com Mestrado em Fisiologia pela Universidade Federal de Pernambuco – UFPE

Coordenador do Serviço de Fisioterapia do Hospital Jayme da Fonte e da CTI do Hospital Esperança – PE

Fisioterapeuta e Preceptor de Residência do Hospital Agamenon Magalhães – Recife – PE

Diretor Geral do Grupo Pulmocardio Fisioterapia – Recife – PE

### Ianny Pereira Mourato da Silva

Fisioterapeuta com Especialização em Fisioterapia Respiratória pelo Instituto de Medicina Integral Prof. Fernando Figueira – IMIP

Residente em Fisioterapia Respiratória pelo IMIP

### Indianara Maria Araújo do Nascimento

Fisioterapeuta com Doutorado em Fisiologia pela UFRJ

Professora do Curso de Fisioterapia da Faculdade Integrada do Recife FIR

Coordenadora da Especialização de Fisioterapia em Terapia Intensiva Neonatal e Pediátrico da Faculdade Redentor – RJ

Fisioterapeuta Respiratório do Hospital Agamenon Magalhães e Fisioterapeuta Cardiorrespiratório do Pronto Socorro Cardiológico de Pernambuco – PROCAPE

### Juliana de Barros Maranhão

Fisioterapeuta com Especialização em Terapia Intensiva pela Faculdade Redentor – RJ e Fisioterapia Respiratória pela Associação Brasileira de Fisioterapia Cardiorrespiratória e Fisioterapia em Terapia Intensiva – ASSOBRAFIR

Professora Assistente II da Disciplina de Cardiopulmonar pela Universidade de Pernambuco – UPE

### Lívia Barboza de Andrade

Doutoranda em Saúde Materno-Infantil pelo Instituto de Medicina Integral Prof. Fernando Figueira – IMIP

Especialista em Fisioterapia Cardiorrespiratória pela ASSOBRAFIR

Coordenadora da Especialização em Fisioterapia Pediátrica do Instituto de Medicina Integral Prof. Fernando Figueira – IMIP

Coordenadora do Programa de Residência em Fisioterapia Respiratória do Instituto de Medicina Integral Prof. Fernando Figueira – IMIP

Fisioterapeuta Respiratório do Instituto de Medicina Integral Prof. Fernando Figueira – IMIP

Tutora da Faculdade Pernambucana de Saúde – FPS

### Luziene Bonates Alencar dos Santos

Mestranda em Saúde Materno-Infantil do Instituto de Medicina Integral Prof. Fernando Figueira – IMIP

Médica com Especializações em Cardiologia Infantil pelo Instituto de Medicina Integral Prof. Fernando Figueira – IMIP.

Especialista em Pediatria e Medicina Intensiva Pediátrica pela Associação Brasileira de Pediatria

Médica Cardiologista Infantil do Ambulatório Especializado de Pediatria do Instituto de Medicina Integral Prof. Fernando Figueira – IMIP

Médica Intensivista Pediátrica do Hospital Barão de Lucena e Cardiologista Infantil do Pronto Socorro Cardiológico de Pernambuco – PROCAPE

## Marcela Raquel de Oliveira Lima

Fisioterapeuta com Mestrado em Patologia pela Universidade Federal de Pernambuco – UFPE

Fisioterapeuta com Especialização em Fisioterapia em Terapia Intensiva pela Faculdade Redentor – RJ

Fisioterapeuta do Instituto de Medicina Integral Prof. Fernando Figueira – IMIP

Tutora da Faculdade Pernambucana de Saúde – FPS

## Marina Nunes Pereira

Fisioterapeuta com Especialização em Fisioterapia Respiratória pela Faculdade Redentor – RJ

Fisioterapeuta do Instituto de Medicina Integral Prof. Fernando Figueira – IMIP

## Milena Cristina de Araújo Moura Figueira

Fisioterapeuta com Especialização em Fisioterapia na UTI Neonatal e Pediátrica pela Faculdade Redentor – RJ

Fisioterapeuta do Instituto de Medicina Integral Prof. Fernando Figueira – IMIP

Fisioterapeuta do Setor de Pediatria do Hospital de Trauma Senador Humberto Lucena – João Pessoa – PB

## Patrícia Rodrigues Araújo Neves

Mestranda em Saúde Materno-Infantil pelo Instituto de Medicina Integral Prof. Fernando Figueira – IMIP

Fisioterapeuta com Especialização em Fisioterapia na Unidade de Terapia Intensiva pela Faculdade Redentor – RJ

Fisioterapeuta Concursada do Hospital da Restauração – Recife – PE e do Hospital Esperança – PE

## Romualdo Brandão da Costa Junior

Fisioterapeuta com Especialização em Fisioterapia na UTI Neonatal e Pediátrica pela Faculdade Redentor – RJ

Fisioterapeuta Plantonista da UTI Geral do Hospital Memorial Guararapes – PE

# Prefácio

Quando falamos sobre Fisioterapia é difícil não relacioná-la imediatamente como importante instrumento de inclusão social.

Com a globalização e o melhor acesso a tecnologia da informação é cada vez mais necessário que os profissionais de saúde estejam atualizados e fundamentados nas melhores evidências científicas. Cada profissional deve assegurar que sua prática seja realizada de forma integrada e contínua com as demais instâncias do sistema de saúde, sendo capaz de pensar criticamente, de analisar os problemas da sociedade e de procurar soluções para eles. Devem exercer suas funções dentro dos mais altos padrões, tendo em conta que a responsabilidade da atenção à saúde não se encerra com o ato técnico, mas sim, com a resolução do problema de saúde, tanto em nível individual como coletivo. Não devemos esquecer que é preciso haver uma associação entre o conhecimento científico e os princípios éticos e bioéticos do profissional para a construção e fortalecimento de uma profissão digna, humanística e apta a oferecer serviços que possibilitem a promoção da saúde, prevenção de agravos e a reabilitação do indivíduo, visando sempre melhor qualidade de vida e sua inserção na sociedade.

Ao fisioterapeuta que se direciona para a assistência em pediatria, lembramos: *a criança é um ser lúdico*. Na medida do possível, devemos saber envolvê-la em um ambiente que possa favorecer seu bem-estar emocional. Isso vale até para aqueles que trabalham com a neonatologia. Além dos conhecimentos técnicos relacionados à própria área de atuação, ao desenvolvimento e crescimento da criança, são recomendados que o fisioterapeuta possua outras ferramentas que facilitem sua interação com a criança em cada faixa etária. Podemos citar entre elas: a criatividade, a flexibilidade, a paciência, o carinho, o bom humor, a tranquilidade e a segurança. É preciso *gostar de criança para poder trabalhar com ela.*

Sendo assim, esperamos que a contribuição singela deste livro possa favorecer a formação daqueles que aspiram oferecer-se ao mundo como uma benção, seja como profissional ou como simples indivíduo.

*Doralice Ribeiro Gouveia Lima*

# Apresentação

A ideia e o sonho de fazer um livro que tentasse refletir um pouco da nossa prática e transmitir o manuseio e os cuidados da fisioterapia na criança grave, sempre estiveram presentes nos meus pensamentos. O motivo desse desejo sempre foi à falta de referências nessa área e a carência de material a ser consultado, aliado a isso, tenho de confessar que, sempre estimulei a todos do nosso serviço que a assistência nunca deve caminhar sozinha, e sim, junto com a pesquisa e o ensino. O livro então passou a ser vislumbrado.

Longo tempo se passou e fomos construindo e reconstruindo os capítulos, os temas-alvo e as ideias principais. Não foi nada fácil, as referências bibliográficas ainda são poucas nessa área, os trabalhos científicos muitas vezes não demonstram nem correspondem a nossa realidade ou a nossa prática, a sobrecarga de trabalho de todos é imensa, enfim, as dificuldades foram muitas. Contamos com a colaboração de colegas experientes de outros serviços e que aceitaram o desafio e foram brilhantes em suas participações. E foi esse "mutirão" que tornou possível a concretização desse sonho, um reflexo de determinação e trabalho em equipe.

O setor de fisioterapia respiratória do IMIP foi o pioneiro do estado de Pernambuco voltado exclusivamente para o atendimento de crianças, funciona há 22 anos e é ainda hoje uma referência no tratamento de doenças respiratórias e um orgulho para todos nós que fazemos parte desta casa. Por essa razão, sempre acreditei que o conhecimento adquirido ao longo do tempo, a experiência e o trabalho de tantos profissionais brilhantes que por lá já passaram, a prática que atualmente temos e que vai se construindo e crescendo junto com todo progresso e respeito que adquirimos com o tempo, necessitava de um registro, de uma obra, e porque não, de um livro. Talvez o primeiro de muitos que ainda virão.

Este livro reúne um conteúdo atual, integrado as diversas peculiaridades da avaliação e tratamento de condições clínicas e cirúrgicas usuais e também raras que ocorrem no dia a dia da prática fisioterapêutica, com atenção voltada para o ambulatório, enfermaria e terapia intensiva, sem deixar de abordar situações e doenças comuns em nosso serviço, tais como fibrose cística, cardiopatias congênitas, doenças neuromusculares, sequelas neurológicas, entre outros.

É com muito esforço, superação e até mesmo lágrimas, que apresentamos a primeira edição do livro *Fisioterapia Respiratória em Neonatologia e Pediatria* do IMIP, e espero imensamente que esta obra seja útil, usada e consultada como mais uma fonte de informações para profissionais e estudantes, sem pretensão alguma de fornecer conhecimento completo e definitivo, e sim, gerar curiosidade, discussão e sobretudo novas ideias.

*Lívia Barboza de Andrade*

# Sumário

# CAPÍTULO 1

# Implicações Práticas da Fisiologia e Biomecânica do Recém-nascido, Lactente e Criança

Lívia Barboza de Andrade

## SUMÁRIO

- Introdução
- Principais diferenças anatomofisiológicas que causam alterações funcionais
- Características específicas da mecânica respiratória da criança
- Alterações musculares e suscetibilidade à fadiga
- Impacto sobre a biomecânica (menor torque diafragmático, configuração de caixa torácica)

## INTRODUÇÃO ▪

O grande avanço observado nos últimos anos na clínica neonatal e pediátrica, juntamente com a ocorrência de maior taxa de sobrevida de crianças cada vez menores, levou à necessidade de os profissionais envolvidos na área produzirem conhecimentos e elucidarem melhor as importantes diferenças anatomofisiológicas e funcionais existentes nessa faixa etária, quando comparada a indivíduos adultos. Faz-se extremamente necessário o conhecimento de particularidades de um organismo em crescimento e desenvolvimento a fim de esclarecer melhor os mecanismos que levam ao desenvolvimento da insuficiência respiratória, ao diagnóstico e ao tratamento de diversas situações patológicas típicas para a idade e, por fim, guiam respostas funcionais adequadas.

Ressalta-se ainda que, especialmente na prática clínica da fisioterapia respiratória em pediatria, existe uma grande falta de evidência científica. Neste aspecto, salienta-se o fato de que muitos estudos foram desenhados com planos terapêuticos desenvolvidos para pacientes adultos e aplicados a crianças sem nenhuma adaptação ou conhecimento de diferenças e particularidades existentes.

Esse fato talvez tenha tornado a interpretação incorreta de achados "não significativos" e, o pior, a falta de evidência que ainda vivemos atualmente.

Portanto, o conhecimento profundo de aspectos anatomofisiológicos específicos da idade cronológica e corrigida da criança é considerado fundamental para o sucesso e melhor prática clínica.

## PRINCIPAIS DIFERENÇAS ANATOMOFISIOLÓGICAS QUE CAUSAM ALTERAÇÕES FUNCIONAIS ■

A localização mais cefálica e anterior da laringe, juntamente com a posição horizontalizada alta e estreita da epiglote, causa respectivamente uma conexão direta com a nasofaringe durante a deglutição, criando duas vias separadas que facilitam bastante a coordenação entre respiração e deglutição, e tornam a respiração do lactente predominantemente nasal até os 4 meses de vida, em média.

A língua de um neonato é maior em proporção ao tamanho da boca, quando comparado ao adulto; sua cabeça e o occipital são também maiores proporcionalmente aos adultos, de modo que a flexão cervical pode levar à obstrução de vias aéreas, especialmente na posição supina.

A via aérea da criança é relativamente maior, quando comparada à de um adulto; entretanto, é mais complacente por possuir menor quantidade de fibras elásticas e, por isso, mais propensa ao colapso tanto na inspiração quanto na expiração, especialmente em situações de fluxo expiratório elevado, como choro intenso e doenças obstrutivas (p. ex., bronquiolite e asma).

A traqueia dos recém-nascidos e lactentes é mais curta e estreita (4 a 6 mm), correspondendo a um terço do diâmetro da traqueia de um adulto (20 vezes maior que ele); seu suporte cartilaginoso apresenta relativa fraqueza, o que confere aos lactentes pouca estabilidade na via de condução do ar, com possibilidade de ocorrer compressão dinâmica dessa estrutura.

Encontramos na criança pequena uma maior quantidade e densidade de glândulas mucosas presentes na parede brônquica, que podem ainda se hipertrofiar muito rapidamente em resposta a irritação, infecção ou inflamação. Nos casos mais persistentes, pode ocorrer uma rápida multiplicação celular em que as células secretoras de muco substituem as células ciliadas (Fig. 1.1).

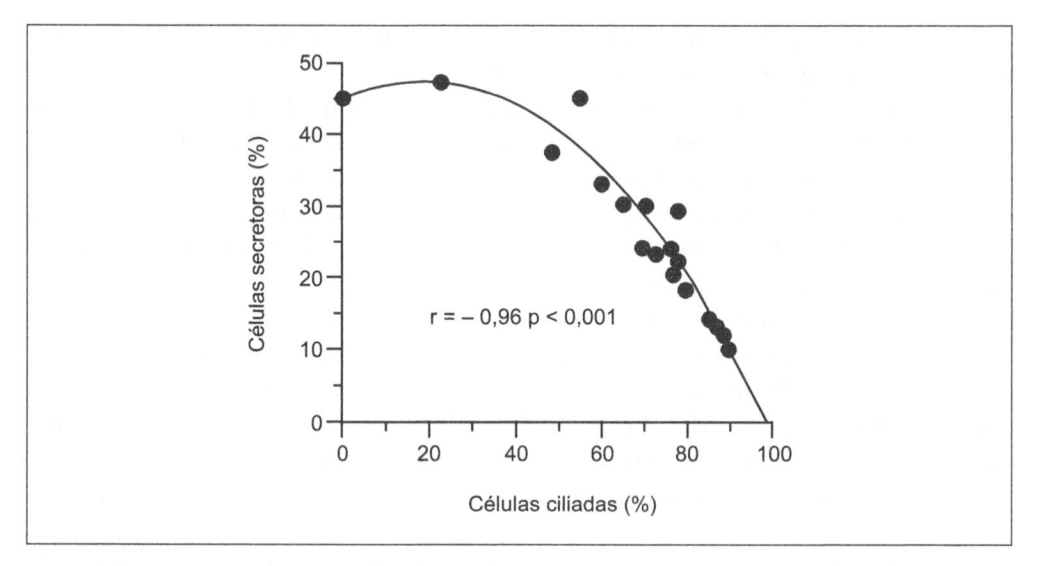

**Fig. 1.1** ■ Redução das células ciliadas e proporcional aumento das células mucosas secretoras de muco presentes no epitélio respiratório. (Extraída de Gaillard D, Jouet JB, Egreteau L *et al*. Airway epithelial damage and inflammation in children with recurrent bronchitis. *Am J Respir Crit Care Med* 1994; *150*:810-817.)

As pequenas vias aéreas e a presença excessiva de muco contribuem para as manifestações clínicas e funcionais graves de obstrução broncopulmonar, tornando o aspecto da hipersecretividade um fator primordial a ser considerado em crianças pequenas.

Outra possível alteração que pode ocorrer nessa fase da vida é o maior volume e o espessamento dos tecidos linfáticos, como adenoides e tonsilas, acarretando mais uma etapa a ser vencida na passagem do ar pela via aérea de condução.

Essas particularidades relacionadas com as vias aéreas superiores e vias condutoras podem acometer o funcionamento do sistema respiratório, tornando maior o componente resistivo da respiração, o que implica maior trabalho respiratório, visto que a resistência ao fluxo aéreo é inversamente proporcional à quarta potência do raio da via aérea (lei de Poiseuille).

O músculo liso brônquico é pouco desenvolvimento ou ausente nas pequenas vias aéreas dos recém-nascidos, o que torna controverso o uso de terapia broncodilatadora nessa faixa etária, a qual é indicada, muitas vezes, apenas em virtude de seu possível papel na otimização do transporte mucociliar.

As vias aéreas crescem em comprimento e diâmetro com a idade, e, até por volta dos 5 anos, a porção anterior cresce mais rapidamente que os segmentos distais, o que leva a um relativo estreitamento na porção distal das vias aéreas. Esse desequilíbrio em relação ao crescimento pode justificar, nos primeiros anos de vida, a presença mais constante de infecções e inflamações de vias aéreas, gerando maior repercussão clínica de certas doenças como laringite, faringite, laringotraqueobronquite, bronquiolite e outras.

O processo de alveolarização é o último a ser desenvolvido na vida fetal, de modo que um recém-nascido a termo apresenta por volta de 20 a 50 milhões de sacos alveolares; esse número deverá encontrar-se mais reduzido em nascimentos antes do termo. Essa redução no número de alvéolos repercute em uma menor área de superfície disponível para as trocas gasosas, predispondo as crianças ao rápido desenvolvimento da insuficiência respiratória aguda hipoxêmica.

Entende-se por alveolarização a transformação de um pulmão sacular imaturo com capacidade limitada para troca gasosa em um pulmão maduro com grande superfície interna de alvéolos, capilares desenvolvidos e extensas subdivisões de unidades para trocas gasosas. Em humanos, esse processo torna-se real por volta da 36ª semana de idade gestacional, e, ao nascimento, aproximadamente 15% dos alvéolos estão formados, continuando a desenvolver-se até poucos anos após o nascimento.

Em recentes estudos experimentais com animais foi demonstrado que pulmões imaturos possuem um forte potencial de crescimento compensatório após pneumectomia, em virtude do surgimento de novos alvéolos e capilares, sugerindo que o processo de neoalveolarização pode ocorrer, o que indica o potencial de recuperação dos bebês mesmo após doenças pulmonares graves e incapacitantes. No *workshop* da American Thoracic Society, intitulado "Mecanismos e limites da indução do crescimento pulmonar pós-natal" e publicado em 2004, já existem relatos de que vários estudos têm demonstrado a possibilidade de acelerar a taxa de crescimento pulmonar durante e após o período de maturação pós-natal.

Sabe-se, ao mesmo tempo, que alguns fatores maternos que podem ocorrer durante a gravidez, como má nutrição, exposição ao tabaco, doenças vasculares, hipertensão, diabetes, entre outros, podem diminuir o fluxo sanguíneo placentário e a capacidade de transportar oxigênio da hemoglobina fetal nas fases sacular e alveolar de desenvolvimento pulmonar, trazendo prejuízos como diminuição de volume pulmonar e redução do número de alvéolos e da área de superfície interna de troca gasosa.

À medida que o crescimento pulmonar pós-natal vai acontecendo, desenvolve-se ao mesmo tempo um sistema de comunicação colateral entre as vias áreas que permite ventilar áreas obstruídas, assim como comporta a melhor distribuição do gás inspirado a cada intervalo de tempo. Este sistema refere-se as comunicações intra-alveolares (poros de Köhn) que se desenvolvem a partir do primeiro ano de vida; os bronquíolo-alveolares (canais de Lambert), do sexto ao oitavo ano de vida; e existem ainda comunicações interbronquiolares (canais de Martin) que podem se desenvolver em decorrência de doenças pulmonares das vias aéreas inferiores (Fig. 1.2).

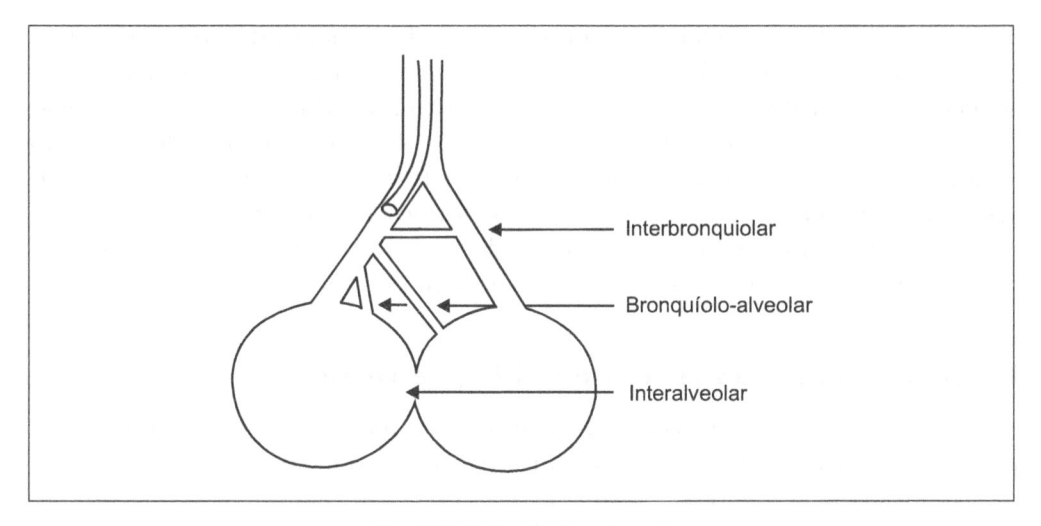

**Fig. 1.2** ■ Ventilação colateral.

Em recém-nascidos e lactentes, a diminuição ou ausência desse sistema predispõe à ocorrência mais frequente de atelectasias e redução de volume pulmonar, especialmente em regiões pulmonares dependentes da gravidade.

Os autores divergem bastante quando se trata de saber qual a idade precisa do final da multiplicação alveolar, embora a maioria estabeleça como limite a idade de 8 anos, além da qual o crescimento alveolar é descrito como muito mais lento, continuando até por volta dos 16 a 17 anos. Sumarizando, a faixa dos 8 aos 12 anos é um período de transição que marca o fim do crescimento rápido dos alvéolos e, em seguida, ocorre essencialmente aumento da dimensão das estruturas existentes, o que pode ser exemplificado por meio do aumento da interface ar-tecido, de 32 para 75 m².

O padrão da distribuição da ventilação e da perfusão na criança compreende algumas poucas diferenças em relação ao de adultos. No que tange ao comportamento da ventilação nas áreas pulmonares dependentes e não dependentes da gravidade em decúbito lateral, sabe-se que, até os 10 anos de idade, a ventilação é privilegiada no pulmão supralateral (não dependente); a partir dos 10 anos até em torno dos 20 anos, tende progressivamente a adotar o modo dos adultos, isto é, ventilar preferencialmente o pulmão infralateral, entendendo-se sempre como "ventilar melhor", a melhor variação de volume naquela área.

Esse fato é justificado pela imaturidade do pulmão e gradil costal, que torna a pressão intrapleural na criança pequena próxima à pressão atmosférica, favorecendo o fechamento de vias aéreas, especialmente em áreas dependentes da gravidade, e fazendo com que a ventilação seja redistribuída para regiões superiores.

Sobre a perfusão pulmonar, observa-se grande aumento do fluxo sanguíneo já no primeiro mês de vida, quando ocorrem após o nascimento dois fatores essenciais: a vasodilatação e a insuflação pulmonar e, mais tardiamente, o processo de involução da camada muscular média. Por volta do sexto mês de vida, são adquiridos valores de fluxo sanguíneo pulmonar de adultos. A sua distribuição apresenta o mesmo comportamento não uniforme de indivíduos adultos, sendo maior nas bases pulmonares e decrescendo em direção ao ápice, e as regiões gravitacionais dependentes são sempre mais bem perfundidas.

## Particularidades do recém-nascido pré-termo

As respostas respiratórias à hipercapnia são reduzidas em recém-nascidos pré-termo (RNPTs) abaixo de 33 semanas de idade gestacional, sendo essa condição causada pela menor sensibilidade dos centros respiratórios centrais ao $CO_2$ em virtude da própria imaturidade do sistema nervoso central, que possui menos conexões sinápticas e arborização dendrítica incompleta.

Os RNPTs e neonatos a termo até aproximadamente 3 semanas de idade pósnatal têm uma resposta típica à hipoxia que é bem diferente da que ocorre em lactentes maiores, crianças e adultos. Ao contrário da hiperventilação persistente, os RNPTs exibem apenas hiperventilação transitória durante 30 segundos a 1 minuto; após isso, a ventilação-minuto retorna a valores basais durante alguns minutos e então evolui para depressão respiratória. Em neonatos extremamente prematuros, a resposta hiperventilatória inicial pode ser totalmente anulada.

Outra importante particularidade que ocorre nesta população é que alguns reflexos originados nas vias aéreas superiores por meio da estimulação de fibras sensitivas aferentes podem exercer um papel de inibição da respiração. Podemos citar como exemplos a estimulação das narinas e o uso de pressão negativa nas vias aéreas superiores, como ocorre nas aspirações nasais ou pelo próprio esforço que a criança realiza ao encontrar-se com vias aéreas superiores obstruídas. Tais causas podem desenvolver inibição reflexa da contração diafragmática e consequente apneia.

Os reflexos laríngeos também podem ter efeitos negativos sobre a respiração, pois, relata-se apneia associada à regurgitação do conteúdo gástrico quando este acessa as vias aéreas superiores. A regurgitação ou reflexo do conteúdo ácido do estômago para a laringe há muito é descrito como capaz de estimular quimiorreceptores na laringe, o que gera um sinal aferente inibidor para os centros respiratórios centrais. Esse comportamento é relatado em RNPTs e bastante descrito em estudos com modelos animais, nos quais foi demonstrado que a área da laringe é rica em quimiorreceptores que se conectam a fibras aferentes que seguem para o tronco encefálico, desencadeando eventos de apneia.

Outra característica comum e bem descrita em RNPTs é a presença da respiração periódica, cuja definição mais aceita é dita como um padrão de respiração alternada com pausas respiratórias que duram por três ciclos ou episódios de apneia com tempo de, no mínimo, 3 segundos, cuja causa deve-se à imaturidade do centro respiratório. É mais comumente observada em RNPTs, mas pode ser encontrada em neonatos e lactentes pequenos.

A respiração periódica ocorre mais predominantemente no período do sono ativo (movimento rápido dos olhos – REM), mas também pode acontecer durante o sono quieto, em que os períodos de apneia apresentam-se de forma mais regular e com duração mais constante. Para alguns autores, a respiração periódica já foi descrita como um padrão de respiração "benigno", porém, evidências crescentes indicam que a mesma pode levar a consequências patológicas.

Como os RNPTs mais imaturos geralmente despendem mais tempo e maior parte do sono em período REM com respirações periódicas, esses neonatos podem passar uma parcela significativa do tempo com baixos níveis de saturação de oxigênio ($SpO_2$). Durante o sono REM, há diminuição no tônus postural que causa redução da capacidade residual funcional, aumentando bastante o trabalho respiratório.

Tanto a respiração periódica quanto a apneia da prematuridade provavelmente originam-se da incapacidade de os centros de controle respiratório central modularem adequadamente os impulsos aferentes e eferentes inibitórios para os músculos respiratórios. A apneia da prematuridade seria talvez uma variante mais intensa e grave dessa desmodulação.

A prevalência de respiração periódica não é conhecida, pois a maioria dos estudos baseou-se em amostras de conveniência e existem opiniões divergentes entre autores, porém relata-se em sua maioria uma prevalência de 100% em RNPTs abaixo de 1.000 g, e em torno de 80% em neonatos a termo. Essas taxas iniciais altas diminuem ao longo do tempo, especialmente nas primeiras 6 a 8 semanas de vida.

## CARACTERÍSTICAS ESPECÍFICAS DA MECÂNICA RESPIRATÓRIA DA CRIANÇA ■

Na criança, assim como no adulto, em ventilação espontânea, a fase inspiratória é ativa e acontece mediante contração da musculatura ventilatória, gerando uma diferença de pressão entre o alvéolo e a atmosfera. Para que essa pressão motriz aconteça, é necessário entretanto que o sistema respiratório (pulmão e parede torácica) seja capaz de vencer forças viscoelásticas e resistivas. Deste modo, o aumento da resistência e a diminuição da complacência levam ao aumento da demanda dos músculos ventilatórios e, portanto, ao aumento do trabalho respiratório.

Particularmente nas crianças, o trabalho respiratório é exercido principalmente pelo músculo diafragma, e qualquer condição que dificulte seu movimento durante a inspiração implicará diretamente aumento de trabalho. Podemos citar hepatomegalia, ascite e obstrução intestinal, entre outras, como condições que aumentam o volume do abdome.

## Resistência ao fluxo de ar

Entende-se por resistência a relação entre a diferença de pressão ($\Delta$P) necessária para produzir um fluxo (f) entre dois pontos, sendo R = $\Delta$P/f. Relembrando Poiseuille, podemos dizer que a resistência é diretamente proporcional à viscosidade do gás e ao comprimento da via e inversamente proporcional à quarta potência do raio.

Os valores de resistência total do sistema respiratório de um recém-nascido são bastante elevados quando comparados aos de adultos: enquanto nesses últimos os valores variam entre 1 e 2 $cmH_2O/L/s$, em recém-nascidos atingem em torno de 30 $cmH_2O/L/s$ em respiração espontânea; em prematuros, por causa do menor calibre das vias aéreas e do menor volume pulmonar, esses valores podem ser ainda maiores. Na criança em ventilação mecânica, deve-se considerar a grande interferência do tubo traqueal sobre a resistência, em que esta é dependente do comprimento mas sobretudo do diâmetro do tubo. Seus valores após a passagem de cânulas traqueais podem chegar até 100 a 150 $cmH_2O/L/s$.

A resistência das vias aéreas superiores representa em média 40% da resistência pulmonar total. Apesar dessa alta resistência, os recém-nascidos têm grande dificuldade em respirar pela boca, fato explicado por fatores filogenéticos e também pela posição elevada da laringe e da epiglote, como citado anteriormente, além disso, a língua mais próxima ao palato, dificulta a entrada de ar pela boca.

Considera-se também que a resistência expiratória é sempre maior que a inspiratória, talvez em virtude do fenômeno da compressão dinâmica e do fechamento das vias aéreas que ocorre na expiração. Quando ocorrem ainda expiração ativa, presença de muco, edema de mucosa e broncoconstrição, a compressão dinâmica aumenta a resistência, que acaba por limitar o fluxo aéreo, podendo haver aprisionamento de gás no interior dos pulmões.

Recém-nascidos e lactentes sofrem alterações frequentes na resistência por serem dependentes de vias aéreas com menor raio, pouquíssima cartilagem e sujeitas à compressão extrínseca. Por essas razões, considera-se a faixa etária pediátrica a mais sujeita a alterações obstrutivas e de hiperinsuflação dinâmica. Conforme a idade aumenta, especialmente nos 2 primeiros anos de vida, quando existe um crescimento bastante acelerado das vias aéreas, a resistência do sistema respiratório diminui em pelo menos 50%.

Entretanto, do ponto de vista funcional, as resistências nas pequenas vias aéreas da criança com menos de 5 anos contribuem proporcionalmente com uma parte muito mais importante nas resistências totais do que no adulto, pelo fato de que essas vias são mais estreitas, apresentando assim baixa condutância.

É bastante interessante para o fisioterapeuta respiratório o conhecimento de que o local das resistências nos diversos segmentos pulmonares varia de acordo com a idade. Na criança maior e no adolescente, o ponto de maior resistência situa-se nos brônquios de dimensões médias; na criança pequena, devemos considerar muito importante a resistência gerada nas vias aérea superiores, extratorácicas, naso e orofaringe, mesmo durante a respiração tranquila. Em suma, na criança muito pequena as vias respiratórias extratorácicas e as pequenas vias aéreas dividem entre si a maior parte das resistências, sendo, portanto, rapidamente afetadas pela patologia obstrutiva.

Essa condutância (inverso da resistência e diretamente proporcional à quarta potência do raio) aumenta fortemente a partir dos 5 anos em razão do aumento no diâmetro dessas vias, e não em virtude do aumento do número delas, visto que as vias de condução do ar são as mesmas desde o nascimento.

## Complacência e modificações de volume pulmonar

Entende-se por complacência a facilidade com que os pulmões podem ser expandidos, sendo expressa pela relação entre a alteração de volume ($\Delta V$) por alteração de pressão ($\Delta P$) com unidade de medida em mL ou L por $cmH_2O$, e sua medida é normalmente determinada ao nível do volume corrente.

A complacência pulmonar de um recém-nascido é, em média, 5 mL/$cmH_2O$; entretanto, considerando a complacência específica (complacência dividida pelo volume pulmonar), encontramos valores semelhantes aos de adultos, sendo os dos recém-nascidos de 0,057 mL/$cmH_2O$ e os dos adultos de 0,063 mL/$cmH_2O$. Os valores absolutos para complacência aumentam conforme a altura, isto é, quanto maior for a idade da criança, maior será o tamanho do pulmão e, consequentemente, seu volume pulmonar. Crianças em torno de 1 ano adquirem valores aproximados de 15 mL/$cmH_2O$, e aos 7-8 anos se aproximam bastante dos valores de indivíduos adultos, por volta de 50 mL/$cmH_2O$.

Como a mecânica ventilatória tem íntima relação com o comportamento e as alterações dos volumes pulmonares, convêm citar as diferenças de complacência entre crianças e adultos que justificam diferenças também nos volumes pulmonares (Fig. 1.3).

Observa-se que o volume de fechamento da criança pequena situa-se em torno de 60% de sua capacidade pulmonar total (CPT), enquanto no adulto é em torno de 30%, o que leva a criança a adotar um padrão respiratório mais "hiperinsuflado", com aumento do volume residual (VR), explicando também sua elevada frequência respiratória. Esse padrão é observado quanto mais jovem for a criança. Em lactentes, o volume de fechamento excede a capacidade residual fun-

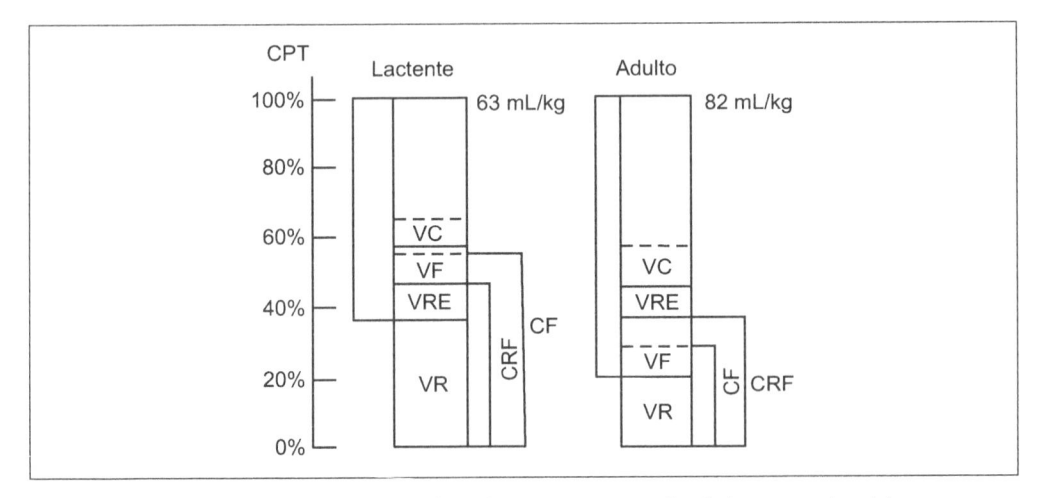

**Fig. 1.3** ■ Volumes e capacidades pulmonares comparadas do lactente e do adulto.

cional (CRF), e em regiões pulmonares dependentes da gravidade, o fechamento da via aérea pode ocorrer mesmo durante a respiração corrente normal.

A capacidade residual funcional (CRF) também precisa ser alterada para níveis maiores que superem os valores do volume de fechamento; esse aumento dinâmico previne o fechamento das vias aéreas e funciona como reservatório de ar em situações de hipoxemia arterial transitória. Quando comparados aos valores dos adultos, os bebês possuem baixa CRF (em torno de 40% da capacidade pulmonar total). Acredita-se que essa diferença seja provocada pela alta complacência de caixa torácica e pela tendência de o pulmão imaturo colabar mais facilmente.

As consequências das diferenças anatomofisiológicas no bebê, na criança maior e no adulto sobre a mecânica podem ser resumidas da seguinte forma:

• Como a resistência das vias aéreas é mais elevada, o trabalho também é maior. Se forem somados a isto quadros de infecção brônquica, broncoespasmo e inflamação, podemos encontrar facilmente desconforto respiratório e declínio rápido da função pulmonar.

• O aumento da frequência respiratória (FR) e um volume corrente mais baixo, de certo modo, compensam a elevada resistência das vias aéreas por causa das pequenas dimensões do pulmão. Porém, essa frequência deve permanecer dentro de um limite, já que, se muito elevada, tenderia a varrer apenas o espaço morto anatômico de forma inútil. Parece que o limite máximo de eficiência do aumento da FR seria de 80 ciclos por minuto.

• A reduzida luz dos brônquios do lactente e da criança muito pequena conduz a quadros obstrutivos graves e eliminação insuficiente de secreções.

## Constante de tempo

Esse conceito define o tempo necessário para cada unidade respiratória encher-se e esvaziar-se, fornecendo a ideia da velocidade com que ocorre o equilíbrio entre as pressões nas vias aéreas proximais e distais. Como cada unidade possui características próprias de elasticidade e resistência, fazendo com que a ventilação não seja igual para todas elas, a constante de tempo (CT) é resultado, portanto, do produto da complacência pela resistência.

Outro importante conceito é que a CT é bastante heterogênea na presença de doenças pulmonares, isto é, as vias aéreas insuflam-se e esvaziam-se em tempos distintos.

Em recém-nascidos pré-termo, uma CT possui em média 0,12 segundo, e, a termo, 0,15 segundo. Esse tempo permite a inspiração ou expiração de 63% do volume mobilizado; em duas CTs, esse valor atinge 87%-88%, e, em três CTs, seria de 95%-99% (Fig. 1.4).

Se considerarmos então um alvéolo com baixa complacência e outro de complacência normal, verifica-se que o de baixa complacência demandará menor tempo de enchimento e esvaziamento, quando comparado ao alvéolo normal. Em contrapartida, um alvéolo com alguma obstrução que levaria ao aumento de resistência na via demandará um tempo maior para seu enchimento (Fig. 1.5).

Em frequências respiratórias baixas, não se observa muito comprometimento ventilatório nas unidades lentas, pois esse ciclo oferece maior tempo para equalização das pressões; porém, em frequências altas, esse tempo pode se tornar insuficiente.

Em pediatria e neonatologia, esse aspecto torna-se ainda mais importante, visto que, se faz ventilação muitas vezes com frequências respiratórias mais ele-

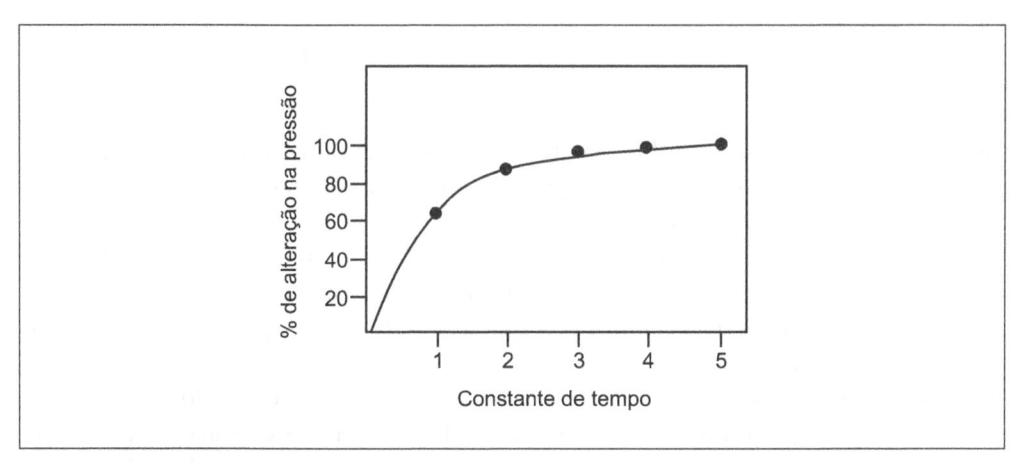

**Fig. 1.4** ■ Variação de tempo necessário para que ocorram alteração e equilíbrio nas pressões proximais e distais na via aérea.

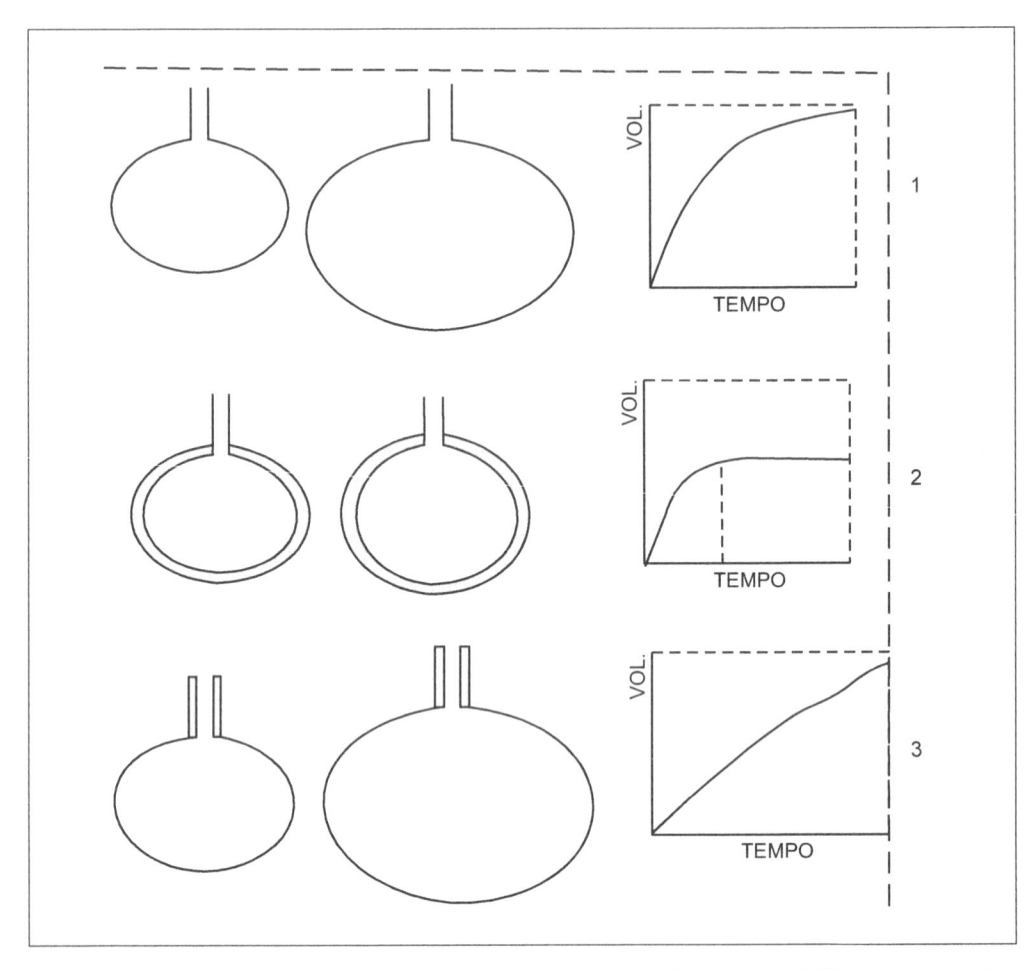

**Fig. 1.5** ■ Variação do comportamento da constante de tempo em alvéolos normais (*1*), alvéolos com alteração do componente elástico (*2*) e com alteração do compenente resistivo (*3*), respectivamente.

vadas que em indivíduos adultos, o que torna extremamente importante a programação dos tempos inspiratórios e expiratórios quando o paciente encontra-se sob assistência ventilatória mecânica.

A escolha dos tempos inspiratórios e expiratórios e até mesmo da frequência respiratória a ser programada deve, em ventilação mecânica, considerar sempre a definição de CT, a presença da inomogeneidade pulmonar e, por fim, a correlação com a patologia de base.

Tempos inspiratórios curtos resultam em diminuição do volume corrente, podendo gerar hipoventilação, hipercapnia e hipoxemia, enquanto tempos expiratórios curtos podem provocar aprisionamento aéreo e presença de PEEP intrínseca.

## ALTERAÇÕES MUSCULARES E SUSCETIBILIDADE À FADIGA ■

O ato de respirar depende da atividade coordenada dos músculos respiratórios para gerar uma pressão subatmosférica e da maturidade dos centros respiratórios. A musculatura dos recém-nascidos e lactentes é imatura e fornece pouco suporte estrutural ou ventilatório, quando comparamos à dos adultos.

Embora o diafragma seja o principal músculo da respiração, existem outros que contribuem de forma bastante importante para a ventilação; entre eles, podemos citar os músculos intercostais, responsáveis pela estabilização da caixa torácica, e os escalenos e o esternocleidomastoideo, que fixam a cabeça e o pescoço à parte superior do tórax (primeira e segunda costelas), elevando essa região principalmente quando o diafragma se encontra ineficiente. Em relação à composição das fibras musculares, há muito se sabe que os recém-nascidos e crianças até os 8 meses de idade possuem poucas fibras tipo I (oxidativas, de contração lenta e resistentes à fadiga). Relata-se que a proporção de fibras tipo I no diafragma de indivíduos adultos é em torno de 50%, enquanto em neonatos a termo, é de cerca de 25%, e em RNPTs, de menos de 10%. Segundo Gaultier, nos pré-termos existe também diminuição de fibras tipo II, particularmente tipo IIc. Por essa razão, existe nas crianças uma suscetibilidade aumentada à fadiga muscular; além disso, situações bastante comuns em RNPTs, como hipoxia e acidose, podem aumentar ainda mais essa tendência.

Relata-se ainda um suprimento precário de energia em crianças pequenas, visto que o glicogênio é escasso e seu metabolismo é rápido, especialmente durante situações de estresse respiratório.

Com o crescimento, há um aumento progressivo e melhor desenvolvimento dos músculos respiratórios em relação à composição, área de secção transversal e tamanho das fibras, além da sua capacidade oxidativa.

## IMPACTO SOBRE A BIOMECÂNICA (MENOR TORQUE DIAFRAGMÁTICO, CONFIGURAÇÃO DE CAIXA TORÁCICA) ■

Em RNs e lactentes, uma grande variedade de desordens respiratórias pode levar à insuficiência respiratória, mas, além disso, existem fatores de risco que tornam as respostas ventilatórias bastante limitadas nas crianças, como imaturidade e configuração da caixa torácica, músculos respiratórios, e a assincronia ou desbalanço dos movimentos toracoabdominais.

Durante o desenvolvimento, a forma do tórax muda significativamente; ao nascimento, as costelas são compostas principalmente por cartilagem e formam ângulos retos com a coluna vertebral, resultando numa caixa torácica mais circular que a dos adultos, que possuem costelas posicionadas horizontalmente (Fig. 1.6).

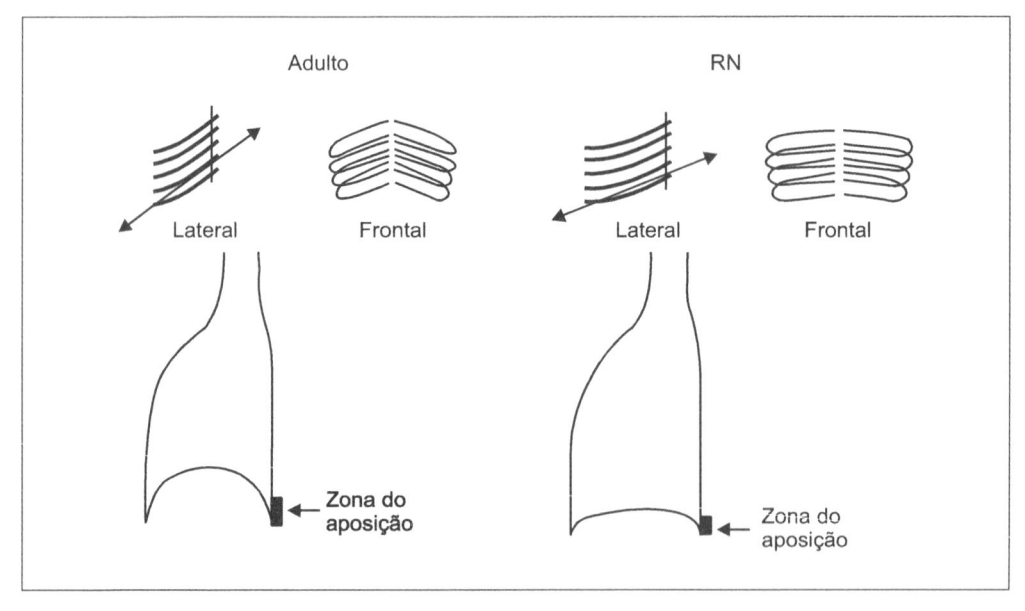

**Fig. 1.6** ■ Configuração das costelas mais horizontalizadas e menor zona de aposição do diafragma.

Em adultos observa-se que o volume da caixa torácica pode ser aumentado por elevação das costelas, em movimentos conhecidos como "alça de balde" (últimas costelas) e "braço de bomba" (costelas superiores). Em lactentes, as costelas são posicionadas numa situação mais elevada e, por essa razão, os movimentos da caixa torácica durante a inspiração normal são limitados e pouco contribuem para o aumento do volume corrente. Nesses, ocorrem apenas o movimento de "braço de bomba", que seria a rotação do eixo do corpo da costela que eleva a extremidade esternal e aumenta um pouco o diâmetro anteroposterior do tórax, com redução da eficiência mecânica. A orientação das costelas não muda até a criança adquirir a postura de pé.

O diafragma de crianças pequenas está localizado posteriormente ao nível de T8-T9 e move-se principalmente para cima e para baixo, tendo pouco efeito sobre as dimensões laterais do tórax. Além disso, as vísceras abdominais proporcionalmente maiores restringem seu movimento vertical. Apresenta-se mais aplainado e seu ângulo de inserção na caixa torácica é muito largo, aberto, resultando em menor área de justaposição e tornando menor o torque desse músculo.

A alta complacência da caixa torácica é uma característica inerente aos RNs mamíferos e tem grande influência na manutenção do volume pulmonar. A CRF é definida como o ponto de repouso do sistema respiratório onde existe um equilíbrio entre as forças que tendem a colabar o pulmão e as que tentam expandir a caixa torácica. Como nos lactentes a força de expansão produzida pela caixa torácica maleável é muito pequena, o equilíbrio dessas forças ocorre num ponto em que a CRF é menor, quando comparados a indivíduos adultos.

Outro ponto interessante ao se analisar a biomecânica da criança pequena é o fato de que o volume pulmonar expiratório final é ativamente mantido numa posição superior à CRF, graças a uma permanente atividade tônica intercostal e diafragmática. Vários fatores tentam explicar esse fenômeno de hiperinsuflação, como: a longa constante de tempo expiratório do lactente, a elevada frequência respiratória que, por sua vez, não permite tempo suficiente para expiração e, por fim, uma permanente freagem laríngea citada por alguns autores.

Sobre o comportamento da força muscular, relata-se que as crianças até são capazes de desenvolver grandes pressões inspiratórias estáticas máximas em algumas situações como a primeira respiração ($- 70$ cmH$_2$O) e o choro (120 cmH$_2$O); entretanto, a reserva dos músculos respiratórios para exercer tais forças de forma sustentada é muito reduzida. Altas pressões respiratórias demandam, em crianças, um aumento importante do volume-minuto e da taxa metabólica, fatores que não são apoiados por muito tempo.

Por fim, três causas podem ser evocadas para justificar o motivo pelo qual as crianças são potencialmente frágeis e desenvolvem rapidamente quadros de insuficiência respiratória de forma muito mais precoce do que indivíduos adultos: (1) o volume da caixa torácica não pode ser muito aumentado, gerando pouca alteração nos volumes pulmonares; (2) a forma achatada do diafragma reduz a eficiência de sua contração, limitando, pois, a sua ação; (3) a alta complacência da caixa torácica confere-lhe baixa resistência às deformações, principalmente à atração ao interior da parede torácica durante a inspiração, o que resulta na facilidade de desenvolver distorções torácicas como tiragens.

Essas razões mecânicas, bem como a pouca quantidade de fibras musculares tipo I, tornam a criança particularmente vulnerável a qualquer aumento de resistência brônquica e à sua consequente hiperinsuflação, expondo-a rapidamente à fadiga muscular e à insuficiência respiratória.

## LEITURAS SUGERIDAS ■

American Thoracic Society documents. Mechanisms and limits of induced postnatal lung growth. 2004; *170*: 319-343.

Amorim AMR, Souza Jr JL, Andrade LB, Casado RJA. Ventilação mecânica. *In*: Duarte MCMB, Pessoa ZFC, Amorim AMR, Mello MJG, Lins MM. *Terapia intensiva em pediatria*. Rio de Janeiro: MedBook, 2008: 169-190.

Daniel Fº DA, Britto JLBC. Aspectos anatômicos e funcionais da criança em ventilação normal e ventilação pulmonar mecânica. *In*: Carvalho WB, Hirschheimer MR, Proença Fº JO, Freddi NA, Troster EJ. *Ventilação pulmonar mecânica em pediatria e neonatologia*. São Paulo: Atheneu, 2004: 23-40.

Dunnil MS. Postnatal growth of the lung. *Thorax* 1962; 17: 329-333.

Gaillard D, Jouet JB, Egreteau L *et al.* Airway epithelial damage and inflammation in children with recurrent bronchitis. *Am J Respir Crit Care Med* 1994; *150*(3):810-817.

Gaultier C, Perret L, Boule M, Buvrey A, Girard F. Occlusion pressure and breathing pattern in healthy children. *Respir Physiol* 1981; *46*:71-80.

Gaultier C. Respiratory muscle functions in infants. *Eur Respir J* 1995; *8*:150-153.

Glass P. O recém-nascido vulnerável e o ambiente da unidade de terapia intensiva neonatal. *In*: MacDonald MG, Mullett MD, Seshia MMK (eds.). *Avery neonatologia – Fisiopatologia e tratamento do recém-nascido*. Rio de Janeiro: Guanabara Koogan, 2007: 100-116.

Infosino A. Pediatric upper airway and congenital anomalies. *Anesthesiology Clin N Am* 2002; *20*:747-766.

Kajekar R. Environmental factors and development outcomes in the lung. *Pharmacology & Therapeutics* 2007; *114*:129-145.

Kopelman B, Miyoshi M. Guinsburg R. *Distúrbios respiratórios no período neonatal*. São Paulo: Atheneu, 1998.

Laghi F, Martin MJ. State of the art – disorders of the respiratory muscles. *Am J Respir Crit Care Med* 2003; *168*:10-48.

Lanteri CJ, Sly PD. Changes in respiratory mechanics with age. *J Appl Physiol* 1993; *74*:369-378.

Leff AR, Schumacker PT. Mecânica pulmonar estática e dinâmica. *In*: Leff AR, Schumacker PT. *Fisiologia respiratória*. Rio de Janeiro: Interlivros, 1996: 3-50.

Malinowski C, Wilson B. Terapia respiratória neonatal e pediátrica. *In*: Scanlan CL, Wilkins RL, Stoller JK. *Fundamentos da terapia respiratória de Egan*. São Paulo: Manole, 2000: 1029-1083.

Merkus PJ, Have-Opbroek AA, Quanjer PH. Human lung growth: a review. *Pediatr Pulmonol* 1996; *21*:383-397.

Moerchen VA, Crane LD. Paciente neonatal e pediátrico. *In*: Frownfelter D, Dean E (eds.). *Fisioterapia cardiopulmonar*. Rio de Janeiro: Revinter, 2004: 499-524.

Nichols DG. Respiratory muscle performance in infants and children. *J Pediatr* 1991; *118*:493-502.

Oliveira AC, Ferreira HC, Zin WA. Aspectos morfofuncionais do sistema respiratório na criança. *In*: Rocco PRM, Zin WA (eds.). *Fisiologia respiratória aplicada*. Rio de Janeiro: Guanabara Koogan, 2009: 317-336.

Postiaux G. Obstrução e hiperinsuflação. *In*: Postiaux G. *Fisioterapia respiratória pediátrica*. Porto Alegre: Artmed, 2000: 31-53.

Prasad A, Parker A. Pediatria. *In*: Pryor JA, Webber BA. *Fisioterapia para problemas respiratórios e cardíacos*. Rio de Janeiro: Guanabara Koogan, 1998: 234-265.

Shardonofsky FR, Perez-Chada D, Carmuega E, Milic-Emili J. Airway pressure during crying in healthy infants. *Pediatr Pulmonol* 1989; *6*:14-18.

Soares VC, Barbosa AP. Desenvolvimento e anatomia funcional do sistema respiratório. *In*: Barbosa AP, Johnston C, Carvalho WB. *Fisioterapia. Série Terapia Intensiva Pediátrica e Neonatal*. São Paulo: Atheneu, 2008: 1-16.

Thompson MW, Hunt CE. Controle da respiração: desenvolvimento, apnéia da prematuridade, eventos aparentes ameaçadores à vida, síndrome de morte súbita do lactente. *In*: MacDonald MG, Mullett MD, Seshia MMK (eds.). *Avery neonatologia – Fisiopatologia e tratamento do recém-nascido*. Rio de Janeiro: Guanabara Koogan, 2007: 490-506.

Weibel ER. How to make an alveolus. *Eur Respir J* 2008; *31*:483-485.

# CAPÍTULO 2

# Avaliação Fisioterapêutica nas Disfunções Cardiorrespiratórias da Infância

Danielle Maria de Almeida Godoy • Marcela Raquel de Oliveira Lima
Milena Cristina de Araújo Moura Figueira • Francimar Ferrari Ramos

## SUMÁRIO

- Semiologia pediátrica
- Anamnese
- Exame físico
- Provas e testes funcionais
- Avaliação neurológica e musculoesquelética
- Monitoração respiratória e hemodinâmica do paciente pediátrico na terapia intensiva

## SEMIOLOGIA PEDIÁTRICA ▪

Para uma adequada abordagem da população pediátrica, é essencial que o fisioterapeuta possua conhecimentos das características próprias desses pacientes, uma vez que, dependendo da idade, a história deve ser coletada por meio das informações de pais, cuidadores ou acompanhantes (recém-nascidos a pré-escolares), sendo difícil avaliar os sintomas subjetivos. Em escolares e adolescentes, as informações do paciente podem ser complementadas pelos acompanhantes e, até mesmo, esporadicamente, podem ser fornecidas exclusivamente pelos pacientes (adolescentes).

É importante, sempre que possível, ouvir a criança e, juntamente com os pais, avaliar o seu ponto de vista. Durante a obtenção da história clínica verificam-se a personalidade e o estado emocional dos pais e da criança e as relações interfamiliares. Do recém-nascido ao adolescente, são muitas as diferenças não só anatomofuncionais, mas também de compreensão e de possibilidade de colaboração, o que traz muitas variações nos resultados do tratamento fisioterapêutico. O fisioterapeuta deve organizar a avaliação inicial para que os dados de base possam ser comparados aos obtidos em avaliações subsequentes, a serem realizadas rotineiramente. Dessa forma, criam-se condições de desenvolver um programa de tratamento efetivo.

## ANAMNESE ■

A anamnese permite identificar não só os sintomas significativos, mas também outros detalhes igualmente importantes. Os dados a serem abordados são:

- **Identificação:** nome, idade, sexo, raça, naturalidade, procedência, religião e idade dos pais.

- **Queixa principal:** definida como sendo a manifestação imediata que faz que o acompanhante da criança procure atendimento médico.

- **Condições socioambientais:** grau de escolaridade e profissão dos pais, rotina de vida da criança, renda familiar. Características do domicílio, como: condições de saneamento, coleta de lixo, se urbano ou rural, número de cômodos e de moradores, presença de animais.

- **Antecedentes familiares:** o interesse varia de acordo com a importância do caráter genético das doenças – constituição familiar, consanguinidade, doenças hereditárias.

- **Antecedentes nutricionais:** informações sobre aleitamento materno, história de intolerância e/ou alergia alimentar, e ainda sobre desnutrição e/ou hipodesenvolvimento.

- **Aspectos psicológicos:** identificar capacidade de cooperação do paciente com o tratamento, temperamento, personalidade, disciplina e relacionamentos. Lembrar da influência dos fatores sociopsicológicos sobre a instalação e manifestações das doenças.

- **História da doença atual:** é a parte mais importante da anamnese. A maneira de interrogar deve ser afetiva, séria e atenciosa. O avaliador deve deixar que o paciente fale livremente e então direcionar o relato da história. Referir tratamentos já executados e seus resultados.

- **História pregressa da doença atual:** caracteriza-se por uma busca em recolher informações que possam ter relação direta ou indireta com a doença atual, por exemplo, investigar doenças próprias da idade, tratamentos, complicações, cirurgias, acidentes, alergias, atualização vacinal.

- **Crescimento e desenvolvimento:** registrar a idade em que se iniciaram as principais aquisições e a percepção dos pais quanto ao desenvolvimento global (sorriso social, sustentar a cabeça, ficar de pé, linguagem, habilidades).

Com relação à coleta de dados de recém-nascidos, alguns itens devem ser adicionados, como:

- **Antecedentes maternos:** no período pré-natal, obter informações acerca do planejamento familiar, se gravidez desejada ou não. Na gestação, ganho de peso, saúde, complicações, infecções, medicamentos, número de gestações, partos, abortos, história de partos prematuros, fator Rh. Os dados natais incluem: história e tipo de parto, indicação, duração, intercorrências como parada cardiorrespiratória (PCR), aspiração de líquido meconial, Apgar, peso, estatura, perímetro cefálico, idade gestacional. No período neonatal, coletar dados como: internação? (Em UTI ou outros locais? Necessidade de ventilação mecânica? Cateterismo umbilical? Intercorrências no berçário?), icterícia (necessitou de fototerapia?), história de cianose ou regurgitação, evolução de peso, queda do coto umbilical.

Todos esses dados devem estar à disposição de toda a equipe no prontuário e é importante que o fisioterapeuta esteja a par dessas informações para que seja traçado um plano de tratamento e um manuseio mais adequado.

## EXAME FÍSICO ▪

### Aspectos gerais

Para a realização do exame físico, inicialmente é preferível que as manipulações (despir, deitar, trocar, segurar etc.) devam ser realizadas pelo acompanhante. Normalmente, a frequência cardíaca, respiratória, percussão torácica e ausculta cardíaca podem ser prejudicadas pelo choro e agitação, podendo ser antecipadas enquanto a criança está calma ou mesmo dormindo.

Nesse primeiro contato, os principais pontos a serem avaliados são:

- **Estado geral do paciente:** é influenciado pela impressão subjetiva do avaliador, que observa o estado geral (bom estado geral – BEG, regular estado geral – REG, mau estado geral – MEG), tônus, postura, proporcionalidade, presença de malformações congênitas, estado nutricional.

- **Estado neurológico:** primeiramente devem-se associar as respostas obtidas com a utilização de medicamentos que podem estar sendo administrados, como sedativos, calmantes, anticonvulsivantes e depressores. Com relação à movimentação espontânea e interação com o meio, as crianças devem ser classificadas em ativas, hipoativas ou inativas; para crianças menores e recém-nascidas, os termos reativa, hiporreativa ou arreativa são relacionados com as respostas das crianças à manipulação; e ainda o estado de consciência – estabelece contato, orientado ou não, sonolência, torporoso, obnubilado, comatoso, sinais de depressão ou ansiedade – é geralmente utilizado em crianças maiores.

- **Estado de hidratação:** hidratado ou desidratado; pode ser avaliado por meio da pele (que pode se encontrar com perda da elasticidade), mucosas e da língua, e por meio do pulso e enchimento capilar.

- **Coloração da pele:** classificada em corada e descorada (observar lóbulos da orelha, palma das mãos, mucosas), acianótica ou cianótica, ou então, anictérica ou ictérica.

- **Temperatura:** hipotérmico ($\downarrow$ de 36°C), afebril (36° a 37°C), subfebril (37° a 37,5°C), febril ($\downarrow$ 37,5°C).

- **Avaliação hemodinâmica:** observar a frequência cardíaca (FC) (Quadro 2.1) e a pressão arterial (PA) (Quadro 2.2).

- **Avaliação respiratória:** verificar a frequência respiratória (FR) (Quadro 2.3), o padrão respiratório (costal, misto, diafragmático, paradoxal) e os sinais de desconforto respiratório (tiragem subdiafragmática, tiragem intercostal, retração da fúrcula, batimentos da asa do nariz). De forma subjetiva, questionar o acompanhante ou até mesmo a criança sobre o aspecto da secreção (quantitativo, viscosidade, coloração), como também a presença e eficácia da tosse.

- **Avaliação cardiorrespiratória:** é importante que o fisioterapeuta tenha conhecimentos sobre a fisiologia e as características normais desses sistemas,

**Quadro 2.1** ■ Frequência cardíaca normal por idade (batimentos por minuto)

| Idade | Mínima | Média | Máxima |
|---|---|---|---|
| Recém-nascido | 70 | 125 | 190 |
| 1-11 meses | 80 | 120 | 160 |
| 1-2 anos | 80 | 110 | 130 |
| 2-4 anos | 80 | 100 | 120 |
| 4-6 anos | 75 | 100 | 115 |
| 6-8 anos | 70 | 90 | 110 |
| 8-10 anos | 70 | 90 | 110 |

*Fonte:* Adaptado de Stape A, Troster JE, Kimura HM, Bousso A, Brito JLBC. *Manual de normas – Terapia intensiva pediátrica.* São Paulo: Sarvier, 1998.

**Quadro 2.2** ■ Pressão arterial normal por idade

| Idade | P. sistólica (mmHg) | | P. diastólica (mmHg) | |
|---|---|---|---|---|
| | p50 | p95 | p50 | p95 |
| < 6 meses | 70 | 110 | 45 | 60 |
| 3 anos | 95 | 112 | 64 | 80 |
| 5 anos | 97 | 115 | 65 | 84 |
| 10 anos | 110 | 130 | 70 | 92 |
| 15 anos | 116 | 138 | 70 | 95 |

*Fonte:* Adaptado de Stape A, Troster JE, Kimura HM, Bousso A, Brito JLBC. *Manual de normas – terapia intensiva pediátrica.* São Paulo: Sarvier, 1998.

**Quadro 2.3** ■ Frequência respiratória normal por idade (respirações por minuto)

| Idade | Frequência respiratória |
|---|---|
| RN pré-termo | 40-60 rpm |
| RN a termo | 38-42 rpm |
| 3 meses | 30-35 rpm |
| 6 meses | 24-29 rpm |
| 1 ano | 23-24 rpm |
| 5 anos | 18-22 rpm |
| 15 anos | 16-18 rpm |

*Fonte:* Adaptado de Stape A, Troster JE, Kimura HM, Bousso A, Brito JLBC. *Manual de normas – terapia intensiva pediátrica.* São Paulo: Sarvier, 1998.

sendo capaz, portanto, de identificar possíveis alterações e comunicar-se com a equipe, muitas vezes auxiliando numa intervenção precoce, minimizando assim algumas repercussões mais deletérias. A monitoração cardiorrespiratória deve ser realizada constantemente, pois fornece parâmetros para a decisão sobre a terapêutica instituída, o momento de interromper, e ainda oferece subsídios que indicam se o objetivo inicial foi alcançado.

Na monitoração hemodinâmica, os principais parâmetros a serem averiguados são a frequência cardíaca e a pressão arterial.

• **Frequência cardíaca (FC):** como demonstrado na Quadro 2.1, deve ser analisada e adequada de acordo com a idade. Em situações como pressão arterial baixa, anemia, febre, níveis reduzidos de oxigênio no sangue arterial, algumas medicações e ansiedade, a frequência cardíaca se encontra acima do normal, e é denominada taquicardia. A bradicardia é caracterizada por valores de frequência cardíaca abaixo do previsto e se encontra na hipotermia, em arritmias e ainda sob efeito de certas medicações.

- **Pressão arterial (PA):** esse parâmetro também apresenta seus valores de normalidades de acordo com a idade, conforme o Quadro 2.2. No entanto, salvo em ambientes críticos (UTI), não é rotina averiguá-la frequentemente em ambientes de enfermarias e ambulatórios, excetuando a criança cardiopata, que apresenta história de hipertensão e/ou dislipidemia na família, ou ainda antecedentes de internações recentes em UTI. Quando os valores da PA se encontram mais elevados do que o previsto (hipertensão arterial), a criança pode queixar-se de visão borrada, cefaleia, confusão, entre outras. Isso pode ocorrer sempre que houver aumento na resistência vascular periférica. Em situações de diminuição do volume sanguíneo circulante, vasodilatação periférica e insuficiência cardíaca, a PA pode se apresentar inferior ao esperado e é denominada hipotensão arterial.

Para evitar possíveis complicações em pacientes com algum grau de instabilidade hemodinâmica, é imprescindível que o fisioterapeuta domine a fisiologia de suas técnicas e suas principais repercussões. As crianças portadoras de cardiopatias congênitas merecem atenção especial, pois podem apresentar arritmias, hipertensão arterial e/ou pulmonar ou mesmo hipotensão importante, e uma manipulação inadequada pode oferecer riscos.

Na avaliação respiratória, o exame físico deve ser realizado de forma minuciosa e completa, em que cada região deve ser comparada com o hemitórax oposto para que facilite a detecção de desvios da normalidade.

Os componentes tradicionais avaliados são: inspeção visual (estática e dinâmica), palpação, percussão e ausculta. A seguir, cada componente será descrito.

## Inspeção visual do tórax

### *Estática*

Para uma inspeção adequada, o ambiente deve estar bem iluminado e o tórax do paciente, desnudo, para que a observação do tecido celular subcutâneo, a musculatura, os ossos e as articulações possam ser avaliados sem dificuldades. Os principais pontos a serem analisados são: pele e suas alterações (coloração, hidratação, petéquias etc.), presença de cicatrizes, drenos torácicos, alterações ósseas, articulares, edema, atrofias e retrações musculares.

Os tipos de tórax e suas possíveis deformidades são analisados durante a inspeção estática. O tórax dos recém-nascidos e lactentes possui um formato arredondado com um aumento no diâmetro anteroposterior, e só por volta dos 7 anos adquire uma conformação semelhante à do adulto. Para definir a morfologia do tórax em crianças maiores, pode-se utilizar o ângulo de Charpy, formado pelas últimas costelas. O tórax pode ser classificado em:

* Normolíneo – ângulo igual a 90º

* Longilíneo – ângulo menor que 90º

* Brevilíneo – ângulo maior que 90º

Além do tipo, o tórax pode ser classificado de acordo com a conformação óssea, por exemplo:

* Tórax cifoescoliótico – presença de gibosidade (curvatura da coluna dorsal) acompanhada de escoliose.

* Tórax em sino – alargamento acentuado da região inferior do tórax.

* Tórax em tonel – horizontalização dos arcos costais com aumento do diâmetro anteroposterior.

* Tórax infundibuliforme (*pectus escavatum*) – abaulamento da região inferior do externo, em geral congênito (Fig. 2.1).

* Tórax cariniforme (*pectus carinatum*) – proeminência do esterno e horizontalização das costelas (Fig. 2.2).

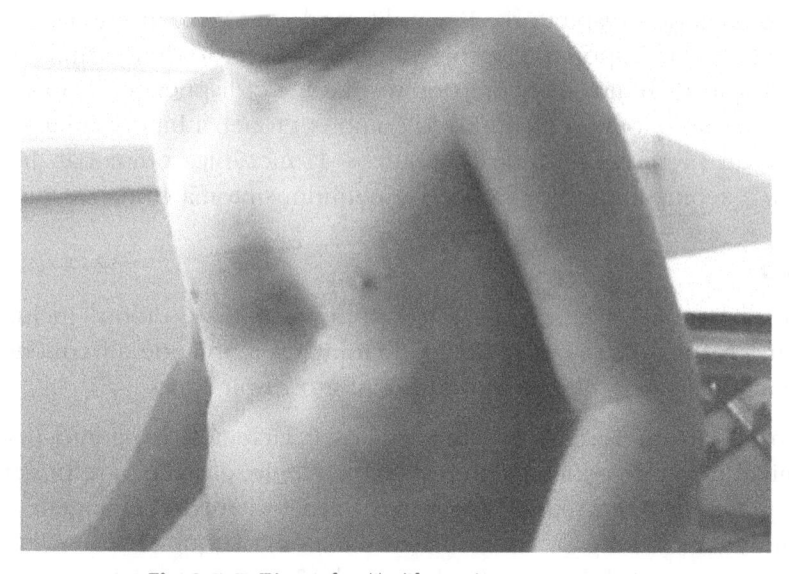

**Fig. 2.1** ■ Tórax infundibuliforme (*pectus escavatum*).

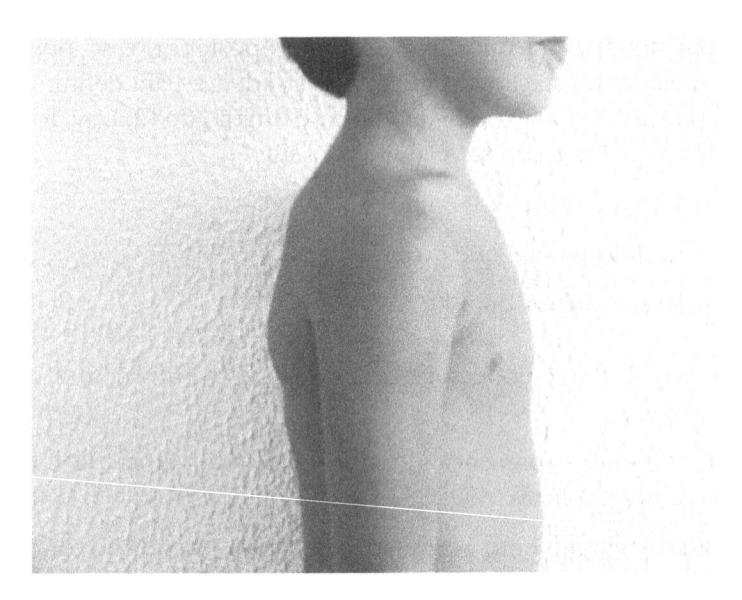

**Fig. 2.2** ■ Tórax cariniforme (*pectus carinatum*).

- Tórax chato ou plano – há redução do diâmetro anteroposterior e a parede anterior não apresenta a sua convexidade normal, além de apresentar diminuição dos espaços intercostais e inclinação das costelas.

O fisioterapeuta deve estar atento a essas deformidades quando se fazem presentes de forma acentuada, pois podem favorecer tanto as alterações pulmonares como as de mecânica respiratória. Exemplificando, o tórax em sino pode ser visualizado numa ascite importante, ocorrendo uma alteração da mecânica respiratória por restrição diafragmática com possível fadiga e dispneia em variados graus. Em casos em que o tórax é identificado como em tonel, a hiperinsuflação pulmonar pode estar presente, levando a prejuízos da mecânica pulmonar. Já o *pectus carinatum* é acompanhado de pouco ou nenhum sintoma cardiorrespiratório.

## Dinâmica

Na inspeção dinâmica, observam-se os movimentos do tórax, incluindo: padrão e ritmo respiratórios, expansibilidade torácica, amplitude e frequência respiratórias e ainda sinais que indiquem desconforto respiratório.

- **Padrão respiratório:** nos recém-nascidos e lactentes, o padrão respiratório abdominal é encontrado mais predominantemente, e isso ocorre principalmente porque nesta faixa etária as crianças apresentam desvantagem mecânica respiratória decorrente de conformações anatômicas que são características da infância, por exemplo, aumento da complacência da caixa torácica, horizontalização das costelas e diafragma, com diminuição da zona de aposição diafragmática, imaturidade da musculatura abdominal e estabilizadora da caixa torácica.

O padrão respiratório torna-se toracoabdominal com o desenvolvimento e as mudanças características na conformação da caixa torácica, podendo evidenciar os movimentos denominados "braço de bomba" (aumento do diâmetro anteroposterior) e "alça de balde" (aumento do diâmetro laterolateral).

- **Ritmo respiratório:** a população pediátrica e neonatal apresenta um ritmo respiratório de forma irregular (característica própria dessa fase); com o crescimento e o desenvolvimento, o ritmo vai tornando-se regular e sem a existência de pausas entre os movimentos respiratórios. Dessa forma, para uma averiguação mais fidedigna da frequência respiratória, é aconselhável realizar a contagem da frequência respiratória no minuto corrido, e não a contagem fracionada e multiplicada, como muitas vezes é realizada em pacientes adultos.

  Entre as anormalidades no ritmo, as mais comuns são:

- **Cheyne-Stokes**: esse ritmo apresenta-se com uma fase de apneia seguida de incursões inspiratórias cada vez mais profundas, até atingir um máximo, para depois decrescer até uma nova pausa. Ocorre em razão de alterações nas tensões de $O_2$ e $CO_2$ no sangue, pois o excesso de $CO_2$ durante o período de apneia obriga os centros respiratórios bulbares a enviarem estímulos mais intensos, que resultam em um aumento da amplitude dos movimentos respiratórios e maior eliminação de $CO_2$. É encontrado mais frequentemente na insuficiência cardíaca, hipertensão craniana e traumatismos cranioencefálicos.

- **Kussmaul**: caracteriza-se por apresentar ritmo rápido, profundo, ruidoso, tornando a ventilação-minuto alta. O exemplo mais comum é a acidose diabética.

- **Biot**: pode ser descrito em duas fases, a primeira de apneia e a segunda com movimentos respiratórios inspiratórios e expiratórios anárquicos quanto ao ritmo e à amplitude.

  A Fig. 2.3 ilustra os ritmos respiratórios descritos anteriormente.

- **Expansibilidade torácica:** consiste em analisar a quantidade de volume de ar mobilizado pela respiração no segmento pulmonar investigado. Normalmente a expansibilidade é simétrica e igual nos dois hemitóraces e deve ser pesquisada dos ápices até as bases pulmonares. A assimetria é visualizada quando o paciente realiza uma inspiração profunda, e seja qual for a estrutura doente – pleura, parênquima pulmonar, músculos e estrutura óssea – o hemitórax comprometido move-se menos. Pode ser classificada em preservada, simétrica, assimétrica, diminuída.

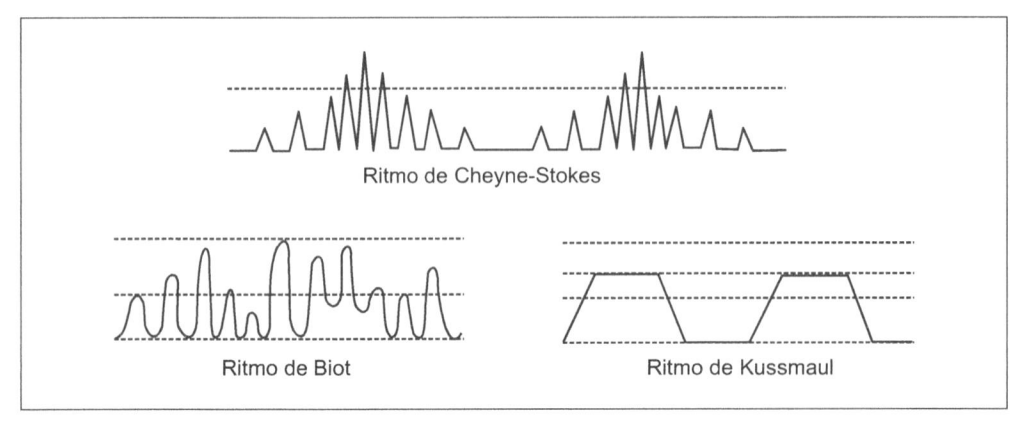

**Fig. 2.3** ■ Ritmos respiratórios.

- **Amplitude da respiração:** pode ser classificada em: profunda – presente durante choro, emoções fortes, esforços; superficial – encontrada normalmente no sono ou em situações patológicas de hiperinsuflação e afecções pleurais, entre outras.

- **Frequência respiratória:** conforme demonstrado no Quadro 2.3, a frequência respiratória apresenta-se com seus valores normais variáveis de acordo com a idade. O paciente pode ser classificado em:
  - Bradipneico: redução da frequência respiratória.
  - Apneico: parada dos movimentos respiratórios ou parada respiratória.
  - Eupneico: frequência respiratória normal.
  - Taquipneico: frequência respiratória elevada.
  - Taquidispneico: frequência respiratória aumentada, associada a sinais de desconforto respiratório.

- **Sinais de desconforto respiratório:** inicialmente pode-se analisar a presença dos principais sinais de desconforto respiratório (descritos a seguir), assimetrias de tórax e se há sincronia da respiração do paciente com os aparelhos de ventilação mecânica.

- **Aumento da frequência respiratória:** observado diante de alterações que levem a uma diminuição do volume corrente, é um recurso fisiológico utilizado para manter um volume-minuto adequado diante das condições do metabolismo (VM = VC × FR).

- **Retrações torácicas:** ocorre porque a pressão negativa gerada na inspiração em uma caixa torácica bastante complacente (principalmente no recém-nascido) não oferece sustentação adequada. As de maior ocorrência são: tiragens intercostais, tiragens supraesternais, tiragens subesternais ou subcostais.

- **Batimentos de asa de nariz:** têm a finalidade de diminuir a resistência das vias aéreas, sendo um sinal primitivo dos músculos dilatadores do nariz.

- **Estridor laríngeo:** caracterizado por sons rudes gerados pela obstrução parcial da laringe ou traqueia superior (laringites, edema pós-extubação) e deve ser evitado para não agravar o quadro, como, por exemplo, mau posicionamento da cabeça, choro excessivo, aspiração nasotraqueal.

- **Gemido:** ruído gerado durante a respiração com a glote parcialmente fechada na tentativa de melhorar as trocas gasosas mediante o aumento da capacidade residual funcional (CRF).

- **Cianose:** geralmente indica um quadro de insuficiência respiratória aguda; no entanto, quando avaliada isoladamente, pode ser um sinal de pouco valor na avaliação respiratória, como em crianças com cardiopatias cianogênicas.

- **Extensão do pescoço:** durante o quadro de desconforto respiratório intenso, a criança frequentemente estende o pescoço com a finalidade de diminuir a resistência da via aérea.

- **Palpação e percussão do tórax:** esses componentes do exame físico devem fornecer informações adicionais ao se comparar alterações suspeitas observadas durante a inspeção.

Na palpação, verificam-se as condições do arcabouço ósseo e dos tecidos moles. As principais alterações a serem pesquisadas são: enfisema subcutâneo, sensibilidade, abaulamentos ou edemas e retrações.

A percussão é um procedimento comparativo, consistindo em produzir vibrações na parede torácica que se transmitem aos órgãos e tecidos subjacentes. Examinam-se os dois hemitóraces do ápice para a base, nas faces posteriores e laterais anteriores. Durante a investigação, todas as estruturas do tórax (arcabouço ósseo, tecido pulmonar, musculatura, tecido subcutâneo e pele) em conjunto produzem um som, chamado som claro pulmonar. Esse som altera-se de acordo com a relação entre a quantidade de ar e de tecido. Assim, quando existe um desequilíbrio na relação normal ar/tecidos, observam-se sons diferentes.

Quando a percussão produz um som mais ressonante e com duração maior do que o normal, existe um excesso de quantidade de ar em relação à quantidade de tecido. Isto pode ocorrer unilateralmente, quando há pneumotórax, e bilateralmente, quando há hiperinsuflação pulmonar. Nessas condições, o som é chamado de hipersonoro.

A percepção de que o som produzido à percussão do tórax é curto e seco, como se a percussão estivesse sendo realizada sobre um órgão sólido (p. ex., o fígado), significa que a relação ar/tecidos está reduzida. Algumas situações exemplificam esse quadro: quando o ar é reabsorvido dos espaços aéreos situados distalmente a uma obstrução completa da via aérea e ocorre colabamento da respectiva região pulmonar, definindo uma atelectasia; quando o ar dos pulmões é substituído por líquido e/ou células, como se observa na consolidação, por exemplo, na pneumonia; e, ainda, quando há acúmulo de líquido entre as pleuras parietal e visceral ou espessamento da pleura. O som produzido, dependendo do grau de ressonância, é chamado submaciço ou maciço.

Por vezes, esse componente do exame físico pode encontrar-se alterado em razão do choro e/ou irritação da criança, perdendo assim a sua fidedignidade.

- **Ausculta pulmonar:** esse é o momento do exame de tórax que fornece mais informações ao fisioterapeuta, pois permite uma obtenção rápida de vários dados sobre as diferentes afecções broncopulmonares. O uso de um estetoscópio de tamanho apropriado (neonatal/pediátrico) é imprescindível para se obter qualidade na ausculta pulmonar. Fatores como o baixo volume corrente dos recém-nascidos, altas frequências respiratórias, vocalização e gemidos das crianças que não apresentam nível de compreensão adequado, e ainda ruídos do aparelho de ventilação mecânica dificultam a adequada interpretação da ausculta respiratória (Fig. 2.4).

Os sons normais da respiração são descritos como som brônquico, som broncovesicular e murmúrio ou som vesicular.

Para se observar o som brônquico coloca-se o estetoscópio sobre a região supraesternal, na área de projeção da traqueia. Ausculta-se uma inspiração intensa, rude, bem audível; em seguida uma pausa e, após, a expiração, de duração igual ou pouco maior que a inspiração, também bastante audível e rude.

O som broncovesicular pode ser detectado nas regiões infra e supraclaviculares, nas regiões supraescapulares, ou seja, em qualquer área na qual os brônquios e o tecido pulmonar estejam próximos à superfície. Este som não é tão rude como o som brônquico, e a inspiração e expiração têm duração e intensidades iguais, não havendo pausa.

Já o murmúrio ou som vesicular é audível normalmente em todo o restante do tórax. Apresenta-se como um leve murmúrio, que na inspiração é mais longo e mais nítido e na expiração, mais curto e mais fraco. O murmúrio pode estar diminuído (e até abolido) em situações que ocorrem redução do volume corrente, podendo ocorrer no parênquima pulmonar (condensação, atelectasia) ou em processos extrapulmonares (derrame pleural, cifoescoliose). O aumento desse som pode se apresentar nos indivíduos com maior volume de ar circulante, como, por exemplo, na dispneia, taquipneia e exercício físico.

Os sons respiratórios anormais ou ruídos adventícios representam os sons que se alteram em decorrência de um processo patológico. Podem ter sua origem na árvore brônquica, nos alvéolos ou no espaço pleural. São classificados como secos (sibilos e roncos), úmidos (estertores crepitantes e subcrepitantes) e atrito pleural.

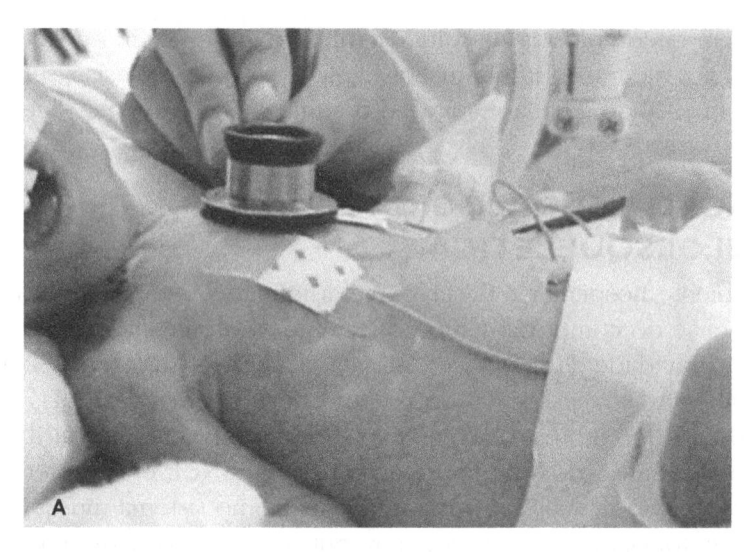

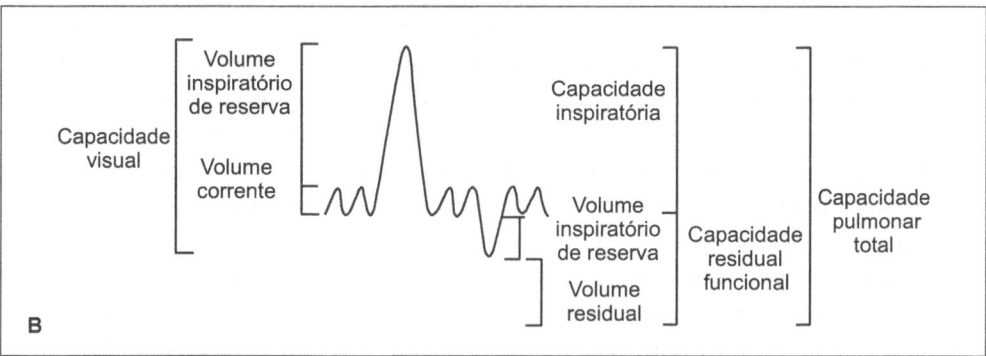

**Fig. 2.4** ■ **A** e **B.** Ausculta em RN.

Os sibilos representam sons contínuos, de alto timbre, de tonalidade aguda e ocorrem predominantemente durante a expiração, indicando broncoespasmo. No entanto, ao ser verificado durante a fase inspiratória, esse som pode ser causado pelo movimento do ar por meio de obstruções como secreções brônquicas.

Os roncos são ruídos de tonalidade grave, de baixo timbre, contínuos, atribuídos à presença de secreções nas vias aéreas de grande calibre e predominantemente inspiratórios.

Os estertores crepitantes são discretos, descontínuos, úmidos e exclusivamente inspiratórios. Indicam processos patológicos nas vias aéreas periféricas, como presença de exsudato ou transudato intra-alveolar (edema agudo de pulmão, pneumonia, atelectasias).

Os estertores subcrepitantes são auscultados tanto na inspiração como na expiração – são ruídos descontínuos, úmidos e surgem, geralmente, após mobilização de secreções presentes em brônquios de médio e pequeno calibre.

Também encontrado à ausculta do tórax, o atrito pleural resulta da irritação das superfícies pleurais por inflamações, infecções ou neoplasias, sendo representado por um estalido a cada respiração durante o deslizamento pleural.

## AVALIAÇÃO NEUROLÓGICA E MUSCULOESQUELÉTICA ■

O ambiente hospitalar é desfavorável à integração e à estabilização das funções motoras e do comportamento do lactente e da criança, mesmo sem se levar em conta a gravidade da doença e as limitações físicas impostas pela presença de sondas alimentares, acesso venoso (central ou periférico), cânulas de traqueostomia, drenos e monitores. O desenvolvimento motor não está atribuído exclusivamente à maturação do sistema nervoso central (SNC), e sim interligado ao desenvolvimento dos demais sistemas orgânicos, como sistema musculoesquelético, cardiorrespiratório, trato digestório, entre outros. Este ocorre durante toda a vida e é influenciado por fatores genéticos, formação intrauterina e fatores ambientais.

O fisioterapeuta deve conhecer o desenvolvimento motor normal da criança e estar atento aos atrasos e variações da normalidade. O reconhecimento precoce e um plano de tratamento específico podem prevenir incapacidades e deformidades. A seguir, no Quadro 2.4, encontram-se os principais marcos no desenvolvimento motor normal, que devem servir como guia para avaliação e promoção da aquisição do controle motor e atividades funcionais.

A época na qual o lactente é capaz de executar os diversos atos motores previamente mencionados depende, até certo ponto, das oportunidades para ensaiá-los, variando de acordo com o ambiente em que a criança foi criada. Assim, os principais desafios motores em termos de desenvolvimento motor, no decorrer do primeiro ano de vida, são especificamente: os membros superiores, que precisam de coordenação para agarrar e manipular objetos, e os membros inferiores, usados para o apoio, o equilíbrio e a propulsão em segmentos distais fixos, em posição sentada ou em pé num ambiente sujeito às leis da gravidade. Um fator de importância aparentemente crítica para o desenvolvimento motor é a oportunidade para realizar movimentos autoiniciados e de ver a interação entre o ambiente e os membros, durante os movimentos ativos.

Além das etapas do desenvolvimento, outros pontos devem ser averiguados durante a avaliação neurológica e musculoesquelética desses pacientes, entre os mais importantes estão:

- **Nível de consciência:** pode ser avaliado por meio da escala de Glasgow para crianças maiores, que já adquiriram grau de compreensão adequada; ou por meio da escala de Glasglow modificada para lactentes, como demonstra o Quadro 2.5.

**Quadro 2.4** ■ Marcos do desenvolvimento motor normal no primeiro ano de vida

| RN a termo | Hipertonia flexora fisiológica de MMSS e MMII (bebê simétrico)<br>Reação de endireitamento cervical |
|---|---|
| 1º mês | Marcha reflexa, RTCA mais relacionado com os MMSS do que MMII (bebê assimétrico)<br>Inicia extensão da cabeça em DV<br>Fixa olhar no objeto<br>Reação labiríntica de retificação<br>Reação óptica de retificação<br>Reação positiva de apoio |
| 2º mês | Diminuição do tônus flexor<br>Abasia e astasia presentes<br>Consegue segurar objetos, porém não solta voluntariamente<br>Puxado para sentar, a cabeça cai posteriormente<br>Apresenta sorriso reativo |
| 3º mês | Mãos na linha média<br>Eleva e sustenta a cabeça em DV<br>Puxado para sentar, a cabeça acompanha o movimento do tronco<br>Apresenta sorriso espontâneo<br>Contração abdominal ativa |
| 4º mês | Apresenta anteversão pélvica<br>Apoia antebraço em DV<br>Alternância simétrica entre flexão e extensão<br>Brinca com o próprio corpo |
| 5º mês | Rola de supino para prono e para lateral<br>Leva os pés até a boca<br>Senta com apoio<br>Solta os objetos voluntariamente<br>Passa os objetos de uma mão para a outra |
| 6º mês | Apresenta controle de cabeça em todas as posturas<br>Reação de apoio em pé com MMII aduzidos<br>Reação de paraquedismo |
| 7º mês | Permanece na posição de gato com as mãos abertas<br>Senta sem apoio<br>Rola de prono para supino<br>Tenta engatinhar |
| 8º mês | Consegue engatinhar<br>Puxa-se para ficar em pé, com transferência de peso: início da formação do arco plantar medial<br>Apresenta movimento de pinça<br>Roda o tronco quando sentado |
| 9º mês | Permanece sentado com MMII em extensão ou em "W"<br>Consegue agachar e levantar<br>Consegue ficar em pé |
| 10º mês | Reconhece-se no espelho<br>Engatinha com o objeto na mão<br>Caminha com apoio em MMSS<br>Intercala pé valgo e varo<br>Consegue sentar quando está em pé ou em decúbito dorsal |
| 11º mês | Consegue ficar em pé com equilíbrio parcial |
| 12º mês | Apresenta marcha com base alargada, sem balanço recíproco de MMSS<br>Formação do arco palmar |

*Fonte:* Adaptado de Sarmento G. *Fisioterapia respiratória em pediatria e neonatologia.* 1ª ed., São Paulo: Manole, 2007.

*(continua)*

**Quadro 2.4** ■ Marcos do desenvolvimento motor normal no primeiro ano de vida (*continuação*).

| | Resposta | Resposta modificada para lactentes |
|---|---|---|
| **Escore** | **Abertura ocular** | |
| 4 | Espontânea | Espontânea |
| 3 | Estímulo verbal | Estímulo verbal |
| 2 | Ao estímulo doloroso | Ao estímulo doloroso |
| 1 | Ausente | Ausente |
| | **Melhor resposta motora** | |
| 6 | Obedece comando | Movimentação espontânea |
| 5 | Localiza dor | Localiza dor (retirada ao toque) |
| 4 | Retirada ao estímulo doloroso | Retirada ao estímulo doloroso |
| 3 | Flexão ao estímulo doloroso (postura decorticada) | Flexão ao estímulo doloroso (postura decorticada) |
| 2 | Extensão ao estímulo doloroso (postura descerebrada) | Extensão ao estímulo doloroso (postura descerebrada) |
| 1 | Ausente | Ausente |
| | **Melhor resposta verbal** | |
| 5 | Orientado | Balbucia |
| 4 | Confuso | Choro irritado |
| 3 | Palavras inapropriadas | Choro à dor |
| 2 | Sons específicos | Gemido à dor |
| 1 | Ausente | Ausente |

*Fonte:* Adaptado de Behrman RE. Kliegman RN, Nelson – princípios de pediatria. 3ª ed. Rio de Janeiro: Ganabara Koogan, 1999.

- **Presença de alterações musculoesqueléticas:** é importante investigar a presença de fragilidades e fraturas ósseas mediante a análise de exames complementares como a radiografia. Deformidades e rigidez articulares podem ser avaliadas por meio da inspeção visual e movimentação passiva.

A força muscular pode ser averiguada e graduada, em crianças maiores (a partir dos 4 anos) por meio da implementação de uma resistência manual. O escore neuromuscular da Medical Research Council (MRC) pode ser utilizado em crianças maiores e determina uma pontuação final caracterizando o somatório do grau de força muscular dos membros superiores e membros inferiores, como observado no Quadro 2.5.

Em crianças menores, a movimentação passiva associada à realização de mudanças posturais, observando-se a sustentação da cabeça e do tronco, pode identificar eventuais alterações no sistema musculoesquelético, e essas, quando presentes, devem ser observadas se ocorrem de forma generalizada ou restrita a um

**Quadro 2.5** ■ Medical Research Council Neuromuscular Score (MRC)

| Movimentos testados (6 de cada lado) | Escore de cada movimento |
| --- | --- |
| Abdução do ombro | 0 = Não há contração visível |
| Flexão do cotovelo | 1 = Visível contração sem movimento do membro |
| Extensão do punho | 2 = Movimento ativo com gravidade eliminada |
| Flexão do quadril | 3 = Movimento ativo contra gravidade |
| Extensão do joelho | 4 = Movimento ativo contra gravidade e resistência |
| Dorsiflexão do tornozelo | 5 = Força normal |

*Fonte:* Adaptado de Jonghe B, Sharshar T, Lefaucheur JPS. Critical illness neuromyopathy. *Clin Pul Med* 2005; 12(2).

músculo ou grupo muscular específico. É importante ressaltar se essa alteração está ou não relacionada com uma situação de adaptação temporária ou à dor.

A análise do tônus muscular é realizada de forma subjetiva, principalmente por meio da palpação e movimentação. O tônus pode se encontrar aumentado (espástico), diminuído (hipotônico) ou adequado, sempre levando-se em consideração, durante a interpretação, o período em que a criança se encontra.

- **Presença de movimentos anormais:** entre os mais comuns encontram-se:
  - *Convulsões:* acessos de contração muscular involuntária, que podem ser acompanhados de perda de consciência.
  - *Tremores:* movimentos involuntários e rítmicos de um ou de diversos grupos musculares, devidos, por exemplo, a ansiedade e distúrbios metabólicos.
  - *Mioclonias:* contrações musculares rápidas, isoladas ou em séries; acometem parte de um músculo ou de um grupo muscular e podem ser causadas por doenças degenerativas do sistema piramidal e extrapiramidal.
  - *Movimentos atetoicos:* são contínuos, lentos, espasmódicos, incoordenados e estão associados a modificações do tônus muscular. Aumentam com a emoção e desaparecem durante o sono, por exemplo, como na doença de Niemann-Pick e paralisia infantil.
  - *Movimentos coreicos:* apresentam-se rápidos, irregulares, assimétricos, sem finalidade, e podem aumentar com a emoção e desaparecer durante o sono, como, por exemplo, na coreia de Sydenham.

## PROVAS E TESTES FUNCIONAIS ■

### Testes de função pulmonar

Apesar de as doenças respiratórias constituírem uma das causas mais importantes de morbimortalidade da infância, a realização dos testes de função pulmonar para esta população ainda não é uma prática clínica comum. O que muitas vezes limita a utilização desses testes em crianças menores de 6 anos de idade é a falta de entendimento e capacidade para serem submetidos a eles, pois dependem da sua participação ativa. Além disso, para a obtenção de exames de boa qualidade são necessários equipamentos adequados e profissionais capacitados e experientes.

Os testes de função pulmonar permitem identificar e quantificar alterações do sistema respiratório, confirmando ou afastando hipóteses diagnósticas. Seus resultados devem ser analisados em conjunto com as informações obtidas na anamnese e no exame físico, e somados àquelas presentes nos exames de imagem e laboratoriais. Portanto, os testes de função pulmonar são úteis para detectar a presença de doenças respiratórias, quantificar a gravidade daquelas já diagnosticadas e fundamentar o julgamento da resposta à terapêutica aplicada.

Pode-se considerar que os testes de função pulmonar são capazes de avaliar a função ventilatória e a capacidade de esforço; sendo assim, é necessário realizar um teste adequado para analisar corretamente uma determinada disfunção.

## Testes de função ventilatória

### Espirometria

A espirometria é um dos testes mais utilizados para avaliar a função pulmonar e consiste na mensuração de volumes, capacidades e fluxos pulmonares. Os volumes e capacidades pulmonares estáticos são medidas anatômicas e não fornecem informações diretas sobre a função pulmonar, mas fornecem subsídios que auxiliam na identificação do distúrbio ventilatório e, dessa maneira, refletem desordens funcionais subjacentes. As alterações das propriedades mecânicas do sistema respiratório se expressam por meio de modificações dos volumes mobilizados, uma vez que sofrem influência de suas condições elásticas e resistivas, bem como da força da musculatura respiratória, para manutenção da ventilação alveolar.

Por meio da espirometria é possível determinar o volume corrente (VC), a capacidade vital (CV), a capacidade inspiratória (CI), o volume de reserva inspiratória (VRI), o volume de reserva expiratória (VRE) e a capacidade vital forçada (CVF), não sendo possível, entretanto, mensurar o volume residual (VR), a capacidade residual funcional (CRF) e a capacidade pulmonar total (CPT). As definições dos volumes e capacidades estão descritas no Quadro 2.6 e as relações entre eles estão ilustradas na Fig. 2.5.

A manobra mais valiosa da espirometria é a de CVF, pois fornece a maior parte das informações que podem ser obtidas no teste de função pulmonar. No entanto, é extremamente importante que a criança seja bem orientada (e treinada) para realizar o teste corretamente, uma vez que seu resultado é influenciado pela força empregada. Para se conseguir uma manobra de CVF satisfatória, a criança

**Quadro 2.6** ■ Definição de volume e capacidade pulmonares

| | |
|---|---|
| **VC** | Volume de gases inspirado e expirado em cada respiração normal |
| **CV** | É o volume máximo de gás que pode ser exalado após uma inspiração máxima (CV = VRI + VRE) |
| **CI** | É o volume máximo de gás que pode ser inalado a partir de uma exalação normal (CI = VC + VRI) |
| **VRI** | É o volume máximo de gás que pode ser inalado a partir do final de uma respiração normal |
| **VRE** | É o volume máximo de gás que pode ser expirado a partir do final de uma expiração normal |
| **VR** | É o volume de gás que permanece nos pulmões ao final de uma expiração máxima |
| **CRF** | É o volume de gás que permanece nos pulmões após uma expiração normal (CRF= VRE + VR) |
| **CPT** | É o volume de gás nos pulmões após uma inspiração máxima (CPT = CV + VR) |

*Fonte:* Adaptado de Rodrigues, 2002.

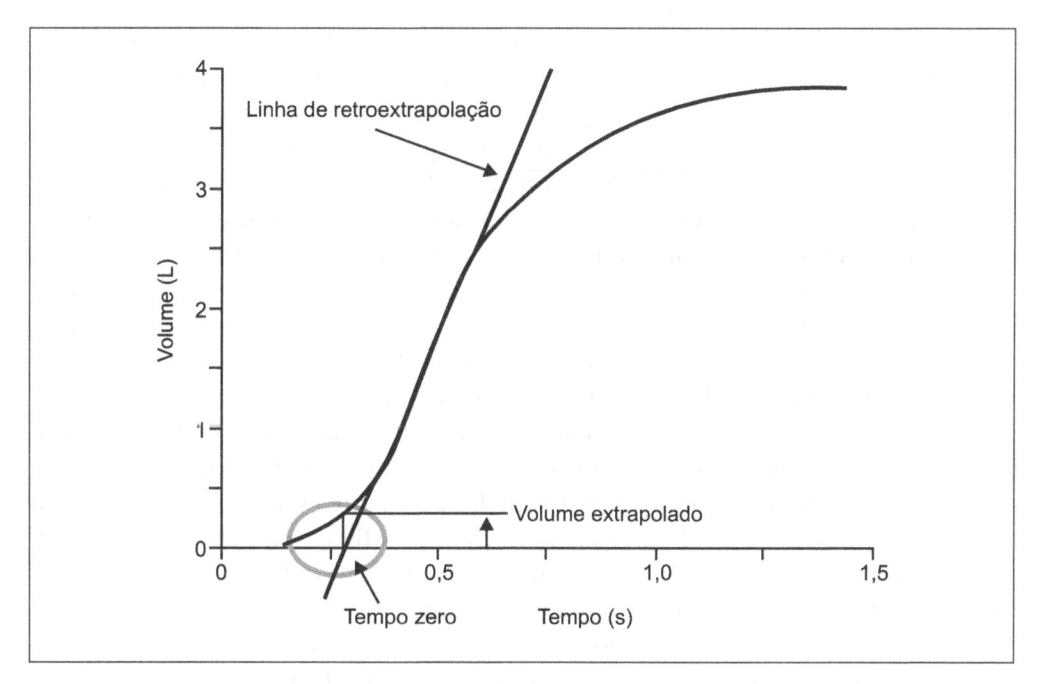

**Fig. 2.5** ■ Volume de ar extrapolado.

deve estar sentada, com a cabeça em posição neutra e fixa e com clipe nasal; a boquilha do espirômetro deve ser apropriada para uso em crianças (menor diâmetro externo), para garantir uma adequada abertura da boca, sem permitir vazamentos pelas comissuras labiais. O início da manobra se dá na CPT e o término, no VR, podendo-se admitir uma pausa inspiratória de, no máximo, 2 segundos, e tempos expiratórios mais curtos do que em adultos, em torno de 3 segundos, desde que o fluxo de ar nos dois últimos segundos seja igual a zero. Além disso, é importante observar se há perda de gás exalado antes do início da subida da curva da CVF (volume extrapolado), a qual não deve ultrapassar 5% da CVF ou 150 mL, o que for maior (veja Fig. 2.5).

Para otimizar a técnica de execução da manobra de CVF em crianças, é interessante utilizar espirômetros que possuam atrativos lúdicos, como imagens de velinhas para soprar, e que permitam o registro gráfico *on-line* das manobras respiratórias. Esses dispositivos podem facilitar a compreensão da criança a respeito do que se deseja alcançar, além de permitir a visualização de erros ao se realizar a manobra. Para quem está conduzindo o teste, a representação gráfica permite uma adequada avaliação do esforço do paciente e a detecção de falhas durante a manobra.

Por mais que as manobras pareçam simples, muitas crianças não conseguem realizá-las corretamente, invalidando o teste ou prejudicando a qualidade do exame. Esse é um dos principais motivos pelos quais ainda há uma reduzida solicitação de testes de função pulmonar nessa faixa etária. O fisioterapeuta que detém conhecimentos a respeito dos critérios de qualidade do exame e das possíveis dificuldades encontradas quando aplicado às crianças é capaz de analisar melhor os resultados. Para que um exame tenha grau de qualidade "A" são necessárias três curvas aceitáveis e reprodutíveis (Quadro 2.7). Para consegui-las, pode-se exigir até no máximo oito tentativas, a fim de evitar que haja fadiga muscular ou aumento da resistência das vias aéreas em função do esforço para realização do teste.

Os valores obtidos nos testes espirométricos são expressos em porcentagens dos valores previstos para altura, sexo e idade. Os valores de referência da normalidade, considerados como os mais adequados para utilização em crianças e adolescentes, são os do Programa Pneumobil elaborados para a população brasileira e os de Polgar e Promadhat. O limite de inferioridade da normalidade para crianças e adolescentes se encontra entre 70% e 80% do valor previsto. Os resultados são interpretados a partir dos melhores valores conseguidos para cada parâmetro avaliado – capacidade vital forçada (CVF), fluxo expiratório forçado no primeiro segundo (VEF$_1$), o chamado índice de Tiffeneu (CVF/VEF$_1$), e os fluxos médios, entre 25% e 75% da curva (FEF$_{25-75}$), sem necessariamente pertencerem a uma mesma curva; então, é definido se há ou não distúrbio ventilatório presente. Os possíveis distúrbios ventilatórios estão descritos no Quadro 2.8.

A espirometria pode ser realizada por um técnico ou outro profissional treinado para desempenhar esse cargo. Nesse caso, ele é responsável pela preparação e calibração do equipamento, instrução aos pacientes, realização do teste e verificação dos critérios de aceitação e reprodutibilidade das curvas obtidas. A interpretação dos resultados é de responsabilidade do médico, o qual necessita ser qualificado para o desempenho dessa função.

**Quadro 2.7** ■ Critérios de aceitabilidade e reprodutibilidade das manobras espirométricas

**Critérios de aceitabilidade:**
- Inspiração máxima antes do início do teste
- Início satisfatório da expiração
- Expiração sem hesitação
- Evidência de esforço máximo
- Volume retroextrapolado menor que 5% da CVF ou 100 mL (o que for maior)
- Duração satisfatória do teste: em geral 6 segundos (em crianças menores aceitam-se 3 segundos)
- Término adequado: existência de platô no último segundo

**Ausência de artefatos:**
- – tosse no primeiro segundo
- – vazamento
- – obstrução do bocal
- – manobra de Valsalva
- – fechamento da glote

**Critérios de reprodutibilidade:**
Para que se tenha maior confiabilidade nos dados, devem ser obtidos pelo menos três testes aceitáveis e dois reprodutíveis com valores bem semelhantes. Em adultos, a ATS (American Thoracic Society) preconiza que as duas maiores CVF e VEF$_1$ devam ter diferença máxima de 200 mL entre si. Os três maiores picos de fluxo expiratório das curvas selecionadas devem diferir menos que 0,5 L/s. Em crianças, pelos menores volumes pulmonares, aceita-se que a diferença máxima seja de 5%. Se estes critérios não forem obtidos após oito tentativas, interromper o teste e utilizar as três melhores curvas para escolha dos parâmetros.

**Critérios de seleção de valores:**
- Todos os valores de todas as manobras aceitáveis devem ser analisados.
- A CVF e a FEV$_1$ selecionados devem ser os maiores obtidos de qualquer curva e não necessariamente devem ser provenientes da mesma curva.
- Os outros valores e fluxos, incluindo o FEF$_{25-75\%}$ são todos retirados da curva que tiver a maior soma entre a CVF e o VEF$_1$.
- Se a CV for significativamente maior que CVF, a relação VEF$_1$/CVF pode ser superestimada. A relação VEF$_1$/CV deve ser usada nesta situação.

## Manobras expiratórias forçadas em lactentes

A alta e crescente prevalência de doenças respiratórias crônicas na infância, com início nos primeiros meses de vida, possui estreita relação com os avanços nos cuidados intensivos neonatais. Nas últimas décadas, houve um aumento considerável no número de bebês que sobrevivem a agressões ao aparelho respiratório decorrentes da prematuridade, infecções e malformações. Com isso, surgiu também a necessidade de desenvolvimento e adaptações de métodos de avaliação funcional para lactentes e crianças pequenas. Inicialmente, o uso dessas técnicas foi restrito apenas à pesquisa, mas, aos poucos, elas vêm se transformando em ferramentas úteis de avaliação na assistência hospitalar e ambulatorial.

**Quadro 2.8** ■ Distúrbios ventilatórios

| Principais distúrbios ventilatórios: |
| --- |
| **Distúrbio ventilatório obstrutivo (DVO):** caracterizado por redução desproporcional dos fluxos máximos com relação ao volume que pode ser eliminado. Os principais índices para a caracterização do DVO são o $VEF_1$ e a razão $VEF_1/CVF$. |
| **Distúrbio ventilatório restritivo (DVR):** caracterizado pela redução da CPT, que não pode ser medida na espirometria. Quando a CV e a CVF estão reduzidas na presença de razão $VEF_1/CVF$ normal ou elevada, o DVR pode ser inferido. |
| **Distúrbio ventilatório misto (DVM):** caracterizado pela presença de obstrução e restrição simultaneamente. Deve-se excluir a possibilidade de DVO com redução da CV (por obstrução e aprisionamento de ar), mas, se após a administração de broncodilatador houver normalização da CV, o distúrbio restritivo está afastado. |

Os testes que adaptaram a espirometria, simulando a expiração forçada em lactentes não cooperativos, são os que têm aplicabilidade clínica. Duas abordagens foram propostas: a deflação forçada e o método da compressão torácica rápida. De maneira simplificada, a deflação forçada consiste na aplicação de uma pressão negativa (sucção), para promover a expiração forçada, em crianças que estejam intubadas e sedadas; o registro dos sinais de fluxos inspiratórios e expiratórios é feito por um pneumotacógrafo. A natureza invasiva desse método inviabiliza sua utilização de rotina, mas é uma alternativa para lactentes e crianças que estejam sob ventilação mecânica.

O método de compressão torácica rápida consiste na realização de uma manobra expiratória forçada parcial (MEFP) através de uma jaqueta toracoabdominal inflável, conectada a um reservatório de pressão. Para a realização do teste, é necessário induzir o sono (com hidrato de cloral ou similares), e a manobra é realizada ao final de uma inspiração basal. Uma máscara é utilizada, acoplada a um pneumotacógrafo, para permitir o registro dos sinais de fluxos.

O exame pode ser aplicado em recém-nascidos, lactentes e crianças abaixo de 3 anos, tornando-se limitado nas crianças maiores por causa da dificuldade para sedação e da redução da complacência da caixa torácica. Nos recém-nascidos e lactentes menores, a irregularidade da ventilação e a elevada frequência respiratória exigem que sejam acompanhados vários ciclos respiratórios e observada a reprodutibilidade das manobras, para que se tenha um exame de boa qualidade. Em qualquer faixa etária na qual se aplique a MEFP, a pressão do reservatório deve ser, inicialmente, mais baixa, em torno de 10 a 20 $cmH_2O$. A manobra é repetida utilizando-se diferentes pressões (incrementos de 10 $cmH_2O$), até que não se observem aumentos consideráveis nos fluxos expiratórios, ou seja, até que o fluxo expiratório máximo seja atingido. Os principais fatores que podem interferir na transmissão da pressão aplicada à superfície do tórax ao espaço subpleural

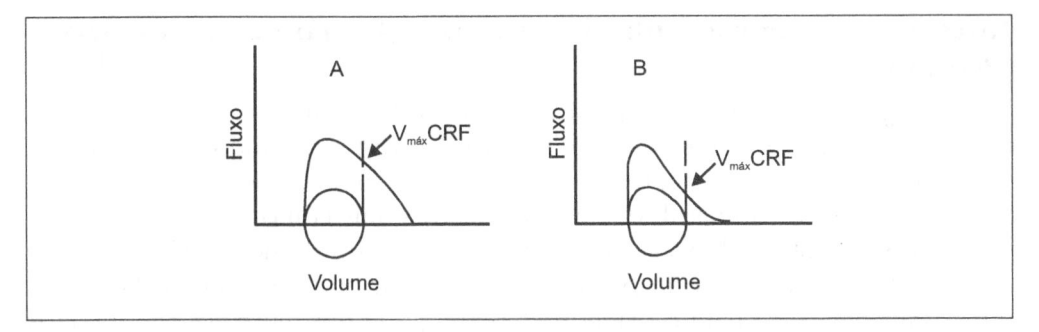

**Fig. 2.6** ■ Forma da curva fluxo *versus* volume em crianças pequenas.

são: a idade, pela diminuição da complacência torácica; o grau de sedação, pela redução do tônus muscular; e as características da jaqueta (Fig. 2.6).

A MEFP é realizada em volumes pulmonares na amplitude do volume corrente, e o parâmetro obtido por meio dela que se mostrou mais útil foi o fluxo máximo na capacidade residual funcional, que reflete a função das pequenas vias aéreas. Além dele, a forma da curva fluxo-volume produzida (côncava ou convexa) pode sugerir ou não obstrução. A publicação de valores previstos para recém-nascidos normais contribuiu bastante para esclarecer questionamentos em diversas áreas, como a fisiologia e a farmacologia, além de ampliar a avaliação clínica em crianças com displasia broncopulmonar, bronquiolite viral aguda e fibrose cística. No entanto, o fato de a MEFP ser realizada em volumes próximos ao do VC não garante que os fluxos máximos sejam comumente atingidos. Surge, então, uma modificação desse método, ao qual é acrescentada uma etapa que antecede a compressão torácica e produz uma inflação pulmonar a volumes próximos ao da CPT. A nova ação recebe o nome de manobra expiratória forçada a partir de volumes elevados (MEFVE).

Alguns cuidados são importantes, durante a realização das manobras expiratórias forçadas em lactentes, como, por exemplo, deve-se verificar se há uma discreta folga entre a jaqueta e a caixa torácica da criança, para não restringir a ventilação; e ao se realizar a MEFVE, deve-se observar se há vazamentos ao redor da máscara durante a inflação pulmonar, ou se está ocorrendo distensão gástrica, pois isso poderá reduzir a CV.

Quando se compara a MEFP com a MEFVE, observa-se um aumento na sensibilidade do exame, o que poderia encorajar a sua utilização clínica. Porém, esse método ainda é praticamente restrito a instituições de pesquisa, e seu uso também é limitado pela carência de aparelhos comerciais. Apesar da publicação de valores de referência e de o método possibilitar a análise da curva fluxo-volume muito semelhante à obtida em crianças maiores, muitas etapas ainda têm que ser percorridas antes que a MEFVE tenha o mesmo *status* que a espirometria na avaliação funcional pulmonar.

## Teste da pressão muscular inspiratória (Pimáx) e expiratória (Pemáx)

Uma gama de técnicas disponíveis para avaliar a fraqueza dos músculos respiratórios tem se expandido nos últimos anos. Testes dos músculos respiratórios podem ser divididos em testes não invasivos, como os de pressão máxima estática e pressão *sniff* nasal, e exames invasivos, tais como pressões transdiafragmáticas durante o choro e a estimulação magnética do nervo frênico.

A avaliação da pressão inspiratória máxima (Pimáx) e expiratória (Pemáx) é extensivamente usada para o diagnóstico de fraqueza dos músculos respiratórios em pacientes críticos, podendo ser útil para avaliar o sucesso do desmame da ventilação mecânica. A técnica da Pimáx foi descrita pela primeira vez por Black e Hyatt, estabelecendo que, para que a força muscular inspiratória seja obtida, deve-se pedir ao paciente que, após uma expiração até o volume residual (VR), inspire profundamente e mantenha por pelo menos 1 segundo.

Alguns autores têm preferência em mensurar a Pimáx a partir da capacidade residual funcional (CRF), pois a pressão de retração elástica do pulmão é nula quando o volume de ar contido nos pulmões se apresenta na CRF, considerado o ponto de equilíbrio do sistema respiratório (*i.e.*, não tende nem a expandir-se, nem a retrair-se).

Este é um procedimento clínico não invasivo, rápido e simples, o qual pode ser reproduzido pela maior força negativa que o paciente pode gerar enquanto inspira contra uma via aérea ocluída por 20 segundos utilizando uma válvula unidirecional que permite a expiração.

A Pemáx pode ser obtida com a criança sentada com um clipe nasal e orientada a realizar a máxima inspiração possível, ou seja, a mensuração começa a partir da capacidade pulmonar total (CPT), sendo realizado um esforço máximo expiratório contra a válvula ocluída (Fig. 2.7).

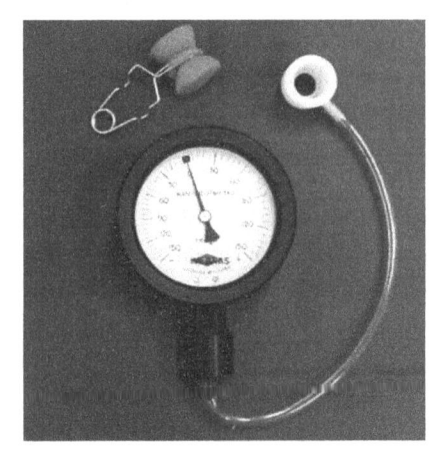

**Fig. 2.7** ■ Manovacuômetro.

Segundo Rochester, Bruschi e Almeida, há menor diferença da Pimáx aferida a partir dos métodos entre a CRF e o VR, porém na mensuração da Pemáx há grande diferença entre a CRF e a CPT.

Estes testes podem ser difíceis ou impossíveis de realizar em crianças pequenas. O ato de cheirar é uma manobra natural que muitas crianças executam mais facilmente do que as técnicas de pressões máximas. A medição da pressão inspiratória nasal (*sniff*) representa um teste muscular inspiratório valioso que permite a execução do teste muscular inspiratório a uma população mais jovem.

Deve-se considerar, tratando-se da população pediátrica, que alguns fatores podem interferir nos valores da pressão inspiratória e expiratória máxima, como a cooperação do paciente, volume pulmonar, idade, sexo, altura, peso e posicionamento.

A influência da idade em relação às pressões respiratórias, a despeito dos valores antropométricos, já foi descrita em adultos. Em crianças e adolescentes, os fatores de crescimento, os hormônios e os gêneros podem ter maior influência sobre a força muscular respiratória do que os valores antropométricos.

Um estudo realizado com 235 adultos e crianças mostrou uma boa correlação entre a Pimáx e o peso, enquanto a Pemáx apresentou maior correlação com a idade. O mesmo sugere equações que predizem o resultado esperado dos testes em crianças de ambos os sexos, como descrito a seguir:

Pimáx/sexo masculino: 44,5 + 0,75 × peso (kg)
Pemáx/sexo masculino: 35 + 5,50 × idade (anos)
Pimáx/sexo feminino: 40 + 0,57 × peso (kg)
Pemáx/sexo feminino: 24 + 4,8 × idade (anos).

## Pico de fluxo expiratório (peak flow)

Os testes de função pulmonar têm importante papel no diagnóstico, no acompanhamento (avaliação da gravidade) dos distúrbios ventilatórios e no manejo de pacientes com doenças pulmonares, tanto na população adulta quanto na pediátrica.

Na avaliação de crianças e adolescentes com doença pulmonar obstrutiva, os medidores de pico de fluxo expiratório fornecem informações de grande utilidade clínica. Quando alterado, este parâmetro funcional revela, primariamente, o grau de obstrução das vias aéreas proximais.

O valor do pico de fluxo expiratório (PFE) pode ser medido com espirômetros ou medidores portáteis. O primeiro consiste em um equipamento de custo elevado, que necessita de pessoal qualificado para a realização do exame. Já os medidores portáteis, como o *peak-flow* (Fig. 2.8), são equipamentos de custo acessível e manuseio relativamente simples, que provaram ser um método confiável para este fim.

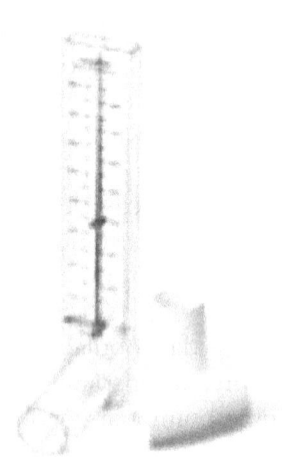

**Fig. 2.8** ■ *Peak Flow.*

O PFE representa o fluxo máximo gerado durante uma expiração forçada, realizada com a máxima intensidade, partindo do nível máximo de insuflação pulmonar, ou seja, da capacidade pulmonar total. Este parâmetro é afetado pelo grau de insuflação pulmonar, pela elasticidade torácica e musculatura abdominal e pela força muscular do paciente. É dependente do esforço e, por isso, requer a colaboração do paciente. Em geral, a partir de 6 anos de idade as crianças são capazes de realizar manobras de inspiração e expiração forçadas, indispensáveis a uma avaliação confiável da função pulmonar.

## Como utilizar o medidor portátil para avaliar o pico de fluxo expiratório?

Para a mensuração do valor de PFE, coloca-se o paciente sentado ou de pé. Solicita-se que o mesmo realize uma inspiração profunda e, com o auxílio de um clipe nasal, oclua as narinas para garantir que todo o fluxo expirado será registrado pelo medidor de PFE, o qual deve ser colocado na boca do paciente. Deve-se orientar o indivíduo a apertar a boquilha com os lábios, de modo a evitar o escape de ar para fora do medidor. Solicita-se ao paciente expirar o mais forte e rápido que ele conseguir.

Tal procedimento deve ser realizado três vezes pelo paciente, e recomenda-se registrar o maior valor dos três, porém, os três valores obtidos não devem diferir em mais do que 25%.

## Valores de referência

Existem valores de referência internacionais para as medidas do PFE em relação à idade, estatura e sexo. Porém, a melhor forma de avaliá-lo é sempre comparar o paciente com sua melhor medida prévia.

**Quadro 2.9** ■ Valores de pico de fluxo expiratório (L/min) previstos para crianças normais

| Estatura (cm) | Valor (L/min) | Estatura (cm) | Valor (L/min) |
|---|---|---|---|
| 109 | 145 | 142 | 328 |
| 112 | 169 | 145 | 344 |
| 114 | 180 | 147 | 355 |
| 117 | 196 | 150 | 370 |
| 119 | 207 | 152 | 381 |
| 122 | 222 | 155 | 397 |
| 124 | 233 | 157 | 407 |
| 127 | 249 | 160 | 423 |
| 130 | 265 | 163 | 439 |
| 135 | 291 | 165 | 450 |
| 137 | 302 | 168 | 466 |
| 140 | 318 | 170 | 476 |

A Quadro 2.9 apresenta os valores de PFE previstos para crianças normais levando em consideração a estatura do indivíduo.

## Testes de capacidade funcional

### Testes de esforço

A avaliação da criança por meio de um teste de esforço fornece informações que, muitas vezes, não são obtidas pelo exame em repouso, pois algumas disfunções podem se tornar evidentes apenas durante a realização de esforço físico. Os testes de esforço podem ser considerados como um método de avaliação diagnóstica, prognóstica e funcional em diversas situações. Muitas vezes, nem a criança (ou adolescente) nem seus pais têm consciência de que a capacidade de realizar exercício está reduzida, devido ao surgimento lento e insidioso de algumas doenças e à adaptação desses pacientes a um estilo de vida de maior inatividade.

Testes de esforço são considerados multidimensionais, pois expressam a interação dos sistemas cardíaco, pulmonar e muscular. Durante a atividade física, é necessário que haja contração muscular, e para isso, o músculo precisa ser alimentado com oxigênio e fontes de energia, e, além disso, os derivados do metabolismo celular, como lactato e dióxido de carbono ($CO_2$), devem ser retirados do ambiente celular; o transporte de suprimentos e resíduos é realizado pelo sistema cardiovascular. O fornecimento de $O_2$, a eliminação do $CO_2$ e a modulação do pH dependem da função pulmonar. Sendo assim, reduções na capacidade funcional máxima de qualquer um desses sistemas podem se expressar como limitações na habilidade de desempenhar atividade física.

Vários testes podem ser empregados em crianças para mensurar a tolerância ao exercício. No entanto, lactentes e crianças muito pequenas (abaixo de 3 anos) são incapazes de realizar um teste de esforço padronizado. Nessa faixa etária, pode-se lançar mão da comparação de alguns parâmetros durante o repouso e durante atividades que lhe ofereçam sobrecarga ventilatória e/ou cardíaca, como, por exemplo, durante o choro, a alimentação e brincadeiras. Nesses casos, os indicadores de esforço que devem ser monitorados são: frequência cardíaca (FC), frequência respiratória (FR), saturação periférica de oxigênio ($SpO_2$), presença de palidez ou cianose, sudorese e o padrão respiratório.

A Organização Mundial de Saúde (OMS) entende que o teste de esforço realizado em crianças é capaz de elucidar algumas questões como: avaliar se a aptidão física da criança corresponde ao seu estágio de desenvolvimento; orientar um programa adequado de atividades físicas para crianças, envolvendo esportes; permitir a obtenção de dados objetivos sobre os resultados operatórios de cardiopatias congênitas e/ou adquiridas; e quantificar o exercício que uma criança cardiopata pode executar sem acarretar grandes riscos.

## Testes de esforço máximo

### Teste ergométrico

As principais indicações do teste ergométrico (TE) nos jovens estão relacionadas com a medida da capacidade de exercício, avaliação de anormalidades cardíacas conhecidas e de sintomas relacionados com o exercício. O TE aplicado a crianças pode ser considerado como um procedimento de baixo risco, pois são raras as complicações, mesmo naquelas com cardiopatias congênitas ou arritmias. É importante que seja escolhido um protocolo apropriado, levando-se em consideração a idade da criança, gravidade da doença, nível de atividade física, finalidade da prova e intimidade do examinador com a prova e ergômetro escolhidos.

O TE convencional se baseia na análise das respostas clínicas, eletrocardiográficas e hemodinâmicas, sem incluir variáveis ventilatórias. Quando o objetivo é esclarecer se há limitação da capacidade física devido a comprometimento na função do sistema cardíaco, respiratório ou musculoesquelético, o TE convencional não é o melhor método a ser utilizado. Nesses casos, o teste de esforço máximo com análise dos gases, chamado ergoespirometria, é o padrão-ouro para avaliação da aptidão física de pacientes com patologias crônicas cardiopulmonares. Ele pode ser realizado em esteira ou bicicleta ergométrica, com medição direta do consumo máximo de oxigênio ($VO_{2máx}$), e acrescenta à ergometria convencional a quantificação da ventilação pulmonar e das frações expiradas de oxigênio e gás carbônico durante o esforço.

As crianças mais jovens costumam ser menos cooperativas na avaliação da capacidade ao exercício máximo. Para compensar as dificuldades em diferenciar a limitação da capacidade ao exercício com a falta de cooperação, no TE a experiência do examinador e o incentivo durante o teste são fatores importantes, uma vez que o nível de tolerância ao exercício na população pediátrica pode ser influenciado mais pela motivação do que pela fadiga verdadeira.

Quando a frequência cardíaca máxima ($FC_{máx}$) é atingida, o paciente interrompe o teste, pois é indicativo de esforço cardiorrespiratório máximo. Qualquer exercício que seja mantido com a $FC_{máx}$ (por período de tempo muito curto, 1 a 2 minutos, em indivíduos treinados) ocorre à custa de extrema anaerobiose. As fórmulas utilizadas para o cálculo da $FC_{máx}$ prevista nos adultos não são aplicadas para prever a $FC_{máx}$ em crianças. A resposta fisiológica das crianças ao exercício é semelhante à dos adultos, com elevação progressiva e proporcional ao aumento da intensidade do esforço, mas difere nos valores máximos alcançados e na menor correlação entre FC e idade. Crianças normais de diferentes faixas etárias atingem $FC_{máx}$ acima de 180 bpm, e são comuns valores acima de 200 bpm; já aquelas com $FC_{máx}$ < 180 bpm, ou não foram convenientemente exercitadas ou apresentam déficit cronotrópico. Além disso, a $FC_{máx}$ pode variar um pouco em um mesmo paciente, dependendo do protocolo de exercício aplicado. De maneira geral, os pacientes com maiores limitações devem iniciar a prova de esforço com carga relativamente mais baixa e os aumentos nos níveis de trabalho devem ser menores.

O teste de esforço máximo pode ser aplicado em esteira ou bicicleta ergométrica. Nenhuma delas é superior à outra, cada uma tem vantagens e desvantagens. Porém, a maioria dos indivíduos pode caminhar em esteira de maneira razoável, mas nem todos conseguem pedalar de forma eficiente. Crianças menores de 4 ou 5 anos podem ter mais dificuldade para usar uma bicicleta ergométrica do que para andar em esteira. Mas, por outro lado, a esteira pode ser mais perigosa que a bicicleta nessa faixa etária, porque a criança pode cair. A bicicleta ergométrica, quando comparada à esteira, geralmente tem menor custo, é mais compacta e silenciosa, além de ocasionar menor movimentação do tronco e membros superiores, envolvendo, portanto, menos grupos musculares e podendo gerar um $VO_{2máx}$ um pouco menor do que no teste realizado na esteira ergométrica. Além disso, durante a realização do teste em esteira a mensuração da pressão arterial e a eletrocardiografia podem estar prejudicadas em virtude da maior movimentação do corpo e do barulho produzidos nesses tipos de ergômetros.

Durante a realização do exame, há três situações que exigem o término do teste: (1) quando o diagnóstico tiver sido definido e a continuidade do teste não trouxer nenhuma outra informação adicional; (2) quando houver falha nos equipamentos de monitoração; e (3) quando há sinais e sintomas indicativos de que a continuidade do teste pode comprometer o bem-estar do paciente.

A finalidade da prova de esforço deve ser claramente definida, para permitir a escolha do protocolo adequado. Os resultados do teste devem ser analisados, juntamente com a história clínica e exame físico, e, sempre que possível, incluir avaliação musculoesquelética e nutricional. A princípio, diferentes protocolos podem ser implementados, utilizando-se esteira ou bicicleta ergométrica. No entanto, para facilitar a comparação com valores normais estabelecidos, atualmente, vem sendo investigado um protocolo padrão para utilização em crianças, com adequada aplicação clínica e em pesquisas.

Dependendo da maneira como é imposta a carga de trabalho, os protocolos podem ser categorizados da seguinte maneira: (1) protocolos com aumento de carga em múltiplos estágios (cada estágio com 2 ou 3 minutos, com um "pseudo" *steady state* em cada estágio); (2) protocolos com carga progressiva (incremento de carga a cada minuto) ou com aumento contínuo da carga (também chamado protocolo em rampa); (3) protocolos com carga constante (5 a 10 minutos).

## Protocolos em esteira

No Brasil, a esteira tem sido utilizada na maioria das clínicas e laboratórios que realizam o TE, e o protocolo mais usado é o de Bruce, que é o protocolo padronizado pela Organização Mundial de Saúde (OMS). O protocolo de Bruce foi desenvolvido para pacientes adultos com doença cardíaca coronariana, mas, atualmente, é muito utilizado pelos cardiologistas pediátricos. Uma das grandes vantagens deste protocolo é que pode ser utilizado em indivíduos de todas as idades, permitindo a aplicação de protocolos semelhantes, mesmo nas crianças em fase de crescimento. Uma desvantagem do protocolo de Bruce é que, para crianças muito pequenas, ou muito limitadas, o incremento de trabalho entre os sucessivos estágios pode ser grande, resultando em uma tendência de essas crianças desistirem, durante o primeiro minuto, do novo estágio de 3 minutos. Por outro lado, para os indivíduos bem treinados, os primeiros quatro estágios são lentos, tornando-se enfadonhos. E, além disso, a velocidade de corrida para jovens atletas, por exemplo, acontece em nível muito alto de inclinação da esteira, e assim, 3 minutos também se tornam um tempo muito longo para eles.

O protocolo de Balke envolve aumentos na inclinação da esteira com a velocidade constante (3,5 mph). Possui algumas limitações quando aplicado à população pediátrica, podendo ser desde satisfatório até inadequado, dependendo da faixa etária (6 a 18 anos de idade) e da condição da criança (saudável ou com doença crônica). A versão modificada do protocolo de Balke tem sido usada em crianças saudáveis e com doenças crônicas, utilizando velocidade constante mais alta (corrida). A velocidade do protocolo de Bruce às vezes é modificada para se adequar, especificamente, a cada indivíduo, levando-se em consideração a idade e o nível de atividade física, porém, deve ser mantida constante durante todo o teste, que deve ter uma duração entre 8 e 10 minutos.

## Protocolos em cicloergômetros

O protocolo sugerido por James separa os indivíduos em três grupos de exercício específicos, constituídos por três estágios progressivos de 3 minutos, com carga de trabalho definida através do gênero e da área de superfície corporal. O incremento de carga é feito com base no esforço que cada um consegue realizar. Esse protocolo apresenta limitações quando aplicado a crianças muito pequenas ou com moderada a grave intolerância ao exercício. A duração total do teste deve ser entre 4,5 e 7 minutos.

O protocolo de McMaster também divide os indivíduos em três protocolos distintos e a carga de trabalho é definida com base no gênero e na altura. O aumento da carga é linear e a duração de cada estágio é de 2 minutos. O protocolo *strong* também é aplicado às crianças e divide os indivíduos em quatro protocolos, sendo a carga de trabalho sugerida pelo peso e a duração de cada estágio, de 3 minutos.

## Protocolos com incremento progressivo em cicloergômetros

Esse grupo de protocolos inclui aqueles com incremento de carga constante e os protocolos cujos estágios têm duração de até 1 minuto. São muito eficientes em prover resposta ao exercício em pequena quantidade de tempo. O primeiro protocolo incremental de 1 minuto utilizado para crianças foi o de Gogfrey, que utiliza a bicicleta ergométrica e cargas progressivas, com base na altura do indivíduo. A resistência aumenta, a intervalos de 1 minuto, em 10 watts (W) para as crianças menores de 125 cm; 15 W para aquelas entre 125 e 150 cm; e 20 W, nas maiores de 150 cm.

## Testes de esforço submáximo

Embora os testes de esforço máximo sejam considerados como o padrão-ouro para avaliar a capacidade aeróbica máxima, a sua aplicação pode, algumas vezes, estar limitada, como por exemplo na ausência de equipamentos e nas situações em que os pacientes são portadores de doenças crônicas importantes, com moderado ou grave comprometimento da capacidade de realizar atividade física e surgimento precoce de dor ou fadiga.

Nessas condições, a aplicação de testes de esforço submáximo surge como uma boa alternativa para a avaliação da capacidade funcional. Alguns testes submáximos são aplicados com o objetivo de estimar a capacidade aeróbica máxima, por meio da relação entre a $FC_{máx}$ e o $VO_{2máx}$ previstos para a idade, sendo, portanto, ditos testes de esforço submáximo preditivos. Outros testes submáximos se propõem a esclarecer a capacidade funcional de pacientes com doenças moderadas a graves, por meio de atividades tipicamente encontradas na vida diária; esses são ditos testes de esforço submáximo de desempenho, e são descritos a seguir.

## Testes de caminhada

As primeiras pesquisas que envolveram testes de caminhada (TC) mensuravam a distância percorrida em um determinado período de tempo, e foram aplicados a pacientes com doenças pulmonares crônicas para avaliar a capacidade de realizarem atividade física. Pela simplicidade na sua realização e pelo fato de dispensar equipamentos sofisticados para sua execução, os TCs despertaram interesse em outras especialidades.

Em 2001, Solway *et al.* publicaram um artigo de revisão envolvendo TC de 2, 6 e 12 minutos, o teste de autovelocidade e o de Shuttle, em pacientes adultos e pediátricos com doenças cardíacas e/ou respiratórias, e concluíram que o teste de caminhada de 6 minutos (TC6M) pode ser considerado como o mais adequado para avaliar a capacidade funcional. A partir daí, o TC6M passou a ser frequentemente utilizado tanto na prática clínica como na pesquisa científica. Em 2002, a American Thoracic Society (ATS) publicou um guia prático, para a aplicação do TC6M, no qual são fornecidas recomendações importantes quanto à indicação, execução e interpretação do teste, as quais podem influenciar os resultados.

A realização do TC6M consiste em verificar a distância capaz de ser caminhada durante 6 minutos e envolve a monitoração de alguns parâmetros clínicos, antes e após a caminhada, como frequência cardíaca, frequência respiratória, saturação de oxigênio e pressão arterial. Os participantes são orientados a andar o mais rápido que conseguirem, sem correr, e podem parar para sentar e repousar se necessário; porém, enquanto descansam, o cronômetro não é desligado. Durante o teste, os participantes são incentivados com frases padronizadas a cada minuto, e ao término da prova é calculada a distância total caminhada, a qual poderá ser comparada com resultados anteriores de cada participante (os pacientes são controles deles mesmos) ou com valores previstos.

# MONITORAÇÃO RESPIRATÓRIA E HEMODINÂMICA DO PACIENTE PEDIÁTRICO NA TERAPIA INTENSIVA

A monitoração em unidade de terapia intensiva tem como objetivo avaliar constantemente os dados vitais, as condições respiratórias e o comportamento hemodinâmico em resposta à terapêutica utilizada. A tendência de mudança destes parâmetros deve ser valorizada como um sinal de melhora ou piora e nunca apenas como um valor absoluto de forma isolada.

Constantemente, o fisioterapeuta deve interagir com a equipe multidisciplinar com a finalidade de colher dados recentes, pesquisar no prontuário e obter informações acerca de exames complementares. Importante lembrar que se faz necessário ter um conhecimento detalhado da função multissistêmica e da sua interdependência com os órgãos e sistemas, devendo-se ter habilidade para integrar os resultados da avaliação à necessidade de um planejamento progressivo do tratamento.

Apesar de existir tecnologia avançada que permite a utilização de vários equipamentos com *softwares* especializados e precisos, a observação clínica é um grande aliado para a propedêutica e tratamento do paciente.

O exame físico é a melhor forma de monitorar a evolução clínica de um paciente grave. A análise comparativa à beira do leito não é substituída por nenhum outro método de monitoração. Neste momento, devem-se avaliar parâmetros como: frequência respiratória, cardíaca, pressão arterial, padrão dos pulsos periféricos (pulso paradoxal), a coloração da pele e mucosas (vasoconstrição ou cianose), o padrão respiratório e a ausculta pulmonar.

As radiografias de tórax também são ricas em detalhes e são importantes para o acompanhamento evolutivo do paciente ao se fazer uma análise comparativa e periódica das lesões parenquimatosas, alterações cardíacas e dos grandes vasos, alterações pleurais e quantificação da área aerada.

## Monitoração respiratória

O interesse na avaliação das anormalidades funcionais respiratórias em recém-nascidos, lactentes e crianças em geral baseia-se na necessidade de medir continuamente os índices ventilatórios a fim de permitir uma melhor compreensão da fisiopatologia da mecânica respiratória para ajudar no diagnóstico e guiar a conduta.

## Parâmetros relacionados com a ventilação pulmonar mecânica

O maior conhecimento da ventilação mecânica no suporte de crianças graves aumenta progressivamente devido aos avanços nas técnicas de ventilação, à melhora dos métodos de monitoração e ao maior entendimento da fisiologia respiratória. No entanto, a adequação dos diversos ajustes ventilatórios é imprescindível para o sucesso da ventilação mecânica.

- **Pressão inspiratória:** o uso de pressões baixas pode ocasionar hipoventilação alveolar, com hipoxemia e hipercapnia. Pressões excessivas podem provocar barotraumas, redução de débito cardíaco e, mais tardiamente, doença pulmonar crônica. Deve ser ajustada de acordo com a necessidade de cada paciente. Respeitar limite de pressão máxima de 30-35 cmH$_2$O.

- **Volume corrente:** o ideal é mantê-lo entre 6 e 8 mL/kg, mas pode variar de acordo com a patologia pulmonar.

- **Frequência respiratória:** valores menores ou iguais a 40 $cmH_2O$ são mais fisiológicos. Frequências respiratórias altas predispõem ao uso de tempos inspiratórios e expiratórios curtos, relacionados respectivamente à hipoventilação e à auto-PEEP.

- **Sensibilidade:** irá determinar quando será deflagrado o fluxo inspiratório. Pode ocorrer por meio de pressão através de fluxo de demanda (ajustada geralmente em 2 $cmH_2O$ inferiores à PEEP), ou por fluxo mediante o sistema de *flow-by* (0,7 a 2 L/min).

- **PEEP (pressão positiva expiratória final):** é aplicada para recrutar alvéolos atelectasiados, prevenir o colapso alveolar e melhorar, assim, a relação ventilação/perfusão e as situações de hipoxemia. Seus valores não são muito bem estabelecidos para crianças, tem-se na prática utilizado valores entre 4 e 6 $cmH_2O$ para neonatos, podendo chegar até 12-15 $cmH_2O$ em crianças maiores, quando bem selecionadas.

- **Tempo inspiratório × tempo expiratório:** para ajustar o tempo inspiratório (Ti), devem ser consideradas a complacência e a resistência pulmonar. A constante de tempo (CT) é importante para determinar o Ti, e esse valor deverá ser ajustado em torno de 3 a 5 CTs. Quanto ao tempo expiratório (Te), deve ser evitado tempo curto, pois pode gerar auto-PEEP, com aumento da capacidade residual funcional e do trabalho respiratório.

- **Relação I:E:** é consequência dos ajustes do Ti e Te. Relações 1:1,5; 1:2 e 1:3 são mais fisiológicas.

- **Fluxo inspiratório:** deve ser calculado pela fórmula 3 × volume-minuto (VM), onde VM = VC × FR. É importante citar que fluxos altos promovem aumento da pressão inspiratória e fluxo turbulento que, por sua vez, eleva a resistência de vias aéreas, implicando incremento do trabalho respiratório. Pela enorme dificuldade que temos de mensurar de forma fidedigna o VC pela presença de tubos endotraqueais sem *cuff*, utiliza-se para neonatos e lactentes uma taxa de fluxo frequentemente entre 6 e 10 L/min; para crianças maiores é preferível optar por um modo ventilatório que permita fluxos livres, como a ventilação por pressão controlada (PCV).

- **Fração inspirada de $O_2$ (FiO$_2$):** preconiza-se a utilização de uma $FiO_2$ necessária para manter a $PaO_2$ do paciente entre 50 e 70 mmHg e a $SpO_2$ entre 90% e 94%, para minimizar o risco de toxicidade pelo oxigênio e atelectasia de absorção. Em crianças menores, especialmente pré-termos, têm sido sugeridos na literatura atual valores-alvo de $SpO_2$ entre 88% e 92%.

## Mecânica respiratória

A monitoração da mecânica respiratória em pediatria constitui um desafio, já que a obtenção de resultados satisfatórios depende de um manuseio cuidadoso, rápido e preciso, e a repetição ou o retardo nas manobras são dificultados pela necessidade de cuidados frequentes, pela duração da sedação e pela gravidade da doença subjacente.

As principais dificuldades em realizar a monitoração da mecânica pulmonar em crianças podem ser devidas principalmente pelo(a):

- **Tamanho pequeno dos pacientes:** é evidente que o uso de volumes e taxas de fluxo menores, em termos absolutos, leva à necessidade de equipamentos e técnicas mais complexos.

- **Vazamento de ar em torno do tubo:** imprescindível que seja evitado. Para isso, insuflar o *cuff* com o cuffômetro até chegar ao volume mínimo de oclusão, o que impede o vazamento de ar. Deve ser ressaltado também que o uso de cânulas endotraqueais de pequeno calibre implica agregação de uma resistência considerável ao fluxo na via aérea.

- **Falta de cooperação:** para realização de testes de função pulmonar é necessária uma cooperação, a qual só é conseguida em crianças após 6-7 anos de idade.

Para o cálculo da mecânica, o paciente deve estar sedado, sem ativação da musculatura respiratória, ventilado no modo volume-controlado, com volume corrente ideal para a idade (6 a 8 mL/kg) e pertinente com a patologia de base e onda de fluxo quadrada, e faz-se uma pausa inspiratória (4-6 s) para que haja equilíbrio entre as pressões alveolares e proximal do tubo endotraqueal. Sempre deverá ser calculada com VC e fluxos predeterminados para que haja reprodutibilidade desses dados. Nos ventiladores mais atuais, as medidas de mecânica podem ser feitas tanto nos modos controlados a pressão ou a volume.

A Fig. 2.9 ilustra o comportamento das pressões sobre o sistema respiratório.

A pressão de pico reflete o componente resistivo do sistema respiratório e está elevada em situações de obstrução ao fluxo aéreo, como na aspiração do mecônio, bronquiolites e asma. A pressão de platô indica o componente elástico do sistema respiratório, e está diminuída em situações de distúrbios da caixa torácica ou diminuição de unidades alveolares, como no pneumotórax, pneumonias, atelectasias ou edema pulmonar.

## Auto-PEEP

Quando ao final da expiração a pressão alveolar permanece superior à pressão expiratória ajustada, ocorre a auto-PEEP. O cálculo é realizado após uma manobra de oclusão por poucos segundos ao final da expiração e observa-se uma diferença entre a PEEP total e a PEEP aplicada igual ou maior que 1 $cmH_2O$ (Fig. 2.10).

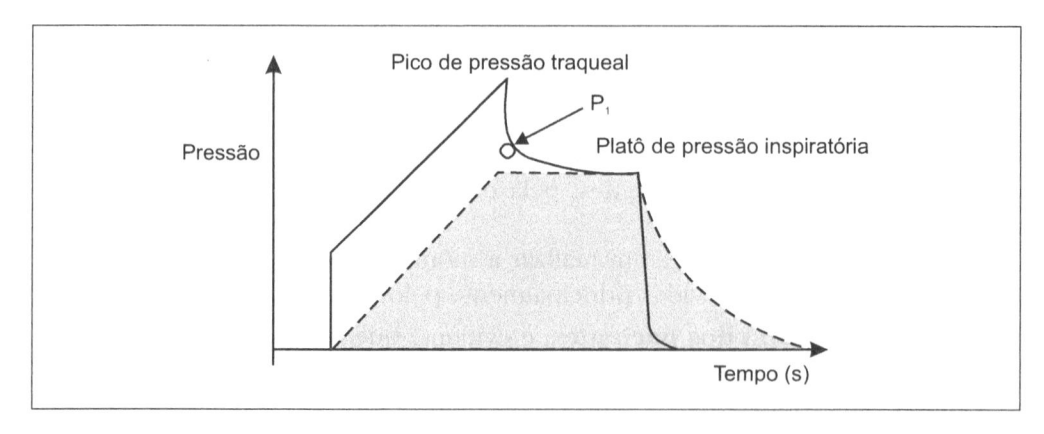

**Fig. 2.9** ■ Curva pressão – tempo.

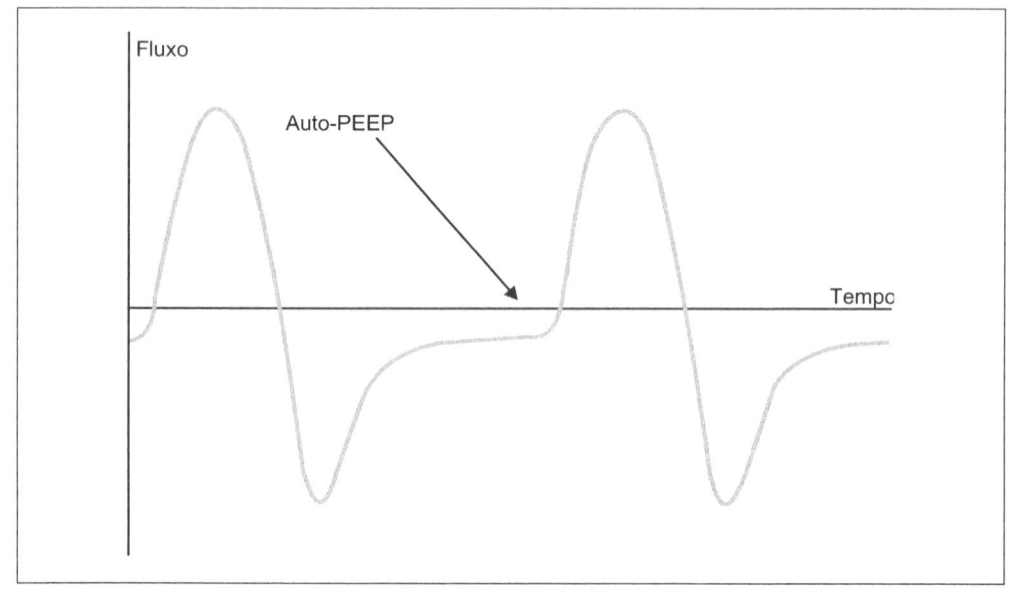

**Fig. 2.10** ■ Curva fluxo – tempo demonstrando aprisionamento aéreo (auto-PEEP dinâmica).

## Complacência

É resultante da variação de volume que ocorre dentro dos pulmões, em relação à alteração de uma determinada pressão. Podem-se analisar dois aspectos da complacência: a estática e a dinâmica.

- **Complacência estática ($C_{est}$):** representa a medida da pressão na via aérea necessária para equilibrar os pulmões e a caixa torácica no fim da inspiração, após a entrada do volume inspiratório, menos a quantidade de PEEP necessária para manter o sistema expandido. É compreendida pela fórmula:

$$Cest = \frac{\text{volume corrente (mL)}}{\text{Pressão de platô } - \text{PEEP (cmH}_2\text{O)}}$$

- **Complacência dinâmica ($C_{din}$):** representa a complacência dos circuitos do ventilador, da parede torácica, dos pulmões e a resistência do fluxo aéreo, definindo a propriedade elástica dos pulmões. É representada pela fórmula:

$$C_{din} = \frac{\text{volume corrente (mL)}}{\text{Pressão de pico } - \text{PEEP (cmH}_2\text{O)}}$$

Seus valores normais na população pediátrica são:

Recém-nascidos pré-termo = 1,5
Recém-nascidos = 3 a 6
Recém-nascidos com SDR = 0,5 a 1
Lactentes = 5 a 10
Crianças = 15 a 50

### Resistência (Rsr)

É uma propriedade não só da via aérea, como também do tecido pulmonar e da caixa torácica. É definida como um gradiente de pressão necessário para mover gases dentro das vias aéreas a um fluxo constante. É expressa pela seguinte fórmula:

$$R_{sr} = \frac{\text{Ppico } - \text{Pplatô}}{\text{Fluxo}} \quad \text{cmH}_2\text{O/L/seg}$$

Os valores de referências são:

Recém-nascidos pré-termo = 80
Recém-nascidos = 20 a 40
Recém-nascidos intubados = 50 a 150
1 ano = 15
7 anos = 4

## Constante de tempo (Ct)

É uma medida que deve ser valorizada, uma vez que determina o tempo necessário para insuflação ou desinsuflação dos pulmões, ou ainda o tempo necessário para o equilíbrio entre as pressões das vias aéreas proximais e nos alvéolos. A Ct é completamente dependente das propriedades mecânicas do pulmão e é descrita como o produto da $C_{est}$ com a $R_{va}$. Na prática diária, é uma medida que oferece com precisão o valor do tempo inspiratório ideal para o paciente.

## Avaliação da oxigenação e da ventilação

A oxigenação e a ventilação estão estritamente relacionadas com as medidas da mecânica respiratória, visto que alterações nos parâmetros ventilatórios refletem-se na mecânica respiratória e, consequentemente, na oxigenação e ventilação.

## Oxigenação

- **$PaO_2$:** indica a pressão parcial de oxigênio dissolvido no sangue arterial. $PaO_2$ < 60 mmHg indica hipoxemia. O Quadro 2.10 demonstra a correlação entre valores de $PaO_2$ e $SpO_2$.

- **$SpO_2$:** é uma medida da proporção de hemoglobina disponível que está realmente transportando oxigênio. É importante na determinação do conteúdo arterial de oxigênio [$CaO_2$ = (Hb × 1,34 × $SatO_2$) + (0,003 × $PaO_2$)] e da oferta tecidual de oxigênio ($TO_2$ = $CaO_2$ × débito cardíaco × 10). A análise da curva de dissociação da hemoglobina demonstra as relações críticas da oxigenação e as patologias associadas com desvio da curva para a direita/esquerda (Fig. 2.11).

**Quadro 2.10** ■ Relação de $PaO_2$ e $SpO_2$

| $PaO_2$ | $SpO_2$% |
|---|---|
| 27 mmHg | 50% |
| 40 mmHg | 75% |
| 60 mmHg | 90% |
| 85 mmHg | 95% |
| 97 mmHg | 98% |

*Fonte:* Adaptado de Brunow de Carvalho, 2004.

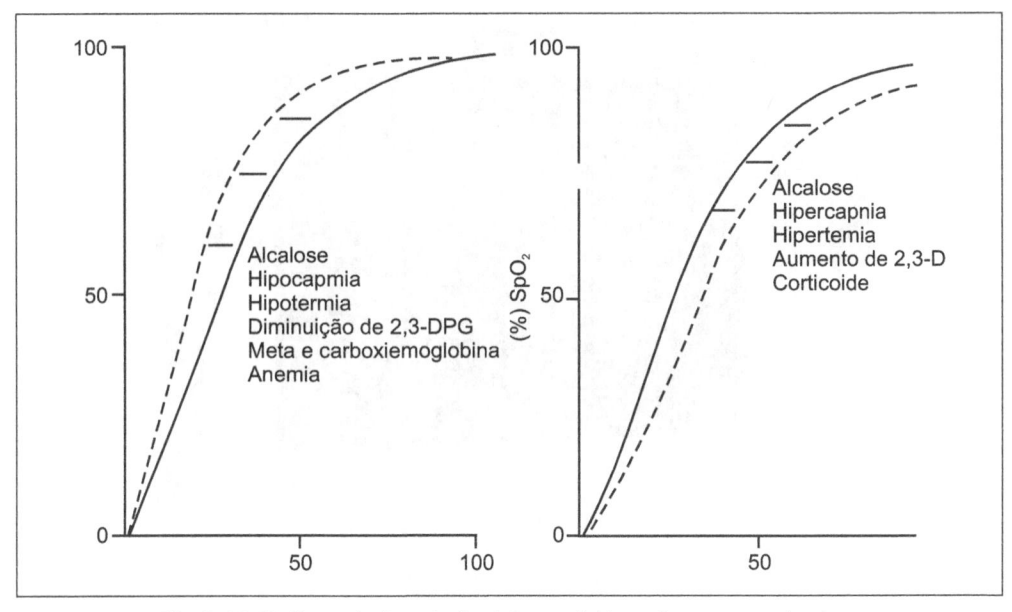

**Fig. 2.11** ■ Curva de dissociação da hemoglobina e fatores que a desviam.

- **Índice de oxigenação (PAO$_2$/FiO$_2$):** os valores de referência indicam o comprometimento da lesão pulmonar, como descritos a seguir:
  - Normal > 300.
  - Lesão pulmonar aguda entre 200 e 300.
  - Lesão pulmonar aguda grave < 200.

## Ventilação

- **PaCO$_2$:** representa a pressão parcial de dióxido de carbono dissolvido no sangue arterial. Ao se apresentar com valores maiores que 45 mmHg, permite a identificação da hipoventilação alveolar. A seguir encontra-se as fórmulas para cálculo deste parâmetro.

$$VCO_2 = VA \times PaCO_2$$

$$VA = FR \times (Vc - Em)$$

Onde:

VCO$_2$ = produção de CO$_2$ em minuto

VA = ventilação alveolar

PaCO$_2$ = pressão alveolar de dióxido de carbono

FR = frequência respiratória

Vc = volume corrente

Em = volume do espaço morto

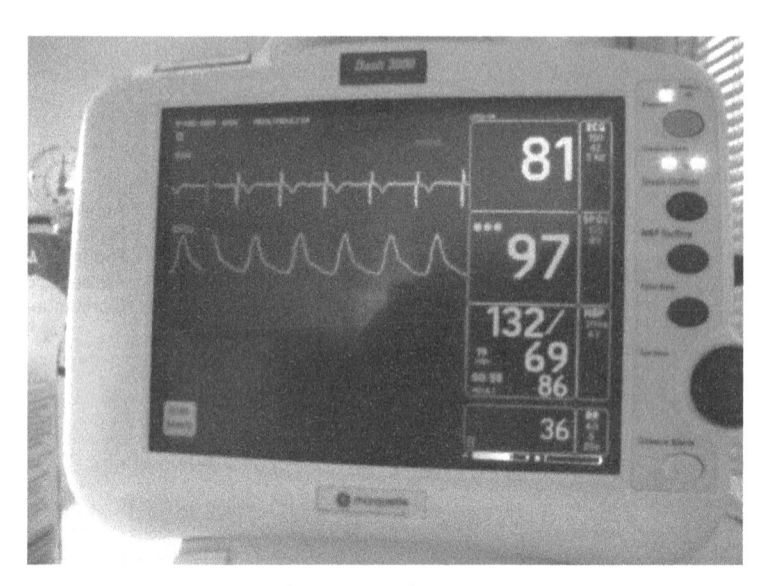

**Fig. 2.12** ■ Oximetria.

## Oximetria

A oximetria de pulso é um grande coadjuvante na monitoração de pacientes em ventilação mecânica, no desmame ventilatório ou em uso de oxigenioterapia. O equipamento possui monitor, cabo e sensor, com uma fonte de luz e um fotodetector. O sensor, quando acoplado ao paciente, emite, pela fonte de luz, duas ondas, uma vermelha e outra infravermelha, de acordo com o princípio da fotopletismografia. A porcentagem da hemoglobina oxidada é quantificada pelo numero de moléculas que captam a luz infravermelha, pois as moléculas de oxi-hemoglobina reduzida captam a onda de luz vermelha. A curva do gráfico estará adequada quando o cume da curva de oximetria estiver alinhado à espícula do complexo QRS da monitoração cardíaca (Fig. 2.12).

O sensor deve ser posicionado nas extremidades dos dedos dos pés ou das mãos, na região anterior dos pés ou no lóbulo da orelha.

Os principais problemas e soluções na leitura da oximetria podem ser vistos no Quadro 2.11.

## Capnometria e capnografia

Trata-se de uma monitoração não invasiva do $CO_2$ de grande utilidade para os pacientes que estão fazendo uso de prótese ventilatória. Alguns termos podem ser assim definidos:

• **Capnometria:** mede a pressão parcial de $CO_2$ na via aérea durante o ciclo respiratório.

**Quadro 2.11** ■ Tabela de problemas e soluções em oximetria

| Limitações técnicas | Causas | Soluções possíveis |
|---|---|---|
| Artefato de movimento | Alteração de absorção de luz devida a movimentos, agitação, tremores ou calafrios do paciente | Uso de sensores adesivos, alinhamento dos sensores. Observar a FC do monitor, pois deve corresponder à do oxímetro |
| Baixa perfusão | Choque, hipovolemia, hipotermia ou drogas vasoconstritoras | Uso de sensor nasal pode melhorar a recepção (nos estados de choque a leitura não é confiável) |
| Pulsação venosa | Pulsação venosa elevada (torniquete, manguitos) | Evite colocar sensores apertados ou perto de cateteres arteriais ou manguito |
| Interferência óptica | Luz ambiente (cirúrgica, infravermelho), desvios ópticos | Proteger os sensores com materiais escuros. Alinhamento e escolha de tamanho adequado. |
| Edema | Dispersão da luz no tecido edemaciado | Evite áreas edemaciadas, uso de sensor nasal ou de reflectância |
| Anemia | HB < 5 g/dL | Correção de anemia |
| Disemoglobinemias | Carboxi-hemoglobina, meta-hemoglobina | Utilizar co-oximetria ou hemoximetria (Sat. fracional) |
| Corantes intravasculares | Azul de metileno, verde-indocianina | Aguardar metabolização dos corantes |
| Esmalte de unha | Azul, verde, preto ou vermelho-rutilante | Remoção do esmalte |

*Fonte:* Adaptado de Brunow de Carvalho, 2004.

- **Capnografia:** representação gráfica do $CO_2$ em relação ao tempo, durante o ciclo respiratório.

- **PetCO₂:** medida da pressão de $CO_2$ no final da expiração.

A leitura do $CO_2$ exalado pode ser feita por meio da técnica de espectometria de massa ou absorção de luz infravermelha. Adapta-se um sensor na porção final do tubo endotraqueal, e em um lado do sensor é emitida a luz infravermelha, e no outro lado faz-se a leitura. O $CO_2$ absorve a luz numa faixa estreita de comprimento de onda. A capnografia deve ser instalada principalmente naqueles pacientes que necessitam de controle mais rigoroso da medida de $CO_2$, como pacientes com enfermidades neurológicas e respiratórias. Em pacientes sem alterações do quadro respiratório, a diferença entre a $PaCO_2$ e a $EtCO_2$ é de 4 a 6 mmHg. O aumento dessa diferença pode estar relacionado com patologias que aumentam o espaço morto.

## Capnografia normal

A seguir serão representados exemplos de curvas do capnógrafo. As alterações da curva dão margem à interpretação de alterações ocorridas no sistema respiratório. A Fig. 2.13 representa uma capnografia normal.

- **A-B:** início da exalação do ar do espaço morto traqueal que não possui $CO_2$ (linha de base em 0).

- **B-C:** elevação da concentração de $CO_2$, é o deslocamento do gás alveolar para a via aérea. Ocorre mistura do gás alveolar com o do espaço morto. Subida rápida e íngreme.

- **C-D:** fim da exalação, platô alveolar. É a exalação da maioria do gás contido dentro dos alvéolos. O platô deve estar presente para que tenhamos valores próximos de $PetCo_2$ e $PaCO_2$.

- **D:** é o ponto onde é determinado o $PetCo_2$, é o valor máximo do $CO_2$ exalado.

- **D-E:** é o início da inspiração que não possui $CO_2$. A inspiração começa no ponto D e continua até o ponto E.

Na Fig. 2-14 estão demonstrados alguns tipos de curvas anormais e suas principais causas.

## Monitoração gráfica da mecânica ventilatória

A monitoração contínua da mecânica ventilatória é fundamental para nortear o fisioterapeuta quanto à condução da assistência ventilatória ao paciente crítico. A avaliação da mecânica pode ser mensurada em condição dinâmica (com a presença de fluxo) ou em condição estática (na ausência de fluxo) com as técnicas de oclusão. Os novos ventiladores registram a mecânica ventilatória por meio de dados analógicos (formas de ondas) e digitais (números), oferecendo em tempo real dados da complacência, resistência e monitoração da pressão, fluxo e volume gerados no sistema respiratório durante a ventilação.

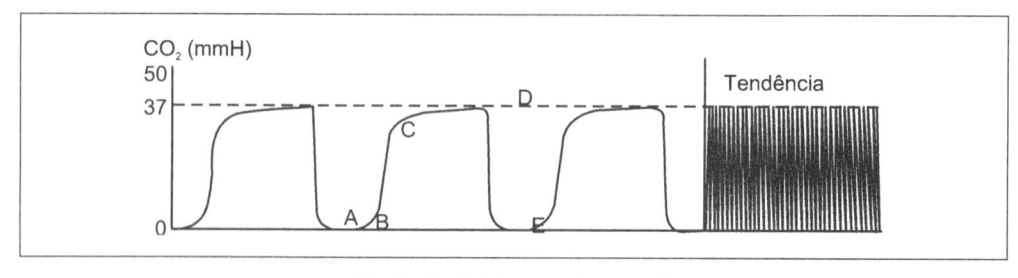

**Fig. 2.13** ■ Capnografia normal.

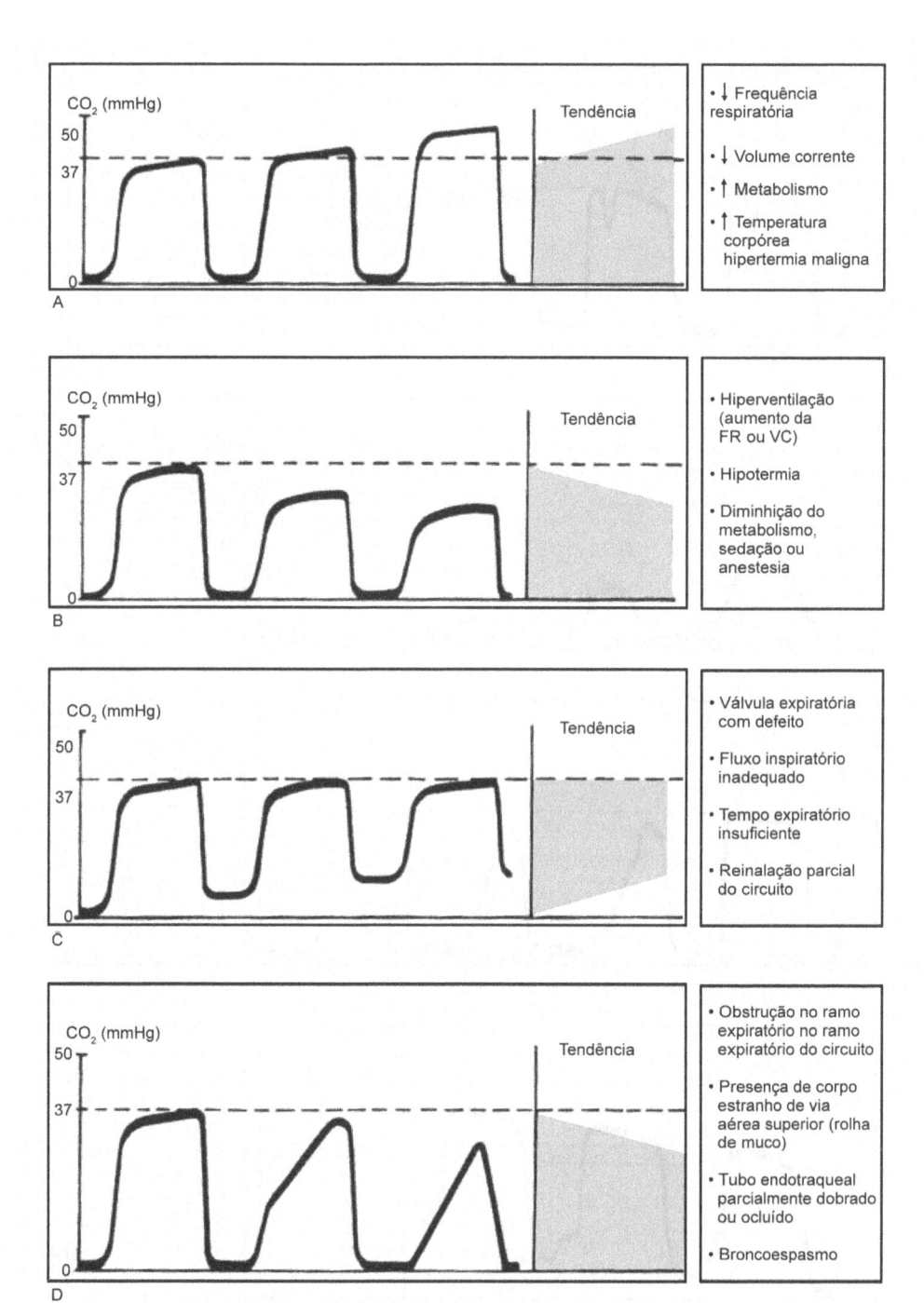

**Fig. 2.14** ■ Capnogramas anormais e suas principais causas (*continua*).

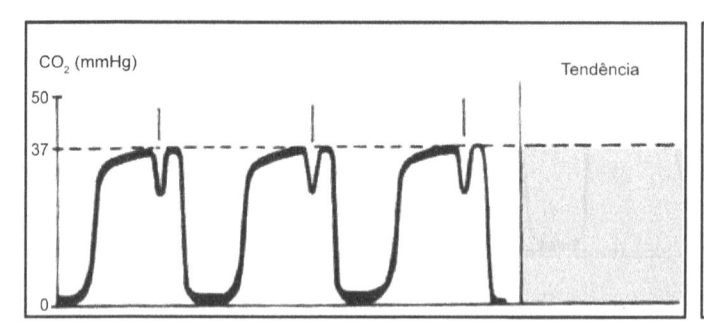

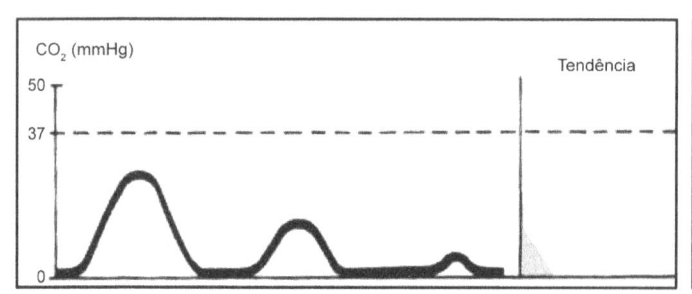

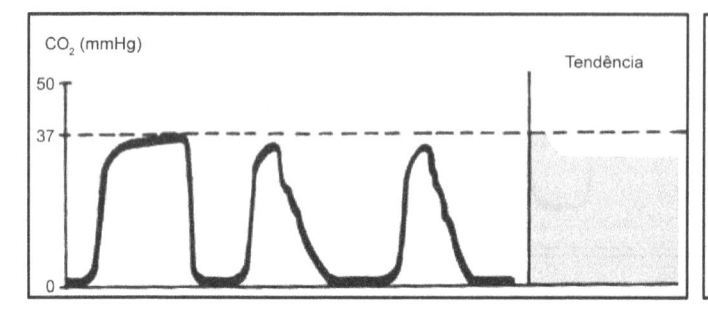

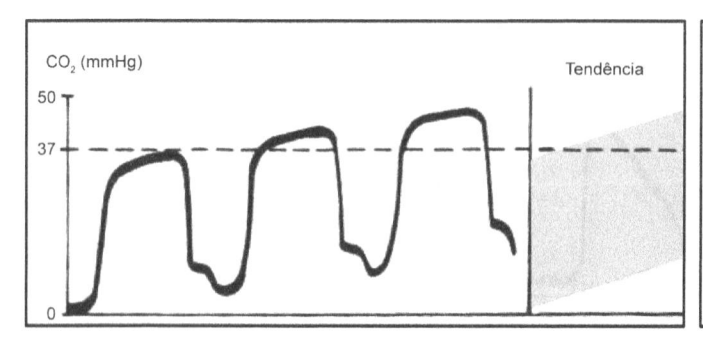

**Fig. 2.14** ■ Capnogramas anormais e suas principais causas (*continuação*).

# Equação do movimento de gases através do sistema respiratório

A pressão aplicada ao sistema respiratório de pacientes ventilados mecanicamente é a soma da pressão gerada pelo ventilador (mensurada através da pressão de abertura das vias aéreas [pressão traqueal]) (PAo) e a pressão desenvolvida pelos músculos respiratórios. A relação destas pressões com a capacidade de gerar volume (V), fluxo e as forças de impedância do sistema respiratório (Cst e Rsr) pode ser explicada matematicamente pela equação do movimento dos gases (Equação 1):

$$Psr = Ptr + Pmus = F \times Rsr + V/Cst + K \tag{1}$$

onde a Psr é a pressão do sistema respiratório, Ptr é a pressão traqueal, Pmus é a pressão desenvolvida pelos músculos respiratórios, V é o volume, F é o fluxo, Rsr é a resistência do sistema respiratório, Cst é a complacência estática do sistema respiratório e $K$ é uma constante que representa a pressão alveolar expiratória final, a qual seria a soma da PEEP extrínseca e a auto-PEEP (quando presente).

A pressão traqueal e o fluxo podem se mensurados diretamente pelos transdutores de pressão e fluxo do ventilador. O registro do volume é derivado matematicamente através integração da forma de onda de fluxo.

O termo F × Rsr corresponde à pressão dissipada através da vias aéreas e tubo endotraqueal, para vencer as forças de atrito geradas pelo fluxo de gás, enquanto o termo V/Cst corresponde à pressão que deve ser aplicada para vencer as forças elásticas para distensão pulmonar e torácica.

A constante $K$ indica o valor da Ptr quando o fluxo e o volume são iguais a zero no final da expiração, além de ter uma importante utilidade prática que possibilita a estimativa da capacidade residual funcional (CRF) pela integral do sinal de fluxo. A constante $K$ sofrerá modificações com a aplicação da pressão positiva expiratória final (PEEP) ou na presença de PEEP intrínseca (auto-PEEP).

Quando o paciente não exerce nenhum esforço muscular, o que acontece nos ciclos controlados (suporte ventilatório total), a pressão desenvolvida pelos músculos respiratórios é desconsiderada, e a pressão necessária para mover o ar e expandir a estrutura do tórax e pulmões pode ser descrita com uma versão mais simplificada da equação do movimento (Equação 2):

$$Psr = Ptr = F \times Rsr + V/Cst + K \tag{2}$$

A equação do movimento pode ser aplicada quando os modelos de único compartimento do sistema respiratório (p. ex., cano-balão) são usados para descrever a relação dinâmica entre pressão, fluxo e volume.

Os gráficos ventilatórios fornecem em tempo real o comportamento da interação paciente-ventilador e impedância do sistema respiratório, permitindo ao fisioterapeuta a avaliação e o reconhecimento do padrão da função pulmonar normal e anormal em pacientes ventilados mecanicamente nos diversos modos de ventilação. As curvas pressão-tempo (P-T), fluxo-tempo (F-T) e volume-tempo (V-T), bem como os *loops* pressão-volume e fluxo-volume, podem ser avaliados precisamente na maioria dos ventiladores modernos.

Os fisioterapeutas podem avaliar complacência estática e dinâmica, a resistência inspiratória e expiratória e a auto-PEEP por meio das realizações de pausas inspiratórias e expiratórias durante a insuflação e desinsuflação pulmonar. A utilização do balão esofágico permite cálculos mais sofisticados, incluindo o trabalho respiratório e a determinação da complacência de caixa torácica. Entretanto, o balão esofágico não é rotineiramente aplicado na prática clínica. Já a monitoração gráfica ventilatória é bastante utilizada na prática clínica e pode servir para otimizar várias funções em pacientes ventilados mecanicamente (Quadro 2.12).

## Avaliação dinâmica da mecânica ventilatória (monitoração gráfica)

A mensuração dinâmica da mecânica ventilatória pode ser derivada durante ventilação de suporte parcial (ventilação por pressão de suporte – PSV) ou ventilação de suporte total (ventilações volume-controladas – VCV e pressão-controladas – PCV) em pacientes intubados, sem a interrupção de fluxo.

Portanto, os respectivos valores de Rsr, Csr e $K$ (PEEPt) podem ser obtidos pela *Equação 2* para uma amostra de valores da Ptr, V e F com a análise de regressão linear múltipla, ou a prova linear dos mínimos quadrados.

**Quadro 2.12** ■ Papel da ventilação gráfica em pacientes ventilados mecanicamente

| |
|---|
| 1. Identificar o modo ventilatório |
| 2. Identificar processos fisiopatológicos |
| 3. Otimizar ajustes do ventilador |
| 4. Nortear conduta fisioterapêutica |
| 5. Determinar eficácia da ventilação |
| 6. Detectar efeitos adversos da ventilação mecânica |
| 7. Minimizar riscos e complicações induzidos pela ventilação mecânica |

Como computadores bastante avançados, os ventiladores modernos podem digitalizar com alta velocidade (100 HZ) as mudanças ao longo do ciclo respiratório das variáveis de Ptr, V e F, além de apresentarem a capacidade de calcular a Csr e Rsr com a aplicação da equação do movimento dos gases de 100 ou mais vezes por respiração. O método dos mínimos quadrados não requer um peculiar padrão de fluxo inspiratório, assim como acontece na avaliação estática da mecânica ventilatória.

Este método pode ser aplicado durante todo ciclo respiratório ou somente na fase inspiratória ou expiratória. Porém, a análise da mecânica com o método é mais utilizada na fase expiratória, a fim de se evitar falta de acurácia em pacientes com importante limitação do fluxo aéreo (p. ex., DPOC). O método dos mínimos quadrados é menos válido para pacientes em ventilação assistida, por funcionar com o princípio de que a Pmusc. é zero (Fig. 2.15).

## Curva fluxo-tempo

A análise dinâmica da curva fluxo-tempo permite identificar aumento da impedância respiratória resistiva e viscoelástica, assim como a presença de aprisio-

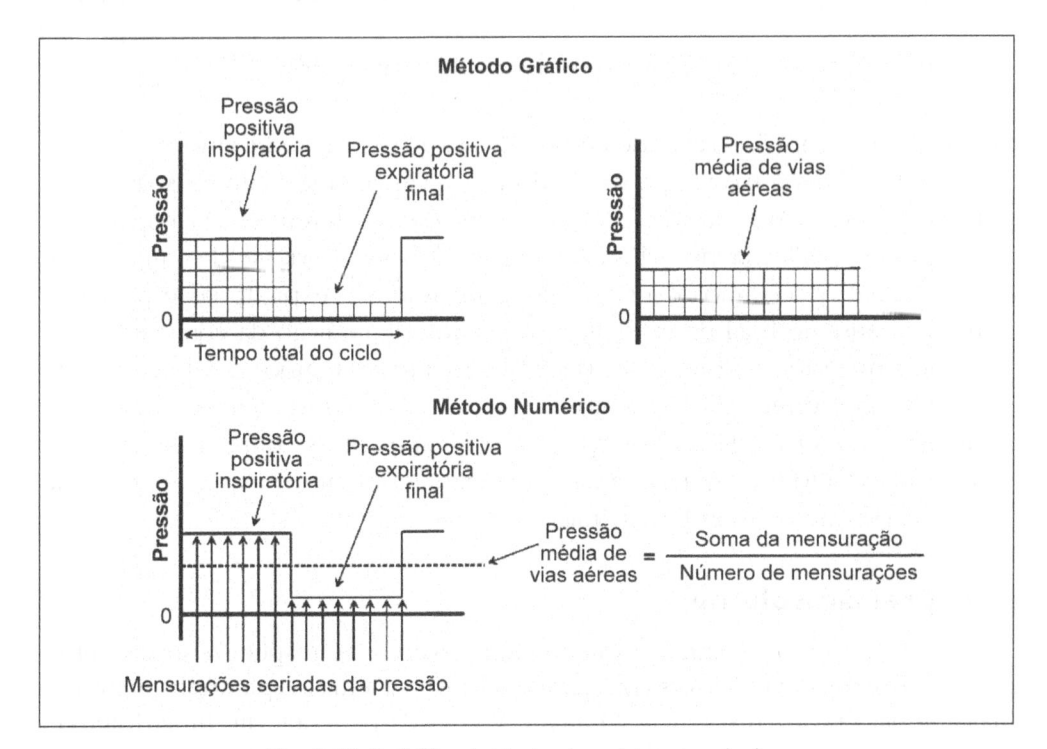

**Fig. 2.15** ■ Gráfico da técnica dos mínimos quadrados.

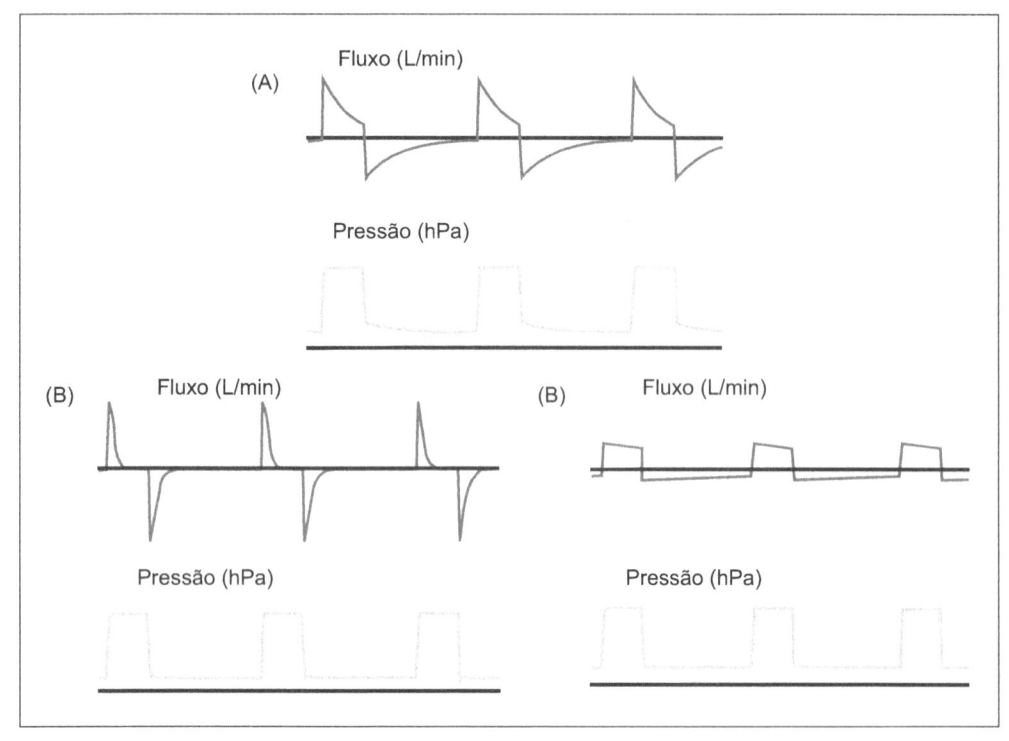

**Fig. 2.16** ■ Comportamento da curvas fluxo-tempo no modo PCV.

namento aéreo com formação de auto-PEEP. Na Fig. 2.16, verificamos o comportamento da curvas fluxo-tempo no modo PCV com mesmo tempo inspiratório e delta de pressão ($\Delta P$) em três condições funcionais diferentes: (A) impedância normal; (B) impedância viscoelástica aumentada (com constante de tempo reduzida), na qual observamos curtas curvas inspiratórias e expiratórias espiculadas com uma pausa ao final da inspiração, refletindo diminuição da complacência e resistência do sistema respiratório (baixa constante de tempo). Na terceira condição (C), observamos um aumento da impedância resistiva que se reflete pela diminuição dos picos de fluxo inspiratórios e expiratórios com achatamento na taxa de fluxo tanto na inspiração quanto na expiração e aprisionamento aéreo no final da expiração (auto-PEEP dinâmica).

## *Loop* pressão-volume

Os *loops* pressão-volume e fluxo-volume oferecem, respectivamente, informações sobre a dinâmica do comportamento do sistema respiratório quanto às suas complacência e resistência. O *loop* P-V é usada para detectar hiperdistensão em pacientes ventilados com fluxo constante em VCV, uma vez que, neste modo de ventilação, o volume é uma variável independente, enquanto a pressão é uma variável que dependerá do volume e fluxo ofertados e da impedância do sistema respiratório. Em uma condição isovolumétrica, a diminuição da complacência promove um aumento da pressão gerada no sistema respiratório após o primeiro ponto de inflexão com deslocamento desta curva para direita. Já uma situação de hiperdistensão pulmonar que pode ocorrer com o uso de um Vt muito alto pode ser identificada pelo aumento da pressão de vias aéreas após o segundo ponto de inflexão. O oferecimento de volume após este ponto deve ser considerado mecanicamente impróprio, desrespeitando o limite elástico das unidades alveolares. Este achado gráfico é chamado de "bico de passarinho" (Fig. 2.17A).

No modo de ventilação pressão controlada (PCV), o *loop* P-V oferece informações sobre alterações da complacência e resistência do sistema respiratório. Para um mesmo valor de PCV e sem modificações do trabalho muscular respiratório,

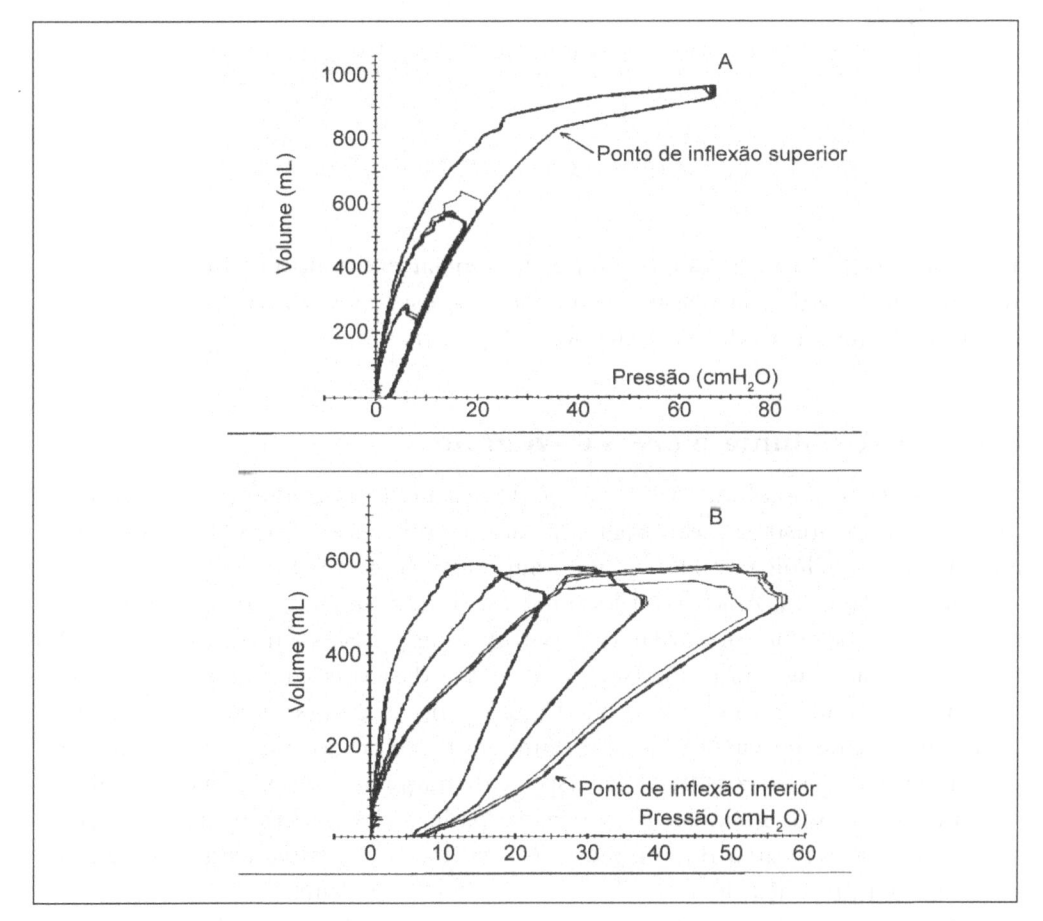

**Fig. 2.17** ■ **A.** Sinal do "bico de passarinho" (hiperdistensão pulmunar). **B.** Deslocamento do ponto de inflexão interior.

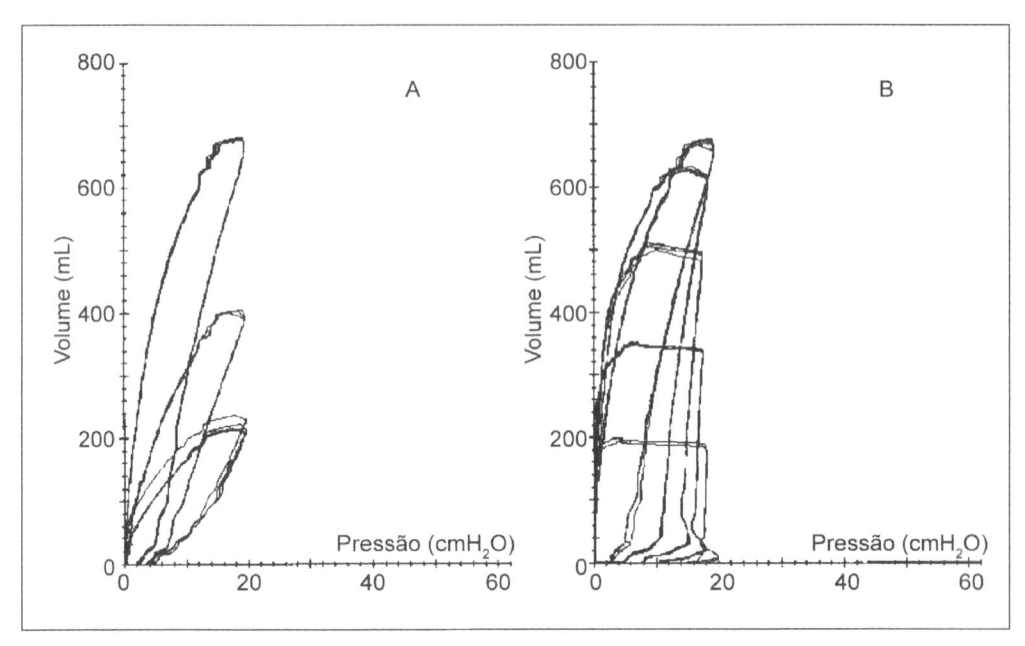

**Fig. 2.18** ■ **A** e **B.** Alça pressão *versus* volume.

a diminuição do Vt pode demonstrar e diferenciar em tempo real quando ocorre aumento de impedância resistiva (aumento da resistência de vias aéreas) ou viscoelástica (diminuição de complacência) (Fig. 2.18).

## *Loops* fluxo-volume e pressão-volume

Os *loops* fluxo-volume (F-V) são particularmente importantes para avaliar a resposta da administração de broncodilatadores no modo VCV. Os *loops* F-V permitem a análise clínica da efetividade terapêutica (Fig. 2.19).

São também utilizados para identificar vazamentos que podem não ser percebidos com monitoração dinâmica nas curvas de pressão e fluxo por tempo. Na Fig. 2.20, verificamos uma interrupção precoce da expiração causada por vazamento identificado na curva volume-tempo e no *loop* fluxo-volume e não percebida nas outras curvas. O *loop* F-V também serve como um sensível marcador para indicação da necessidade de aspiração traqueal nos pacientes ventilados mecanicamente por meio da presença do padrão denteado que também pode ser visualizado na curva fluxo-tempo. Este padrão de denteamento (Fig. 2.21) é verificado na presença de secreções nas vias aéreas proximais.

Quando os *loops* são utilizados para monitorar a função pulmonar, é recomendada a utilização do instrumento de congelamento (*freezer*) da curva basal

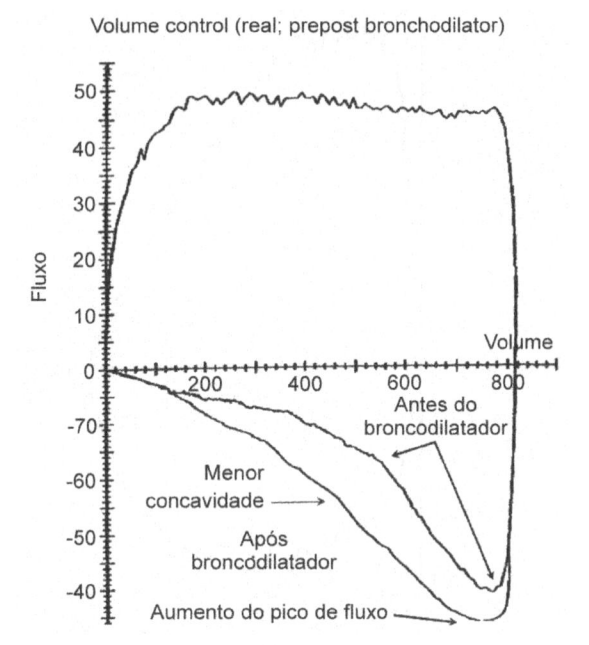

**Fig. 2.19** ■ *Loop* fluxo *versus* volume.

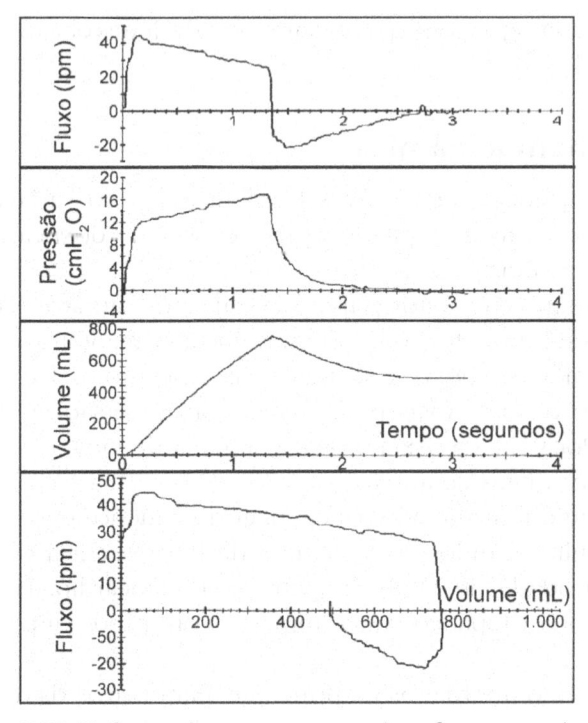

**Fig. 2.20** ■ Curva volume *versus* tempo e *loops* fluxo *versus* volume.

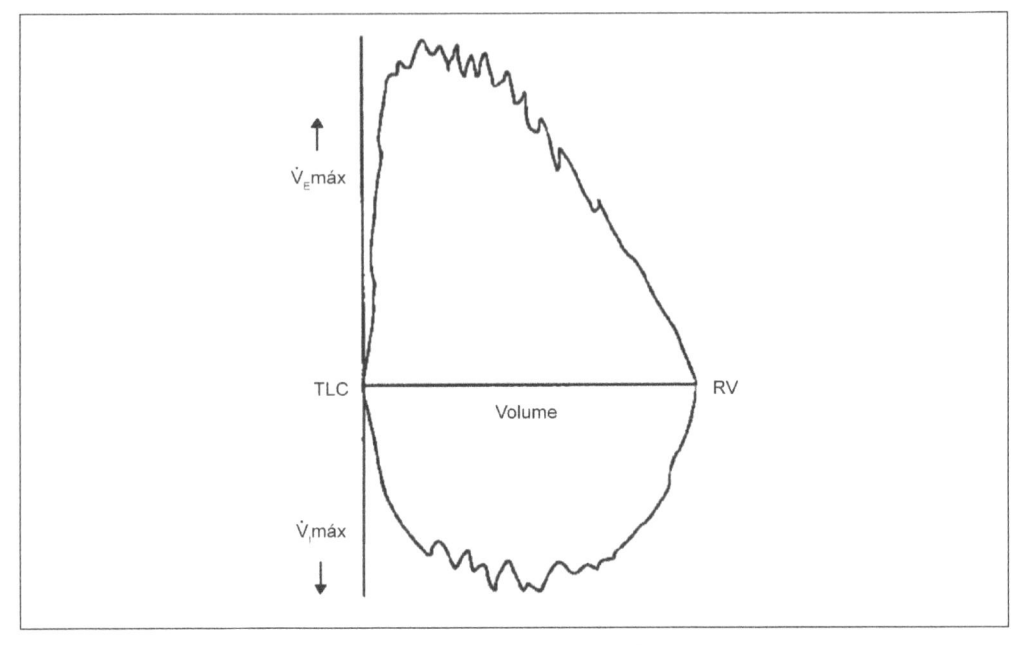

**Fig. 2.21** ■ Padrão denteado.

para possibilitar analogia com a mensuração pós-intervenção e verificação da resposta funcional.

## Monitoração hemodinâmica

A criança apresenta características fisiológicas muito variáveis. Essas características e a resposta ao desequilíbrio provocado pela doença modificam-se de acordo com a faixa etária.

No feto, o sangue chega aos pulmões com uma saturação de 60% de oxigênio e uma $PaO_2$ de 20 mmHg, o que contribui para manter a vasoconstrição do leito vascular pulmonar. Com o nascimento, há aumento da $PaO_2$ e da $SaO_2$, provocando dilatação das arteríolas pulmonares com reversão gradativa do regime de hipertensão. Por volta da sexta à oitava semana de vida, os níveis pressóricos estão próximos aos níveis do adulto.

A inervação autônoma no sistema circulatório é menos desenvolvida na criança do que no adulto. Estudos com técnicas de fluorescência demonstraram que existe menor densidade de fibras simpáticas no miocárdio. Há, portanto, uma alteração no balanço simpático-parassimpático com predomínio do tônus parassimpático.

Em seguida serão abordados os principais parâmetros da avaliação hemodinâmica em recém-nascidos e crianças nas unidades de terapia intensiva.

## Temperatura

A checagem da temperatura no recém-nascido é de vital importância, pois as diferenças de temperatura interferem no metabolismo. A temperatura correta do ambiente proporciona uma resposta metabólica adequada com o mínimo gasto calórico. Seus valores na criança devem permanecer nos limites da normalidade, de 36,3°C a 36,5°C.

A hipotermia provoca um aumento de metabolismo da glicogenólise, que pode ocasionar quadro de hipoglicemia, acarretando lesão neurológica. Contribui ainda para o maior consumo de oxigênio, quedas de saturação e bradiarritmias.

A hipertermia, em geral, está associada a fatores inflamatórios, infecciosos ou alterações do mecanismo termorregulador do sistema nervoso central.

## Pulso

A monitoração do pulso se dá por meio da palpação. As principais artérias a serem palpadas são: pediosa, femoral, braquial, radial e carótida.

## Pressão arterial

A monitoração da pressão arterial pode ser realizada pelos métodos invasivo e não invasivo. O método invasivo é realizado por meio da cateterização de uma artéria, mais frequentemente a artéria radial. Esse cateter associado a um sistema fechado é acoplado a um transdutor conectado ao monitor e detecta continuamente as alterações da pressão sistólica, diastólica e pressão arterial média (PAM). Esse tipo de monitoração é indicado para pacientes em pós-operatórios de cirurgia cardíaca, com choque ou que necessitam de coleta frequente de gasometria arterial.

O método não invasivo é frequentemente utilizado e pode ser aferido com esfignomanômetro ou por meio dos monitores que utilizam a técnica de insuflação e desinsuflação em um intervalo de tempo. É necessário, para uma monitoração adequada, um manguito no diâmetro correto.

## Eletrocardiograma

Fornece dados imediatos de alteração da frequência cardíaca e traçado eletrocardiográfico, o que permite a visualização imediata das arritmias cardíacas.

Existem diferentes valores da frequência cardíaca conforme a idade da criança, como visto no Quadro 2.1.

## Ecocardiograma

Em UTIs neonatais, pode ser frequente este exame nas primeiras horas de vida, principalmente em prematuros. É um método não invasivo pelo qual se analisa o fluxo sanguíneo e as câmaras cardíacas em sua condição anatômica e de contratilidade. Verificam-se também os níveis de pressão da artéria pulmonar, visto que é comum a hipertensão pulmonar persistente em prematuros.

## Monitoração com cateteres de Swan-Ganz

O cateter de Swan-Ganz é um recurso diagnóstico e não, terapêutico. Por meio dele é possível avaliar as condições circulatórias do organismo, a resposta ao fluxo sanguíneo e a efetiva oxigenação tecidual. Está indicado nos quadros de instabilidade hemodinâmica que requerem o uso de drogas vasoativas; no choque séptico e cardiogênico; edema pulmonar cardiogênico e não cardiogênico; síndrome da angústia respiratória; síndrome da resposta inflamatória sistêmica; politrauma; grande queimado, entre outros. A seguir encontram-se as principais variáveis aferidas pelo cateter de Swan-Ganz.

- **Débito cardíaco (DC):** é o volume de sangue ejetado pelo ventrículo esquerdo na aorta, medido em litros por minuto. É representado também pelo produto do volume sistólico pela frequência cardíaca.

  Os parâmetros clínicos relacionados a um baixo debito cardíaco são: rebaixamento do nível de consciência, sudorese, vasoconstrição periférica e instabilidade hemodinâmica.

- **Pressão venosa central (PVC):** reflete o enchimento das câmaras direitas. A PVC monitora a pré-carga. As informações só corresponderão à pré-carga sistêmica se os efeitos da ventilação mecânica forem mínimos e constantes. Portanto, pacientes com altos níveis de PEEP interferem na PVC, pois a aumentam e diminuem o retorno venoso. Valores normais variam de 4 a 8 mmHg.

- **Pressão da artéria pulmonar (PAP):** representa a pressão gerada pela atividade ventricular direita durante o ciclo cardíaco, em oposição à vasculatura pulmonar. Valores normais: 25/10 mmHg e pressão média de 12 a 15 mmHg.

- **Resistência vascular pulmonar (RVP):** indica a resistência oferecida pelos vasos da pequena circulação ao fluxo sanguíneo. Valores normais de 100 a 300 dina/s/cm$^3$.

- **Pressão de capilar pulmonar (PCP):** é a estimativa da pressão intra-atrial esquerda por meio de cateteres na artéria pulmonar. Considerada como um dos melhores parâmetros para avaliar o edema pulmonar cardiogênico. Valores normais: de 6 a 12 mmHg.

- **Resistência vascular sistêmica (RVS):** é a resistência oferecida pela vasculatura da grande circulação ao fluxo sanguíneo. Valores normais: de 1.200 a 1.500 dina/s/cm$^3$.

- **Saturação venosa de oxigênio (SvO$_2$):** é a quantidade de oxigênio ligado à molécula de hemoglobina no sangue venoso misto. Está relacionada com a extração de oxigênio pelos tecidos. Valores normais: de 60% a 80%.

## Lactato

É um marcador de agressão tecidual secundária à hipoxia ou a diferentes agentes tóxicos. Elevações progressivas de lactato detectam um choque descompensado. Valores normais: de 0,5 a 1,6 mmol/L.

Diante de uma tecnologia moderna, é possível fazer uma avaliação, à beira do leito, de muitas variáveis fisiológicas em recém-nascidos, lactentes e crianças maiores.

Qualquer intervenção que leve a uma melhor compreensão dos processos da doença será oportuna e justificada, desde que acarrete apenas pequeno ou nenhum efeito deletério ao paciente. É oportuno refletir que quando aplicada com meticulosidade, traz novidades e novos conceitos, mas traz, também, novas responsabilidades no manejo da população pediátrica.

## LEITURAS SUGERIDAS ■

AARC Clinical Practice Guideline. Infant/Toddler Pulmonary Function Tests – 2008 Revision & Update. *Respir Care* 2008; *53*(7):929-945.

Almeida J, Bertucci N, De Lima V. Variações da pressão inspiratória máxima e da pressão expiratória máxima a partir da capacidade residual funcional ou da capacidade pulmonar total e volume residual em indivíduos normais. *O Mundo da Saúde de São Paulo*, 2008; *32*(2):176-182.

American Thoracic Society/European Respiratory Society. ATS/ERS Statement on respiratory muscle testing. *Am J Resp Crit Care Med* 2002; *166*:518-624.

Bethlen N. Pneumologia. 4ª ed. São Paulo: Atheneu, 2000.

Black L, Hyatt R. Maximal respiratory pressures: normal values and relationship to age and sex. *Am Rev Resp Dis* 1968; *99*:696-702.

Blanch L, Bernabe F, Lucangelo U. Measurement of air trapping, intrinsic positive end-expiratory pressure, and dynamic hyperinflation in mechanically ventilated patients. *Respir Care* 2005; *50*(1):110-123.

Branson R. Secretion management in the mechanically ventilated patient. *Respir Care* 2007; *52*(10):1.328-1.342.

Brito J. *Manual de normas – terapia intensiva pediátrica*. São Paulo: Savier, 1998.

Brusasco V, Crapo R, Viegi G. Series "ATS/ERS task force: Standardisation of lung function testing". *Eur Respir J* 2005; *26*:1-2.

Bruschi C, Cerveri I, Zoia MC *et al.* Reference values of maximal respiratory mouth pressures: a population-based study. *Am Rev Respir Dis* 1992; *146*(3):790-793.

Camargos PAM, Queiroz MVNP. Pico do fluxo expiratório na avaliação da função pulmonar na fibrose cística. *J Pediatr* 2002; *78*(1):45-49.

Carvalho BW, Souza N de, Souza RN de. *Emergência e terapia intensiva pediátrica*. 2ª ed. São Paulo: Atheneu, 2004.

Costa D. *Fisioterapia respiratória básica*. 1ª ed. São Paulo: Atheneu, 2004.

Crane L. Fisioterapia para o neonato com doença respiratória. *In*: Irwin S, Tecklin J. (eds.) *Fisioterapia pulmonar e reabilitação*. São Paulo: Manole, 1999.

Darbee J, Cerny F. Prova de esforço e condicionamento físico para crianças com disfunção pulmonar. *In*: Irwin S, Tecklin JS (eds.). São Paulo: Manole, 1998, 453-467.

Dhand R, Jubran A, Tobin MJ. Bronchodilator delivery by metereddose inhaler in ventilator-supported patients. *Am J Respir Crit Care Med* 1995; *151*(6):1.827-1.833.

Dinwiddie R. *O diagnóstico e o manejo da doença respiratória pediátrica*. Porto Alegre: Artes Médicas, 1992.

Driscoll DJ (ed.). *Cardiologia pediátrica: Fundamentos*, Rio de Janeiro: Revinter, 2008:210.

Faurox B, Aubertin G. Measurement of maximal pressures and the sniff maneuver in children. *Paediatr Respir Rev* 2007; *8*(1):90-93.

Faurox B. Respiratory muscle testing in children. *Paediatr Respir Rev* 2003; *4*(3):243-249.

Flehmig I. *Desenvolvimento normal e seus desvios no lactente – diagnóstico e tratamento precoce do nascimento até o 18º mês*. Rio de Janeiro: Livraria Atheneu, 1987.

Fonseca ACCF, Fonseca MTM, Rodrigues MESM, Lasmar LMLBF, Camargos PAM. Peak expiratory flow monitoring in asthmatic children. *J Pediatr* 2006; *82*(6):465-469.

Gibson J, Whitelaw W, Stafakas N. Tests of overall respiratory function. *Am J Resp Care Med* 2002; *6*:166-221.

Godfrey S, Kamburoff PL, Nairn JR. Spirometry, lung volumes and airway resistance in normal children aged 5 to 18 years. *Br J Dis Chest* 1970; *64*:14-15.

Goraieb L, Croti U, Orrico S, Rincon O, Braile D. Alterações da função pulmonar após tratamento cirúrgico de cardiopatias congênitas com hiperfluxo pulmonar. *Arq Bras Cardiol* 2008; *91*(2):70-76.

Guglielminott J, Alzieu M, Maury M, Guidet B, Offenstadt G. Bedside detection of retained tracheobronchial secretions in patients receiving mechanical ventilation* is it time for tracheal suctioning? *Chest* 2000; *118*:1.095-1.099.

Hyatt RE, Scanlon PD, Nakamura M (eds). *Avaliação funcional pulmonar: Guia prático*. Rio de Janeiro: Revinter, 2006:238.

Kacmarek RM, Hess DR. Airway pressure, flow and volume waveforms and lung mechanics during mechanical ventilation. *In*: Kacmarek RM, Hess D, Stoller JK (eds.) *Monitoring in respiratory care*. St Louis: Mosby, 1993: 497-543.

Knobel E. *Condutas no paciente grave*. 2ª ed. São Paulo: Atheneu, 1998.

Kolpeman B, Miyoshi M, Guinsburg R. *Distúrbios respiratórios no período neonatal*. São Paulo: Atheneu, 1998.

Lucangelo U, Bernabe F, Blanch L. Respiratory mechanics derived from signals in the ventilator circuit. *Respir Care* 2005; *50*(1):55-65.

Martinez J, Pádua A, Terra Filho J. Dispnéia. *Medicina*, Ribeirão Preto, 2004; *37*:199-207.

Matsumoto T, Carvalho WB, Hirschheimer M. *Terapia intensiva pediátrica*. São Paulo: Atheneu, 1997.

Merkus P, Jongste J, Stocks J. Respiratory function measurements in infants and children. *Eur Respir Mon* 2005; *31*:166-194.

Miller M, Hankinson J, Brusasco V *et al.* Standardisation of spirometry: Number 2 in this series. *Eur Respir J* 2005; *26*:319-338.

Nahum A. Use of pressure and flow waveforms to monitor mechanically ventilated patients. *In*: *Yearbook of intensive care and emergency medicine*. Berlin: Springer, 1995:89-114.

Noonan V, Dean E. Submaximal exercise testing: clinical application and interpretation. *Phys Ther* 2000; *80*:782-807.

Porto C. *Semiologia médica*. 4ª ed. Rio de Janeiro: Guanabara Koogan, 2001.

Postiaux G. *Fisioterapia respiratória pediátrica*. 2ª ed. Porto Alegre: Artmed, 2004.

Pryor J, Webber R. *Fisioterapia para problemas respiratórios e cardíacos*. 2ª ed. Rio de Janeiro: Guanabara Koogan, 2002.

Razov T. *Doenças pulmonares em pediatria*. 1ª ed. São Paulo: Atheneu; 1999. Parte V.

Rochester D. Test of respiratory muscle function. *Clin Chest Med* 1988; *9*(2):249-261.

Rodrigues J, Cardieri J, Bussamra M *et al.* Provas de função pulmonar em crianças e adolescentes. *J Pneumol* 2002; *28*(3):207-221.

Roquejani CA, Araújo S, Oliveira A, Dragosavac D *et al.* Influência da posição corporal na medida da pressão inspiratória máxima (Pimáx) e da pressão expiratória máxima (Pemáx) em voluntários adultos sadios. *Rev Bras Ter Int* 2004; *16*:215-218.

Ruchkys VC, Dias RM, Sakurai E, Camargos PAM. Acurácia de medidores do pico do fluxo expiratório (peak-flow) da marca MiniWright. *J Pediatr* 2000; *76*(6):447-452.

Sarmento G. *Fisioterapia respiratória em pediatria e neonatologia*. 1ª ed. São Paulo: Manole, 2007.

Sherphered R. *Fisioterapia em pediatria*. 3ª ed. São Paulo: Santos, 1996.

Silva O, Saraiva L, Sobral Filho D. Teste ergométrico em crianças e adolescentes: maior tolerância ao esforço com o protocolo em rampa. *Arq Bras Cardiol* 2007; *89*(6):354-359.

Smyth R, Chapmann K, Rebuck A. Maximal inspiratory and expiratory pressures in adolescents normal values. *Chest* 1984; *86*:568-572.

Solway S, Brooks D, Laçasse Y, Thomas S. A qualitative systematic overview of the measurement properties of functional walk tests used in the cardiorespiratory domain. *Chest* 2001; *119*:256-270.

Tecklin J. *Fisioterapia pediátrica*. Porto Alegre: Artmed, 2002.

Volta CA, Marangoni E, Alvisi V *et al.* Respiratory mechanics by least squares fitting in mechanically ventilated patients: application on flow-limited COPD patients. *Int Care Med* 2002; *28*(1):48-52.

# CAPÍTULO 3

# Atualização, Fundamentação Fisiológica e Aplicabilidade da Terapia de Remoção de Secreção em Vias Aéreas na Neonatologia e Pediatria

Juliana de Barros Maranhão • Marcela Raquel de Oliveira Lima
Danielle Augusta de Sá Xerita Maux • Edgard Alan dos Santos

## SUMÁRIO

- Bases fisiológicas da terapia de remoção de secreção das vias aéreas
- Técnicas atuais de higiene brônquica em respiração espontânea
- Técnicas atuais de higiene brônquica em ventilação mecânica invasiva

## BASES FISIOLÓGICAS DA TERAPIA DE REMOÇÃO DE SECREÇÃO DAS VIAS ÁEREAS ■

Um dos pilares da fisioterapia respiratória é a utilização de técnicas visando à remoção de secreção brônquica ou *clearance* das vias aéreas. Atualmente, para o paciente portador de patologias pulmonares com característica hipersecretiva, a fisioterapia constitui um dos principais aliados no tratamento, principalmente em pacientes pediátricos e neonatais, que possuem uma série de características anatomofuncionais responsáveis por desvantagens em sua mecânica respiratória.

A remoção de secreção ou higiene brônquica é o processo fisiológico normal necessário para a preservação da patência das vias aéreas e da prevenção de infecções do trato respiratório. O trato respiratório produz e secreta muco diariamente. Todas as vias respiratórias, desde o nariz até os bronquíolos terminais, são mantidas umedecidas por uma camada de muco. O principal componente do muco é a glicoproteína, que tem como característica altas solubilidade e viscoelasticidade, é secretada pelas glândulas submucosas e células caliciformes do epitélio pseudoestratificado cilíndrico ciliado e constitui o maior componente de defesa do sistema respiratório.

O revestimento por uma fina camada de muco favorece a apreensão de partículas invasoras que não são removidas unicamente por ação da transferência de energia do fluxo aéreo para o muco, mas também através do movimento ondulatório ciliar ao longo da via aérea em direção à traqueia e à laringe, onde, na maioria das vezes, são deglutidas ou expectoradas (Fig. 3.1).

Estados patológicos ou alterações na condição do indivíduo, como a desidratação, podem reduzir a efetividade desse mecanismo. Alterações na viscoelasticidade, paralisia ciliar, hiperplasia celular, juntamente com as características específicas apresentadas na infância, prejudicam a efetividade da tosse e tornam essa população um alvo fácil das doenças de origem pulmonar.

O paciente pediátrico e neonatal apresenta diferenças específicas em sua fisiologia que estão em constante mudança. Algumas patologias interferem em seu crescimento, promovendo alterações patológicas e modificando permanentemente sua estrutura e função.

O recém-nascido apresenta, ao nascimento, costelas de composição cartilaginosa, e apenas aos 7 anos de idade, aproximadamente, adquire uma conformação próxima à do adulto. A composição pulmonar e o número de unidades respiratórias também acompanham esse lento crescimento. O tórax possui um formato arredondado com aumento no diâmetro anteroposterior, costelas e diafragma horizontalizados e fraqueza da musculatura abdominal, que, juntos, favorecem o aumento da zona de aposição diafragmática. A zona de aposição é a angulação formada entre as costelas inferiores e o diafragma, e quanto maior o ângulo, menor será a força de contração diafragmática resultante e, consequentemente, maiores serão o gasto energético e a fadiga precoce, devidos também à menor composição de fibras tipo I (Fig. 3.2).

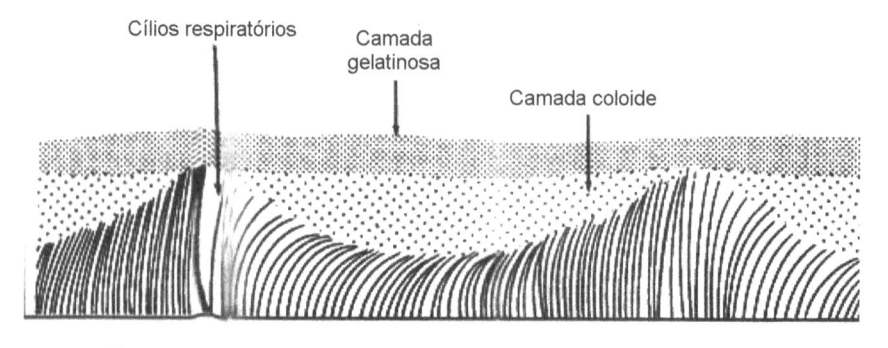

**Fig. 3.1** ■ Mecanismo de batimento mucociliar do epitélio respiratório.

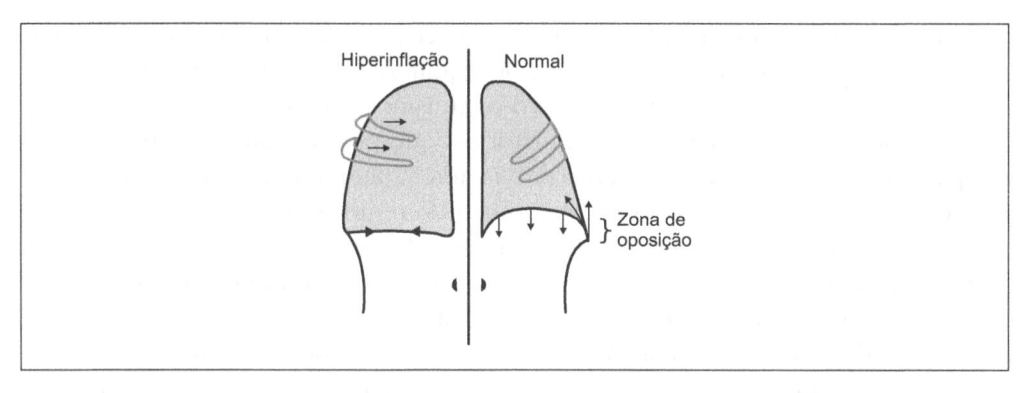

**Fig. 3.2** ■ Alterações na zona de aposição.

A tosse, caracterizada por uma expiração forçada, é o principal mecanismo fisiológico de defesa contra o acúmulo de secreção brônquica e invasão de corpos estranhos. Na fase de irritação, as fibras sensitivas localizadas nas vias aéreas se comunicam com centros da tosse localizados na medula oblonga. Há, então, inspiração profunda por estimulação desses centros, fechamento da glote, relaxamento do diafragma e contração da musculatura abdominal, produzindo uma pressão intratorácica positiva máxima resultante do deslocamento do ponto de igual pressão da traqueia para a periferia dos brônquios. Uma vez aberta a glote, é criado um gradiente de pressão entre alvéolos e há abertura de vias aéreas. A compressão dinâmica resultante da diferença entre a pressão das vias aéreas e a atmosférica produz um alto fluxo, deslocando o ponto de igual pressão em direção às vias aéreas mais centrais, carreando, assim, as secreções (Fig. 3.3).

A ineficiência do mecanismo da tosse, as alterações na patência de vias aéreas e/ou a redução do transporte mucociliar favorecem a retenção de secreções,

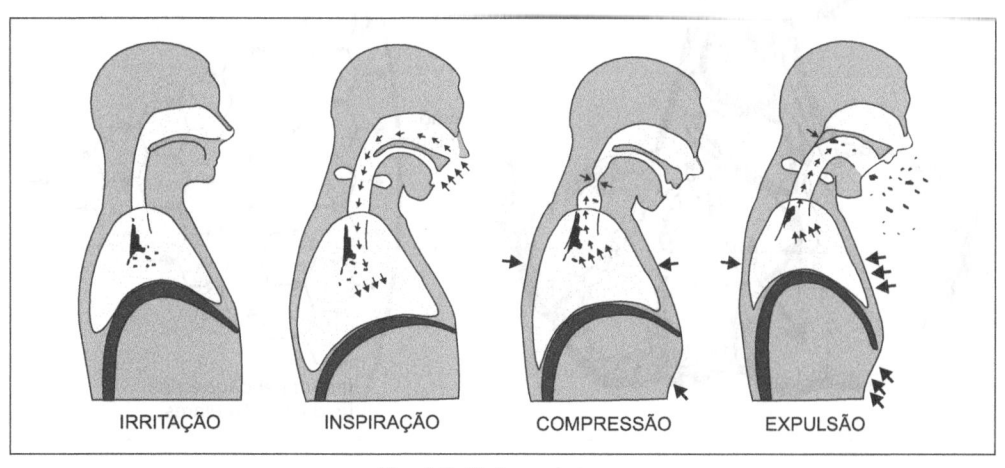

IRRITAÇÃO      INSPIRAÇÃO      COMPRESSÃO      EXPULSÃO

**Fig. 3.3** ■ Fases da tosse.

podendo causar tamponamento mucoso e acarretar atelectasias, *shunts*, aprisionamento aéreo, hiperdistensão e, por fim, desequilíbrios V/Q. A retenção de secreção, juntamente com a invasão de micro-organismos, provoca infecções e como consequência libera mediadores inflamatórios, que podem causar, além da piora do quadro secretivo, remodelamento da via aérea, alterando sua fisiologia.

Algumas manobras utilizadas pela terapia de remoção de secreções utilizam-se do mecanismo da tosse como base para seus efeitos. Para que esse mecanismo funcione perfeitamente, é preciso que ocorra equilíbrio entre as pressões exercidas na caixa torácica e a patência das vias aéreas, a qual está prejudicada no paciente pediátrico e neonatal. A pequena quantidade de áreas de troca gasosa promove alterações na relação ventilação/perfusão, e a carência de musculatura lisa dos brônquios e a alta complacência da cartilagem traqueal promovem uma maior suscetibilidade ao aprisionamento aéreo.

A ação dos músculos expiratórios ou pressão manual exercida pelo fisioterapeuta modifica a variável de entrada, alterando assim o estado inicial do sistema e modificando a pressão pleural, considerada como pressão motriz primitiva responsável pela variação de volume pulmonar. Isso leva ao aumento da pressão no interior dos alvéolos, que deve ser superior à pressão atmosférica, gerando, assim, um gradiente de pressão que produz um volume e as variáveis de saída do sistema.

As técnicas de expansão pulmonar também favorecem a desobstrução brônquica. A remoção de tampões mucosos é realizada devido ao fenômeno de interdependência alveolar e ventilação colateral favorecida pelos poros de Kohn e os canais de Martin e Lambert (Fig. 3.4). Através dessas vias de comunicação, ao

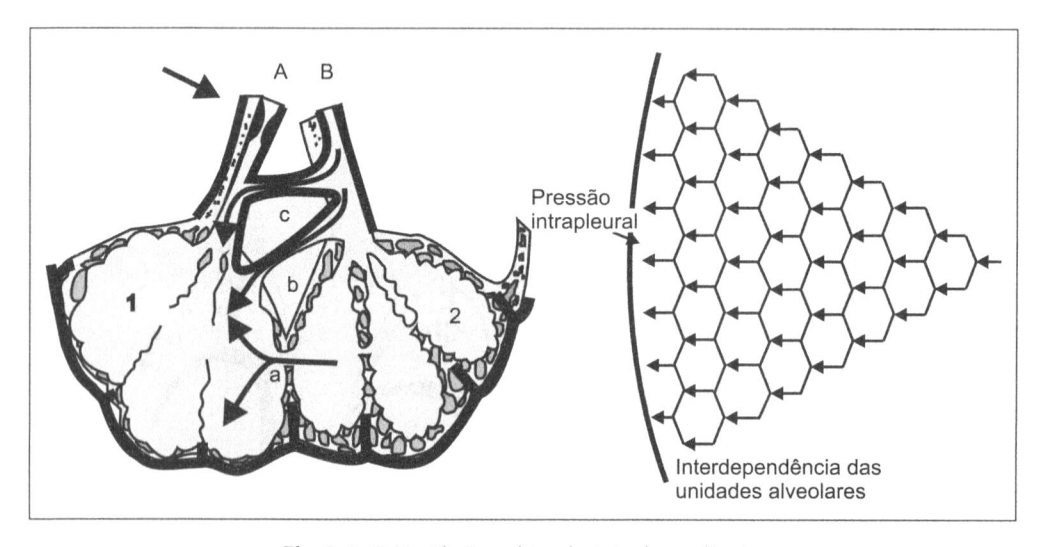

**Fig. 3.4** ■ Ventilação colateral e interdependência.

tender ao colapso, o alvéolo sofre uma força de oposição pelo fato de o parênquima adjacente estar expandido. No recém-nascido e durante uma parte da infância, as crianças não contam com essas vias, o que favorece ainda mais o surgimento de atelectasias obstrutivas.

Ao se falar em crianças, não podemos esquecer o que acontece quando uma pessoa desconhecida, geralmente vestida de branco, se aproxima, principalmente se o infante tem histórico de outros internamentos: a criança chora. Na prática clínica, o fisioterapeuta percebe os seus efeitos benéficos.

No momento em que o choro acontece, é provocada uma aceleração de fluxo expiratório que se segue a inspirações profundas, muitas vezes acompanhadas de soluços inspiratórios e, finalmente, de tosse, com presença ou não de expectoração. Dependendo da idade, a criança não expectora e engole o muco sem maiores problemas. Cuidados adicionais são tomados no caso de a criança apresentar sinais de disfagia, quando é orientado o uso da gaze estéril para retirada da secreção da boca ou aspiração das vias aéreas artificiais.

A grande questão na aplicação da terapia de higiene brônquica é o grau de atuação da técnica transmitida à árvore traqueobrônquica. Para responder, é preciso que a eficácia das técnicas seja testada por meio de estudos controlados e analisados cientificamente. A carência de tais estudos favorece a não uniformização da técnica quanto ao método de execução, duração, indicação e contraindicação, o que muitas vezes coloca em risco a credibilidade da fisioterapia respiratória.

Terapia de remoção de secreções (TRS) é um termo comumente utilizado para descrever uma série de técnicas que tem por objetivo o *clearance* das vias aéreas. A escolha da manobra deve respeitar as indicações (hipersecretividade, obstrução das vias aéreas e desequilíbrio da relação ventilação/perfusão). Essas condições são encontradas geralmente em crianças portadoras de fibrose cística, bronquiectasias e bronquiolite crônica. Outros fatores, como o uso de via aérea artificial, assistência ventilatória mecânica, principalmente se associada à umidificação inadequada, indução anestésica causando paralisia ciliar, dor (limitando a expansibilidade torácica) e altas concentrações de oxigênio (liberando radicais livres e promovendo lesões nas mucosas, o que favorece as atelectasias de absorção), candidatam essas crianças à TRS. Em casos de pneumopatia sem produção de muco, a técnica apenas promove maior gasto energético e irritabilidade para a criança. As instabilidades hemodinâmicas e neurológicas severas constituem as principais contraindicações gerais à TRS.

Em 1994, foram publicadas as recomendações da Conferência do Consenso de Lion, França, em que por meio dos estudos existentes, as técnicas de remoção de secreção mais utilizadas e estudadas foram classificadas e denominadas quanto ao seu surgimento, em tradicionais ou convencionais e atuais. Técnicas que utilizam o emprego da gravidade para deslocar ou drenar áreas específicas da árvore traqueobrônquica (drenagem postural) e técnicas que empregam ondas de

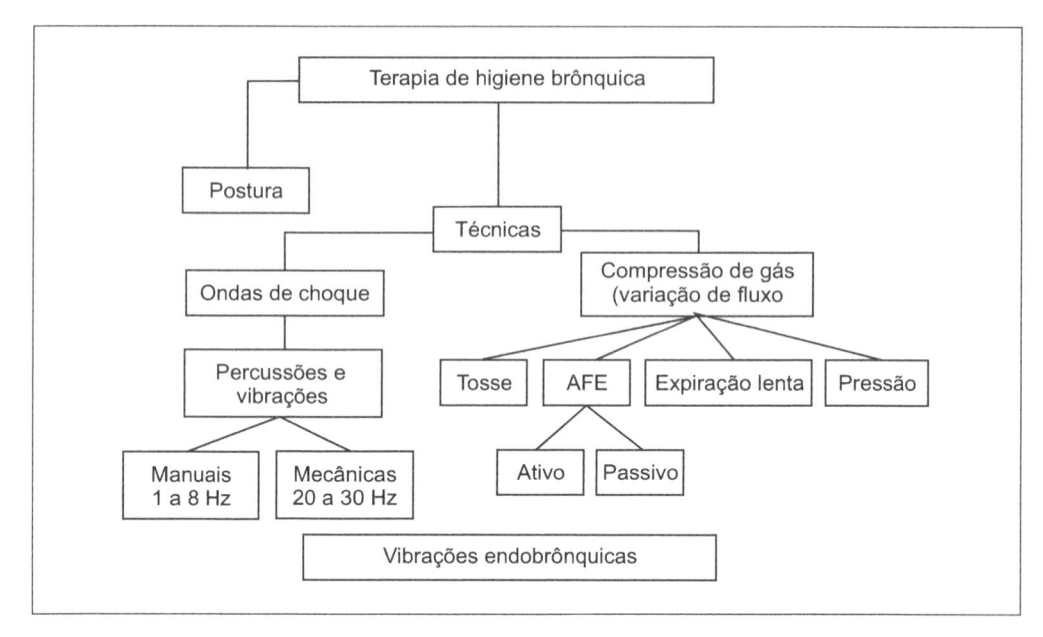

**Fig. 3.5** ■ Técnicas utilizadas na terapia de remoção de secreções (TRS).

choque mecânico na parede torácica (percussões torácicas manuais e vibrações manuais ou mecânicas) constituem as técnicas convencionais. As técnicas atuais se utilizam da compressão do gás ou variação do fluxo expiratório, caracterizadas sempre por uma aceleração de fluxo expiratório (Fig. 3.5).

Apesar de algumas técnicas convencionais ainda serem utilizadas, em nossa prática clínica, as técnicas atuais são as mais utilizadas e serão abordadas neste capítulo como técnicas atuais de higiene brônquica em respiração espontânea e técnicas atuais de higiene brônquica em ventilação mecânica invasiva.

Para o sucesso da terapia, é preciso promover o deslocamento da secreção sem fechamento precoce das vias aéreas que, devido à idade, são carentes de estabilidade. Para tal, a habilidade do fisioterapeuta e a utilização de terapias combinadas com pressões positivas são utilizadas com o objetivo de manter a estabilidade das vias aéreas durante o mecanismo de simulação da tosse.

## TÉCNICAS ATUAIS DE HIGIENE BRÔNQUICA EM RESPIRAÇÃO ESPONTÂNEA ■

### Técnicas de compressão de gás

Apesar de as técnicas que utilizam a compressão de gás serem advogadas por poucos estudos científicos consagrados, a técnica denominada "aceleração do fluxo expiratório" e recomendada pelo Consenso de Lion (1994) como "aumento do fluxo expiratório" e suas variações demonstram bons resultados e têm sido cada vez mais utilizadas na prática clínica.

Estudos demonstram que a técnica vem sendo aplicada desde o final dos anos 1960 de maneira a promover um esvaziamento pulmonar passivo juntamente com apoio abdominal, direcionando as secreções traqueobrônquicas para vias mais centrais. Posteriormente, a técnica passou por algumas modificações, que variaram de lenta e passiva até ativamente acelerada, todas com objetivo de promover maior efetividade da técnica, ou seja, favorecer maior deslocamento do muco. A técnica pode ser utilizada de maneira ativa ou passiva, variando o volume, a velocidade, a força e o comprimento.

Ao se levar em conta o estado brônquico, as modificações da dinâmica brônquica e os riscos de fechamento precoce das vias aéreas periféricas, foram necessárias modulações na velocidade do fluxo de ar para desobstruir as vias aéreas. Em 1990, esta foi dividida em aumento rápido do fluxo expiratório e aumento lento do fluxo expiratório.

A lei de Poiseuille é o princípio físico que serve como base para o aumento do fluxo expiratório (AFE) e descreve que a velocidade de um fluxo é inversamente proporcional à quarta potência do raio; sendo assim, o aumento da velocidade do fluxo deve ser utilizado quando se pretende mobilizar pequenos volumes.

Postiaux e Lens (1992) analisaram a denominação AFE do ponto de vista físico-funcional, experimental, semiológico e terapêutico, e consideraram o AFE como sendo uma técnica de expiração forçada (TEF), portanto, só o AFE rápido, usado em crianças (Fig. 3.6), não relatando efeitos do AFE lento. A técnica AFE

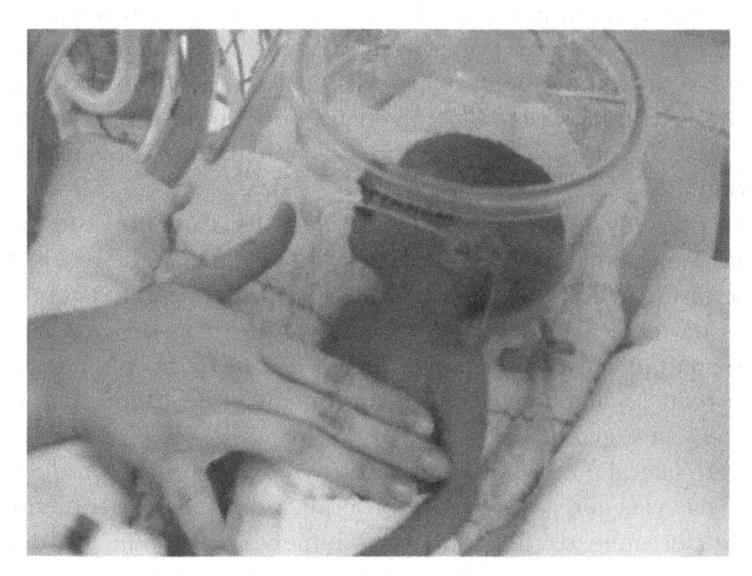

**Fig. 3.6** ■ AFE em neonato.

rápida é utilizada para vias aéreas de médio e grande calibres (5ª a 7ª geração brônquica), assemelha-se a uma expiração forçada não prolongada, aproximando-se da técnica de tosse sem fechamento da glote. Promove o deslocamento do ponto de igual pressão em vias aéreas mais proximais, local de ação da tosse provocada, considerada fisiológica e não deletéria. Já a AFE lenta, através de uma expiração lenta e prolongada, conserva a abertura dos brônquios mais distais e permite dar velocidade ao fluxo de ar. Deve ser utilizada quando o objetivo é mobilizar secreções em vias aéreas das últimas gerações até vias aéreas mais centrais. A técnica AFE lenta consiste em comprimir simultaneamente o tórax e o abdome anteroposteriormente; porém, a compressão do tórax segue uma direção crânio-caudal, e, a do abdome, uma direção caudal-cranial.

A TEF foi definida em 1968 por Thompson e tem por objetivo o *clearance* das vias aéreas por meio da expulsão brusca e forçada do ar, utilizando variações de volume expirado e minimizando a compressão dinâmica das vias aéreas. Conhecida como *huffing* ou *huff*, a técnica é largamente utilizada na prática clínica e tem seus pilares bem estabelecidos por diversos estudos que certificam seus efeitos positivos.

A técnica TEMP (terapia expiratória manual passiva) também é relatada em alguns estudos e consiste em comprimir manualmente o tórax do paciente durante a fase expiratória e descomprimi-lo ao final desta fase. Fontoura *et al.* (2005) não relatam diferenças significativas entre as técnicas AFE lenta e TEMP em recém-nascidos.

Algumas publicações afirmam que os mecanismos fisiológicos obtidos pelas técnicas atuais de geração de fluxo podem ser divididos em: efeito de desinsuflação obtido por uma expiração prolongada no volume de reserva expiratório e alterações cíclicas do volume pulmonar por meio da expansão-compressão gerada pelas mãos do fisioterapeuta. Ou seja, o fisioterapeuta modifica as variáveis de entrada de ar (pressão pleural e alveolar), superando a pressão atmosférica, direciona o fluxo e volume de ar para as vias aéreas superiores e auxilia na depuração brônquica.

Proposta por Guy Postiaux (1980), a técnica ETLGOL consiste em manter a glote aberta durante uma expiração lenta a partir da capacidade residual funcional até o volume residual, com o paciente posicionado em decúbito lateral. No estudo de validação da técnica, Postiaux demonstrou, por meio de videobroncografia, que durante sua aplicação, não houve atelectasia lobar no pulmão dependente mesmo com redução significativa do comprimento e do calibre das vias aéreas, principalmente em região distal.

O decúbito lateral é utilizado com o objetivo de promover a redução completa do calibre das vias aéreas da árvore brônquica do pulmão acometido, ou seja, infralateral, e por meio da desinsuflação, aumentar a mobilidade diafragmática do lado apoiado. Segundo o Consenso de Lion, a técnica é contraindicada em pacientes com descompensação cardiorrespiratória e presença de lesões cavitárias. Deve ser considerado também o gasto energético despendido durante sua realização.

Existem linhas de estudo que sugerem a utilização da tosse provocada (TP) associada com técnicas de expiração lenta e prolongada (ELPr), mais uma variação da técnica de compressão de gás, porém realizada de maneira lenta ao final de uma expiração espontânea até que seja atingido o volume residual, induzindo a criança a ventilar dentro do volume de reserva expiratório (Fig. 3.7).

Com o objetivo de simular uma tosse espontânea efetiva, promover controle voluntário de seu reflexo e compensar limitações físicas que podem diminuir sua eficácia, a drenagem autogênica (DA) foi criada. Desenvolvida na Bélgica, a técnica consiste em um método de controle da respiração sem a utilização de equipamento. Chamada de autodrenagem, a técnica de higiene brônquica envolve tosse programada para mobilização de secreções pela variação de fluxo de ar, que pode ser supervisionada ou monitorada. Seu objetivo é ajudar pacientes a atingir um fluxo máximo expiratório sem colapso das vias aéreas, deslocando o muco para áreas mais centrais. MacIlwaine *et al.* (1997) demonstraram que a técnica de DA tem um *clearance* superior, quando comparada às técnicas de fisioterapia convencionais e à drenagem postural. A dificuldade em sua utilização ocorre em orientar os pacientes, que necessitam de algumas sessões para utilizá-la de maneira eficaz. A drenagem autogênica assistida (DAA) deve ser realizada com assistência em bebês, crianças pequenas ou indivíduos incapazes de seguir instruções ou de participar ativamente do tratamento.

Postiaux (2004) e Hachem (1999) dizem que a eficácia das técnicas resulta do prolongamento da expiração no volume de reserva expiratório e das variações

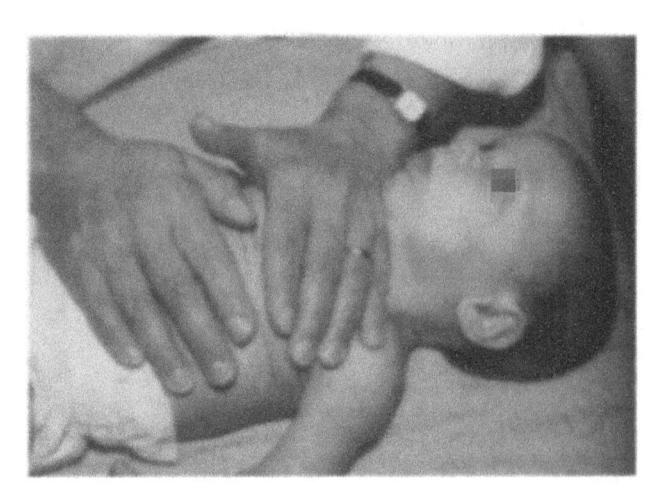

**Fig. 3.7** ■ Lactente em atendimento com ELPr.

cíclicas do volume pulmonar. Há, então, modificação das variáveis de entrada de ar (pressão pleural e alveolar), ultrapassando a pressão atmosférica, direcionando o fluxo e o volume de ar para as vias aéreas superiores e auxiliando na depuração brônquica. Os efeitos produzem hiperventilação regional que estimula o sistema nervoso e aumenta assim o transporte mucociliar que acontece principalmente durante a expiração, por aumento das taxas de catecolaminas circulantes, favorecendo o aumento da velocidade na depuração brônquica.

A utilização da postura com o uso da gravidade, com o objetivo de remoção das secreções, raramente é realizada de forma isolada. A literatura demonstra seu efeito positivo em casos de bronquiectasia, com uma série de limitações e contraindicações. A técnica consiste na colocação da área pulmonar acometida a favor da gravidade. Outros autores relatam o benefício da redistribuição da ventilação e a alteração da patência local das vias aéreas e da troca gasosa. Classificada como técnica convencional, a mesma será abordada por ter sua indicação recomendada pelo Consenso de Lion apenas em associação com outras técnicas, em especial, AFE.

O decúbito lateral dependente acentua a mobilidade diafragmática, mas é pouco útil nos casos de remoção de secreção, em que o objetivo é aumentar a capacidade de mobilização do gás. Em crianças, a ventilação é distribuída de forma inversa à do adulto, portanto, o efeito provocado não é o mesmo. Elas apresentam maior ventilação no pulmão não dependente, talvez devido à alta complacência de sua caixa torácica, reduzindo o movimento torácico na área dependente.

O uso da postura como um método terapêutico de desobstrução tem se resumido à utilização em pacientes bronquiectásicos ou pacientes hipersecretivos utilizando técnicas associadas, em especial as que utilizam a compressão de gás, e no caso de pacientes graves, acamados, previne o acúmulo de muco devido à imobilização ao leito (Fig. 3.8).

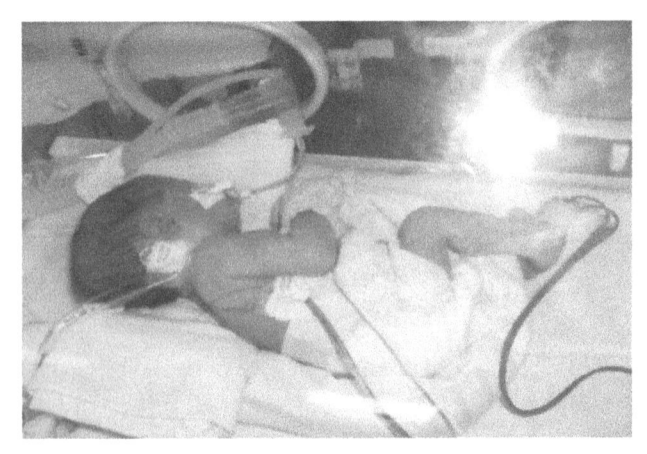

**Fig. 3.8** ■ Neonato em posicionamento terapêutico.

Para utilização da técnica, é preciso avaliar a real necessidade, identificar os lobos e segmentos adequados para a drenagem e se a posição deve ser modificada no decorrer da técnica. A utilização da técnica em posturas de Trendelenburg deve ser evitada em neonatos em virtude do pouco amadurecimento do sistema gastrointestinal, favorecendo as broncoaspirações.

Como descrito previamente, a utilização da técnica combinada é recomendada para resultados positivos que são avaliados de acordo com parâmetros clínicos do paciente.

## AFE passivo (criança não cooperante)

- **Indicação:** a forma passiva da técnica é a mais utilizada, uma vez que o paciente pediátrico ou neonatal não colabora ativamente com a técnica.

- **Descrição da técnica:** paciente em decúbito dorsal ou elevado a 30°, mobilização obedecendo ao movimento costal "alça de balde" associada à mobilização abdominal, reduzindo os diâmetros anteroposterior e crânio-caudal, objetivando assim maior deslocamento de ar e carreamento de secreções brônquicas. Em prematuros, pode ser aplicada apenas com uma mão, sendo a mão ativa apoiada sobre a região torácica e a mão passiva, posicionada sobre as últimas costelas em forma de ponte. Os lactentes se beneficiam da técnica em que a mão abdominal é passiva e atua repousando e dando apoio abdominal. Já as crianças pequenas beneficiam-se com as duas mãos trabalhando conjuntamente, aproximando o abdome do tórax, como descrito anteriormente. A técnica deve ser repetida até que se perceba a mobilização da secreção sob a mão ou acúmulo em região da boca. Em caso de utilização em pacientes neonatais ou pediátricos com aumento do trabalho respiratório, a técnica deve ser feita a cada três ciclos respiratórios (Fig. 3.9).

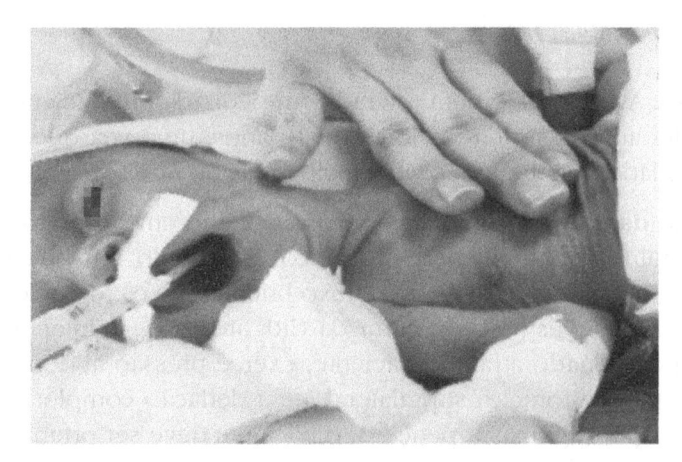

**Fig. 3.9** ■ Neonato em atendimento com AFE passivo.

### AFE ativo-assistido (criança cooperante)

- **Indicação:** utilizado em pacientes pediátricos com mais de 3 anos.

- **Descrição da técnica:** realizada em posição sentada, semissentada ou deitada. Deve-se orientar a criança a expirar com a glote aberta. O fisioterapeuta acompanha desde o início da expiração, comprimindo manualmente as costelas e acompanhando o movimento fisiológico.

### ELPr

- **Indicação:** utilizada em neonatos com objetivo de desobstrução das vias aéreas de menor calibre (até a 5ª geração brônquica), auxilia a depuração brônquica.

- **Descrição da técnica:** realizada em decúbito dorsal. Uma mão deve ser posicionada sobre o tórax e a outra sobre o abdome, exercendo pressão manual, ao final da expiração espontânea, prosseguindo até o volume residual. A pressão é aplicada lentamente opondo-se a duas ou três tentativas de início do ciclo respiratório.

### Drenagem autogênica assistida (DAA)

- **Indicações:** realizada em bebês, crianças pequenas ou indivíduos incapazes de seguir instruções ou de participar ativamente do tratamento.

- **Descrição da técnica:** o paciente é posicionado em decúbito dorsal e o fisioterapeuta envolve as mãos no tórax da criança aumentando lentamente a velocidade do fluxo expiratório até o volume residual, acompanhando sempre o movimento respiratório da criança.

### ELTGOL

- **Indicação:** A ELTGOL é bem tolerada em pediatria em pacientes cooperativos de maneira ativo-assistida, maiores de 10 anos, uma vez que, nessa idade, as particularidades fisiológicas se assemelham às do adulto.

- **Descrição da técnica:** o paciente é posicionado em decúbito homolateral ao lado do pulmão com retenção de muco. Utilizando um bucal (que objetiva manter a glote aberta através do reflexo bucofaríngeo), o paciente é orientado a realizar expirações lentas a partir da CRF até o VR. Paralelamente, o fisioterapeuta, posicionado atrás do paciente, exerce pressão abdominal em direção oblíqua à parede torácica supralateral até a deflação completa do pulmão dependente. Após algumas repetições, o paciente deve ser orientado à realização da tosse provocada.

## Técnica de expiração forçada

- **Indicações:** recomendada em pacientes pediátricos colaborativos a partir de 5 anos. Não é recomendada em pacientes neuromusculares, pacientes com hiperreatividade de musculatura lisa brônquica ou instabilidade de vias aéreas.

- **Descrição da técnica:** o paciente é posicionado sentado ou em decúbito elevado de 45 graus. O paciente é orientado a realizar expirações forçadas com a glote aberta durante ciclos respiratórios controlados com variações de volume, utilizando, para isso, a contração ativa e explosiva dos músculos expiratórios. Deve ser realizada de baixos a altos volumes, mobilizando as vias aéreas periféricas e centrais, respectivamente.

## Técnicas com utilização da pressão positiva expiratória

Desenvolvido na década de 1980 na Dinamarca, este recurso consiste na aplicação de pressão positiva durante a expiração (PEP) através de uma máscara ou bucal onde é acoplada uma válvula unidirecional, na qual a resistência expiratória será fixada (entre 5 e 20 $cmH_2O$). Esse equipamento permite que seja gerada uma pressão positiva nas vias aéreas durante a fase expiratória, a qual é realizada de maneira levemente ativa e se mantém até o início de um novo ciclo, desde que o equipamento permaneça ajustado ao paciente.

Por intermédio do recrutamento de regiões pulmonares colapsadas e da transmissão de pressão pelas vias colaterais, tampões mucosos são removidos por meio do redirecionamento do fluxo de ar responsável pelo carreamento da secreção, favorecendo a desobstrução pulmonar em pacientes que respiram espontaneamente. Alguns autores demonstram sua ação na THB, quando associada à nebulização medicamentosa. A aplicação da PEP tem demonstrado eficácia em pacientes com fibrose cística, e vários autores relatam seu benefício quando comparada à fisioterapia convencional. Durante sua utilização, também foram encontrados redução da hipersinsuflação pulmonar e da instabilidade de vias aéreas e aumento do pico de fluxo expiratório, sinalizando seu efeito desobstrutivo. É contraindicada principalmente em casos de pneumotórax não tratado, pressão intracraniana > 15 mmHg, instabilidade hemodinâmica, hemoptise e fístula traqueoesofágica.

### Pressão positiva expiratória (EPAP)

- **Indicações:** recomendada em pacientes adultos e pediátricos colaborativos ou não. Não é recomendada em casos de pneumotórax não tratado, pressão intracraniana > 15 mmHg, instabilidade hemodinâmica, hemoptise e fístula traqueoesofágica.

- **Descrição da técnica:** após uma inspiração normal pelo nariz, o paciente deve exalar ativamente na máscara ou boquilha do equipamento, gerando uma PEP

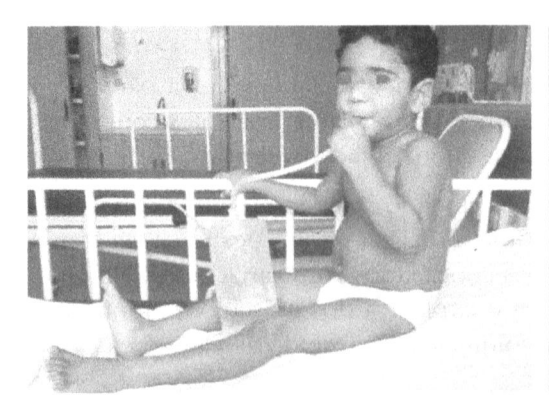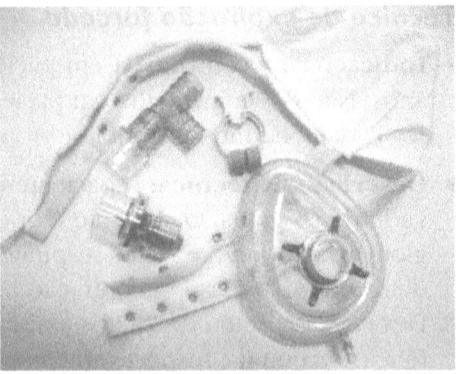

**Fig. 3.10** ■ Criança utilizando EPAP artesanal e dispositivos de PEP.

de 5 a 20 cmH$_2$O. Pode ser realizada juntamente com a drenagem postural em diversos decúbitos. Para melhor resultado, deve ser combinada com técnicas de oscilação de alta frequência e/ou TEF (Fig. 3.10).

## Técnicas de oscilação de alta frequência

Equipamentos como o Flutter® ou Shaker® (produto nacional) e Acapella® são recursos fisioterápicos recentes desenvolvidos com objetivo de facilitar a desobstrução brônquica, por ação do seu efeito tixotrópico exercido sobre o muco, alterando sua reologia e facilitando, assim, sua expectoração. Utilizados em pacientes conhecidos como hipersecretivos (DPOC, fibrose cística, asma e bronquiectasias), combinam a oscilação de alta frequência com a eficiência do uso da pressão positiva, sendo a pressão expiratória gerada, fluxo-dependente. No Acapella, diferentemente do Flutter ou Shaker, as variáveis de frequência, amplitude e pressão podem ser pré-ajustadas. Diversos estudos demonstram a efetividade desses equipamentos e a preferência de utilização por parte dos pacientes, quando comparados às terapias convencionais.

### Shaker e Flutter

- **Indicação:** utilizados em crianças maiores de 2 anos de idade, por meio de interface, e a partir de 5 anos, através de boquilha.
- **Descrição da técnica:** após uma inspiração normal pelo nariz, o paciente deve fazer uma pausa de 2 a 3 segundos e exalar ativamente no equipamento (Flutter ou Shaker), gerando uma PEP de 10 a 25 cmH$_2$O e uma frequência entre 2 e 32 Hz, capaz de alterar a reologia do muco brônquico. Pode ser realizada juntamente com a drenagem postural em diversos decúbitos. Procura-se

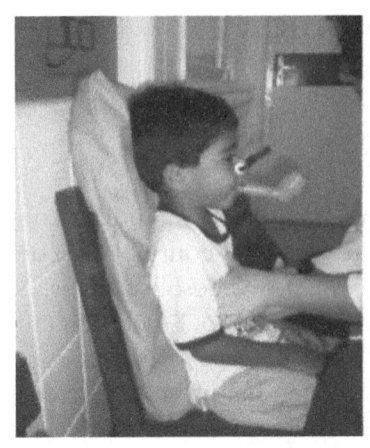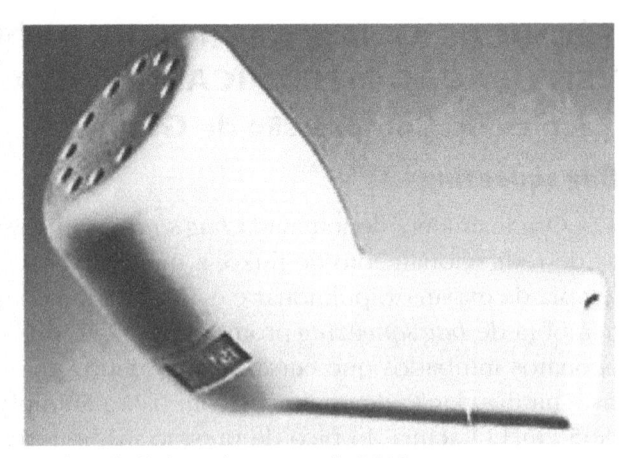

**Fig. 3.11** ■ Criança utilizando Shaker e dispositivos de OOAF.

a angulação suficiente para emissão de melhor ressonância intratorácica, que pode ser notada ao se tocar o tórax do paciente ou durante ausculta torácica. O paciente controla a pressão pela mudança no fluxo expirado ou oscilação da bola resultante do ângulo formado entre o equipamento e a boca. Para melhor resultado, deve ser combinada com técnicas de TEF (Fig. 3.11).

## Acapella

- **Indicação:** utilizado em crianças maiores de 4 anos de idade, por meio de interface, e a partir de 5 anos, através de boquilha e clipe nasal.

- **Descrição da técnica:** certifique-se da resistência recomendada. O paciente realiza um fluxo expiratório durante aproximadamente 3 segundos. Para melhor resultado, deve ser combinada com a técnica de TEF (Fig. 3.12).

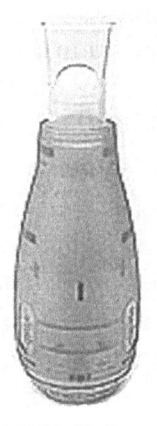

**Fig. 3.12** ■ Acapella.

## TÉCNICAS ATUAIS DE HIGIENE BRÔNQUICA EM VENTILAÇÃO MECÂNICA INVASIVA ▪

### Técnica de Compressão de Gás

#### Bag squeezing

Originalmente denominada *bag squeezing*, descrita também como uma técnica de redirecionamento de fluxo, a manobra foi criada em 1968 com objetivo de terapia de expansão pulmonar e é utilizada também com efeitos desobstrutivos. A manobra de *bag squeezing* promove aumento do fluxo expiratório. É utilizada em neonatos intubados que cursam com quadro pulmonar secretivo. A técnica consiste na insuflação dos pulmões com balão autoinflável até uma pressão de cerca de 5 cmH$_2$O acima do pico de pressão inspiratória utilizado durante a ventilação pulmonar mecânica, respeitando uma pressão de pico máxima de 40 cmH$_2$O. Ao final da inspiração manual, o balão autoinflável deve ser liberado subitamente e iniciada, simultaneamente, a compressão manual da caixa torácica até o final da expiração.

Em nossa prática clínica, as técnicas de compressão de gás descritas no início do capítulo como técnicas atuais em respiração espontânea são utilizadas com pacientes pediátricos e neonatais em assistência ventilatória invasiva, respeitando suas indicações e limitações.

- **Indicação:** recomendada em pacientes neuromusculares, portadores de fibrose cística e hipersecretivos que não apresentem hiper-reatividade de musculatura lisa brônquica, instabilidade de via aérea e hemodinâmica, pneumotórax e hipertensão cerebral.

- **Descrição da técnica:** é realizada uma hiperinsuflação manual utilizando-se o AMBU. Recomenda-se a utilização de um volume igual ou maior que 50% do utilizado durante a ventilação mecânica, uma pausa inspiratória de 2 segundos e uma liberação rápida da compressão do AMBU; a expiração pode ou não estar associada à compressão torácica manual (Fig. 3.13).

#### TMA (tosse manualmente assistida)

A tosse manualmente assistida, também chamada de *quad cough*, compressão torácica manual (brusca), pressão torácica manual ou *squeezing*, consiste na compressão vigorosa do tórax no início da expiração espontânea ou da fase expiratória da AVM. Essa técnica procura simular um dos mecanismos mais eficazes de depuração das vias aéreas: a tosse, promovendo aumento da velocidade do ar expirado que, combinado com a força de compressão durante a expiração, cria forças de cisalhamento capazes de desprender e mobilizar as secreções em direção à traqueia, de onde podem ser removidas pela tosse ou pela aspiração traqueal.

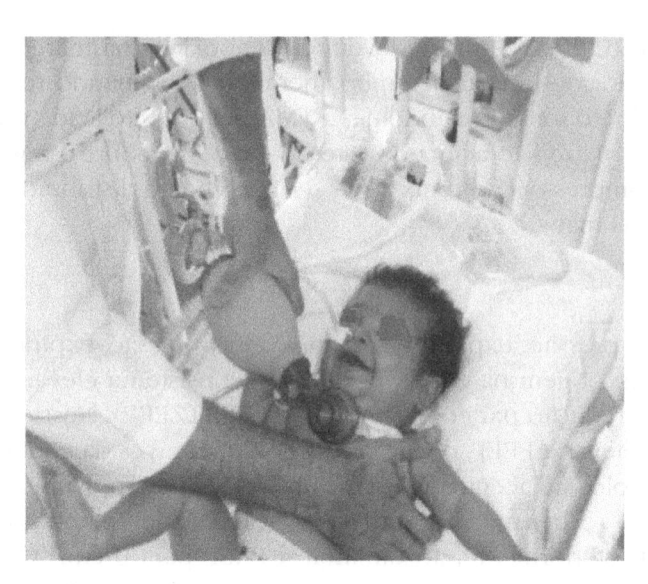

**Fig. 3.13** ■ Criança em atendimento com *Bag Squeezing.*

Além de deslocar secreção das vias aéreas, a TMA é capaz de influenciar a oxigenação e a mecânica pulmonar. Estudos têm demonstrado que a técnica está associada com redução da resistência das vias aéreas, bem como com melhora significativa da saturação de oxigênio.

Na prática clínica, essa técnica tem sido bastante utilizada com o incremento do volume corrente, programado por meio dos ajustes dos parâmetros da AVM, passando a ser denominada assim de tosse manualmente assistida otimizada (TMA-O). Dessa maneira, pode ser deslocado um maior volume expirado, gerando um maior pico de fluxo expiratório e otimizando a remoção de secreções.

- **Indicação:** é indicada para pacientes que apresentam diminuição da capacidade inspiratória, da eficácia da tosse e prejuízo no transporte mucociliar, com retenção de secreção, como na fibrose cística, bronquiectasias, bronquite crônica e doenças neuromusculares, entre outras. Porém, a utilização da técnica de TMA deve ser cuidadosamente avaliada em pacientes que apresentam osteoporose, tórax instável, doenças abdominais agudas, aneurisma de aorta abdominal, hemorragia, pneumotórax não drenado, hipertensão intracraniana e, principalmente, em mulheres grávidas.

- **Descrição da técnica:** esta técnica pode ser aplicada por meio de pressão manual exclusivamente sobre o tórax ou simultaneamente sobre o tórax e abdome (toracoabdominal), no início da fase expiratória da ventilação mecânica, sendo recomendada em média cinco a oito aplicações da TMA por paciente, com intervalos de três ciclos respiratórios entre cada aplicação. Quando realizada apenas sobre o tórax, as mãos devem estar apoiadas na margem costal lateral do terço inferior de um ou de ambos hemitóraces. Quando realizada simultaneamente sobre o tórax e o abdome, a TMA deve ser aplicada posicionando-se uma das mãos na região acima do esterno e a outra, sobre a região abdominal. A força de compressão no tórax deve ser igualmente distribuída entre a palma e os dedos das mãos.

## PEEP-ZEEP

A manobra pressão expiratória final positiva-pressão expiratória final zero (PEEP-ZEEP) tem origem na escola brasileira e consiste na elevação da PEEP, seguida de brusca redução para o nível zero de PEEP (ZEEP). Nessa manobra, teoricamente, ao se elevar a PEEP, o gás é redistribuído através da ventilação colateral, alcançando alvéolos adjacentes previamente colapsados por muco. Essa redistribuição propicia a reabertura de pequenas vias aéreas descolando o muco aderido à sua parede. Posteriormente, ao diminuir a PEEP para 0 cmH$_2$O, modifica-se o padrão de fluxo expiratório, auxiliando o transporte das secreções das vias aéreas de menor calibre para as centrais. Apesar de ser uma técnica descrita na literatura, a mesma tem sido pouco utilizada em nosso serviço atualmente, pois sabe-se que a abertura e o fechamento cíclicos das unidades alveolares com ausência de PEEP podem favorecer a lesão do parênquima pulmonar por estimulação de processo inflamatório, com liberação de mediadores inflamatórios (interleucinas, fator de necrose tumoral etc.) que em sua fase de remodelamento podem alterar a fisiologia pulmonar normal. Esse processo de abertura e fechamento cíclicos é mimetizado pela técnica.

- **Indicação:** utilizada em crianças maiores, objetiva o deslocamento de secreções brônquicas para vias aéreas mais centrais, principalmente em situações em que o paciente não pode ser desconectado do suporte ventilatório mecânico.

- **Descrição da técnica:** na fase inspiratória do ciclo ventilatório, eleva-se a PEEP a valores seguros (15 cmH$_2$O), limitando o pico de pressão inspiratória (PPI) em 40 cmH$_2$O. Após o paciente realizar cerca de cinco ciclos ventilatórios, na fase expiratória, a PEEP é reduzida bruscamente até o nível zero de pressão e, na fase inspiratória seguinte, retorna-se a PEEP para os valores anteriormente ajustados. Aguarda-se em média dois ciclos ventilatórios e repete-se a manobra.

Contudo, acredita-se que essa técnica apresente algumas desvantagens para o paciente intubado, pois o nível zero de pressão expiratória final está associado à redução da capacidade residual funcional, podendo favorecer o colapso alveolar, reduzindo a oxigenação. Na tentativa de evitar o nível zero de pressão (ZEEP), tem-se utilizado na prática clínica uma adaptação dessa técnica, com PEEP alta-PEEP baixa. Nessa técnica, são utilizados, na fase inspiratória do ciclo ventilatório,

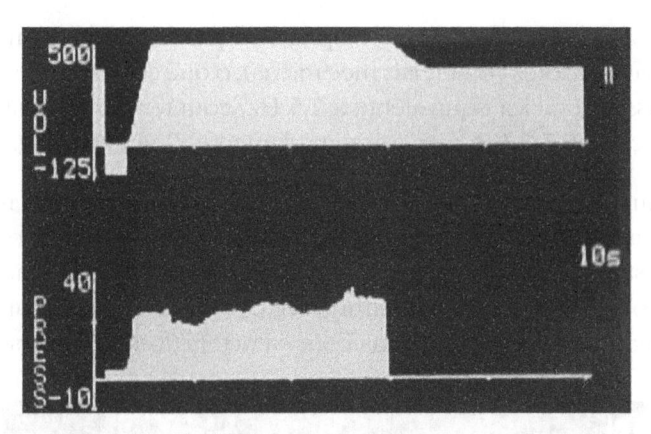

**Fig. 3.14** ■ Variações de pressão e fluxo durante PEEP-ZEEP.

os mesmos níveis elevados da PEEP com valores seguros, durante cerca de cinco ciclos ventilatórios, e na fase expiratória, a PEEP é reduzida bruscamente, porém a valores mais baixos de PEEP, diferentes de zero (cerca de 3 a 4 cmH$_2$O). Assim, essa técnica também promove o aumento do fluxo e do volume expirados, reduzindo o risco ao colapso alveolar (Fig. 3.14).

## Técnicas de oscilação de alta frequência

### IPV (ventilação percussiva intrabrônquica)

Esta é uma técnica de ventilação que apresenta fundamentos semelhantes aos da ventilação de alta frequência, podendo ser utilizada como terapia desobstrutiva, de forma não invasiva ou por meio de um ventilador pulmonar mecânico. Seu principio fisiológico se baseia na utilização de frequências respiratórias entre 100 e 225 ipm (1,6 a 3,75 Hz), com baixo volume corrente e alto volume expiratório final. Isto cria um efeito de percussão interna sobre os pulmões, o qual funciona como um "mucolítico físico" alterando a reologia do muco (efeito tixotrópico), diminuindo a viscosidade e auxiliando o deslocamento das secreções, as quais são movidas para as vias aéreas centrais e, posteriormente, eliminadas com o auxílio da aspiração traqueal.

- **Indicação:** pode ser utilizada na remoção de secreções viscosas, nos portadores dos sintomas clássicos de doença pulmonar obstrutiva (DPOC), no pós-operatório de cirurgias extensas, nas síndromes aspirativas, e ainda como terapia de expansão pulmonar em unidades de terapia intensiva.

- **Descrição da técnica:** utilizando a modalidade ventilatória controlada a pressão (PCV), a manobra consiste em aplicação de pressões inspiratórias e de PEEP em níveis seguros, respeitando uma pressão média em vias aéreas (PMVA) de 25 cmH$_2$O.

Em seguida, ajusta-se a frequência respiratória para 150 ipm (limite máximo da maioria dos ventiladores comerciais mecânicos), o que corresponde a uma frequência de percussão torácica equivalente a 2,5 Hz, com tempo inspiratório de 0,3 segundo e relação I:E = 1:0,3, por aproximadamente 2 minutos (Fig. 3.15).

Sendo assim, as diversas técnicas empregadas pela fisioterapia respiratória devem ser adotadas mediante uma adequada avaliação pneumofuncional (Fig. 3.16), e com base nesta, a técnica a ser utilizada deve propiciar os melhores resultados na desobstrução brônquica e resposta funcional, restabelecendo a função pulmonar nos pacientes portadores de patologias com características de hipersecretividade.

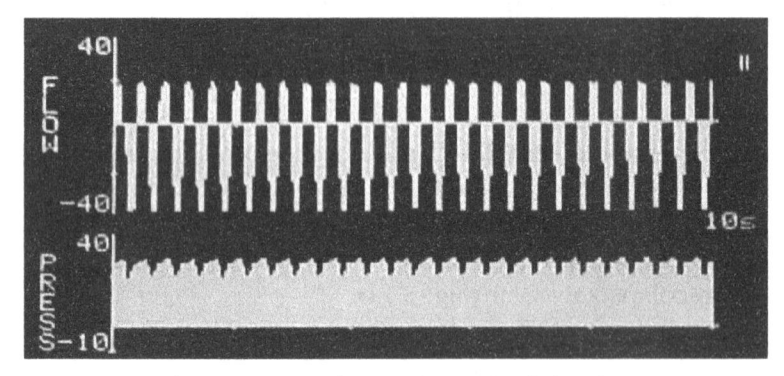

**Fig. 3.15** ■ Ventilação percussiva intrabrônquica.

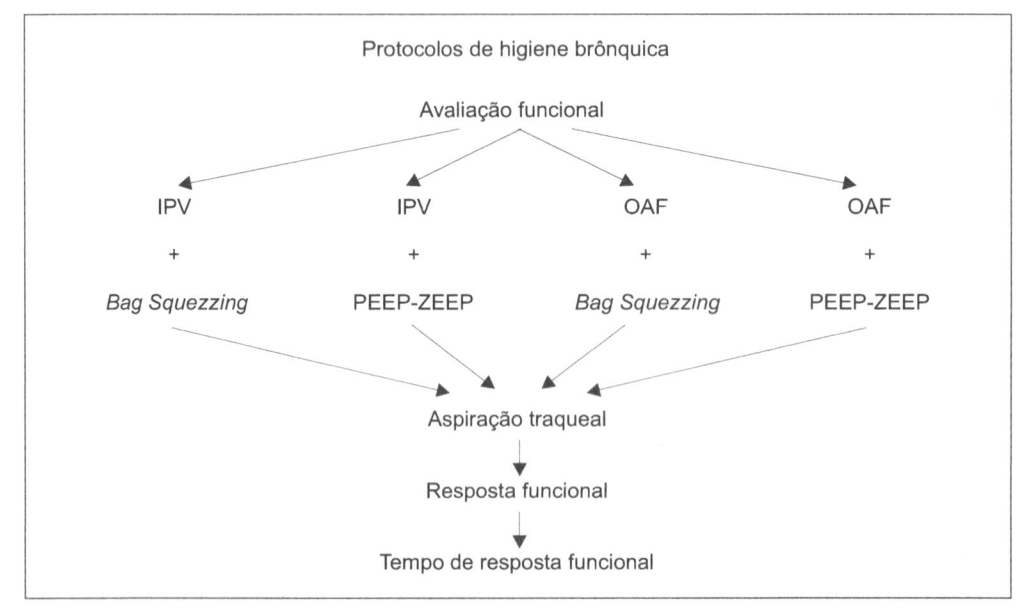

**Fig. 3.16** ■ Protocolo de higiene brônquica e avaliação de resultados

# LEITURAS SUGERIDAS ■

Bertol D, Ferreira CCT, Coronel CC. Conventional physical therapy versus EPAP therapy in postoperative coronary artery bypass grafting. *Revista da AMRIGS*, Porto Alegre, 2008; *52*(4):250-256.

Birnkrant DJ, Pope JF. Persistent pulmonary consolidation treated with intrapulmonary percussive ventilation. *Pediatr Pulmonol* 1996; *21*(4):246-249.

Clement AJ, Hubsch SK. Chest physiotherapy by "bag squeezing" method: A guide to the technique. *Physiotherapy* 1968; *54*:355-359.

Conférence de Consensus sur la Kinésithérapie Respiratoire. Lion, 2 et 3 décembre, 1994. Kinésithérapie Scientifique, Paris, 1995; *344*:45-54.

Darbee JC, Ohtake PJ, Grant BJ *et al.* Physiologic evidence for the efficacy of positive expiratory pressure as an airway clearance technique in patients with cystic fibrosis. *Phys Ther* 2004; *84*:524-537.

Deakins K, Chatburn RL. Comparison of intrapulmonary percussive ventilation and conventional chest physiotherapy for the treatment of atelectasis in the pediatric patient. *Respir Care* 2002; *47*(10):1.162-1.167.

Denehy L. Use of manual hyperinflation in airways clearance. *Eur Respir J* 1999; *14*:958-965.

Fink BJ, Mahlmeister JM. High-frequency oscillation of the airway and chest wall. *Respir Care* 2001; *47*:797-807.

Fontoura AL, Silveira MS, Almeida CS, Jones MH. *Aumento do fluxo expiratório produzido pelas técnicas de fisioterapia respiratória em lactentes. Scientia Medica* 2005; 15(1).

Freitas FS *et al.* Aplicação da pressão positiva expiratória nas vias aéreas (Epap): existe um consenso? *Rev Fisioterapia em Movimento* 2009; *22*(2).

Hachem NEL. L'augmentation du flux expiratoire par des pressions manuelles thoraciques et son action sur la clairance muco-ciliaire chez le nourrisson. *Cah Kinésithér* 1999; *197*:1-12.

King M, Zidulka A, Phillips DM. Traqueal mucus clearance in high-frequency oscillation: effect of peak flow rate bias. *Eur Respir J* 1990; *3*:6-13.

Kisner C, Colby LA. Exercícios terapêuticos: fundamentos e técnicas. 3ª ed. São Paulo: Manole, 1998.

Leginestra M, Amorin EF. Atendimento fisioterapêutico em pós-operatório de cirurgia cardíaca em crianças. *In*: Regenga MM (ed.). *Fisioterapia em cardiologia: da unidade de terapia intensiva à reabilitação*. São Paulo: Roca, 2000: 169-98.

Leru P, Bistriceanu G, Ibraim E *et al.* Flutter-VRP1 Desitin – a new physiotherapeutic device for the treatment of chronic obstructive bronchitis. *Rom J Intern Med* 1994; *32*:315-320.

Luisi F. O papel da fisioterapia respiratória na bronquiolite viral aguda. *Scientia Medica*, Porto Alegre, 2008; *18*(1):39-44.

Maccari GM, Abreu CF, Miyoshi MH. Fisioterapia respiratória nas doenças respiratórias neonatais. *In*: Kolpelman BI, Santos AMN, Goulart AL *et al.* (eds.). *Diagnóstico e tratamento em neonatologia*. São Paulo: Atheneu, 1998: 213-26.

McIlwaine PM, Wong LT, Peacock D, Davidson AGF. Long-term comparative trial of conventional postural drainage and percussion versus positive expiratory pressure physiotherapy in the treatment of cystic fibrosis. *J Pediatr* 1997; *131*(Issue 4): 570-574.

Natale JE, Pfeifle J, Homnick DN. Comparison of intrapulmonary percussive ventilation and chest physiotherapy: a pilot study in patients with cystic fibrosis. *Chest* 1994; *105*(6):1.789-1.793.

Newhouse PA, White F. The intrapulmonary percussive ventilator and flutter device compared to chest physiotherapy in patients with cystic fibrosis. *Clin Pediatr* 1998; *37*(7):427-432.

Oberwaldner B. Physiotherapy for airway clearance in paediatrics. *Eur Respir J* 2000; *15*:196-204.

Perrotta C, Ortiz Z, Roque M. Chest physiotherapy for acute bronchiolitis in paediatric patients between 0 and 24 months old. Cochrane Database Syst Rev 2005; (2): CD004873. Review. Update in: Cochrane Database Syst Rev 2007; (1):CD004873.

Postiaux G. Fisioterapia respiratória pediátrica: o tratamento guiado por ausculta pulmonar. 2ª ed. Porto Alegre: Artmed, 2004.

Poxtiaux G, Lens E. De ladite – Accélération du flux expiratoire (AFE): où Torced is.fast (expiration tecnique – FET). *Ann Kinéssithér* 1992; *19*(8):411-27.

Salyer JW. Respiratory care of bronchiolitis patiens: a proving ground for process improvement. *Respir Care* 2004; *49*:581-583.

Sanja J, Jennifer AC, Phillip F. Clinical review: airway hygiene in the intensive care unit. *Critical Care* 2008; *12*:209.

Scanlan CL *et al*. Fundamentos da terapia respiratória de Egan. 7ª ed., 1ª ed. brasileira. São Paulo: Manole, 2000: 847-859.

Scanlan CL, Wilkins RL, Stoller JK. Fundamentos da terapia respiratória de Egan. 7ª ed. São Paulo: Manole, 2001.

Stucki P, Scalfaro P, de Halleux Q *et al*. Successful management of severe respiratory failure combining heliox with noninvasive high-frequency percussive ventilation. *Crit Care Med* 2002; *30*(3):692-694.

Thompson B, Thompson HT. Forced expiration exercises in asthma and their effect on FEV1. *NZJ Physiother* 1968; *3*:19-21.

Toussaint *et al*. Effect of intrapulmonary percussive ventilation on mucus clearance in duchenne muscular dystrophy patients: A preliminary report. *Resp Care* 2003; *48*(10).

Troster EJ, Ferreira ACP. Atualização em terapia intensiva pediátrica. Rio de Janeiro: Interlivros, 1996.

Unoki T, Mizutani T, Toyooka H. Effects of expiratory rib cage compression on combined with endotracheal suctioning in mechanically ventilated rabbits with induced atelectasis. *Respir Care* 2004; *49*:896-901.

Varekojis SM, Douce FH, Flucke RL *et al*. A comparison of the therapeutic effectiveness of and preference for postural drainage and percussion, intrapulmonary percussive ventilation, and high-frequency chest wall compression in hospitalized cystic fibrosis patients. *Respir Care* 2003; *48*(1):24-28.

Vittorio A, Umberto L, Walter AZ, Alberto P *et al*. Intrapulmonary percussive ventilation improves the outcome of patients with acute exacerbation of chronic obstructive pulmonary disease using a helmet. *Crit Care Med* 2006; *34*(12).

Wolkove N, Kamel H, Rotaple M *et al*. Use of a mucus clearance device enhances the bronchodilator response in patients with stable COPD. *Chest* 2002; *121*:702-707.

# Atualização, Fundamentação Fisiológica e Aplicabilidade da Terapia de Expansão Pulmonar na Neonatologia e Pediatria

Andrezza Lemos Bezerra • Indianara Maria Araújo do Nascimento

## SUMÁRIO

- Introdução
- Definição e classificação da atelectasia
- Bases fisiológicas para terapia de expansão pulmonar
- Abordagem terapêutica para pacientes em respiração espontânea
- Abordagem terapêutica para pacientes em ventilação mecânica
- Abordagem terapêutica para pacientes tanto em respiração espontânea quanto em ventilação mecânica

## INTRODUÇÃO ■

Um dos princípios básicos da fisioterapia respiratória é a terapia de expansão pulmonar, que inclui uma variedade de recursos terapêuticos respiratórios destinados a prevenir ou corrigir atelectasias, com consequentes otimização da troca gasosa e diminuição do trabalho respiratório.

A melhor abordagem para se atingir um determinado objetivo clínico é eleger sempre o método mais seguro, simples e eficaz para determinado paciente. Portanto, a seleção da terapia de expansão pulmonar deve levar em consideração o conhecimento adequado tanto da repercussão fisiológica da técnica, como da fisiopatologia e sua implicação na função pulmonar, para melhor adaptação de determinada técnica às necessidades específicas do paciente. Apesar de a fisioterapia respiratória ter se mostrado como tratamento de escolha para reverter atelectasias e restabelecer os volumes e capacidades pulmonares, ainda há deficiência de evidências científicas que suportem a aplicação dos recursos envolvidos na terapia de expansão pulmonar.

## DEFINIÇÃO E CLASSIFICAÇÃO DA ATELECTASIA

Atelectasias são definidas como colapso de unidades pulmonares periféricas, com consequente diminuição de volumes e capacidades pulmonares, sendo mais frequentes em lactentes e recém-nascidos (RNs), por serem eles mais sensíveis ao efeito cumulativo da secreção pulmonar e mais suscetíveis ao colapso de vias aéreas periféricas, em virtude das particularidades da própria anatomia pulmonar do RN. No adulto, a capacidade residual funcional (CRF) corresponde a 40% da capacidade pulmonar total (CPT), enquanto no RN esse valor é bem mais baixo, sendo estimado em torno de 15%, em virtude da alta complacência de sua caixa torácica. Esse baixo valor provoca uma grande instabilidade das vias aéreas terminais e espaços aéreos. O volume de fechamento é próximo da CRF, diferentemente dos adultos, em que esse volume é próximo do volume residual, o que predispõe ao colapso de vias aéreas em respiração basal. Além disso, o pulmão é imaturo, com menor número de alvéolos. Existem aproximadamente 24 milhões de alvéolos ao nascimento; esse número cresce até cerca de 8 anos de idade, quando a criança deverá atingir ao redor de 300 milhões de alvéolos. A ventilação colateral do RN é limitada, pois não existem evidências da existência dos poros de Kohn imediatamente ao nascimento. Outro fator que pode promover o surgimento de atelectasias no RN se relaciona com a biomecânica da musculatura respiratória, uma vez que o principal músculo da respiração, o diafragma, também se apresenta imaturo, com menor quantidade de fibras tipo I e menor zona de aposição, predispondo à respiração desorganizada e ao maior gasto energético.

O colapso pulmonar é a consequência de um obstáculo à penetração de ar nos alvéolos. Essa obstrução deve persistir o tempo suficiente para permitir a difusão dos gases alveolares dos espaços aéreos para circulação sanguínea. Em contrapartida, quando o ar não é absorvido e sim substituído, podemos aplicar a expressão consolidação alveolar, como a que ocorre em quadros de pneumonia, em que o ar é substituído por material inflamatório a um volume quase correspondente.

O pulmão tem uma tendência natural a entrar em colapso em razão de suas características elásticas. No volume pulmonar que corresponde à CRF, a força de retração do pulmão é balanceada pela tendência à expansão da caixa torácica. A atelectasia deve ser considerada, portanto, como uma ruptura do equilíbrio entre essas duas forças e pode ser classificada das seguintes formas:

## Atelectasia obstrutiva

É causada principalmente pelo excesso de secreção ou exsudatos no interior de pequenos brônquios, ou por corpo estranho na luz do brônquio. O gás distal à obstrução é absorvido pelo sangue que circula nos capilares pulmonares, o que faz com que os alvéolos não ventilados colapsem. Esse tipo de atelectasia é mais comum em períodos após extubação e pós-operatório em crianças menores e RNs.

## Atelectasia compressiva

É provocada por compressão direta no parênquima pulmonar. Podemos citar como causas: pneumotórax, derrames pleurais, cardiomegalia e dilatação do tronco da artéria pulmonar e/ou átrio direito, tumores ou deslocamento de vísceras, como na hérnia diafragmática.

## Atelectasia focal ou de adesão

Desenvolve-se quando há modificações na quantidade ou na qualidade do surfactante pulmonar, aumentando a tensão superficial. A síndrome do desconforto respiratório (SDR) do RN é o exemplo mais característico.

## Atelectasia passiva

É causada pela adoção persistente de um padrão ventilatório superficial com redução do volume corrente pelo paciente. Isto é comum em paciente no pós-operatório de cirurgias toracoabdominais, quando a inspiração profunda é dolorosa, e em pacientes neuromusculares ou profundamente sedados que apresentam dificuldades em respirar profundamente. É uma causa comum em pacientes hospitalizados que ficam restritos ao leito, em combinação com o acúmulo de secreção nas vias aéreas. Em pacientes hospitalizados, restritos ao leito, a causa mais comum de atelectasia é a de etiologia passiva combinada com o acúmulo de secreções nas vias aéreas.

## Atelectasia por redução da complacência do parênquima pulmonar

Há ruptura do equilíbrio elástico entre pulmão e caixa torácica, o que impossibilita a manutenção adequada dos volumes e capacidades pulmonares. A fibrose pulmonar é um exemplo, em que o tecido pulmonar espessado e pouco complacente reduz o volume pulmonar.

## Atelectasia de reabsorção gasosa

Depende da mistura de gás que é inalada, ar atmosférico ou oxigênio. A taxa de absorção depende da solubilidade do gás: ar atmosférico, nitrogênio e hélio são absorvidos em 2 a 3 horas, enquanto o oxigênio a 100% é reabsorvido em poucos minutos, ocasionando colapso rápido de unidades alveolares em até 6 minutos. É comum em pós-operatórios, nos quais são utilizadas altas taxas de concentração de oxigênio.

As atelectasias estão associadas a alterações na oxigenação arterial, redução na complacência pulmonar, aumento na resistência vascular pulmonar por compressão dos vasos extra-alveolares e vasoconstrição hipóxica, e hiperdistensão de unidades alveolares adjacentes. Um colapso alveolar simples poderá desencadear uma reação inflamatória, e os pulmões desrecrutados causarão lesão e perda da integridade epitelial, com lesão de pneumócitos tipos I e II, o que altera o transporte de fluidos pelo epitélio, favorecendo a formação e manutenção do edema alveolar. Os macrófagos alveolares secretam várias citocinas inflamatórias (IL-1, -6, -8 e TNF-$\alpha$) que agem localmente para estimular a quimiotaxia e ativação de neutrófilos. Além disso, estudos experimentais demonstraram que as atelectasias também têm mostrado promover crescimento bacteriano em virtude da redução da função do surfactante e do macrófago alveolar.

Essa noção dos mecanismos fisiopatológicos tem o objetivo de direcionar a conduta a ser adotada na recuperação das capacidades e volumes pulmonares e restabelecimento do equilíbrio na relação ventilação-perfusão.

## BASES FISIOLÓGICAS PARA TERAPIA DE EXPANSÃO PULMONAR ■

A terapia de expansão pulmonar deve ponderar as seguintes variáveis:

- Estado de consciência, motivação e colaboração do paciente.

- Objetivo da terapia de expansão: profilático ou terapêutico.

- Nível de trabalho respiratório imposto aos músculos respiratórios, que inclui a condição clínica do paciente associada ao equipamento a ser utilizado na terapia de expansão.

- Impedância do sistema: complacência pulmonar ou resistência do sistema respiratório.

- Capacidade vital (CV): direciona a estratégia terapêutica a ser utilizada, uma vez que pode representar a capacidade do indivíduo em mobilizar o volume pulmonar.

O fisioterapeuta deverá indicar a melhor proposta terapêutica com base no aumento da pressão transpulmonar. Esse gradiente de pressão mantém os pulmões em seus volumes de repouso, conservando a CRF.

Pressão transpulmonar = Pressão alveolar – Pressão pleural

Portanto, aumentos na pressão transpulmonar são possíveis, seja por aumento na pressão alveolar, como é o caso da utilização dos dispositivos com pressão positiva, ou por diminuição na pressão pleural. A pressão pleural reduz-se quando há contração dos músculos inspiratórios, o que favorece a expansão da caixa torácica e tração da pleura parietal, aumentando o espaço intrapleural, com consequente queda da pressão pleural (Lei de Boile). Todas as terapias de expansão pulmonar utilizam uma dessas duas abordagens.

O parâmetro mais importante para direcionar a designação de uma ou outra abordagem é a CV. Pacientes com CV reduzida (< 12 mL/kg) são incapazes de inspirar profundamente, contraindicando a utilização de terapias de expansão baseadas em aumento da negatividade da pressão pleural, assim como RNs, crianças menores e pacientes neurológicos, que são incapazes de cooperar com a técnica.

## ABORDAGEM TERAPÊUTICA PARA PACIENTES EM RESPIRAÇÃO ESPONTÂNEA ■

### Inspirações profundas

São indicadas para melhorar a ventilação e a oxigenação, aumentando o volume corrente e a mobilidade da caixa torácica. Há indicação também quando a excusão diafragmática estiver diminuída ou o paciente se encontrar restrito ao leito, em pós-operatório.

Quando o paciente estiver consciente, cooperativo, e tiver CV > 12 mL/kg, o emprego de respiração com inspirações profundas a altos volumes pulmonares pode se traduzir como eficiente expansão pulmonar, principalmente como forma profilática em casos de restrição ao leito.

O padrão de respiração, segundo Cuello, pode ser realizado de várias formas: inspiração profunda, inspiração fracionada ou em tempos e soluços inspiratórios.

A inspiração profunda é reconhecida internacionalmente como a principal forma de exercício respiratório da terapia de expansão pulmonar. A inspiração deve ser nasal e lenta, o mais profunda possível, e de preferência seguida de uma pausa ao final da inspiração (Fig. 4.1), com o objetivo de redistribuir o ar entre os alvéolos em diferentes constantes de tempo, assim como melhorar a difusão pulmonar, favorecendo a hematose.

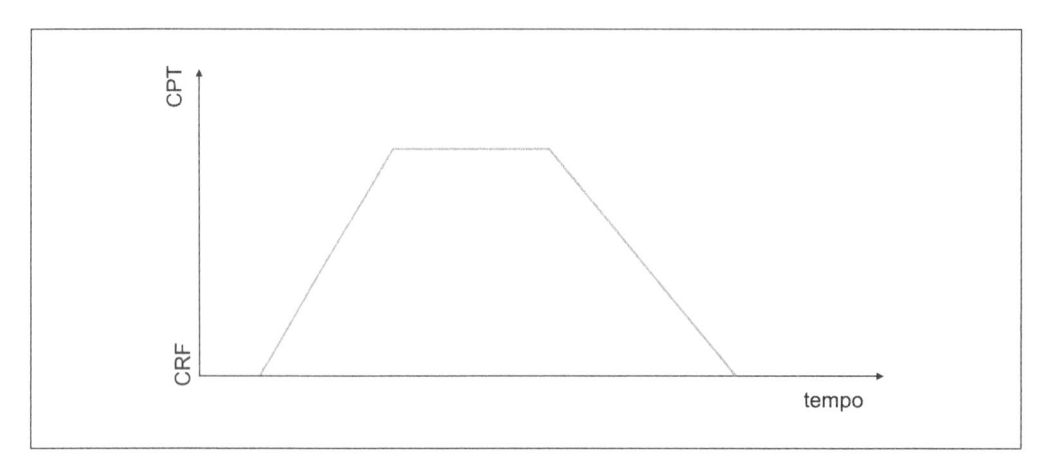

**Fig. 4.1** ■ Representação da inspiração profunda seguida de pausa inspiratória.

Em vários estudos, a utilização de inspirações profundas está associada ao pós-operatório de cirurgias toracoabdominais como forma terapêutica e profilática de atelectasias. Pacientes de pós-operatório apresentam atelectasias como achado mais comum. As atelectasias reduzem a CV e levam à hipoxemia por vários mecanismos, incluindo dor, incapacidade de tossir eficazmente, utilização de altas frações inspiradas de oxigênio, restrição ao leito, depuração alterada da secreção, utilização de circulação extracorpórea e hemotransfusões que predispõem à lesão pulmonar aguda. Tudo isso aumenta o trabalho respiratório, levando à insuficiência respiratória e necessidade de reintubação e a infecções nosocomiais.

O'Donohue *et al.* sugeriram que a respiração profunda melhorou a capacidade inspiratória, a complacência pulmonar, a ventilação basal e o deslocamento diafragmático de pacientes no pós-operatório de cirurgias torácicas; e que apenas a mobilização sem respiração profunda não alterou as complicações no pós-operatório, dias de internamento hospitalar, função pulmonar e readmissão na UTI. Em contrapartida, Stiller e Mackay demonstraram que a respiração profunda não melhorou a oxigenação, raio X de tórax, o tempo de internamento em UTI e as complicações pulmonares nos pacientes de pós-operatório de cirurgia cardíaca, e que a respiração profunda e a tosse associadas à mobilização possuem o mesmo efeito de apenas a mobilização do paciente. Tais resultados podem estar associados a várias limitações dos estudos, como a associação entre várias técnicas fisioterapêuticas e sua não padronização e a ausência de grupos de controle.

A inspiração fracionada ou em tempos também é uma inspiração nasal e suave, contudo deve ser interrompida por curtas pausas inspiratórias, pós-inspiratórias e programadas para dois, três ou quatro tempos, até ser atingida a capacidade inspiratória máxima (Fig. 4.2).

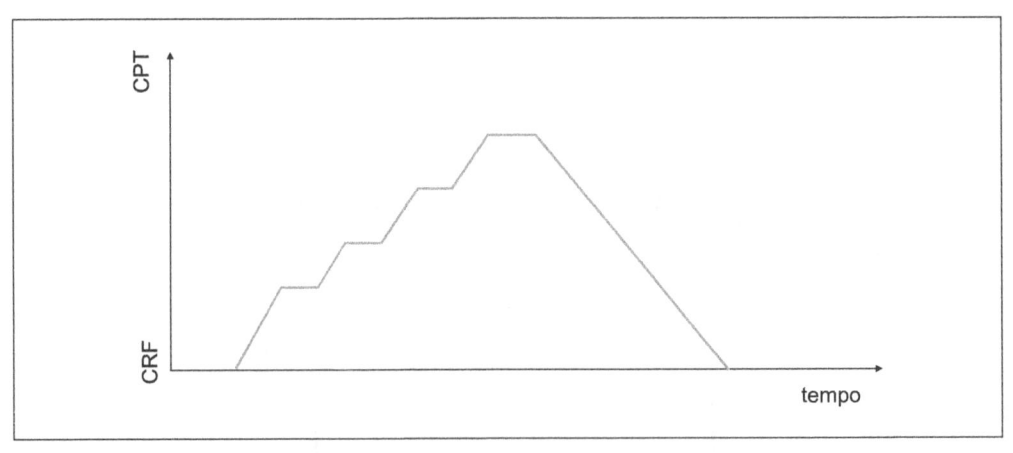

**Fig. 4.2** ■ Representação da inspiração fracionada.

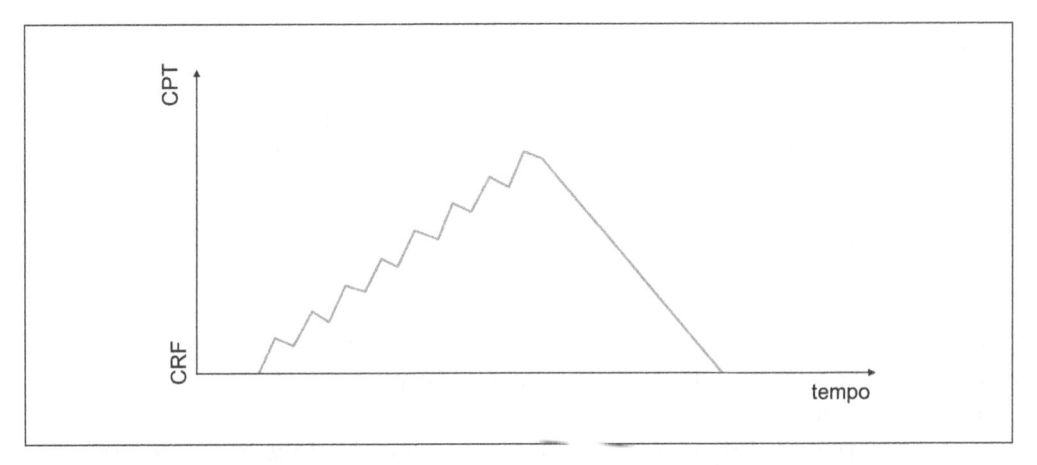

**Fig. 4.3** ■ Representação dos soluços inspiratórios.

Os soluços inspiratórios consistem em uma inspiração subdividida em inspirações curtas e sucessivas, sem pausas pós-inspiratórias, até atingir a capacidade inspiratória máxima (Fig. 4.3). Estudos demonstraram que esta técnica é capaz de reexpandir zonas basais, incrementando a capacidade inspiratória dos pacientes, assim como otimizar a mobilização do diafragma no pós-operatório de cirurgias toracoadominais.

## Sustentação inspiratória máxima

A técnica consiste em fazer com que o paciente, por meio do uso de inspirômetros de incentivo, faça uma inspiração máxima que deverá ser sustentada por um determinado intervalo de tempo, que pode ou não ser preestabelecido pelo

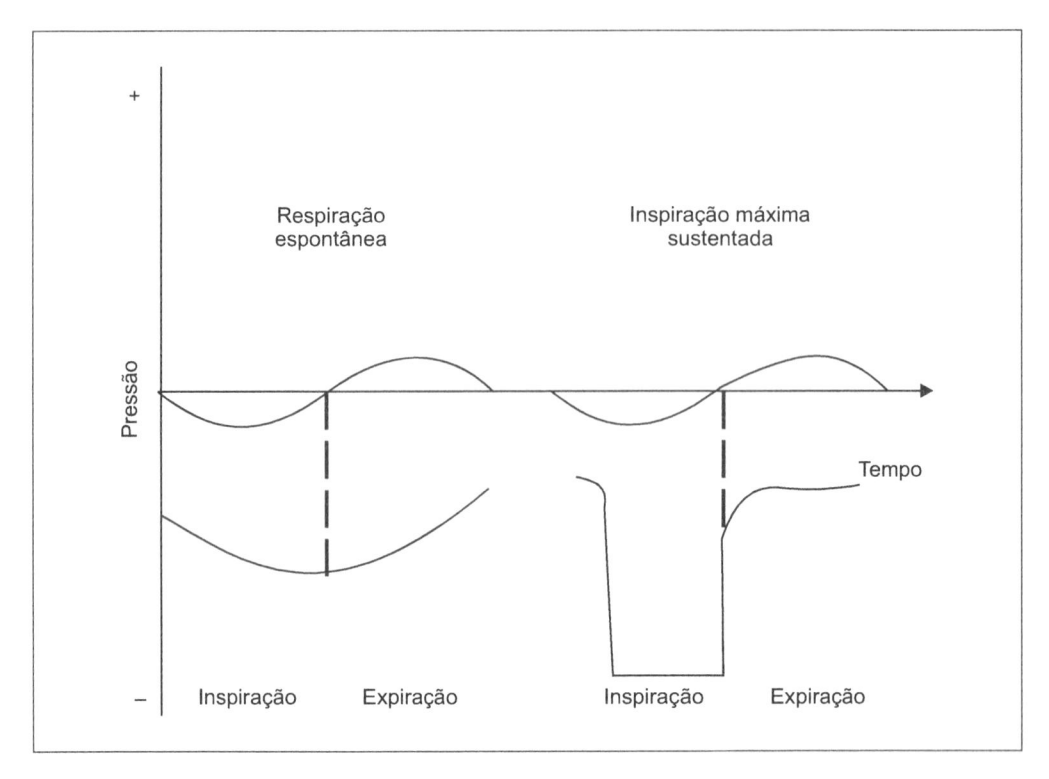

**Fig. 4.4** ■ Alterações na pressão alveolar (*linha contínua*) e da pressão pleural (*linha tracejada*) durante a respiração espontânea e durante a sustentação máxima da inspiração.

fisioterapeuta. Os inspirômetros servem, portanto, como *feedbacks* visuais para estimular os pacientes a alcançarem a inspiração profunda e lenta, mimetizando o suspiro natural.

O efeito principal da técnica permite o incremento do gradiente de pressão transpulmonar por aumento da negatividade da pressão pleural (Fig. 4.4), resultando em melhora da expansão pulmonar e otimização do mecanismo de tosse.

Há dois dispositivos básicos de incentivadores inspiratórios: a fluxo e a volume (Fig. 4.5*A* e *B*).

## Incentivadores a fluxo

- Podem gerar fluxo turbulento inicial que favorece alcançar o limite máximo de *feedback* do equipamento sem necessariamente alcançar a capacidade inspiratória máxima.
- Menos fisiológicos.
- Podem causar aumento do trabalho respiratório.
- Menor custo.

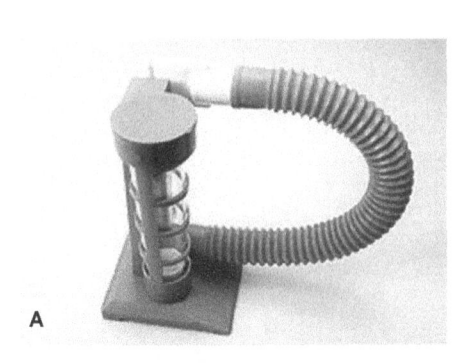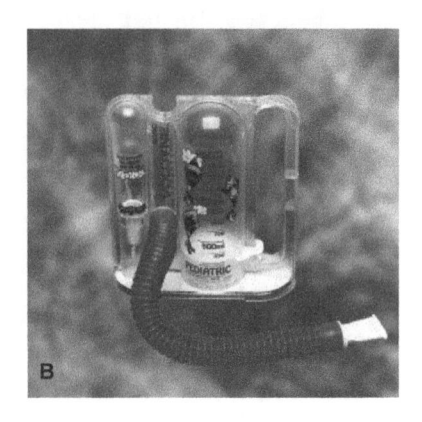

**Fig. 4.5** ■ **A.** Incentivador a fluxo. **B.** Incentivador a volume.

## Incentivadores a volume

- Oferecem volume constante até atingir a capacidade inspiratória máxima.

- Mais fisiológicos.

- Incrementam menos o trabalho respiratório.

- Custo maior.

Alguns autores demonstraram que a utilização dos inspirômetros de incentivo é capaz de prevenir e tratar as complicações pulmonares no pós-operatório de cirurgias toracoabdominais; no entanto, várias revisões bibliográficas sugerem que não há evidências dos efeitos benéficos da sua utilização. O pequeno número de pacientes nos estudos e as diferentes metodologias empregadas podem ter influenciado tais achados.

O número de repetições da técnica também vária bastante nos vários estudos, não havendo consenso sobre quantas incursões por minuto ou quantas vezes por dia devem ser utilizados. Alguns autores sugerem que como a técnica é uma forma de simular os suspiros inspiratórios, e como estes ocorrem com uma frequência de seis inspirações profundas por hora, esse deve ser o valor médio de inspirações com os incentivadores por hora.

## Terapias por Pressão Positiva

### EPAP

A pressão positiva expiratória final (EPAP) é uma terapêutica simples, de baixo custo e com grande aplicabilidade em patologias respiratórias. O sistema é composto por uma válvula unidirecional acoplada a uma máscara facial ou boqui-

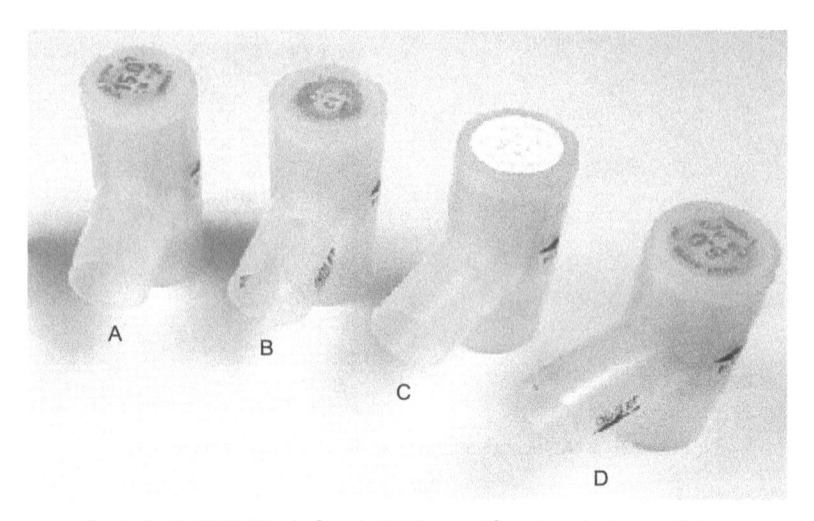

**Fig. 4.6** ■ EPAP. Válvula fixa de PEEP com diferentes níveis pressóricos.

lha conectada, na fase expiratória, a um resistor que mantenha a pressão positiva ao final da expiração com consequente aumento na pressão transpulmonar (Fig. 4.6*A-D*).

A inspiração é ativa, sem nenhum suporte inspiratório de fluxo ou pressão (Fig. 4.7), o que determina um trabalho respiratório maior, quando comparado à pressão positiva contínua nas vias aéreas (CPAP) ou a dois níveis de pressão positiva nas vias aéreas (BIPAP).

Suas principais indicações são para atelectasias e hipoventilação, como no pós-operatório de cirurgias toracoabdominais, restrição ao leito ou pneumonias. Classicamente, aplica-se a EPAP, de forma terapêutica, com os seguintes objetivos:

- Aumentar a CRF.

- Recrutar alvéolos.

- Melhorar a complacência pulmonar.

- Redistribuir água extravascular pulmonar.

Há poucos trabalhos na literatura que relatem os efeitos da terapia com EPAP na população pediátrica, no entanto seu uso é bastante difundido entre os profissionais, uma vez que associa todas as vantagens da aplicação da PEEP ao fato de que não é necessária a colaboração do paciente. Isso é especialmente importante em crianças pequenas, as quais são incapazes de colaborar com a técnica, e naqueles não conscientes, que geralmente assumem um padrão respiratório monótono, levando-os a produzir instabilidade de vias aéreas e permitindo o aparecimento de atelectasias, o que pode alterar a evolução clínica da doença.

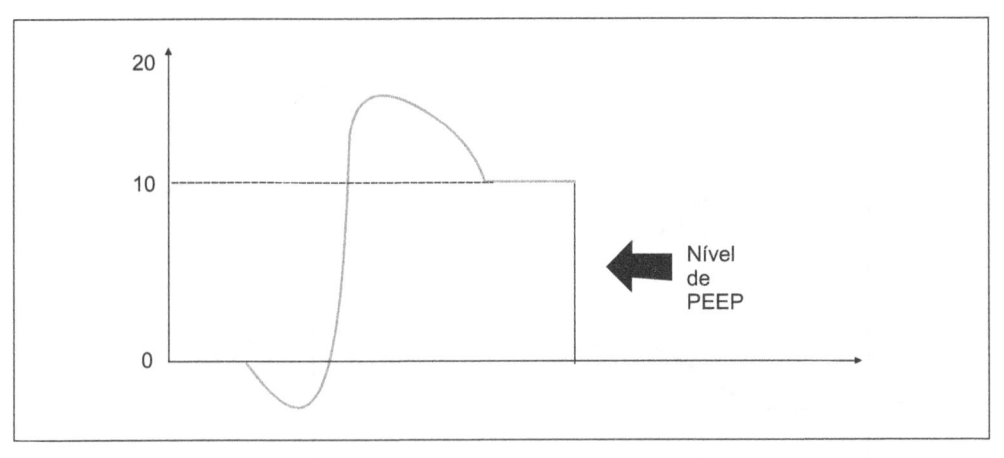

**Fig. 4.7** ■ Forma de onda pressórica da EPAP.

A utilização da PEEP está contraindicada em algumas condições, como em pacientes com pneumotórax não drenado, instabilidade hemodinâmica e pressão intracraniana elevada. A aplicabilidade da EPAP deve ser restrita a pacientes que apresentem aumento importante do trabalho respiratório, a fim de evitar progressão para fadiga e falência muscular respiratória.

## CPAP

A pressão positiva contínua nas vias aéreas (CPAP) é um método não invasivo de aplicar pressão positiva durante todo o ciclo respiratório em pacientes respirando espontaneamente, o que aumenta o gradiente de pressão transpulmonar. A Fig. 4.8 compara as alterações das pressões alveolar e pleural que ocorrem durante a respiração espontânea normal e durante a CPAP.

A terapia com a CPAP é bem tolerada, simples e de baixo custo, uma vez que utiliza uma fonte de gás de alto fluxo e uma válvula de PEEP, não requerendo ventilador específico. Vários efeitos estão associados à sua aplicabilidade:

- Previne o colapso alveolar.
- Aumenta a CRF.
- Aumenta a oxigenação arterial.
- Reduz o trabalho respiratório.
- Reduz a pré-carga e a pós-carga cardíaca.
- Melhora a complacência pulmonar.
- Melhora a distribuição da ventilação através dos canais colaterais (poros de Kohn).
- Melhora a eficácia na remoção de secreções.

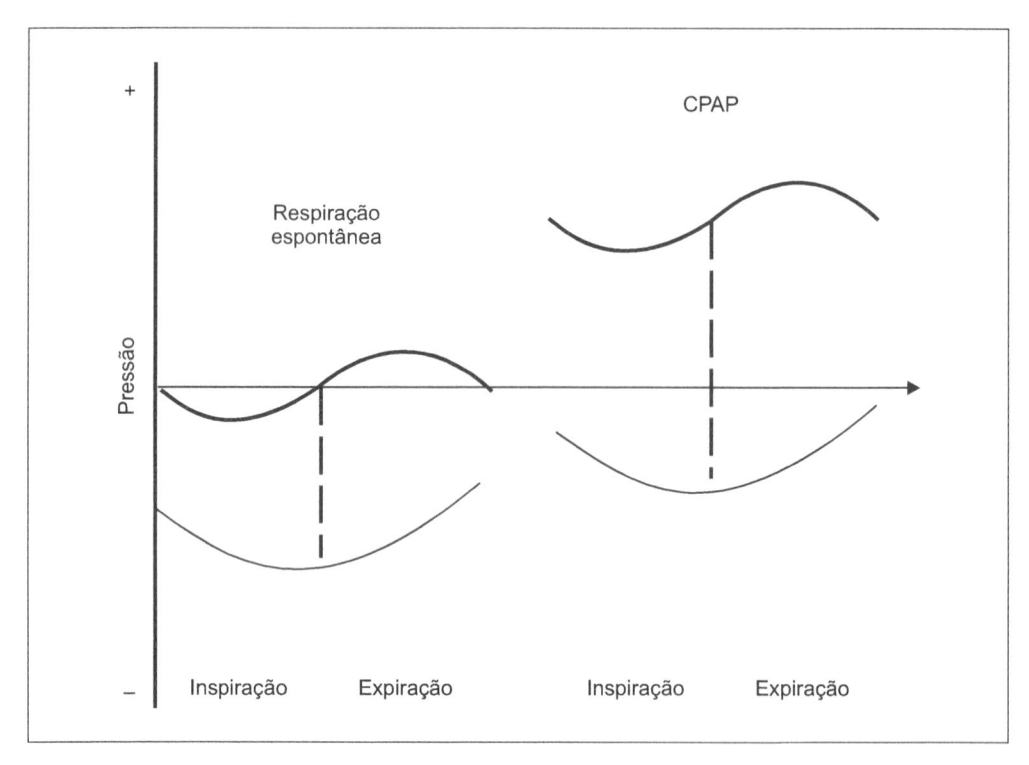

**Fig. 4.8** ■ Alterações na pressão alveolar (*linha contínua*) e da pressão pleural (*linha tracejada*) durante a respiração espontânea e durante a CPAP.

A aplicação de CPAP reduz o índice de atelectasias, a necessidade de intubação traqueal, a pneumonia e os dias de internamento em UTI após cirurgias toracoabdominais, e em RN é considerada efetiva na prevenção de falência respiratória pós-extubação (Squadrone).

Em adultos, pressões de 9 a 10 $cmH_2O$ são necessárias para manter a via aérea pressurizada durante todo o ciclo respiratório e melhorar a troca gasosa em paciente com toracotomia, sendo esses considerados valores seguros e que não apresentam efeitos hemodinâmicos adversos. No entanto, não há valores específicos citados na literatura para manutenção da pressurização das vias aéreas em RNs ou crianças pequenas. Pressões em torno de 3 a 8 $cmH_2O$ são frequentemente utilizadas nesse grupo de pacientes, sem repercussões hemodinâmicas evidentes. O quadro clínico e a condição hemodinâmica do paciente devem ser levados em consideração na titulação da PEEP.

O fisioterapeuta deve assegurar também que o fluxo seja adequado para responder às necessidades do paciente com o uso de sistemas de CPAP. Geralmente, o fluxo inicial deve ser ajustado de maneira que diminua o trabalho respiratório do paciente, evitando que a pressão caia mais de 1 a 2 $cmH_2O$ durante a inspiração. Na prática, emprega-se um fluxo total constante de 7 Lpm (litros por minuto), pois fluxos menores podem ser incapazes de produzir a pressão positiva desejada e podem predispor a retenção de $CO_2$, e fluxos maiores podem produzir turbulência exagerada.

Os meios mais comumente empregados para a geração da pressão positiva são a válvula expiratória do circuito do ventilador mecânico ou o simples mergulhar da extremidade expiratória do circuito da CPAP em um recipiente com água (Fig. 4.9*A* e *B*). Lima *et al.* demonstraram que, quando comparados os valores de pressão gerados pela válvula de exalação do ventilador ou pelo selo d'água, a PEEP gerada pelo ventilador se comportou de forma quase estática, ocorrendo uma pequena faixa de variação nos níveis pressóricos (menor do que 1 $cmH_2O$), permitindo uma relativa manutenção da pressão e conferindo ao sistema maiores segurança e estabilidade. A CPAP do selo d'água apresentou um comportamento dinâmico, com uma ampla faixa de variação dos valores pressóricos (em torno de 2 a 4 $cmH_2O$), que provavelmente foi produzida pelo borbulhamento da coluna de água, gerando variações constantes, produzindo diferentes resistências ao fluxo aéreo e interferindo sobre as PEEPs. Os autores sugerem ainda que a forma de onda (pressão *versus* tempo) produzida pela CPAP no selo d'água é semelhante àquela produzida pela ventilação de alta frequência. Esta tem sido considerada uma modalidade ventilatória vantajosa em relação à ventilação mecânica convencional em algumas condições clínicas, mostrando-se eficiente na eliminação de $CO_2$ e capaz de reduzir o tempo de suporte ventilatório e oxigenioterapia, por possuir transportes de gás diferentes daqueles da ventilação mecânica convencional.

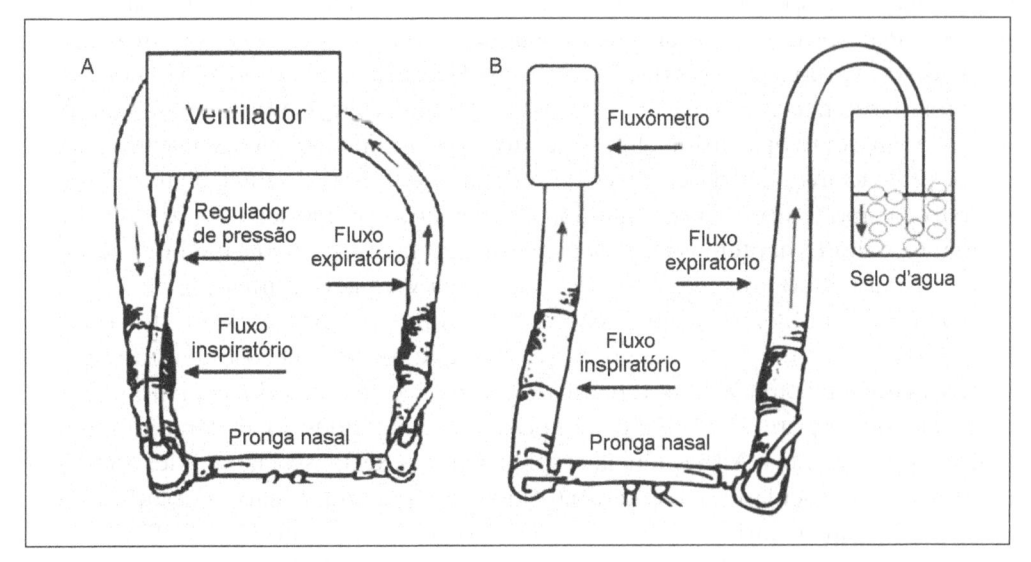

**Fig. 4.9** ■ Geração da pressão positiva contínua com **A**, válvula expiratória do circuito do ventilador mecânico ou **B**, simples mergulhar da extremidade expiratória do circuito da CPAP em um recipiente com água.

**Quadro 4.1** ■ Prongas nasais

| Número da pronga | Peso do RN (g) |
|---|---|
| 0 | < 700 |
| 1 | 700 a 1.000 |
| 2 | 1001 a 2.000 |
| 3 | 2001 a 3.000 |
| 4 | > 3.000 |

A conexão do sistema pode ser feita por diversos meios, entre eles a pronga nasal ou a máscara facial. A pronga nasal é utilizada com maior frequência principalmente em RN, e sua escolha deve levar em consideração o peso do RN (Quadro 4.1). Tamanhos inadequados de prongas podem predispor a vazamentos excessivos, com perda da pressurização do sistema ou lesões de septo ou mucosa nasal e dor. As máscaras faciais evitam perdas de gás principalmente por via oral, mantendo pressões de vias aéreas mais adequadas; no entanto, trazem maior risco de distensão abdominal e broncoaspiração.

## BIPAP

A aplicação de dois níveis pressóricos na via aérea é a segunda forma mais comum de ventilação não invasiva (VNI) em pediatria. Ela fornece uma pressão positiva inspiratória em resposta ao esforço inspiratório do paciente e uma PEEP na fase expiratória. Para fornecer esse tipo de ventilação, o aparelho deve ter um mecanismo chamado de sensibilidade ou disparo, que é o mecanismo responsável pela detecção do esforço inspiratório do paciente, permitindo a liberação de um ciclo assistido pela máquina em um tempo razoavelmente curto e melhor interação paciente-ventilador.

A pressão inspiratória é capaz de reduzir o trabalho da musculatura inspiratória ao mesmo tempo em que melhora a ventilação pulmonar e recruta alvéolos, enquanto a PEEP mantém os alvéolos abertos com consequente melhora na troca gasosa, diminuindo a necessidade de assistência ventilatória invasiva.

O grande problema da utilização da VNI como terapia de expansão com utilização do BIPAP em RNs e crianças pequenas é justamente o trabalho imposto à musculatura inspiratória na tentativa de vencer o disparo do ventilador, assim como fazê-lo responder no menor tempo possível, atendendo às demandas metabólicas dos pacientes. A frequência respiratória dos RNs, associada à desvantagem mecânica da musculatura respiratória e aos equipamentos não adaptados a pacientes nessa faixa etária, favorece a dificuldade do disparo no modo BIPAP, o que acarreta aumento do trabalho respiratório, aumento na $PaCO_2$ e risco aumentado de barotrauma e hemorragia intraventricular.

Com o avanço tecnológico e dos modelos ventilatórios especializados para ventilação de pacientes neonatais e pediátricos, cada vez mais há melhora nos dispositivos de disparo, permitindo um aumento na utilização do modo BIPAP para estes pacientes.

Os pacientes com insuficiência respiratória grave, complacência pulmonar baixa e aumentos importantes do trabalho respiratório se beneficiam com a utilização do CPAP, contudo, em alguns casos, persiste a insuficiência ventilatória, havendo necessidade de aumentar a ventilação alveolar, sendo imprescindível a utilização do BIPAP.

## ABORDAGEM TERAPÊUTICA PARA PACIENTES EM VENTILAÇÃO MECÂNICA ■

### Manobras de hiperinsuflação manual (HM)

Descrita como *bag squeezing* por Clement e Hubsch (1968), essa técnica consiste na insuflação pulmonar com oxigênio suplementar a 100%, até o volume corrente de 1 litro (L), com pressão inspiratória de 20 a 40 $cmH_2O$, bolsa ressuscitadora ou AMBU associado à vibrocompressão na fase expiratória, com o objetivo de otimizar a ventilação alveolar, aumentar o *clearance* mucociliar, melhorar a oxigenação e a complacência pulmonar e reverter atelectasias.

A técnica foi modificada e a definição recente propõe o fornecimento de um volume corrente maior que o basal ou um volume corrente que seja 50% maior que o ofertado pelo ventilador, de forma lenta, com rápida liberação da compressão do AMBU na fase expiratória e possibilidade de adicionar pausa inspiratória (Fig. 4.10).

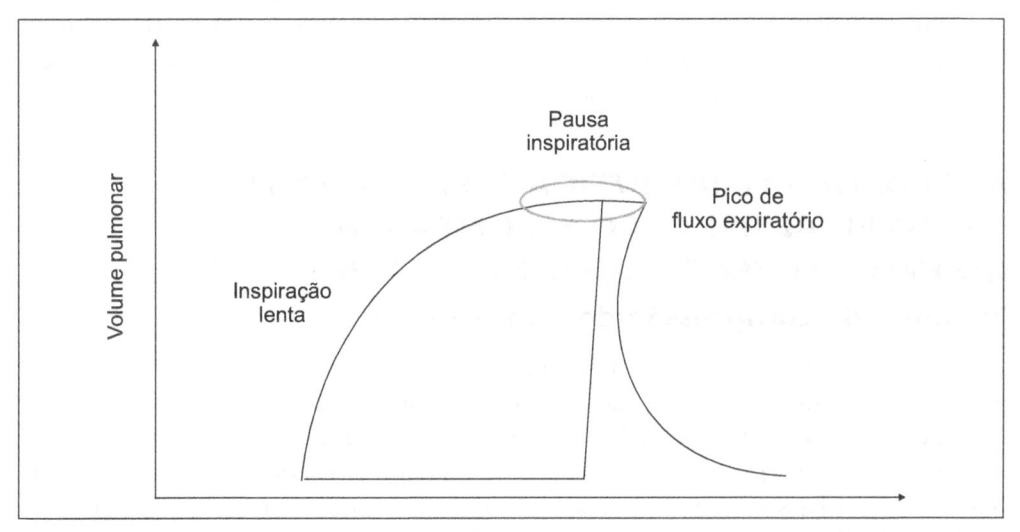

**Fig. 4.10** ■ Comportamento do volume pulmonar durante a manobra de hiperinsuflação manual.

Apesar de seu uso bastante frequente e difundido, ainda não há uniformidade na execução da técnica em relação ao tempo inspiratório aplicado, à realização de pausa inspiratória, ao tempo de aplicação e à realização de liberação brusca ou não da compressão da bolsa. Além disso, a utilização da hiperinsuflação manual (HM) geralmente está associada a outras técnicas fisioterapêuticas, como posicionamentos e mobilização no leito, vibração torácica, ou estímulos de tosse, o que dificulta a compreensão dos resultados encontrados na literatura associados a evidências científicas que reforcem sua aplicabilidade.

O volume corrente maior que o fornecido pelo ventilador aumenta a pressão transpulmonar, e a pausa inspiratória permite preencher alvéolos com constantes de tempo longas, promovendo a abertura de unidades pulmonares colapsadas. Em um estudo comparando a eficácia entre ofertar volume corrente mais alto que o basal ou insuflar o pulmão até uma pressão de pico predeterminada, Rothen *et al.* observaram que a utilização de pressão de pico de 40 $cmH_2O$ é mais eficaz em abrir áreas atelectasiadas do que ofertar o dobro do volume corrente (em pacientes com pulmão normal, sob anestesia).

Os efeitos deletérios da HM incluem: risco de barotrauma e volutrauma por hiperdistensão alveolar, aumento de auto-PEEP, em razão do tempo expiratório inapropriado, da frequência respiratória aplicada pelo operador, do volume corrente ofertado ou pela retirada da pressão expiratória (PEEP) fornecida pelo ventilador, o que causa mais compressão dinâmica de vias aéreas, comprometendo o fluxo aéreo expiratório. A retirada da PEEP e aplicação de pressões inspiratórias elevadas promovem abertura e fechamento cíclicos de alvéolos, provocando lesão em alvéolos mais instáveis. Pode ocorrer instabilidade hemodinâmica com diminuição do débito cardíaco e aumento da pós-carga ventricular direita, por causa do aumento da pressão intratorácica e da resistência vascular pulmonar.

Seu uso está contraindicado em casos de pneumotórax não drenado, broncoespasmo grave, PEEP > 10 $cmH_2O$, pressão intracraniana elevada, edema agudo de pulmão ou lesão pulmonar aguda.

## ABORDAGEM TERAPÊUTICA PARA PACIENTES TANTO EM RESPIRAÇÃO ESPONTÂNEA QUANTO EM VENTILAÇÃO MECÂNICA ▪

### Manobra de compressão/descompressão

A manobra de compressão/descompressão da caixa torácica consiste em comprimir o tórax durante a expiração, com descompressão brusca no terço inicial da inspiração subsequente (Fig. 4.11), objetivando facilitar a remoção de secreção e aumentar o volume pulmonar, com consequente aumento de ventilação em áreas pulmonares colapsadas. Foi descrita inicialmente como técnica coadjuvante na remoção de secreção por Opie *et al.*, em 1958.

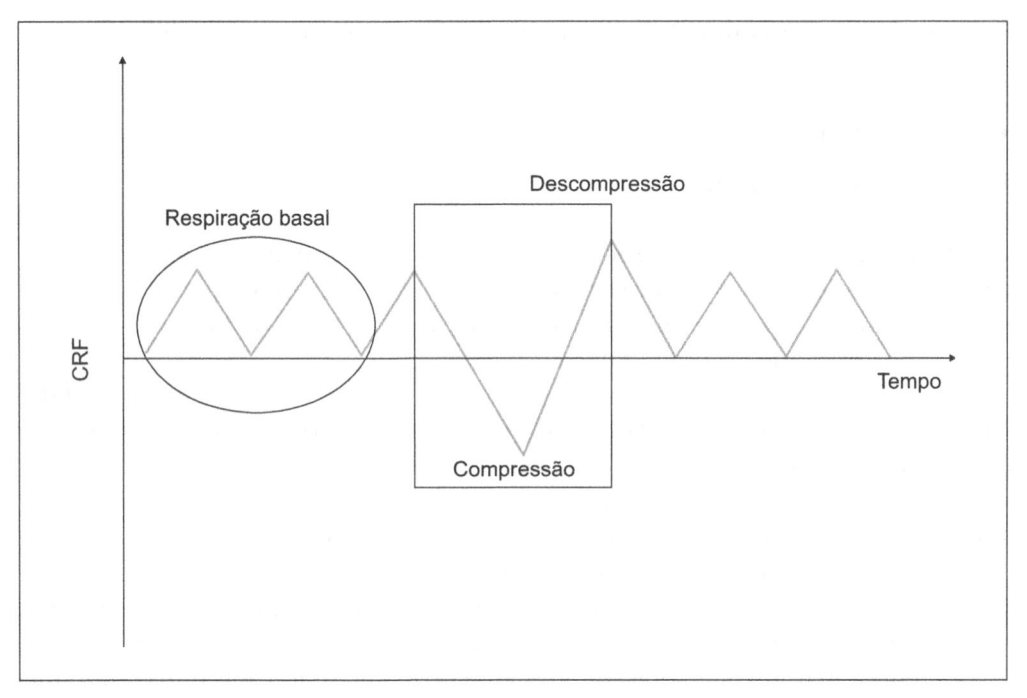

**Fig. 4.11** ■ Comportamento do volume pulmonar durante a manobra de compressão/descompressão torácica.

Acredita-se que a fisiologia da manobra de compressão/descompressão envolva tanto o componente muscular quanto o pressórico, para resultar no aumento da ventilação. Durante a compressão da caixa torácica, há maior alongamento das fibras musculares por prolongamento da expiração, o que, pela lei de tensão-comprimento, propiciaria maior esforço inspiratório e estimulação da inspiração ativa com consequente aumento na ventilação alveolar e abertura de unidades alveolares colapsadas. A diminuição do volume expiratório final também favorece o aumento de recolhimento elástico do gradil costal, que aumenta o volume inspirado subsequente na descompressão. Em relação ao componente pressórico, ocorre aumento da pressão transpulmonar durante a manobra, com queda da pressão na via aérea durante a descompressão e deslocamento de fluxo aéreo para a área previamente comprimida.

Vale ressaltar que não há comprovação de que o aumento do volume inspiratório, após a descompressão, seja maior do que o volume expirado durante a compressão.

As principais contraindicações da técnica de compressão/descompressão são:

- Tórax rígido e instabilidade torácica.

- Osteopenia, fragilidade óssea constitucional.

- Pneumotórax não drenado, pneumomediastino e pneumopericárdio.

- Hemoptise.

- Broncoespasmo.

- Hemorragia pulmonar.

As limitações da técnica são o fato de ela ser terapeuta-dependente e de haver a necessidade de sincronia da compressão manual torácica com a fase expiratória, para não ocorrerem restrições torácicas e limitação da inspiração, o que proporcionaria aumento do trabalho respiratório.

Recentemente, Unoki *et al.*, em seus estudos clínicos e experimentais (2003, 2004 e 2005) sobre os efeitos da compressão torácica, associados ou não à aspiração traqueal, demonstraram que não houve alteração significativa na oxigenação, na ventilação e na complacência dinâmica do sistema respiratório, embora em animais tenha havido aumento do volume corrente em relação ao basal.

Em crianças, principalmente as menores e em recém-nascidos, não se verifica o benefício da reexpansão pulmonar com a técnica de compressão/descompressão. Considerando que durante a compressão há aumento na pressão intratorácica, levando a maior fechamento de vias aéreas de pequeno calibre, haverá diminuição do volume pulmonar, acentuando as áreas de colapso pulmonar.

## LEITURAS SUGERIDAS ■

Azeredo CAC. SMI – Sustentação máxima da inspiração. *In*: Azeredo CAC. *Fisioterapia respiratória moderna*. São Paulo: Manole, 2002: 121-142.

Brasher PA, McClelland KH, Denehy L, Story I. Does removal of deep breathing exercises from a physiotherapy program including pre-operative education and early mobilisation after cardiac surgery alter patient outcomes? *Aust J Physiother* 2003; *49*:165-173.

Choil JSP, Jones AYM. Effects of manual hyperinflation and suctioning on respiratory mechanics in mechanically ventilated patients with ventilator-associated pneumonia. *Aust J Physiother* 2005; *51*:25-30.

Ciesla ND. Chest physical therapy for patients in the Intensive Care Unit. *Physical Therapy* 1996; *76*:609-625.

Cunha MT, Corte L, Videira NL, Cristianni R *et al*. Impacto hemodinâmico e respiratório da técnica da hiperinsuflação manual em crianças sob ventilação mecânica. *Pediatria* (São Paulo), 2008; *30*:15-21.

Denehy L. The use of manual hyperinflation in airway clearance. *Eur Respir J* 1999; *14*:958-965.

Ferreyra GP, Baussano I, Squadrone V *et al*. Continuous positive airway pressure for treatment of respiratory complications after abdominal surgery: a systematic review and meta-analysis. *Ann Surg* 2008; *247*:617-626.

Johnston C, Carvalho WB. Atelectasias em pediatria: mecanismos, diagnóstico e tratamento. *Rev Assoc Med Bras* 2008; *54*:455-460.

Lemes DA, Guimarães FS. O uso da hiperinsuflação como recurso fisioterapêutico em Unidade de Terapia Intensiva. *RBTI* 2007; *19*:222-225.

Maa SH, Hung TJ, Hsu KH, Hsieh YI *et al.* Manual hyperinflation improves alveolar recruitment in difficult-to-wean patients. *Chest* 2005; *128*:2.714-2.721.

Machado MGR. Bases da fisioterapia respiratória – terapia intensiva e reabilitação. São Paulo: Guanabara Koogan, 2008.

Maxwell LJ, Ellis ER. The effect of circuit type, volume delivered and "rapid release" on flow rates during manual hyperinflation. *Austr J Physiother* 2003; *49*:31-38.

Maxwell LJ, Ellis ER. The effect on expiratory flow rate of maintaining bag compression during manual hyperinflation. *Austr J Physiother* 2004; *50*:47-49.

O'Donohue Jr. WJ. National survey of the usage of lung expansion modalities for the prevention and treatment of postoperative atelectasis following abdominal and thoracic surgery. *Chest* 1985; *87*:76-80.

Patman S, Jenkins S, Stiller K. Manual hyperinsuflation: effects on respiratory parameters. *Physiother Res Int* 2000; *6*:231-232.

Redfern J, Ellis ER, Holmes W. The use of a pressure manometer enhances student physiotherapists' performance during manual hyperinflation. *Austr J Physiother* 2001; *47*:121-131.

Smith MCL, Ellis ER. Is retained mucus a risk factor for the development of postoperative atelectasis and pneumonia? – Implications for the physiotherapist. *Physiother Theo Prac* 2000; *16*:69-80.

Squadrone V, Coha M, Cerutti E *et al.* Continuous positive airway pressure for treatment of postoperative hypoxemia. *JAMA* 2005; *293*:589-595.

Tsuchida S, Engelberts D, Peltekova V, Hopkins N *et al.* Atelectasis causes alveolar injury in nonatelectatic lung regions. *Am J Respir Crit Care Med* 2006; *174*:279-289.

Turki M, Young MP, Wagers SS, Bates JHT. Peak pressures during manual ventilation. *Respir Care* 2005; *50*:340-4.

Unoki T, Kawasaki Y, Mizutani T *et al.* Effects of expiratory rib-cage compression on oxygenation, ventilation, and airway secretion removal in patients receiving mechanical ventilation. *Respir Care* 2005; *50*:1.430-1.437.

Unoki T, Mizutani T, Toyooka H. Effects of expiratory rib cage compression combined with endotracheal suctioning on gas exchange in mechanically ventilated rabbits with induced atelectasis. *Respir Care* 2004; *49*:896-901.

Unoki T, Mizutani T, Toyooka H. Effects of expiratory rib cage compression and/or prone position on oxygenation and ventilation in mechanically ventilated rabbits with induced atelectasis. *Respir Care* 2003; *48*:754-762.

Wilkins RL, Scanlan CL. Terapias de expansão pulmonar. *In*: Scanlan CL, Wilkins RL, Stoller JK (eds.). *Fundamentos da terapia respiratória de Egan.* 7ª ed. São Paulo: Manole, 2000: 797-843.

# CAPÍTULO 5

# Abordagem da Fisioterapia ao Recém-nascido de Alto Risco

Marcela Raquel de Oliveira Lima • Milena Cristina de Araújo Moura Figueira

## SUMÁRIO

- Introdução
- Desenvolvimento neonatal
- Instrumentos de avaliação neurocomportamental
- Intervenções baseadas no desenvolvimento
- Qual o melhor momento para intervenção/estimulação? Análise de riscos e benefícios

## INTRODUÇÃO ■

Podem ser considerados como recém-nascidos (RNs) de risco os bebês que nascem prematuramente, com baixo peso, e que têm suas primeiras experiências de vida num ambiente extremamente estressante e potencialmente lesivo, como o é a maioria das unidades de terapia intensiva neonatal (UTINs). A associação entre a imaturidade desses bebês e os estímulos ambientais nocivos pode levar ao surgimento de anormalidades neuromotoras, cognitivas e comportamentais, de caráter transitório ou permanente.

Existem inúmeras condições que podem estar relacionadas com um desenvolvimento inadequado dos recém-nascidos pré-termo (RNPT), como, por exemplo, baixo peso ao nascimento, hipoxia perinatal, necessidade de suporte ventilatório prolongado, infecções, malformações do sistema nervoso central (SNC) e muitas outras. No entanto, além disso, as situações de estresse causadas por procedimentos dolorosos e pela sobrecarga do ambiente extrauterino, bem como a qualidade de sono, insatisfatória no ambiente da UTIN, também devem ser consideradas como fatores de risco.

A complexidade dos cuidados com os RNPTs em ambiente de terapia intensiva neonatal é um desafio para os profissionais que atuam na área, e impulsiona não apenas a busca por uma assistência médica de excelência, como também a necessidade de profissionais preocupados com as condições de saúde global e com o desenvolvimento neuropsicomotor (DNPM) e mental desses bebês. Atualmente, existem propostas de intervenção que visam melhorar a qualidade da sobrevida, pensando não apenas na evolução imediata, como também nos ganhos a médio e longo prazo.

A batalha da sobrevida parece que foi vencida; o desafio agora é assegurar o desenvolvimento dessas crianças com qualidade de vida. O prognóstico em relação ao desenvolvimento não depende só das alterações clínicas, mas também do tipo de atendimento recebido durante o período de internação na UTIN. Na prática, as condutas realizadas com o objetivo de aliviar a dor e minimizar o estresse desses bebês dependem da avaliação individual de cada profissional. Dentro desse contexto, a atuação do fisioterapeuta diante dos RNs de alto risco deve ser encarada como um conjunto de ações diretas e indiretas capazes de minimizar diversas condições desfavoráveis, sem, no entanto, estar fundamentada apenas em medidas terapêuticas, mas sim, focada numa atuação preventiva, que é o principal objetivo deste capítulo.

## DESENVOLVIMENTO NEONATAL ■

Durante a gestação, o feto humano desenvolve progressivamente sua capacidade de se mover, pois, o meio líquido, de alta densidade, facilita seus movimentos. Nos últimos meses de gravidez, com a diminuição do espaço livre, sua movimentação ampla não é mais possível, e inicia-se, então, o desenvolvimento do tônus flexor, no sentido caudo-cefálico, atingindo seu ápice no nascimento a termo.

O desenvolvimento sensorial intrauterino cumpre uma sequência. O primeiro sistema a se desenvolver é o tátil, seguido pelo vestibular, químico (olfato e gustação), auditivo e, por fim, o visual. As experiências sensoriais do feto são rítmicas e cíclicas, mediadas pelos ritmos circadianos da mãe. O ambiente uterino, durante uma gestação sem intercorrências, fornece todo o suporte necessário, em termos de nutrição, excreção, oxigenação, controle térmico etc. Além disso, o útero funciona como um filtro que impede o excesso de estímulo ambiental, favorece o estabelecimento de um ciclo vigília-sono e o fortalecimento da relação mãe-filho. Dessa maneira, o útero materno permite ao feto repouso e sono profundo, que são essenciais para que ocorra o processo de crescimento e maturação das estruturas anatômicas e neurofisiológicas.

Os 3 últimos meses de gestação correspondem à fase de maior velocidade de crescimento e especialização do cérebro humano, e deveriam acontecer dentro do ambiente evolutivamente esperado, que é o útero, onde os estímulos são atenuados e fornecidos numa sequência previamente planejada. Os RNPTs experimentam o ambiente extrauterino antes de estarem completamente preparados para o contato com o meio exterior; após o nascimento, privados do espaço intrauterino, são expostos a um ambiente que exigirá uma capacidade especial de adaptação, que poderá durar semanas ou meses.

Segundo algumas pesquisas na área da neurociência, as interações iniciais afetam diretamente a forma como o cérebro se desenvolve. Acontecimentos adversos ou traumáticos, estressantes, físicos ou psicológicos podem elevar o nível de cortisol. Os níveis de cortisol aumentados podem afetar o metabolismo, o sistema imunológico e o cérebro do bebê, tornando-o mais vulnerável a processos que podem destruir os neurônios e/ou reduzir o número de sinapses em algumas regiões cerebrais. Os bebês submetidos a elevados níveis de cortisol, de forma crônica, estão sob maior risco de apresentar atrasos no desenvolvimento cognitivo, motor e social.

De maneira geral, pode-se considerar que RNPTs, além de estarem expostos a vários fatores que prejudicam seu crescimento e desenvolvimento, também estão privados de alguns estímulos positivos importantes. O ambiente uterino, a interação afetiva com seus pais e o meio familiar são componentes necessários e importantes para que ocorra um desenvolvimento adequado.

Ao final de uma gestação com 40 semanas, o bebê está com seu desenvolvimento pronto para o contato direto com o colo de sua mãe, tornando-se um membro integrante da família. É capaz de demonstrar todo o funcionamento de seu sistema sensorial (tato, gustação, olfato, audição e visão), de perceber e de reagir diante dos estímulos do meio de maneira apropriada para a sua idade e, ao mesmo tempo, instigar e acelerar o processo de interação e de desenvolvimento do afeto.

Após o nascimento, a interação afetiva com os pais é fundamental, pois alguns estudos apontam que uma ligação forte e segura pode ter uma função biológica protetora, ficando os bebês "blindados" contra os efeitos adversos do estresse.

## Importância do sono

Durante a vida intrauterina, o feto está em sono profundo durante aproximadamente 80% do tempo; quando um RN é admitido no ambiente da UTIN, o seu sono pode ser interrompido, em média, até mais de 130 vezes, em 24 horas. O ambiente da UTIN torna-se excessivamente estimulante com interrupções dos

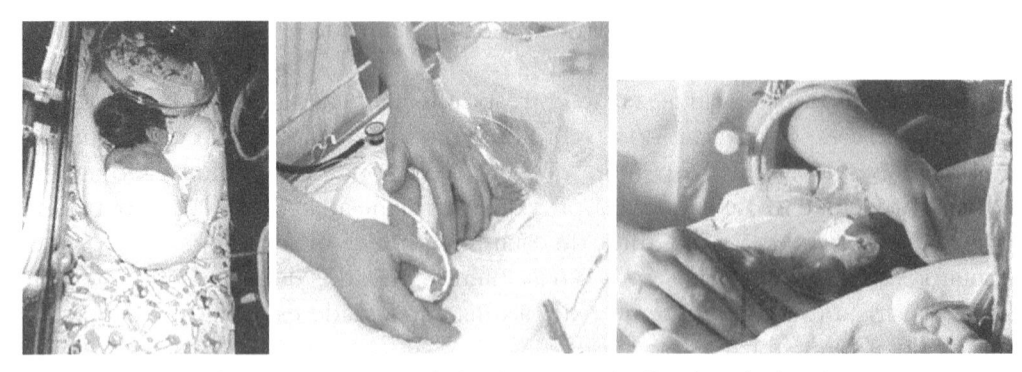

**Fig. 5.1** ■ Contenção de decúbito prono, decúbito lateral e dorsal.

ciclos de sono, provocando estresse e prejudicando o processo de desenvolvimento orgânico.

O sono profundo é restaurador e anabólico, diminui a temperatura corporal, gera menor consumo de oxigênio e menos estresse, além de ser necessário para o crescimento e maturação do encéfalo. É o estado comportamental que mais se assemelha ao intrauterino e é o mais afetado pelos estímulos da UTIN, apresentando-se com menor duração e frequentes interrupções. No entanto, é importante observar se o sono é uma forma de retraimento ou recusa de contato com o meio, após um período prolongado de cuidados intensivos que provocou fadiga, a qual exige recuperação por meio do sono. Nesses casos, deve-se repensar a real necessidade do procedimento que foi realizado, bem como daqueles programados para os momentos seguintes, principalmente se o RN estiver dormindo. Além disso, é importante lembrar que algumas medidas são capazes de modular o estresse provocado por uma determinada ação, como no caso de procedimentos dolorosos, que podem ser minimizados por meio de contenção (Fig. 5.1) ou da sucção não nutritiva.

## Influência de fatores ambientais

O padrão da assistência dos RNs, tradicionalmente utilizado nas UTINs, é voltado para salvar a vida do neonato, promovendo experiências diferentes daquelas possivelmente vivenciadas dentro do útero. As manipulações são frequentes, sendo metade delas considerada como moderada ou altamente intrusiva; raramente eles são deixados quietos por mais de 1 hora, durante o dia ou à noite; o toque ou manuseio é baseado na programação e na conveniência da equipe da UTIN, não levando em consideração o estado e as "pistas" fisiológicas e/ou comportamentais do bebê; e geralmente são mínimas as interações afetuosas, para acalmar, diminuir o alerta ou mesmo falar com o RN. Como consequência, podem ser observadas respostas de estresse comportamental (reflexo de susto, aumento da movimentação, agitação e choro) e/ou fisiológicas (alterações da pressão arterial, hipoxemia, alterações na frequência cardíaca e respiratória e modificações das respostas neuroendócrinas). Até o toque interacional (carícias) pode ser estressante em um RNPT de 26 a 30 semanas de idade gestacional (pela sua extrema imaturidade) e em alguns bebês com mais de 32 semanas, em virtude do aprendizado aversivo relacionado com os repetidos toques invasivos durante a internação na UTIN.

Após o nascimento e sob os cuidados intensivos neonatais, o RN não tem mais a proteção uterina e fica exposto a uma excessiva estimulação auditiva, visual e sensorial. O ruído é um dos mais marcantes desafios no meio ambiente da UTIN; o som é criado por uma grande variedade de fontes, como telefones, alarmes, movimento/manuseio de equipamentos, pias e a fala humana. No útero, o feto está exposto a sons ao redor de 40-60 decibéis (dB); os ruídos de uma UTIN são muito acima do limite recomendado, que é 55 dB, o que pode provocar redução das habilidades perceptivas auditivas por causa do mascaramento de sons da voz humana e da limitação nas experiências auditivas positivas.

A iluminação excessiva na fase inicial do desenvolvimento visual também é capaz de produzir efeitos negativos por meio de estímulos competitivos, fortes e contínuos, como luz forte, ruído intenso, dor, movimentos não usuais e interrupção no sono leve. A luz constante pode atrasar a manifestação dos ritmos circadianos endógenos, o que leva à privação de sono ou interfere na consolidação normal do sono em RNPTs que demoram mais tempo para se ajustar ao ciclo dia/noite e dormem mais até completarem 37 semanas. O RNPT apresenta características de anatomia ocular que fazem com que uma quantidade maior de luz atinja a sua retina. Portanto, tem uma resposta diferenciada da do adulto em relação aos níveis elevados de iluminação habitualmente encontrados na UTIN. A fototerapia pode causar letargia e/ou irritabilidade e dificuldade alimentar. Essas alterações podem se manter por alguns dias após a retirada da fototerapia. Quando o bebê já está mais estável e disponível para interação, a luz forte evita que abra seus olhos e inspecione o ambiente. Tais condições são capazes de provocar alterações fisiológicas e/ou comportamentais, como: diminuição da saturação de $O_2$; aumento da frequência cardíaca, da frequência respiratória e da pressão intracraniana; susto, choro, dor e dificuldade na manutenção do sono profundo.

O feto vive num meio ambiente aquecido, repleto de líquido, sendo gentilmente embalado pela constante oscilação do líquido amniótico. Já na UTIN o RN é exposto a vários estímulos táteis, geralmente desagradáveis, começando no nascimento, quando é colocado em um colchão pouco macio, num ambiente seco, frio e envolto por ar.

O senso de olfato no RN na UTIN é estimulado primariamente por odores desagradáveis como povidona, álcool e benzina. Além disso, o bebê fica regularmente exposto às fragrâncias usadas pelos membros da equipe. O RN pode responder aos estímulos olfatórios por meio de alterações na respiração, aumento na FC e esforços para se afastar fisicamente ou remover os estímulos desagradáveis.

O RN na UTIN tipicamente experimenta estímulos desagradáveis ou mesmo dolorosos dentro e ao redor da boca. Procedimentos de rotina como aspiração endotraqueal e oral e passagens de sondas podem contribuir para hipersensibilidade oral, que pode levar, no futuro, à dificuldade de sucção ou de deglutição.

Existem evidências de que os neurônios imaturos tenham maior vulnerabilidade a alterações degenerativas e que a dor repetida e/ou outros elementos do meio ambiente da UTIN possam causar um impacto significativo na sobrevivência neuronal e nos padrões das conexões estabelecidas. A fase inicial da vida trata-se de um período em que a plasticidade está muito aumentada, maximizando, assim, a influência do meio ambiente no desenvolvimento cerebral.

## Tônus e postura

O bebê nascido a termo possui uma postura dominante em flexão, e esse tônus flexor fisiológico (Fig. 5.2) é resultado da maturação do SNC durante a vida fetal e da maneira como é mantido durante o final da gestação, no interior do útero, o que justifica leves "contraturas" em flexão, ao nascimento, ao nível de cotovelos e joelhos.

Os RNPTs apresentam uma hipotonia global (Fig. 5.3) e maior amplitude de movimentos, em comparação com as crianças nascidas a termo; o grau de hipotonia desses bebês está inversamente relacionado com a idade gestacional. Suas extremidades estão, em geral, posicionadas em extensão e abdução, com pouca orientação na linha média e pobre movimentação espontânea. Não apresentam

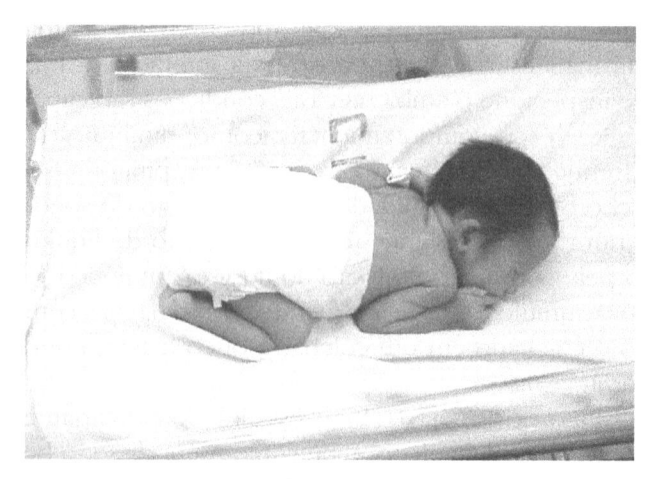

**Fig. 5.2** ■ Tônus flexor próprio do RN a termo.

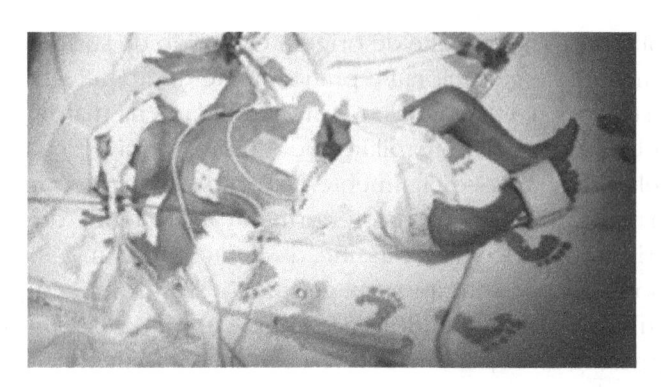

**Fig. 5.3** ■ Hipotonia do globo do RNPT.

a maturidade neurológica ou a vantagem do posicionamento prolongado no ambiente intrauterino para auxiliar no desenvolvimento da flexão. Em vez disso, seus fracos grupos musculares são expostos à força da gravidade, o que reforça mais ainda a postura em extensão. Quase sempre, na tentativa de conseguir estabilidade no ambiente extrauterino (não líquido), desenvolve-se um perfil postural comum no RNPT, no qual há uma excessiva extensão provocada pelo apoio na superfície firme encontrada, que geralmente é o colchão.

Na busca dessa estabilidade postural ou da contenção que anteriormente havia no ambiente uterino, desenvolve-se uma hiperextensão inicial cervical que atuará bloqueando a mobilidade e a cocontração dessa região. Em sequência, ocorrem bloqueios nas regiões do ombro, pelve e quadris, o que pode trazer repercussões futuras no desenvolvimento motor global desses RNs. Nos bebês que são mantidos por períodos de tempo prolongados em assistência ventilatória, o quadro pode ser mais grave, pois o peso e a tração dos circuitos do ventilador mecânico podem levar à hiperextensão do pescoço, com retração da cintura escapular, elevação dos ombros, arqueamento do tronco e imobilidade da pelve.

O tônus muscular flexor do RNPT aumenta em direção céfalo-caudal, à medida que progride seu desenvolvimento, sem, no entanto, atingir o grau completo observado num RN de termo.

## Hemorragia peri-intraventricular

A hemorragia peri-intraventricular é uma complicação ainda frequente nos RNPT, principalmente naqueles com idade gestacional inferior a 32 semanas e peso ao nascimento menor do que 1.500 g. Cerca de 26% dos RNs com peso de nascimento entre 501 e 750 g e 12% daqueles com peso entre 751 e 1.000 g apresentam formas graves de hemorragias intracranianas.

Durante o desenvolvimento cerebral, ocorre a formação da matriz germinativa, que é uma estrutura localizada no assoalho dos ventrículos laterais e constitui um sítio de proliferação neuronal e de origem do tecido de sustentação cerebral, a qual involui com a idade gestacional e praticamente desaparece nos RNs com idade gestacional superior a 34 semanas. A vulnerabilidade da matriz germinativa decorre da fragilidade do seu leito capilar, que é muito sensível à variação do fluxo do sangue cerebral e rompe-se facilmente. Isto provoca hemorragia, inicialmente confinada à matriz germinativa e posteriormente ao interior dos ventrículos. A hemorragia peri-intraventricular é classificada de acordo com a sua magnitude: o sangramento pode ficar restrito à matriz germinativa ou romper a parede do ventrículo lateral subjacente, inundando-o de sangue, porém é classificado como grau I quando a hemorragia subpendimária fica confinada somente à matriz germinativa; grau II, quando ocorre a hemorragia intraventricular sem dilatação ventricular; grau III, quando ocorre hemorragia intraventricular com dilatação ventricular; grau IV, quando ocorre infarto hemorrágico periventricular. O infarto hemorrágico parenquimatoso e a leucomalacia periventricular constituem duas das principais formas de danos cerebrais relacionadas com a hemorragia peri-intraventricular nas crianças nascidas pré-termo.

O estudo ultrassonográfico tem sido o exame de escolha para o diagnóstico e a classificação da gravidade da hemorragia peri-intraventricular, que tem etiologia de caráter multifatorial. A maioria das crianças acometidas não apresenta sintomas e o quadro ocorre geralmente nos primeiros dias de vida, o que recomenda a investigação precoce e sistemática de todos os RNPT com as características citadas.

## Osteopenia da prematuridade

A osteopenia da prematuridade é considerada a forma mais leve da doença metabólica óssea e atinge os recém-nascidos de risco. Entre os fatores que predispõem o seu desenvolvimento, estão: baixo peso ao nascimento, idade gestacional (prematuridade), uso prolongado de nutrição parenteral e de determinados medicamentos (diuréticos e corticosteroides, por exemplo). Cerca de 30% dos lactentes com peso ao nascimento igual ou inferior a 1.500 g e 50% dos que nascem com peso inferior a 1.000 g apresentam osteopenia da prematuridade.

Esta patologia não tem apresentação clínica característica, podendo evoluir com estagnação do crescimento longitudinal e aparecimento de fraturas espontâneas. O início clínico da osteopenia da prematuridade é geralmente entre 6 e 12 semanas pós-natal e envolve alterações de mineralização esquelética, referentes ao conteúdo e à densidade mineral ósseos.

O RNPT é privado da oferta mineral de cálcio e fósforo que ocorre durante o último trimestre de gestação, à custa de um transporte transplacentário ativo de cálcio e fósforo da mãe para o feto. A nutrição parenteral utilizada por tempo prolongado não atende às necessidades dos RNs, levando a um inadequado suprimento de cálcio e fósforo, quando comparado com a vida intrauterina. A causa da doença óssea em prematuros tem sido atribuída a esta questão particular da disponibilidade do substrato mineral.

Sabe-se que o desenvolvimento do esqueleto é fortemente influenciado por forças que são exercidas sobre os ossos. A carga mecânica nos ossos e nas articulações estimula a atividade osteoblástica, que promove formação óssea e deposição mineral. A movimentação diminuída intraútero de recém-nascidos a termo com doença neuromuscular acarreta hipomineralização óssea, confirmando a hipótese de que os movimentos fetais, como chutar a parede uterina, estimulam o crescimento ósseo cortical. No útero, o aumento da atividade osteoblástica ocorre em resposta à carga mecânica.

Estudos recentes têm demonstrado que a atividade física promove ganho de peso corporal como também tem importante papel no desenvolvimento ósseo durante o período neonatal e pode contribuir para a prevenção da osteopenia da prematuridade.

O período prolongado de hospitalização de RNPT sem estimulação motora pode contribuir para desmineralização e pode levar a mudanças no desenvolvimento e crescimento. Uma breve intervenção com exercícios, mediante a aplicação de um protocolo de movimentos diários, pode estar associada à evidência bioquímica de formação óssea em prematuros de muito baixo peso ao nascer. Duas metanálises já demonstraram efeitos positivos da atividade física diária sobre o ganho de peso, com uma média de ganho de 2,77 g/kg/dia durante o período de estudo. Contudo, os estudos apresentam procedimentos metodológicos distintos, o que aponta ainda para um grau de evidência fraco.

A doença metabólica óssea é um problema com grande incidência na população de RNPT de extremo baixo peso e pode trazer consequências tanto a curto prazo, como as fraturas patológicas espontâneas, quanto a longo prazo, como o raquitismo e prejuízos no crescimento.

## INSTRUMENTOS DE AVALIAÇÃO NEUROCOMPORTAMENTAL ▪

A avaliação do desenvolvimento é uma entidade diferente de um exame clínico neurológico. Enquanto esse último utiliza técnicas de semiologia com o objetivo de detectar lesões específicas de tratos, nervos ou núcleos do sistema nervoso (SN), com suas respectivas localizações, a avaliação do desenvolvimento é, em essência, o exame da maturidade e da integridade do SN, uma vez que a diferenciação e elaboração motoras seguem um programa da maturação das conexões neurais e da mielinização, que se manifestam como aquisições sensório-motoras complexas.

Obviamente, nem todos os RNs que necessitam ou necessitaram de cuidados de terapia intensiva neonatal apresentarão o mesmo padrão de evolução de desenvolvimento. Parece que há dois grupos de RNPT com provável direção no desenvolvimento neurológico: (a) os que demonstram a aquisição das etapas motoras nas idades preestabelecidas, com leve atraso ou sutil variabilidade nos elementos que compõem os padrões de movimento e (b) aqueles que, no transcorrer do primeiro ano de vida, apresentam comportamento neuromotor considerado suspeito ou anormal.

Existem diversas propostas para se avaliar o desenvolvimento neurológico e comportamental dos RNs a termo e pré-termo. Entretanto, são fundamentais a certificação da integridade do SN e o cálculo correto da idade gestacional. A tentativa de melhor adequação dos instrumentos de avaliação surge em virtude da necessidade de uma abordagem preventiva que exige avaliações sistematizadas do desenvolvimento neuropsicomotor de RNs considerados de risco. A aplicação de testes ou escalas de desenvolvimento permite a atuação preventiva, a detecção precoce de anormalidades e norteia o planejamento terapêutico, quando indicado.

Em geral, cada instrumento apresenta vantagens e desvantagens, devendo o examinador escolher o exame mais adequado aos seus objetivos e à população avaliada. O fisioterapeuta, entre outros profissionais da saúde, dispõe de inúmeras escalas e protocolos de avaliação com diversos propósitos e diferentes graus de confiabilidade. No Brasil, existe pouca literatura traduzida das escalas, que são, em sua maioria, produzidas em outros países, como pouca produção nacional de novos métodos de avaliação e validação dos já existentes. A validade é o ponto no qual uma mensuração registra o que intenciona registrar e a confiabilidade diz respeito à repetitividade e acurácia.

## Exame neurológico do bebê a termo

- **Objetivo:** identificar sinais neurológicos anormais no período neonatal.

- **Faixa etária:** deve ser utilizado em bebês a termo (37 a 42 semanas de idade gestacional), e de preferência após o terceiro dia de vida. A avaliação de pré-termo só poderá ser realizada após a 37ª semana de idade pós-concepcional (idade corrigida para 37 semanas).

- **Descrição:** o exame inclui um período de observação e outro de análise. É realizado um exame geral de 10 minutos para determinar se é necessária a avaliação completa, que dura em torno de 30 minutos e contém 63 itens, os quais avaliam postura, tônus, reflexos e movimentos espontâneos.

- **Confiabilidade e validade:** constitui um instrumento bastante confiável para detectar sinais de anormalidade do desenvolvimento.

- **Comentários:** foi o primeiro a utilizar os cinco estados comportamentais (sono quieto, sono ativo, despertar quieto, despertar ativo e choro) como parte integrante da avaliação neurológica do recém-nascido a termo, mostrando a importância da sua relação com vários reflexos do neonato.

## Teste de Gesell

- **Objetivo:** avaliar o comportamento da criança durante o desenvolvimento, em busca de seus desvios.

- **Faixa etária:** pode ser aplicado em crianças de 4 semanas até 36 meses de idade cronológica. A avaliação de pré-termo deve ser realizada utilizando-se a idade corrigida.

- **Descrição:** análise do comportamento em "idades-chave" de: 4 semanas, 16 semanas, 28 semanas, 40 semanas, 12 meses, 18 meses, 24 meses e 36 meses. Esses dados são comparados a uma escala elaborada a partir dos comportamentos padrão apresentados por bebês ou crianças nessas idades. O resultado final é quantitativo e expresso como quociente de desenvolvimento (QD). As categorias de análise desta escala referem-se às seguintes áreas: comportamento adaptativo (organização e adaptação sensório-motora, cognição); comportamento motor grosseiro e delicado (sustentar a cabeça, sentar, engatinhar, andar, manipular objetos com as mãos); comportamento de linguagem (expressiva ou receptiva); comportamento psicossocial (relação com o meio ambiente).

- **Confiabilidade e validade:** a confiabilidade e validade deste teste são consideradas boas, constituindo-se em um bom instrumento diagnóstico, muito utilizado em pesquisas e em centros de reabilitação.

- **Limitações:** não considera a movimentação espontânea do bebê, sua qualidade de movimentos, e baseia-se na teoria neuromaturacional do desenvolvimento.

- **Comentários:** o teste sofreu modificações e atualizações, sendo conhecido atualmente como Escala de Desenvolvimento de Gesell e Amatruda.

## Escala de desenvolvimento infantil de Bayley

- **Objetivo:** é uma avaliação padronizada das habilidades mentais e motoras.

- **Faixa etária:** crianças entre 2 meses e 3 anos de idade.

- **Descrição:** é composta de três subescalas com o objetivo de detectar atrasos no desenvolvimento. Os principais aspectos avaliados por cada subescala são: subescala mental – funcionamento das capacidades sensoriais e perceptivas; subescala motora – motricidade fina e ampla; subescala comportamental – avaliação qualitativa da interação da criança com objetos e pessoas.

- **Confiabilidade e validade:** podem-se verificar alta sensibilidade (principalmente no exame aos 8 meses) e alta especificidade, assim como seus valores preditivos negativo e positivo.

- **Limitações:** a utilização dessa escala no Brasil é possível, porém, com limitações, pois ainda não se dispõe de validação para nossa população e cultura.

- **Comentários:** inicialmente criada especialmente para avaliar habilidades motoras. Posteriormente, foi revisada e ampliada, passando a ser chamada *Bayley Scale of Infant Development*; foram feitas várias atualizações, as quais resultaram na escala Bayley II.

## Teste de Denver

- **Objetivo:** direcionar o cuidado dos adultos para as crianças com riscos, e não de diagnosticar atrasos no desenvolvimento.

- **Faixa etária:** pode ser aplicado de zero a 6 anos.

- **Descrição:** composto por 125 itens distribuídos na avaliação de quatro áreas distintas do desenvolvimento neuropsicomotor: motricidade ampla, motricidade fina-adaptativa, comportamento psicossocial e linguagem, classificando a criança, dicotomicamente, em de risco ou normal. Pode ser aplicado por vários profissionais da saúde. Os itens são registrados por meio da observação direta da criança e, para alguns deles, solicita-se que a mãe informe se o filho realiza ou não determinada tarefa.

- **Confiabilidade e validade:** apresenta bons índices de validade e confiabilidade.

- **Limitações:** apesar das mudanças e adaptações desde a primeira versão, o Denver II apresenta as seguintes limitações: não tem validação no Brasil, oferece resultados com pouco valor prognóstico, parece insuficiente para avaliar mudanças qualitativas ao longo do tempo e detectar precocemente alterações psicomotoras sutis.

## Escala de avaliação do comportamento do neonato

- **Objetivo:** é um instrumento de análise do comportamento neuromotor, desenvolvido para distinguir diferenças individuais entre bebês sadios, especialmente as relacionadas com o comportamento social interativo.

- **Faixa etária:** é apropriada para testes em recém-nascidos de 3 dias até 1 mês de idade, tendo sido usada para estudar bebês a termo e prematuros próximos ao termo (mínimo de 36 semanas de gestação).

- **Descrição:** o exame consiste em avaliar, analisar e graduar itens comportamentais (capacidade interativa, comportamento motor, organização do estado comportamental e organização fisiológica) e 18 itens de reflexos, delineando, ainda, o estado comportamental da criança. Portanto, a NBAS avalia a relação entre o comportamento do neonato em diferentes estados de consciência e o desempenho reflexo.

- **Comentários:** é um preditor efetivo de problemas neurológicos, assim como um instrumento efetivo de ensino aos pais sobre o manejo do bebê. Recomenda-se seu uso em crianças brancas cujas mães tiveram um parto sem muitas complicações e, quando aplicada a pré-termo, exige critérios especiais e adaptações.

## Avaliação neurológica de bebês prematuros e a termo

- **Objetivo:** detectar precocemente anormalidades neurológicas.

- **Faixa etária:** pode ser aplicada em crianças de zero a 12 meses, tanto para pré-termo como para bebês a termo.

- **Descrição:** o teste é composto de nove itens de neurocomportamento (capacidade do bebê de se habituar a estímulos luminosos e sonoros repetidos; movimentos espontâneos do corpo; reação defensiva; observação de movimentos oculares anormais; orientação auditiva e visual; atenção aos estímulos visuais e auditivos), 15 itens que avaliam o tônus muscular e seis itens que verificam os reflexos primitivos e profundos. Durante a aplicação do teste também são acompanhadas seis categorias do estado comportamental. Os bebês são classificados, como proposto por Dubowitz e Dubowitz, em normais, limítrofes ou anormais. É um exame sistemático e rapidamente administrado (10 a 15 minutos).

- **Comentários:** é uma avaliação neurológica e neurocomportamental.

## Escala de desenvolvimento motor de Peabody (*Peabody developmental motor scale* [PDMS])

- **Objetivo:** identificar lactentes com atraso no desenvolvimento motor e suas necessidades; avaliar o desenvolvimento motor ao longo do tempo ou em resposta à intervenção, bem como identificar os objetivos motores e as estratégias de intervenção.

- **Faixa etária:** é padronizada para mensurar habilidades motoras grossas e finas de crianças desde o nascimento até 5 anos de idade.

- **Descrição:** a escala motora grossa contém 170 itens, incluindo tarefas reflexas, de equilíbrio, de atividades estáticas e de locomoção, a recepção e a propulsão de objetos. A escala motora fina contém 112 itens, sendo que as tarefas motoras finas incluídas nesta avaliação são: pressão, o uso da mão, a coordenação olho-mão e a destreza manual. Pode ser administrada em 45 a 60 minutos.

- **Confiabilidade e validade:** as correlações de confiabilidade teste-reteste e interobservador desta escala são excelentes.

- **Limitações:** não é dada ênfase aos aspectos qualitativos do movimento que diferenciaria os padrões de movimentos normais e anormais e a avaliação não fornece todos os itens necessários para a administração da escala motora fina e escala motora ampla, o que ameaça sua padronização.

- **Comentários:** foi revisada e atualizada em 2000, dando origem à PDMS – segunda edição.

## Avaliação neurológica do recém-nascido e do bebê

- **Objetivo:** avaliar o comportamento neuromotor de bebês a termo e descrever padrões de desenvolvimento a partir da 28ª semana de gestação até o final do primeiro ano de vida.

- **Faixa etária:** pode ser aplicada entre zero e 12 meses.

- **Descrição:** inclui exame do crânio, avaliação do tônus, reflexos primários e a observação da postura e movimento. Os marcos do desenvolvimento e habilidades funcionais não são avaliados. A criança é classificada em normal, anormal ou suspeita, e quando a anormalidade é detectada, esta pode ser designada como leve, moderada ou grave. O exame deve ser feito no terceiro dia de vida e no final da primeira semana, em caso de anormalidades.

## Teste da *performance* motora da criança (*Test of infant motor performance* [TIMP])

- **Objetivo:** identificar atraso ou déficits motores de crianças de risco e auxiliar no planejamento das metas de intervenção para esses bebês.

- **Faixa etária:** bebês a termo e pré-termo de 32 semanas pós-concepcionais até a idade de 4 meses.

- **Descrição:** a avaliação é composta de 27 itens pontuados com base na observação da atividade espontânea do bebê em presente ou ausente e mais 25 itens avaliados de acordo com um formato padronizado em uma escala de cinco ou seis pontos que descrevem comportamentos específicos a serem notados (variando de menos maduro a com resposta completa). Os itens do teste enfatizam o desenvolvimento da qualidade do movimento, controle e alinhamento postural, equilíbrio e coordenação, de acordo com sua evolução e habilidades funcionais.

- **Confiabilidade e validade:** a confiabilidade e a sensibilidade foram verificadas na validação e evidenciaram excelentes resultados no terceiro mês.

- **Comentários:** é um teste de função motora do comportamento usado por profissionais da saúde que trabalham na intervenção precoce de bebês.

## Escala motora infantil de Alberta (AIMS)

- **Objetivo:** avaliar o desenvolvimento motor amplo ao longo do tempo para identificar os bebês cujo desempenho motor esteja atrasado ou anormal em relação ao grupo normativo.

- **Faixa etária:** recém-nascidos a termo e pré-termo de zero a 18 meses de idade.

- **Descrição:** é uma medida observacional do desempenho motor infantil que aborda conceitos do desenvolvimento motor, como: neuromaturação, perspectiva da dinâmica motora e avaliação da sequência do desenvolvimento motor. São 58 itens que avaliam os padrões motores e posturas usando três critérios: alinhamento postural, movimentos antigravitacionais e superfície de contato (sustentação de peso). As subescalas são determinadas por cada postura: prona, supina, sentada e em pé. A pontuação é anotada como passou/falhou. Ao final, os pontos em cada postura são somados em uma pontuação total de itens observados.

- **Comentários:** a AIMS ainda não foi traduzida oficialmente para a língua portuguesa e padronizada para a população de bebês brasileiros.

## Avaliação neurocomportamental do recém-nascido pré-termo (*Neurobehavioral assessment of the preterm infant* [NAPI])

- **Objetivo:** avaliar a maturidade e o comportamento do bebê.

- **Faixa etária:** pode ser utilizada em bebês com idade gestacional de 32 a 40 semanas.

- **Descrição:** a avaliação completa envolve 71 itens, incluindo a observação do lactente em relação aos seguintes aspectos: estado comportamental; tônus muscular e força; movimentação espontânea; orientação a estímulo visual e auditivo; qualidade do choro da criança; sinais fisiológicos do bebê (coloração, padrão de choro, presença de apneia).

- **Confiabilidade e validade:** apresenta bons índices de confiabilidade.

# INTERVENÇÕES BASEADAS NO DESENVOLVIMENTO ▪

A Escala de Avaliação Comportamental Neonatal (NBAS, 1973) avalia o desempenho do neonato, porém, quando a escala de Brazelton foi usada para avaliar RNPT e RNs pequenos para a idade gestacional (PIG), Als *et al.* (1982) verificaram que esses RNs eram menos organizados do que os a termo e propuseram uma abordagem para entender os comportamentos do RNPT, a qual ficou conhecida como teoria síncrono-ativa do desenvolvimento (TSAD).

## Teoria síncrono-ativa do desenvolvimento (TSAD)

A teoria síncrono-ativa do desenvolvimento (TSAD) vem sendo a principal teoria norteadora dos conceitos envolvidos nos cuidados voltados para o desenvolvimento. Este modelo descreve a inter-relação dinâmica e de suporte mútuo entre cinco subsistemas do desenvolvimento, que são: o autônomo (ou fisiológico), o motor, o de organização de estados, o de atenção e interação (dentro do sistema de estados) e o de autorregulação e equilíbrio.

A teoria é chamada de síncrono-ativa porque, durante cada estágio do desenvolvimento, os subsistemas estão se desenvolvendo independentemente e, ao mesmo tempo, interagindo continuamente um com o outro e com o meio ambiente (Fig. 5.4). Pode-se considerar que o comportamento expresso é uma resultante entre os cinco subsistemas, podendo a resposta ser avaliada como positiva (au-

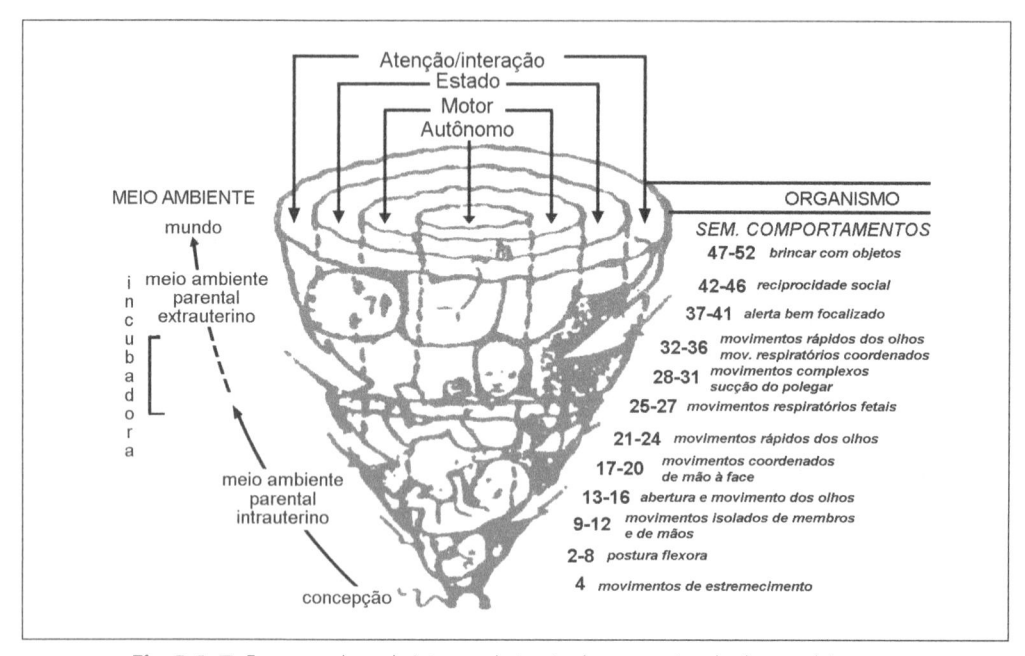

**Fig. 5.4** ▪ Esquema dos subsistemas da teoria síncrono-ativa do desenvolvimento.

sência de desorganização) ou negativa (presença de alterações que afetam outro subsistema).

O subsistema *autônomo* é o centro do funcionamento do organismo e inclui a regulação da coloração da pele, padrão de respiração e sinais viscerais (movimentos intestinais, náusea e soluços), bem como sinais motores (contorção da face, das extremidades ou do corpo), que podem ser considerados como canais de comunicação, ou seja, é como o RN responde, do ponto de vista desse subsistema; o subsistema *motor* é caracterizado pela postura, tônus muscular, movimentos e atividade; o subsistema da *organização de estados* diz respeito à habilidade de o RN atingir uma variedade de estados de consciência, desde o de dormir ao de alerta, considerando as transições entre os estados; o subsistema da *atenção e interação* está relacionado com a habilidade de manter a atenção-interação com os cuidadores e com o meio ambiente; o subsistema da *autorregulação e equilíbrio* envolve a capacidade de o RN distribuir adequadamente sua "energia", ou seja, engloba as estratégias que o RN utiliza para manter uma integração equilibrada e relativamente estável e relaxada dos subsistemas.

Cada subsistema pode tanto fortalecer quanto sobrecarregar a estabilidade dos demais, dependendo do seu nível de suporte e grau de integridade. Por exemplo, um RN que está tentando atingir ou manter um funcionamento cardíaco e respiratório adequado pode ter pouca energia para ficar alerta. Da mesma forma, o RN que usa sua energia para atingir um estado de alerta e de interação pode fazê-lo à custa de outros subsistemas, levando à instabilidade fisiológica e/ou à diminuição do tônus muscular, bem como à desorganização do subsistema de estado.

Os subsistemas em um RN a termo funcionam todos de uma forma harmoniosa e equilibrada, permitindo uma estável interação com o meio. Já no RNPT, a "energia" disponível está distribuída de forma diferente: as demandas do sistema autônomo são enormes, seguidas pelas do sistema motor, e, dessa forma, sobra pouca energia para os demais funcionarem. Além disso, o pré-termo possui um limiar muito baixo para responder ao meio, podendo demonstrar dificuldade para processar estímulos táteis, auditivos, visuais e sinestésicos, tornando-se facilmente sobrecarregado e reagindo com incapacidade de se "desligar" de uma determinada estimulação, o que provoca desorganização nos demais sistemas. Esta desorganização poderá ser evidenciada em termos de taquicardia, apneia, hipotonia e até por um estado de hiperalerta ou de completa exaustão. Por outro lado, os esforços para diminuir a demanda de um subsistema podem influenciar positivamente os demais, traduzindo-se em maior homeostasia.

A palavra-chave passa a ser *organização*, que reflete sua habilidade em estabelecer um nível de funcionamento integrado entre os sistemas fisiológicos e comportamentais. O desenvolvimento é iniciado pelo subsistema autônomo e termina pelo de atenção e interação, com cada um dos subsistemas continuamente promovendo retroalimentação para os demais. Na prática, espera-se que o RN consiga atingir um bom estado de alerta e que esteja bem organizado. Enquanto um RNPT menos organizado pode estar lutando para manter tônus e estabilidade respiratória em um "repousante" estado de sono, o organismo fica transitoriamente em um estado de equilíbrio (organização). No entanto, a tentativa de interação com o meio pode fazê-lo experimentar um estado temporário de desorganização, quando se esforça para executar a nova tarefa do desenvolvimento.

Quando há organização de estados, o RN frequentemente estabelece e mantém os estados de sono e de alerta claramente definidos e passa suavemente pelos estados sem grande gasto de energia, mantendo períodos de alerta e respondendo suavemente.

Existe um programa para os cuidados voltados ao desenvolvimento, que é o *Neonatal Individualized Developmental Care and Assessment Program* (NIDCAP), o qual é baseado na TSAD e advoga uma abordagem individualizada ao cuidado centrado na família, com ênfase em promover a organização do bebê e melhorar o neurodesenvolvimento. O NIDCAP incorpora os seguintes conceitos-chave:

- Prover um meio ambiente físico e psicológico que reduza o impacto do estresse da UTIN no bebê e na sua família.

- Reconhecer os sinais do bebê em termos de desorganização e de esforços autorregulatórios, agindo como corregulador na facilitação dos esforços em direção a obter e manter a organização dos subsistemas.

- Encorajar os pais a participarem no planejamento e implementação das estratégias de cuidar do bebê.

- Dar suporte aos pais e à família conforme eles lutam pela competência no cuidar de seu novo bebê, aumentando seus esforços de integrar o bebê ao sistema familiar.

- Compartilhar informações com os pais em relação à disponibilidade de serviços de intervenção precoce na sua comunidade.

## Sinais

Vários parâmetros fisiológicos e/ou comportamentais podem ser modificados nos RNs, diante dos estímulos recebidos. No passado, neonatos eram considerados incapazes de perceber seu meio ambiente e de participar de interações significativas. Também existia a crença de que os RNs não eram capazes de ver, ouvir ou sequer experimentar dor. Entretanto, o contrário é verdadeiro. Não apenas podem ver, escutar, cheirar e provar, mas também podem diferenciar e demonstrar preferências por certos estímulos, responder ao toque e se proteger do meio ambiente (afastando-se do estímulo doloroso, por exemplo), quando necessário.

| **Quadro 5.1** ■ Sinais de organização |
| --- |
| Ausência de grandes variações na FC |
| Ausência de grandes variações na FR |
| Boa saturação de oxigênio |
| Respiração regular |
| Coloração rosada |
| Semiflexão |
| Movimentos suaves |
| Tronco encaixado em flexão |
| Mãos na face e movimentos bucais |
| Busca de sucção e sucção efetiva |
| Contatos das mãos e pés com superfícies |
| Agarrar, segurar |
| Mãos na boca |
| Face relaxada |
| Olhar |

| **Quadro 5.2** ■ Sinais de estresse |
| --- |
| FC < 120 ou > 160 bpm |
| FR < 40 ou > 60 ipm |
| Baixa saturação de oxigênio |
| Respiração irregular |
| Alteração de cor |
| Sinais viscerais |
| Tremores, sustos, movimentos bruscos |
| Flacidez |
| Extensão, contorção |
| Frequente extensão de língua |
| Dedos afastados ou mãos cerradas |
| Saudação, "sentado no ar", "asa de avião" |
| Choramingo |
| Bocejos e espirros frequentes |
| Olhar pasmo, careteamento |
| Olhos flutuando, desvio do olhar |

Para uma adequada aplicação dos cuidados voltados para o desenvolvimento, é necessário desenvolver a capacidade de perceber esses sinais e entender que, diante de estresse ou incapacidade de processar os estímulos e as exigências do meio, há necessidade de dar uma pausa e aguardar um novo momento de organização. Nessa situação, o RN pode rapidamente dar sinais de que está reorganizado ou pode ser preciso instituir manobras de organização para então dar continuidade à interação ou ao procedimento. Alguns dos sinais que permitem estabelecer essa comunicação não verbal de forma estão listados nos Quadros 5.1 e 5.2.

Quando a reorganização é muito difícil ou quando o RN continua a dar sinais de estresse, deve-se adiar a manipulação, sempre que possível. Dessa forma, pode-se evitar que o RN atinja o *estado de hiperalerta*, que se manifesta por olhos bem abertos, certo olhar de pânico e uma fixação em relação ao estímulo difícil de ser quebrada. Este estado é relativamente comum no RNPT e significa que ele não consegue mais se desligar do estímulo, mesmo demonstrando sinais de desorganização e falta de energia.

## Intervenção

A equipe interdisciplinar que compõe a UTIN tem condições de dar suporte ao desenvolvimento neurocomportamental por meio de modificações no meio ambiente e do uso de estratégias no cuidar. A partir do conhecimento teórico e prático da "linguagem" do RN e da conscientização da equipe, é possível minimizar os riscos para o desenvolvimento causados pelas experiências potencialmente lesivas.

Todo estímulo, intencional ou não, provoca uma resposta subsequente no RN que pode levar a uma desorganização dos subsistemas. Os cuidados devem, portanto, ajudar o RN a obter e manter a organização fisiológica e comportamental. A abordagem deve ser ampla e só é possível se todos perceberem que estão em condição de favorecer o desenvolvimento desses RNs. Um mesmo procedimento ou manipulação pode ter impacto completamente diferente, dependendo da abordagem de quem realiza. Como descrito mais adiante, algumas medidas, relativamente simples, podem ser determinantes para esse equilíbrio.

## QUAL O MELHOR MOMENTO PARA INTERVENÇÃO/ ESTIMULAÇÃO? ANÁLISE DE RISCOS E BENEFÍCIOS ∎

O cuidado voltado para o desenvolvimento é individualizado, em vez de orientado por protocolos. O que funciona para um RN pode não funcionar para outro, e assim também é a resposta de um mesmo RN a um determinado estímulo, ou seja, o que funciona hoje pode não funcionar mais amanhã. A resposta do RN a um estímulo em particular pode ser diferente cada vez que o estímulo é apresentado. Tolerância a qualquer estímulo pode ser afetada por diversos fatores, como patologias, estresse recente e interação com outros estímulos, uso de medicamentos etc. Portanto, avaliações continuadas e atenção às pistas comportamentais são necessárias para o planejamento da intervenção.

O auxílio ao desenvolvimento não é obtido somente por meio da estimulação terapêutica propriamente dita, como alongamentos, mobilizações e fortalecimentos. Pode-se contribuir bastante com as intervenções que visam minimizar o estresse ambiental, as quais são capazes de tornar a UTIN um ambiente menos agressivo e nocivo. O planejamento e a implementação de condutas com objetivos de intervenção no desenvolvimento devem levar em consideração alguns pontos importantes, como:

- Idade gestacional.

- Estabilidade clínica.

- História materna e condições de nascimento.

- Indicadores de risco para disfunções neuromotoras (hipoxia perinatal, alterações do SNC etc.).

Os RNPT nascidos em torno de 32 semanas de IG, em geral, encontram-se num período de reorganização fisiológica e não suportam estimulação adicional, pois rapidamente se tornam fatigados e desorganizados; aqueles nascidos em torno de 34-35 semanas encontram-se um pouco mais organizados e possuem alguma capacidade de responder à interação social; já os RNs com mais de 36 semanas de IG apresentam-se aptos para manter reciprocidade com o meio social. No entanto, pode-se encontrar RNPT de 33 semanas bem organizados e, em contrapartida, RNs próximo ao termo muito desorganizados, geralmente por condições clínicas desfavoráveis. A melhor maneira de avaliar a organização individual de um RN é examiná-lo de acordo com os conhecimentos da teoria síncrono-ativa e tendo em mente que alguns RNs podem se beneficiar com manipulação mínima.

Além disso, é necessário que seja considerado o desenvolvimento ontogenético, ou seja, a estimulação desses RNPT que estão no ambiente da UTIN precisa também respeitar a sequência natural que ocorre intraútero (tátil, vestibular, auditiva, olfativa/gustativa e visual). O sistema *tátil* é o primeiro a se desenvolver e também o que apresenta maturação mais precoce, o que permite o RN, ao nascer, mesmo a pré-termo, poder diferenciar o toque leve do profundo. Os cuidados fornecidos de uma forma dolorosa, repetidamente intrusiva, podem contribuir para comportamentos aversivos. Na realidade, o RN na UTIN pode começar a associar todos os toques com dor, respondendo com contorção, choro ou retirada dos braços ou pernas. A estimulação tátil está presente desde o primeiro contato do fisioterapeuta com o RN, por meio do toque, que inicialmente deve ser estático e firme. O segundo sistema a se desenvolver é o *vestibular*, que recebe muitos estímulos sensoriais durante o tempo em que o feto está dentro do útero, em virtude da movimentação materna, principalmente.

As seguintes recomendações podem ajudar na promoção do desenvolvimento tátil e vestibular do RN na UTIN:

- Manusear o RN de forma gentil, evitando mudanças súbitas de postura.
- Diversificar o posicionamento.
- Posicionar o RN com suporte de rolinhos, promovendo flexão (Fig. 5.5).
- Fornecer medidas de conforto em procedimentos traumáticos ou dolorosos.

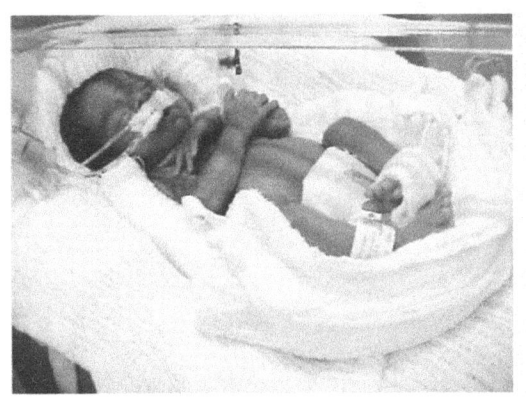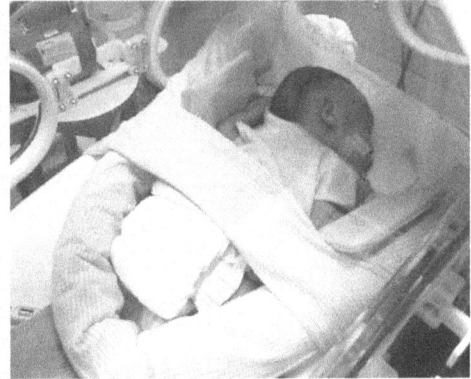

**Fig. 5.5** ■ Posicionamento com rolinho favorecendo flexão.

- Promover o toque das mãos do RN no seu próprio corpo (face, membros e tronco).
- Colocar o RN em colchão de água para simular alguns aspectos do meio ambiente intrauterino.
- Utilizar, quando possível, do posicionamento em redinhas dentro da incubadora (Fig. 5.6).
- Utilizar rolinhos (e, quando possível, o dedo dos pais) para o bebê segurar. Evitar o uso constante de luvas nas mãos dos RNs.
- Proporcionar estimulação proprioceptiva em extremidade dos membros.
- Fornecer momentos de postura de flexão em enrolamento (Fig. 5.7).
- Promover contato pele a pele, conforme tolerado pelo RN (Fig. 5.8).

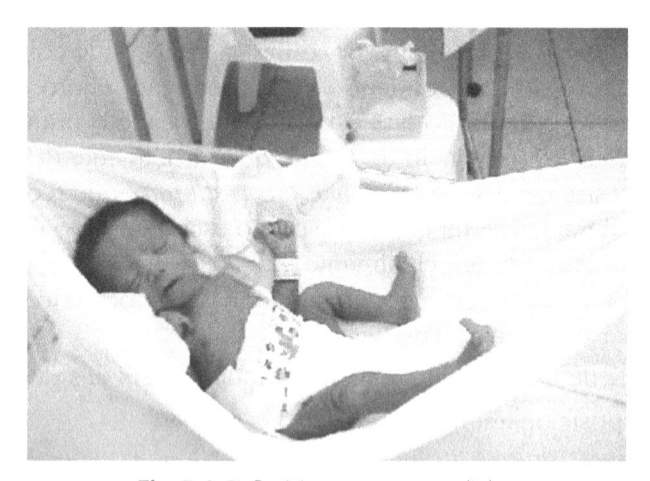

**Fig. 5.6** ■ Posicionamento em redinha.

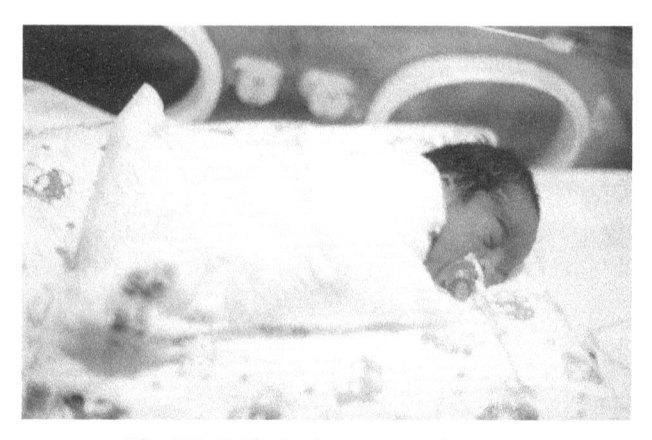

**Fig. 5.7** ■ Flexão durante o enrolamento.

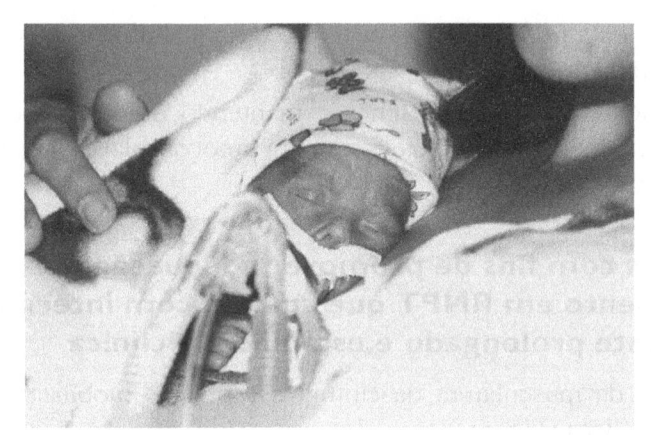

**Fig. 5.8** ■ RN intubado em contato pele a pele (Canguru).

- Encorajar os pais a fornecerem toque gentil e contenção, colocando a mão em concha sobre a cabeça e nádegas, em vez de ficar acariciando levemente sua pele.

O fisioterapeuta deve instituir estratégias que visam aumentar a organização do RN e, em especial, do subsistema motor, pois, isto, além de diminuir a incidência de anormalidades musculoesqueléticas, pode também reduzir os esforços motores desnecessários que ocorrem nas tentativas repetidas, ainda que malsucedidas, de obter limites estendendo seus braços e pernas, que o RNPT frequentemente o faz. Esses repetidos movimentos podem exaurir o RN, que utiliza um suprimento limitado de "energia". O objetivo é proporcionar um posicionamento adequado, visando à diminuição do tônus extensor excessivo e à promoção de um pouco mais de simetria e flexão. Dependendo da estabilidade clínica, idade gestacional e idade cronológica, a intervenção pode se tornar mais direcionada para facilitar o desenvolvimento do controle de cabeça.

## Medidas que podem ser adotadas para ajudar a promover uma postura organizada e favorecer o desenvolvimento motor

- Colocar rolos de pano ao redor do RN, bem próximo do corpo ou de forma mais frouxa, dependendo das necessidades individuais de cada um e do grau de estabilidade motora.

- Ajudar o RN a manter leve flexão "rolando" seus ombros e quadris para frente, em direção à linha média.

- Conter a cabeça, nádegas e extremidades inferiores enquanto promove o encaixe dos braços próximo ao corpo, durante os cuidados.

- Recortar a fralda a fim de promover flexão e bom alinhamento do quadril, evitando exagerada abdução.

- Envolver o RN com faixas de lençóis, mantendo os ombros encaixados em direção à linha média e as mãos livres para autoconsolar-se, agarrar, levá-las à face ou à boca.

## Intervenções com fins de promover adequação do desenvolvimento em RNPT que cursam com internamento extremamente prolongado e estabilidade clínica

- Alongamento da musculatura da cintura escapular e mobilização de cinturas escapular e pélvica (Fig. 5.9).

- Promover a sensação da postura sentada, mesmo que totalmente apoiado. Pode-se utilizar o "bebê conforto" como uma opção de posicionamento durante o dia.

- Utilizar o banho de imersão como um momento para realizar alongamentos e mobilizações (Fig. 5.10).

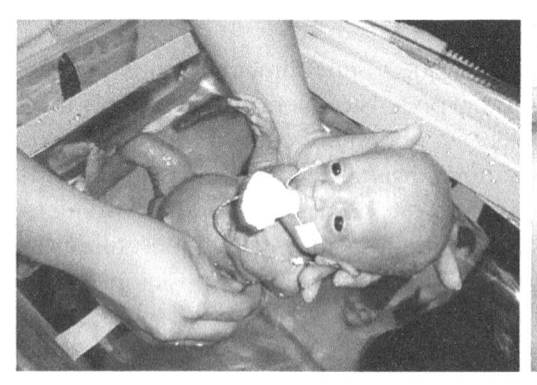
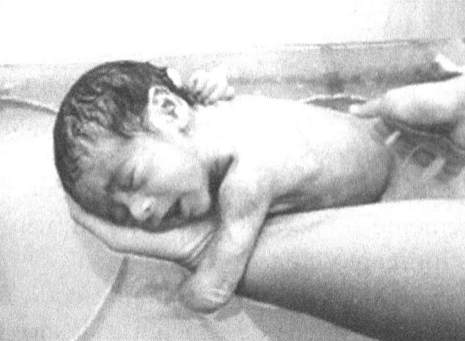

**Fig. 5.9** ■ Alongamento de cintura escapular.

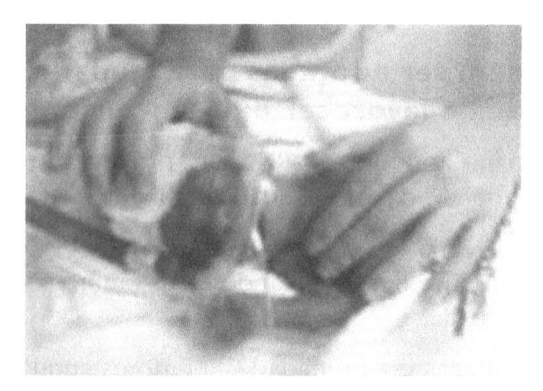

**Fig. 5.10** ■ Intervenções motoras na água.

## Intervenções que podem ajudar a minimizar os efeitos danosos dos ruídos no RN que está se desenvolvendo na UTIN

Os RNPT podem ser considerados como de alto risco para o desenvolvimento de perda auditiva, em virtude do excesso de sons a que são expostos, uma vez que sua via auditiva ainda apresenta mielinização incompleta, sendo assim, é importante.

- Manter diálogo apenas necessário na UTIN e com níveis sonoros respeitosos, em todos os momentos, inclusive na passagem de plantões.

- Se possível, projetar posto de enfermagem fora do ambiente da UTIN.

- Responder prontamente aos alarmes e monitores, ou melhor, antecipar-se aos alarmes e temporariamente silenciá-los antes de soarem.

- Abrir e fechar as portas da incubadora de forma gentil.

- Não colocar objetos nem escrever sobre a incubadora.

- Utilizar telefone celular no modo silencioso e só atender fora da UTIN.

- Esvaziar lixeiras fora do ambiente da UTIN.

- Incentivar os pais a manter diálogo com seus filhos (eles reconhecem a voz de seus pais) e, quando possível, cantarolar canções de ninar.

## Intervenções para minimizar a exposição do bebê a odores desagradáveis

- Abrir álcool ou outros produtos para uso na pele longe da incubadora, para diminuir a exposição ao odor nocivo.

- Remover o algodão com estes produtos da incubadora logo após seu uso.

- Limitar o uso de perfumes com fragrâncias fortes.

- Estímulos olfatórios positivos podem ser fornecidos colocando-se na incubadora gaze ou bolas de algodão embebidas no leite da mãe.

## Recomendações para minimizar as experiências orais desagradáveis e fornecer estímulos prazerosos que podem melhorar a sensação gustativa

- Fornecer cuidados orais regulares para os RNs que estejam intubados ou em dieta zero. Encorajar os pais a ajudar nesses cuidados.

- Minimizar procedimentos que possam promover aversão oral, como sucção oral feita de forma desnecessária ou a repetida inserção de sondas oro ou nasogástricas.

## Intervenções que podem ajudar a melhorar o desenvolvimento do sistema visual do RN que está se desenvolvendo na UTIN

- Utilizar uma coberta grossa (que impeça a passagem de luz) sobre a incubadora, mantendo a iluminação reduzida e em um nível seguro para uma boa observação clínica.

- Modificar iluminação da UTIN de acordo com o ciclo dia/noite.

- Proteger os olhos do bebê durante procedimentos que exijam iluminação mais forte (punção venosa, realização de exames e pequenos procedimentos cirúrgicos) (Fig. 5.11).

- Proteger os olhos do RN da luz quando ele permanecer fora da incubadora (pesagem, troca de lençóis, colo).

- Fornecer proteção ocular adequada para o RN que está recebendo fototerapia.

- Estimular com padrões em preto e branco (ou cores contrastadas) os RNs com comportamento visual insatisfatório.

## Outras recomendações importantes que interferem no desenvolvimento do RN na UTIN

- Evitar interromper o sono.

- Fornecer os cuidados de forma lenta e gentil.

- Introduzir um estímulo de cada vez, observando as respostas do RN ao toque.

- Incentivar a abordagem em dupla, para que um membro da equipe possa conter e organizar o RN enquanto o outro realiza os procedimentos necessários.

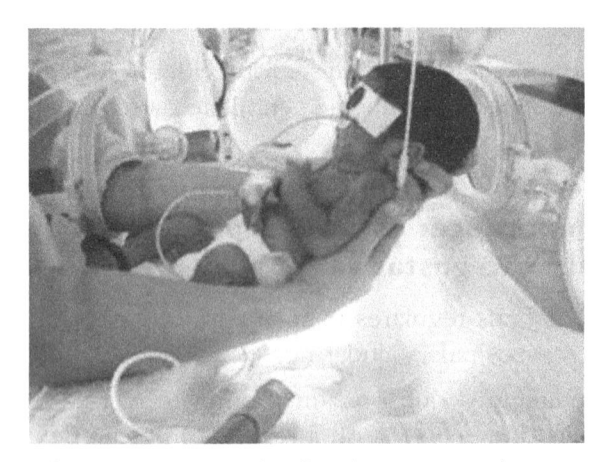

**Fig. 5.11** ■ Proteção dos olhos durante o procedimento.

- Recolher o estímulo, fornecer contenção com as mãos e esperar a recuperação, antes de continuar o procedimento, caso o RN apresente sinais de desorganização.

- Observar o grau de prontidão e disponibilidade para a interação.

- Reduzir iluminação e ruídos para facilitar melhor interação.

- Para estimulação visual, manter o campo visual limpo, fornecer um estímulo e observar a resposta do RN.

- Remover estímulos visuais quando o RN demonstrar sinais de desorganização.

- O estímulo visual pode ser associado às intervenções motoras, como, por exemplo, durante o trabalho de facilitação do controle de cabeça.

- Fornecer estimulação oral (chupeta, gaze embebida em soro glicosado ou no leite materno) quando apropriado, para promover a sucção não nutritiva, principalmente durante procedimentos dolorosos.

- Estimular a participação ativa dos pais nos cuidados durante a internação na UTIN.

- Encorajar a mãe a amamentar quando o RN estiver apto.

- A avaliação e a intervenção fisioterapêuticas têm especial valor naqueles RNs que apresentam anormalidades neurológicas.

De maneira geral, pode-se considerar que o ritmo da intervenção fisioterapêutica para esses RNs considerados de alto risco é imposto por eles mesmos. Quanto mais pré-termo e com mais baixo peso, maiores serão as demandas metabólicas; portanto, as intervenções envolvem basicamente estimulação tátil, posicionamentos e, se bem tolerados, alguns alongamentos, os quais devem ser realizados de forma suave e em pequena amplitude.

À medida que eles conseguem manter-se estáveis do ponto de vista clínico, e isso envolve, na maioria das vezes, melhora da função respiratória, tornam-se mais disponíveis para um tempo maior de terapia (que não deve ultrapassar poucos minutos) sem muito gasto energético, e então outros alongamentos, como os de cadeia posterior, podem ser incluídos.

Alguns RNs, por diferentes motivos, podem permanecer durante meses na UTIN, e para tentar reduzir os prejuízos desses internamentos prolongados, devem ser instituídas, logo que possível, intervenções que visem promover a adequação do desenvolvimento.

# LEITURAS SUGERIDAS ■

Airoldi1 M, Silva S, Souza R. Avaliação de recém-nascidos pré-termo com hemorragia peri-intraventricular e/ou leucomalácia periventricular. *Rev Neurocienc* 2008; *17*(1):24-29.

Als H, Duffy F, McAnulty G, Rivkin M *et al.* Early experience alters brain function and structure. *Pediatrics* 2004; *113*:846-857.

Als H, Lawhon G, Duffy F *et al.* Individualized developmental care for the very low-birth-weight preterm infant. *JAMA* 1994; *272*:853-858.

Als H. Early Intervention in preterm infants after discharge from hospital: in reply. *Pediatrics* 2004; *114*:1.739.

Aucott S, Donohue P, Atkins E, Allen M. Neurodevelopmental care in the NICU. *MRDD Research Reviews* 2002; *8*:298-308.

Blauw-Hospers C, Hadders-Algra M, A systematic review of the effects of early intervention on motor development. *Developmental Medicine & Child Neurology* 2005; *47*:421-432.

Brasil. Ministério da Saúde. Atenção humanizada ao recém-nascido de baixo peso: Método Canguru. Brasília, 2009: 238 p.

Graven SN. Sound and the developing infant in the NICU: conclusions and recommendation for care. *J Perinatol* 2000; *20*:S88-93.

Hack M, Taylor G. Perinatal brain injury in preterm infants and later neurobehavioral function. *JAMA* 2000; *284*(15):1.973-1.974.

Hernández-Muela S, Mulas F, Mattos L. Plasticidad neuronal funcional. *Rev neurol 2004; 38(supl 1)*:58-68.

Kuschel CA, Harding JE. Multicomponent fortified human milk on promoting growth in preterm infants. Cochrane Database Syst Rev 2004; CD000343.

Leone CR, Sadeck LS, Vaz FA *et al.* Brazilian neonatal research network (BNRN): very-low birth-weight (VLBW) infant morbidity and mortality. *Pediatric Research* 2001; *49*:405A.

Mitchell A, Boss BJ. Adverse effects of pain on the nervous system of newborns and young children: a review of the literature. *J Neurosc Nurs* 2002; *34*(5):228-236.

Moyer-Mileur L, Brunstetter V, Mcnaught T, Gill G, Chan G. Daily physical activity program increases bone mineralization and growth in preterm very low birth weight infants. *Pediatrics* 2000; *106*(5):1088-1092.

Schulzke SM, Trachel D, Patole SK. Physical activity programs for promoting bone mineralization and growth in preterm infants. Cochrane Database Syst Rev 2007; *18*: CD005587.

Vieira M, Ribeiro F, Formiga C. Principais instrumentos de avaliação do desenvolvimento da criança de zero a dois anos de idade. *Revista Movimenta* 2009: *2*(1):23-31.

Wood N, Marlow N, Costeloe K *et al.* Neurologic and developmental disability after extremely preterm birth. *New Engl J Med* 2000; *343*:378-384.

Zomignani A, Zambelli H, Antonio M. Desenvolvimento cerebral em recém-nascidos prematuros. *Rev Paul Pediatr* 2009; *27*(2):198-203.

# CAPÍTULO 6

# Abordagem da Fisioterapia Respiratória na Criança Cardiopata

Lívia Barboza de Andrade • Romualdo Brandão da Costa Júnior
Anuska Elizabeth Lins da Gama • Luziene Bonates Alencar dos Santos
Ana Elizabeth Bonifácio da Silva Marques

## SUMÁRIO

- Introdução às cardiopatias congênitas
- Abordagem das cardiopatias congênitas
- Principais reparos cirúrgicos
- Febre reumática: repercussões valvares
- Atenção nos períodos pré-operatório e pós-operatório imediato
- Fisioterapia respiratória no seguimento do paciente pós-cirúrgico na UTI
- Fisioterapia após a alta da UTI (fase hospitalar)

## INTRODUÇÃO ÀS CARDIOPATIAS CONGÊNITAS ■

As doenças cardíacas são as anomalias congênitas mais frequentes, com incidência de 8:1.000 nascidos vivos. Sua mortalidade está entre 20% e 30% no período neonatal e as principais causas são insuficiência cardíaca e crises de hipoxia.

Essas malformações cardíacas podem se agrupar em:

### Doenças do ritmo cardíaco

A arritmia corresponde a 3% dos encaminhamentos ao cardiologista e geralmente não está associada a malformações estruturais.

- Taquiarritmia – cursa com altas frequências cardíacas.
- Bradiarritmia – cursa com baixas frequências cardíacas.

## Doenças estruturais

Compreendem as cardiopatias que se apresentam com alterações na morfologia cardíaca e são o foco deste capítulo.

## Avaliação do paciente

### *Anamnese*

### Antecedentes familiares

Certas cardiopatias têm caráter familiar, entre elas:

- Miocardiopatias hipertróficas.
- Síndrome de Marfan.
- Mucopolissacaridoses.

### História familiar de diabetes materno

- Transposição de grandes artérias (TGA).
- Hipoplasia do coração esquerdo.

### Condições de gestação

Exposição a radiação, medicamentos e vírus, como no caso da rubéola, em que está bem documentada a relação com persistência do canal arterial (PCA), estenose valvar e de ramos pulmonares.

### História pós-natal

- Data e condições do nascimento.
- Prematuridade.
- PCA.

## Tempo e forma de aparecimento dos sintomas

A apresentação clínica da cardiopatia pode surgir em diferentes épocas, sendo mais grave quanto mais precoce for seu aparecimento. Algumas cardiopatias, no entanto, apresentam exteriorização clínica mais tardia quando há mudança do padrão da circulação do recém-nascido, tipo fechamento do canal arterial, oclusão do forame oval patente e redução da resistência vascular pulmonar, que geralmente ocorre por volta do final da primeira semana de vida.

## Exame clínico

### *Características fenotípicas*

Tais características podem sugerir a presença de síndromes genéticas, as quais podem estar associadas a determinadas cardiopatias (síndrome de Down com o defeito do septo átrio ventricular total [DSAVT] e síndrome de Turner com a coartação da aorta [CoAo]).

### Coloração de pele e mucosas

A coloração de pele e mucosas pode sugerir presença de cianose e anemia.

### Sinais sugestivos de insuficiência cardíaca

A insuficiência cardíaca é a situação em que há uma inadequação do débito cardíaco em atender às demandas metabólicas do paciente, estando representada clinicamente por congestão venosa sistêmica e/ou pulmonar. Os sinais clínicos decorrentes deste baixo débito são: taquicardia, ritmo em galope com presença de terceira bulha, taquipneia, sudorese, hepatomegalia, palidez, extremidades frias, edema, estase jugular, derrame pericárdico, pleural e pulmonar, ascite, déficit no ganho de peso e dispneia às mamadas.

### Hipoxia

Diferentemente da cianose, a hipoxia significa aumento na taxa de hemoglobina reduzida. A hemoglobina (Hb) saturada de oxigênio chama-se oxiemoglobina e tem cor vermelho-viva. Ao passar pelos capilares, parte do $O_2$ é liberada aos tecidos e a Hb é reduzida, formando-se uma quantidade de desoxi-hemoglobina (ou hemoglobina reduzida), de cor azulada que, em condições normais, não pode ser percebida como alteração da coloração da pele. A cianose aparece quando houver mais de 30% de hemoglobina reduzida no sangue circulante, ou seja, quando o nível de hemoglobina reduzido for maior ou igual a 5 g/100 mL. Esta hemoglobina reduzida pode estar elevada por causa da baixa saturação de oxigênio arterial por falta de oxigenação do sangue nos pulmões, com diminuição da pressão parcial de $O_2$, que pode se dever a:

- Doenças que prejudiquem a ventilação ou a oxigenação pulmonar.

- Doenças cardíacas que cursem com desvio de sangue do lado direito para o esquerdo sem passagem pelo pulmão (*shunt* direito-esquerdo).

Em indivíduos anêmicos graves, a cianose pode estar ausente pela falta de hemoglobina para ser oxidada. Por outro lado, na policitemia vera (aumento de hemácias) a cianose pode estar presente mesmo com saturações de $O_2$ maiores que em indivíduos normais.

## Palpação e ausculta

### Palpação dos pulsos

A palpação de pulsos nos quatro membros pode sugerir a presença de cardiopatias, como nos seguintes casos:

- Pulsos amplos, nos casos de PCA e insuficiência aórtica.

- Pulsos diminuídos – obstrução na saída do ventrículo esquerdo (VE).

- Pulsos assimétricos – CoAo.

O pulso venoso jugular orienta para a dinâmica do coração direito.

### Palpação do precórdio

A presença de frêmitos sugere a existência de sopro de grande intensidade.

### Ausculta cardíaca

Na ausculta cardíaca dá-se ênfase à frequência cardíaca de acordo com a idade, presença sopros e ritmo cardíaco, além da intensidade das bulhas cardíacas e/ou presença de terceira ou quarta bulhas, sendo esta última sempre patológica, enquanto a terceira bulha pode estar presente em crianças sem doença cardíaca.

## Exames complementares

Auxiliam na confirmação diagnóstica e na determinação da etiologia. Avaliam a conformação do coração, posição do mesmo, concordância das conexões, direção dos fluxos sanguíneos, presença de *shunts*, norteando a etiologia da cardiopatia.

Entre os exames mais utilizados para o diagnóstico da cardiopatia congênita, estão:

- Radiografia de tórax.

- ECG.

- Ecocardiograma.

- Cateterismo cardíaco.

## ABORDAGEM DAS CARDIOPATIAS CONGÊNITAS ▪

### Cianogênicas

Estão presentes nas cardiopatias em que há mistura de sangue pouco oxigenado com sangue oxigenado, apresentando-se com insuficiência cardíaca e cianose, sejam elas por obstrução ao fluxo sanguíneo pulmonar associado a *shunt* direito-esquerdo com insuficiência do coração direito (insuficiências cardíacas com cianose e hipofluxo), como nos casos de doença de Ebstein ou estenose pulmonar com comunicação interatrial, sejam por misturas de sangue sem restrição ao fluxo sanguíneo pulmonar (insuficiências cardíacas com cianose e hiperfluxo), como nos casos de transposição das grandes artérias, dupla via de saída do ventrículo direito sem estenose pulmonar e drenagem anômala de veias pulmonares.

### Acianogênicas

Entre as cardiopatias congênitas que cursam com insuficiência cardíaca sem cianose estão as lesões obstrutivas do coração esquerdo e as doenças de hiperfluxo pulmonar. Nestes casos, o quadro clínico dependerá basicamente do tamanho do defeito e da resistência vascular pulmonar (Figs. 6.1 e 6.2).

## PRINCIPAIS REPAROS CIRÚRGICOS ▪

### Tipos de cirurgias

#### Paliativas

Buscam minimizar as complicações consequentes à cardiopatia em questão, procurando reiterar ao menos a fisiologia normal do sistema cardíaco. As cirurgias paliativas podem ser realizadas numa única etapa, porém geralmente elas são utilizadas como um estadiamento para outros procedimentos cirúrgicos que se seguem, seja para a melhora fisiológica imediata ou mesmo para preparação de uma posterior cirurgia corretiva, diminuindo os riscos desta última. Como exemplo, em casos de grandes CIV (comunicação interventricular) em criança extremamente desnutrida, pode-se optar por uma bandagem da artéria pulmonar, diminuindo assim os sintomas de insuficiência cardíaca e postergando o momento de uma grande cirurgia corretiva para quando o paciente estiver em melhores condições clínicas e nutricionais.

#### Corretivas

São aquelas que buscam corrigir as malformações anatômicas presentes nas diversas cardiopatias.

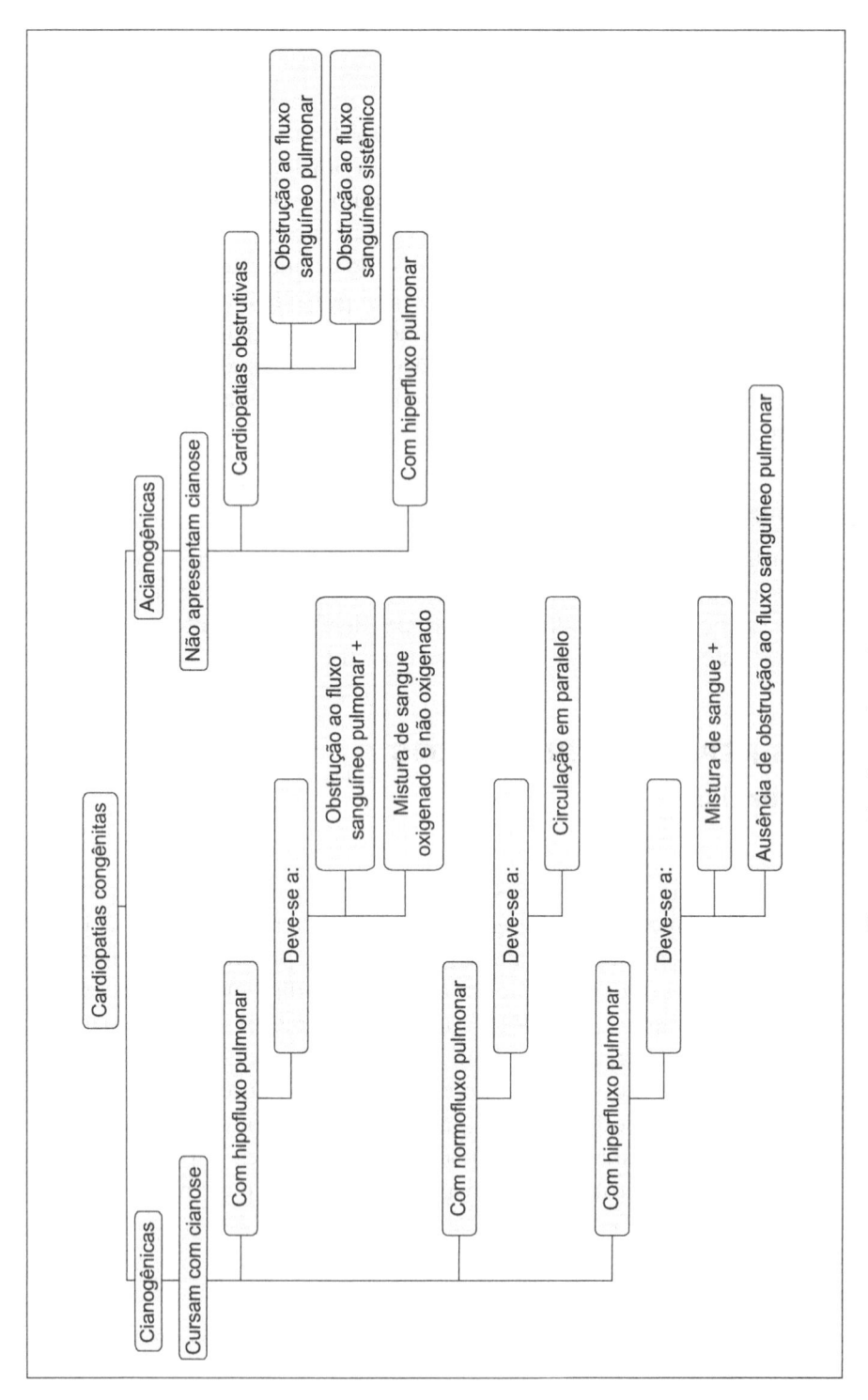

**Fig. 6.1** ■ Abordagem das cardiopatias congênitas.

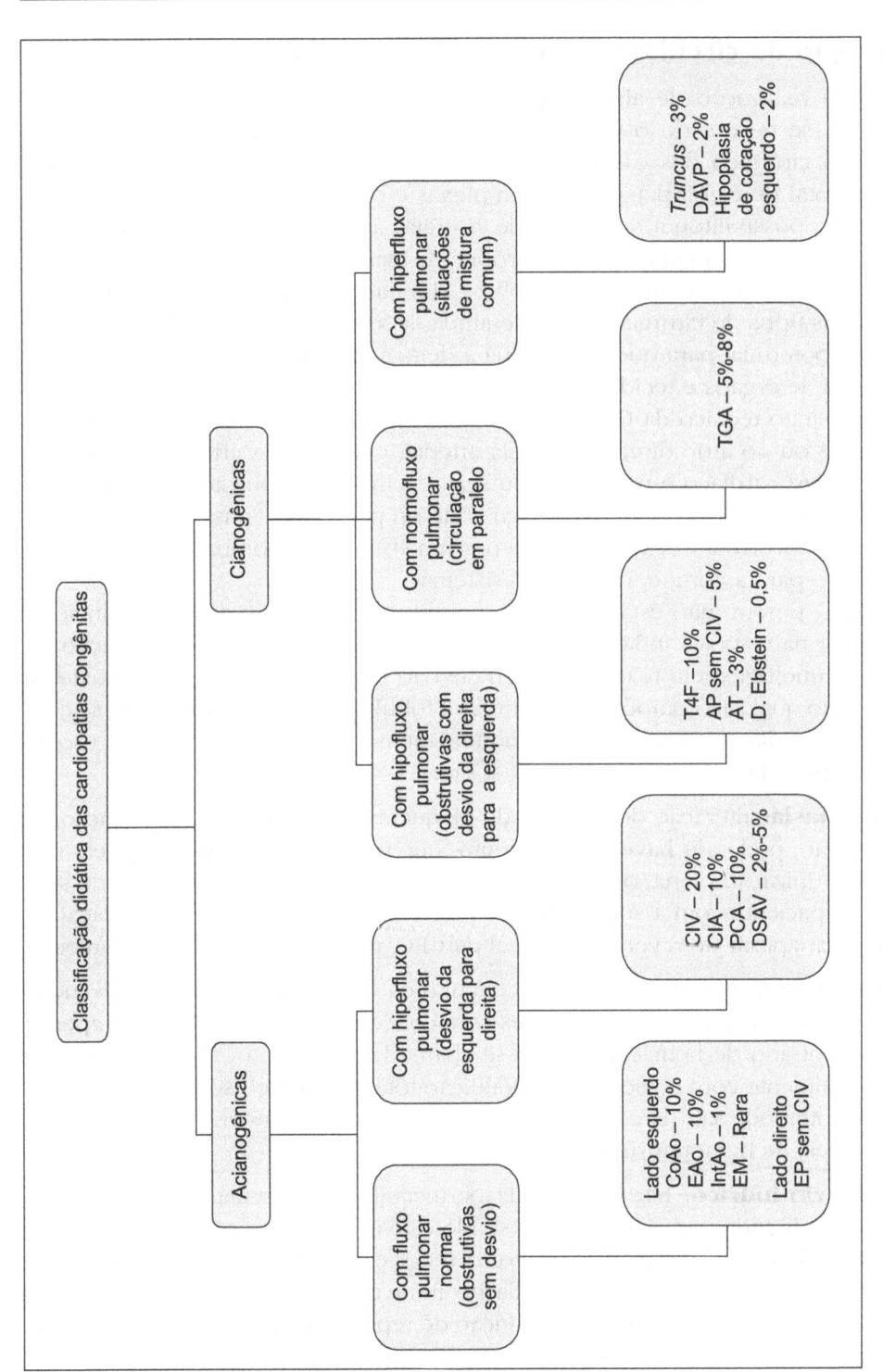

**Fig. 6.2** ■ Classificação didática das cardiopatias congênitas.

## Utilização da circulação extracorpórea (CEC)

Para a realização de alguns tipos de cirurgia, sejam elas paliativas ou corretivas, faz-se necessário o uso da CEC. Ela permitiu um avanço importante no tratamento cirúrgico das cardiopatias congênitas, oferecendo condições para a correção total de cardiopatias mais complexas e de malformações intracardíacas. Além disso, possibilitou a realização de cirurgias ainda no período neonatal.

O objetivo da circulação extracorpórea é manter a circulação tecidual e de diversos órgãos, principalmente os nobres, durante a parada cardíaca obrigatória para alguns tipos de cirurgia. Utiliza-se ainda, associado à técnica da CEC, o artifício da hipotermia, para que se diminua a demanda metabólica e, assim, permita a proteção de órgãos e tecidos.

No aparato técnico da CEC estão incluídas cânulas venosas, implantadas nas veias cavas ou no átrio direito, e cânula arterial, colocada na artéria aorta, fazendo um *bypass* cardíaco e pulmonar, ou seja, excluindo o coração e o pulmão da circulação durante a cirurgia. Este sangue que sai pelas cavas passa por um oxigenador, onde ocorre a troca de gases, e por um sistema de bomba propulsora que provê fluxo para a aorta e, daí, para o sistema.

A CEC, porém, não está isenta de complicações, estando entre as principais a síndrome da resposta inflamatória sistêmica (SRIS), que decorre da ativação do sistema imunológico em reação à superfície não endotelizada, ou seja, o material protético do qual são compostas as cânulas e tubulações. A SIRS apresenta-se com febre, taquicardia, vasoplegia e até choque. Outras situações associadas ao uso da CEC ou à própria cirurgia cardíaca em si são:

- **Hemostasia:** alteração do número de plaquetas (redução) e de sua função de agregação, podendo haver sangramento, que também é corroborado pelo uso de heparinização plena, o qual se faz necessário antes que haja contato do sangue do paciente com a superfície dos tubos da CEG, evitando a coagulação; a heparina, apesar de revertida no final da CEC, pode permanecer circulante.

- **Anemia:** para o preenchimento do circuito da CEC podem ser usadas solução com cristaloides, uma mistura destes com concentrado de hemácias ou apenas o concentrado de hemácias. A isto se chama hemodiluição. Em alguns casos, principalmente com o uso de hemodiluição total (somente uso de cristaloides), o paciente pode sair da cirurgia com valor baixo de hematócrito, necessitando, por vezes, de hemotransfusões.

- **Equilíbrio hídrico:** há aumento da permeabilidade vascular com extravasamento de líquido para o interstício, sendo este o motivo pelo qual se prefere o uso de coloides, como plasma fresco na reposição hídrica, já que este apresenta maior percentual de permanência no intravascular, quando comparado ao cristaloide. O coloide tem ainda a função de repor proteínas e alguns fatores da coagulação, ajudando na redistribuição de líquidos e tratando sangramentos.

## Alterações em diversos sistemas

### Sistema nervoso central (SNC)

A CEC moderna busca a proteção do SNC. Os pacientes submetidos à cirurgia com esta técnica podem apresentar desde eventos agudos, como hipoatividade, agitação psicomotora, convulsões, fenômenos embólicos e acidentes vasculares cerebrais, até situações mais tardias, como os movimentos coreoatetoicos. Em correções de coartação da aorta sem utilizar a CEC, pode haver isquemia da medula espinal inferior, nos casos em que a circulação colateral é insuficiente para manter o fluxo após o clampeamento da aorta para correção cirúrgica, podendo resultar em paresias ou paraplegia.

### Pulmões

As doenças cardíacas podem afetar diretamente a dinâmica pulmonar, como se pode demonstrar resumidamente na Fig. 6.3. Além disso, a CEC provoca redução significativa da complacência pulmonar. Ocorre redução da capacidade funcional residual, com aumento do gradiente alvéolo-arterial. O efeito sobre o pulmão advém de lavagem do surfactante, atelectasias segmentares, edema intersticial e lesão endotelial resultante da hemodiluição, agregação leucocitária e hipotermia. A lesão pulmonar advinda da CEC se assemelha à síndrome do desconforto respiratório agudo. Estão mais propensos a estas alterações as crianças menores de 2 anos e os portadores de síndrome de Down. Essas alterações são fundamentais para a escolha do modo ventilatório a ser empregado. Crianças submetidas a cirurgias mais simples, sem CEC, podem ser extubadas logo após a recuperação anestésica. É de extrema importância levar em consideração

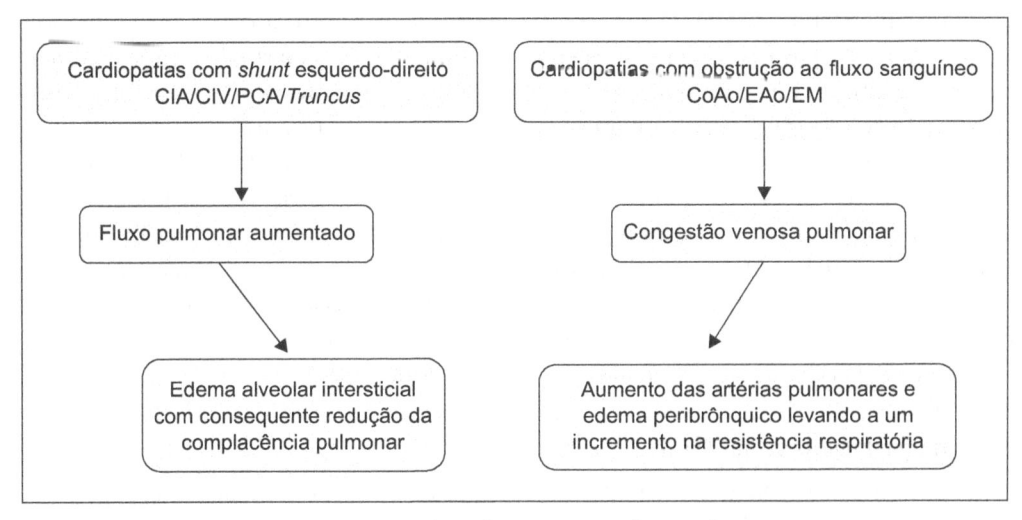

**Fig. 6.3** ■ Relação da cardiopatia com os fluxos pulmonares.

que crianças portadoras de cardiopatia com hiperfluxo pulmonar frequentemente apresentam atelectasias no período pós-operatório, a despeito do tempo de CEC, devendo-se, portanto, otimizar a pressão expiratória final antes da extubação. O objetivo da assistência ventilatória é manter a $PaO_2$ entre 80 e 120 mmHg, com saturação > 90% nas correções totais e $PaO_2$ em 45 mmHg com saturação > 80% nas cirurgias paliativas com *shunt* sistêmico pulmonar. A fisioterapia respiratória deve ser iniciada assim que o paciente apresente estabilidade hemodinâmica, para evitar e atenuar os efeitos da CEC sobre os pulmões.

## Rins

Os efeitos sobre os rins se devem à liberação de renina, angiotensina, catecolaminas e hormônio antidiurético, com redução do fluxo sanguíneo renal. A função renal está diretamente relacionada com o débito cardíaco, podendo haver disfunção renal caracterizada por necrose tubular aguda. A incidência de insuficiência renal no pós-operatório é de 2%-10%.

## Coração e vasos

No período pós-operatório imediato, deve-se dar ênfase à redução da contratilidade miocárdica, que ocorre devido à redução da perfusão do músculo cardíaco durante a CEC. Além disso, a frequência cardíaca pode estar alterada por lesão nos sistemas de condução, levando a bradiarritmias, ou outras arritmias, devido à presença de suturas miocárdicas, do aumento da frequência cardíaca em resposta à dor, ao estresse cirúrgico e à resposta compensatória nas situações de comprometimento hemodinâmico, entre outros. Há ainda outros fatores que também podem contribuir para um inadequado funcionamento cardíaco, ou melhor, para uma situação de baixo débito cardíaco, em que há inadequação entre a oferta e a demanda de suprimentos para os diversos sistemas. Entre estes fatores estão a hipovolemia, que está associada à vasodilatação durante o reaquecimento pós-CEC, a SRIS, com perda de líquido intravascular para o interstício, a perda urinária pelo uso de diuréticos potentes e as perdas sanguíneas. Outro fator importante é o aumento da pós-carga pelo estresse pós-cirúrgico, que leva à vasoconstrição pela liberação de catecolaminas endógenas ou mesmo pelo uso de drogas vasoativas. O relaxamento diastólico anormal participa também deste quadro de baixo débito. Existe dificuldade de enchimento ventricular nos casos de cardiopatia com hipertrofia ventricular que se segue a fibrose miocárdica e devido ao edema miocárdico após a CEC. Esta disfunção diastólica propicia efusões pleurais e pericárdicas.

## Sistema gastrointestinal (SGI)

As complicações gastrointestinas são raras e se devem ao baixo débito, uso de drogas vasoativas e liberação de substâncias humorais ativadas durante a cirurgia. As complicações mais frequentes, são: íleo paralítico, hemorragia gastrointestinal e icterícia. Nos casos de pós-operatório de coartação da aorta pode haver enterocolite necrosante em virtude do clampeamento da aorta sem utilização de CEC, com privação do fluxo para a aorta descendente durante o período de correção.

### Esterno aberto

Em situações de CEC prolongada há um evidente edema miocárdico que impossibilita o fechamento de esterno, já que este levaria ao baixo débito. Este fator aumenta o risco de infecção no pós-operatório e de instabilidade torácica. O esterno é fechado posteriormente após estabilização hemodinâmica.

## Descrição das cirurgias (Fig. 6.4)

### Paliativas na presença de hiperfluxo pulmonar

#### Bandagem da artéria pulmonar

Utilizada em situações de hiperfluxo pulmonar naqueles pacientes em que a cirurgia corretiva seria de maior risco, como os portadores de grande CIV, com insuficiência cardíaca de difícil controle e peso muito baixo. O objetivo dessa cirurgia é criar uma obstrução fixa ao fluxo pulmonar e, com isso, limitar o *shunt* esquerdo-direito e o fluxo pulmonar. Esta cirurgia é, geralmente, o primeiro estágio para posterior correção total da cardiopatia em questão.

### Paliativas na presença de hipofluxo pulmonar

#### Shunt sistêmico pulmonar tipo Blalock-Taussig

*Definição*

É uma anastomose realizada entre ramos da artéria aorta, geralmente a subclávia, o tronco ou ramos da artéria pulmonar. O *shunt* pode ser realizado com túneis protéticos, como o Gore-tex®, ou utilizando-se diretamente os ramos da aorta como o próprio túnel, como nos casos em que se conecta a artéria subclávia direto no ramo da artéria pulmonar.

O objetivo desta cirurgia é levar fluxo sanguíneo através da artéria pulmonar para ser oxigenado nos pulmões e, daí, retornar para o átrio esquerdo pelas veias pulmonares.

*Indicação*

Indicado em situações em que há hipofluxo pulmonar, como, por exemplo, na tetralogia de Fallot, atresia tricúspide, atresia pulmonar.

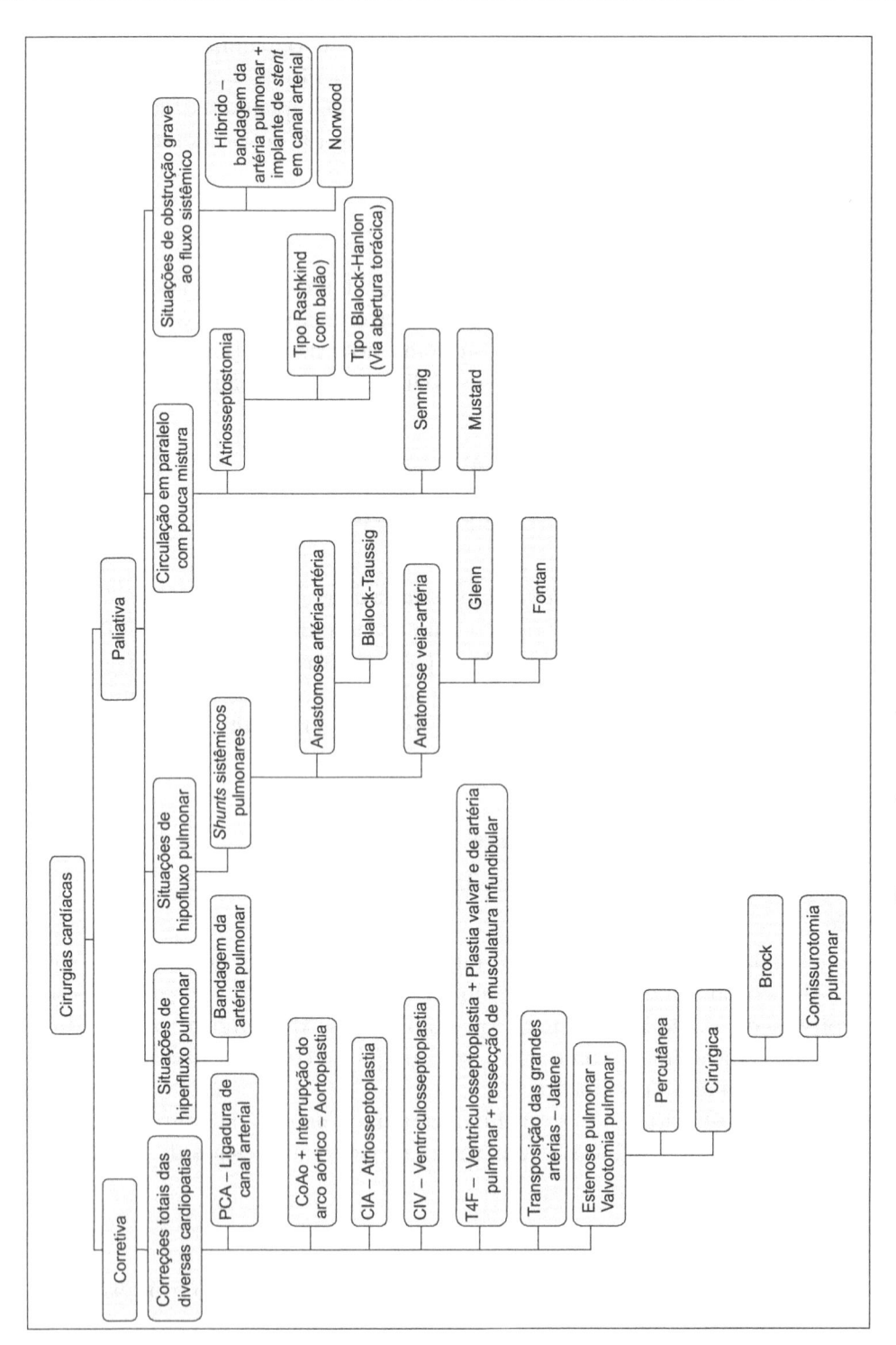

**Fig. 6.4** ■ Esquema dos principais reparos cirúrgicos.

## Complicações

- Trombose do *shunt* com obstrução do mesmo; neste caso utiliza-se heparina contínua para evitar esta complicação, sendo esta uma terapêutica controversa e, portanto, não adotada em alguns centros.

- Inadequação do diâmetro do *shunt*, com possibilidade de:
  - Hipofluxo.
  - Hiperfluxo com desenvolvimento de insuficiência cardíaca e até de hipertensão arterial pulmonar.
- Alteração da anatomia das artérias pulmonares.
- Lesão cirúrgica do nervo frênico.

## Atriosseptostomia

### Definição

É a excisão do septo interatrial que pode se dar com a utilização de balão tipo Raskind, via percutânea ou mesmo por visualização direta em cirurgia, neste caso chamada de cirurgia de Blalock-Hanlon (cuidado para não confundir com Blalock-Taussig, que é o *shunt*). No uso de balão tipo Rashkind, um cateter é colocado no átrio direito, ultrapassando o forame oval patente (FOP) ou a comunicação interatrial (CIA), sendo então insuflado o balão quando o cateter se encontra no átrio esquerdo, puxando-se o balão insuflado através da CIA ou do FOP e, assim, rasgando o septo interatrial e criando uma CIA não restritiva. No Blalock-Hanlon, a CIA é construída sob visualização direta.

### Indicação

É indicada naquelas cardiopatias que dependem de uma CIA para que o fluxo chegue ao lado esquerdo do coração, e deste através de uma PCA ou de colaterais saídas da aorta aos pulmões. São exemplos dessas cardiopatias a atresia tricúspide, a atresia pulmonar sem CIV ou os casos em que o fluxo do coração direito para os pulmões está normal mas o retorno do fluxo venoso pulmonar não se dá para o átrio esquerdo, como na drenagem anômala total de veias pulmonares, em que a inexistência da CIA seria incompatível com a vida, já que o fluxo ficaria exclusivamente no coração direito-pulmão e deste de volta ao coração direito. Outra situação em que a CIA é imprescindível é na atresia mitral, pois o fluxo oriundo dos pulmões pelas veias pulmonares ficaria acumulado no átrio esquerdo e não seguiria o fluxo sistêmico, tornando-se também incompatível com a vida. Neste último caso, o fluxo teria que seguir o átrio esquerdo-CIA-átrio direito-artéria pulmonar e, através de fluxo reverso pela PCA, chegar à aorta.

## Complicações

- Arritmia

- Baixo débito pela construção de *shunt* através do septo interatrial.

- Perfuração do coração, no caso de utilização percutânea de balão.

- Danos à valva tricúspide durante ambos os procedimentos.

## Glenn

### Definição

É também um tipo de anastomose sistêmico-pulmonar em que se desinsere a veia cava superior na sua junção com o átrio direito, fechando-se o orifício que fica no átrio direito e anastomosando-se esta boca no ramo direito da artéria pulmonar. É, geralmente, o segundo estágio cirúrgico que se segue ao *shunt* tipo Blalock-Taussig em situações de hipofluxo pulmonar. Tem suas vantagens em relação a este último em virtude de seu fluxo ser venoso e, portanto, mais lento, diminuindo o risco de hipertensão pulmonar, além de reduzir o trabalho e a sobrecarga cardíaca, pois o fluxo venoso sistêmico é derivado direto para o pulmão, diferentemente do Blalock-Taussig, em que todo o fluxo chega ao ventrículo sistêmico e depois de sair pela aorta é enviado aos pulmões. Uma desvantagem em relação ao Blalock é que há queda da saturação após esta cirurgia, em virtude do fato de que apenas o fluxo da veia cava superior, em menor volume, será levado aos pulmões para oxigenação.

## Complicações

- Trombose.

- Síndrome da veia cava superior.

- Hipoxia grave.

## Fontan

### Definição

O Fontan é a finalização da cirurgia de Glenn, derivando então todo o sangue venoso sistêmico direto aos pulmões. Neste caso, é realizada a anastomose da veia cava inferior que ainda estaria ligada ao átrio direito e também ao ramo direito da artéria pulmonar, excluindo-se, portanto, o coração direito da circulação cardiopulmonar.

Existem alguns pré-requisitos indispensáveis para que se possa seguir com a cirurgia de Fontan, como resistência vascular pulmonar normal, tamanho adequado das artérias pulmonares sem obstruções, ritmo sinusal, ausência de refluxo mitral, função cardíaca adequada e retorno venoso pulmonar normal. Estes pré-requisitos são importantes, pois todo o fluxo pulmonar dependerá do retorno venoso e, se houver algum obstáculo a ele, o sangue não chegará aos pulmões e não retornará ao coração esquerdo e ao sistema, levando a uma situação de baixo débito e até de óbito. É por este motivo que alguns cirurgiões constroem uma fenestração neste túnel da veia cava inferior no septo interatrial, como se fosse uma CIA, para que, em caso de baixo débito, haja *shunt* por este orifício direto para átrio esquerdo, promovendo adequação do débito mesmo que a oxigenação seja prejudicada, já que o fluxo não irá seguir para os pulmões. Isto é imprescindível para manter a vida até que se determine a causa e se possa atuar.

*Complicações, geralmente secundárias ao aumento da pressão venosa*

- Enteropatia perdedora de proteína.

- Derrames pleurais.

- Edema.

- Fenômenos tromboembólicos, pelo fluxo lentificado.

- Baixo débito.

## Corretivas na presença de hiperfluxo pulmonar

### Atriosseptoplastia

*Indicação*

Na presença de CIA com repercussão hemodinâmica, ou seja, quando houver sinais de sobrecarga volumétrica das câmaras direitas (átrio e ventrículo), apesar do uso regular de medicações que reduzem a congestão pulmonar e a pós-carga sistêmica, com consequente diminuição do *shunt* esquerdo-direito. A idade para a realização desses procedimentos gira em torno de 4 a 5 anos. O fechamento numa fase mais tar dia pode levar à dilatação atrial importante com aumento da incidência de arritmia.

*Tipos de tratamento*

O fechamento pode ser cirúrgico ou percutâneo, dependendo de alguns fatores como localização e tamanho, que são essenciais para verificar a possibilidade de implante de dispositivos tipo Amplatzer®. As vantagens do fechamento percutâneo nos casos selecionados são o tempo de internação após o procedimento e a "não utilização" de CEC. A cirurgia, porém, é realizada com o uso de CEC para correção do defeito intracardíaco. A CIA pode ser fechada com sutura direta no septo, ou, nos casos de grande CIA, em que suas bordas são afastadas, utiliza-se enxerto (*patch*) de pericárdio bovino ou de material protético, o Gore-tex®. A abertura é por toracotomia mediana com abertura do esterno.

### Complicações cirúrgicas

É uma cirurgia com baixa mortalidade, chegando a 0% de taxa de mortalidade após o fechamento cirúrgico em alguns centros. Pode-se ter complicações como:

- Arritmias por lesão do nó sinusal ou do sistema de condução.

- Síndrome pós-pericardiotomia, situação na qual há derrame pericárdico, algumas vezes seguido de tamponamento.

- Deiscência de sutura com deslocamento de *patch* e hemólise, muitas vezes exteriorizada por hematúria.

## Ventriculosseptoplastia

### Indicação

Da mesma forma que na CIA, a terapia medicamentosa irá reduzir a gravidade da insuficiência cardíaca congestiva, permitindo que o paciente se desenvolva de maneira adequada, apesar de não influenciar o fechamento espontâneo do defeito. A indicação para o fechamento recai principalmente no tamanho do defeito, podendo-se observar o paciente que apresente CIV pequena para um possível fechamento espontâneo. Opta-se pela cirurgia em casos de CIV que apresentem sobrecarga ventricular, QP:QS (fluxo pulmonar:fluxo sistêmico) = 2:1, pacientes com dificuldade para ganhar peso e presença de infecções respiratórias de repetição ou endocardite. A abertura é por toracotomia mediana com abertura do esterno.

### Tipos de tratamento

A CIV também pode ser fechada de forma cirúrgica ou percutânea, dependendo dos mesmos fatores presentes para a CIA, com algumas outras peculiaridades, como a proximidade à aorta, evitando a obstrução da via de saída do ventrículo esquerdo após o implante do dispositivo. Dependendo do tamanho da CIV, ela pode ser ocluída com pontos ou *patchs*. O acesso para o fechamento geralmente se faz via átrio direito, com desinserção da tricúspide, evitando assim a ventriculotomia e o risco de disfunção ventricular e arritmia pela presença da cicatriz.

### Complicações cirúrgicas

- Arritmia.

- Baixo débito.

- Deiscência de sutura.

## Correção cirúrgica do defeito do septo atrioventricular (DSAV)

*Indicação*

Deve-se realizar a cirurgia por volta dos 6 meses a 1 ano de idade, em razão do grande risco de desenvolvimento de hipertensão arterial pulmonar irreversível pelo grande fluxo pulmonar, que é imperativo nestes casos. Contudo, em pacientes instáveis pode-se realizar primeiramente a bandagem da artéria pulmonar e em seguida a correção total após estabilização hemodinâmica, que não deve ser prorrogada, pois na presença de insuficiência da valva AV poderá haver piora do vazamento após a bandagem.

*Tipos de tratamento*

A correção cirúrgica desta cardiopatia depende essencialmente de sua forma de apresentação, se parcial ou total. No DSAV parcial há uma CIA com fissura (*cleft*) da valva mitral, acarretando vazamento da valva. A cirurgia, neste caso, seria simplesmente uma atriosseptoplastia + plastia da valva mitral, que se dará pela sutura da fissura na cúspide valvar. Em caso de DSAV total em que há uma CIA, uma CIV e uma valva AV única (mitral e tricúspide num mesmo anel), haverá um átrio e uma ventriculosseptoplastia com plastia da valva AV única. O cirurgião utiliza um único enxerto (*patch*) ou duplo enxerto para fechar todo o orifício atrioventricular, procurando dividir a valva em direita e esquerda. Algumas vezes se faz necessária a plastia da valva em si, corrigindo a fissura da valva AV esquerda. A abertura é por toracotomia mediana com abertura do esterno.

*Complicações cirúrgicas*

- Arritmia por lesão do nó AV ou dos ramos do sistema de condução intraventricular.

- Insuficiência valvar residual (10%-20% dos pacientes serão submetidos à reoperação para plastia mitral).

- Defeito septal (CIA ou CIV) residual.

## Persistência do canal arterial

*Indicação*

A detecção clínica da persistência do canal arterial já é a indicação para o seu fechamento, uma vez que há aumento do fluxo pulmonar, além de maior risco de endocardite infecciosa. O tempo e a forma de fechamento dependerão, principalmente, dos sintomas. Se houver insuficiência cardíaca, a indicação é imediata. Em pacientes assintomáticos, deve-se observar se haverá fechamento espontâneo, que pode ocorrer em poucos meses.

## Tipos de tratamento

Em neonatos, pode-se tentar o uso de indometacina, objetivando a oclusão do canal arterial. Em casos de falha, contraindicações ao uso desta droga ou mesmo por indicação cirúrgica precisa, o canal arterial pode ser fechado através de toracotomia lateral com afastamento das costelas. Outras formas para oclusão do canal arterial são via toracoscopia com mínima incisão ou via percutânea com a utilização de *coils*, em casos selecionados, excluindo-se os grandes canais arteriais e recém-nascidos prematuros pequenos. No fechamento cirúrgico podem-se utilizar os clampes ou o fechamento por sutura e secção do canal.

## Complicações cirúrgicas

- Recanalização do ducto.
- Lesão do nervo frênico, levando à paralisia diafragmática.
- Lesão do nervo laríngeo recorrente, levando à paresia ou à paralisia de cordas vocais.
- Lesão do ducto torácico, levando ao quilotórax.
- Fratura ou luxação de costelas.
- Sangramento por ruptura da sutura.

# FEBRE REUMÁTICA: REPERCUSSÕES VALVARES ■

A febre reumática (FR) é considerada uma reação autoimune tardia, em indivíduos geneticamente predispostos, a uma faringite causada por estreptococos beta-hemolíticos pertencentes ao grupo A de Lancefield. É uma doença autolimitada que envolve articulações, pele, cérebro, superfícies serosas e o coração. Geralmente, afeta indivíduos entre 5 e 18 anos de idade, de qualquer raça e em qualquer parte do mundo.

Essa doença constitui um importante problema de saúde pública nos dias atuais, especialmente nos países em desenvolvimento, nos quais se estima que a cardiopatia reumática crônica seja responsável por cerca de 60% de todas as doenças cardiovasculares em crianças e adultos jovens.

## Epidemiologia

Após a Segunda Guerra Mundial, ocorreu grande queda da incidência de febre reumática aguda, principalmente nos países desenvolvidos, explicável pelo maior acesso ao uso de antibióticos, pela contínua melhoria das condições de vida e pela menor virulência de cepas estreptocócicas. Nos países em desenvolvimento, esta redução ocorreu em níveis bem menores do que os observados nos países desenvolvidos.

Apesar do declínio global da incidência de FR experimentado na segunda metade do século XX, nas últimas duas décadas vem sendo constatado aumento progressivo do número de casos agudos da doença, associados a formas agressivas e invasivas de infecções estreptocócicas, principalmente na América do Norte e na Europa.

Dados da Organização Mundial da Saúde (OMS) demonstram que, em 2002, cerca de 12 milhões de pessoas no mundo sofriam de febre reumática e suas sequelas cardíacas. Três milhões delas apresentavam insuficiência cardíaca congestiva, exigindo repetidas hospitalizações, a maioria com indicação de cirurgia cardíaca valvar num prazo de 5 a 10 anos.

Em nosso serviço, em levantamento realizado no período de agosto de 2004 a dezembro de 2006 na Enfermaria do Coração, foram realizados 124 internamentos de crianças com febre reumática aguda com comprometimento cardíaco, sem considerar aquelas que foram internadas para correção cirúrgica de valvopatia reumática.

## Etiopatogenia

A febre reumática é uma complicação tardia não supurativa de infecções causadas pelos estreptococos beta-hemolíticos do grupo A de Lancefield. Entre as infecções causadas por estes micro-organismos, a mais comum é a faringite bacteriana, que atinge principalmente crianças e jovens com idades entre 5 e 15 anos. Estima-se que a maioria das crianças desenvolva pelo menos um episódio de faringite por ano, e, desses episódios, de 15% a 20% são causados por estreptococos do grupo A.

Nem todas as infecções por estreptococos do grupo A causam FR, ou seja, nem todas as cepas dessas bactérias são reumatogênicas. Geralmente, piodermites e infecções de tecidos moles não levam ao surgimento da doença, assim como nem todas as infecções estreptocócicas da faringe produzem febre reumática.

Os estreptococos do grupo A são subdivididos em vários sorotipos a partir do antígeno polissacarídico da membrana celular. Entre os sorotipos mais associados a epidemias de febre reumática aguda, o mais comum é o sorotipo M5.

A hipótese mais aceita para explicar o mecanismo de patogênese da febre reumática/doença reumática cardíaca é a de que a faringite estreptocócica, em indivíduos predispostos, desencadeia uma resposta imune humoral e celular exacerbada contra a bactéria. Posteriormente, por similaridade entre proteínas da bactéria e do hospedeiro, essa resposta imune ocasiona lesões teciduais por um mecanismo chamado mimetismo molecular. Na doença reumática cardíaca, o principal alvo dessas reações é o tecido cardíaco, sendo as válvulas mitral e aórtica as mais lesadas.

O exame histopatológico em portadores de FR demonstra a presença de lesões inflamatórias no coração, vasos sanguíneos, cérebro e superfícies serosas das articulações e pleura. A lesão patognomônica é conhecida como nódulos de Aschoff (Fig. 6.5).

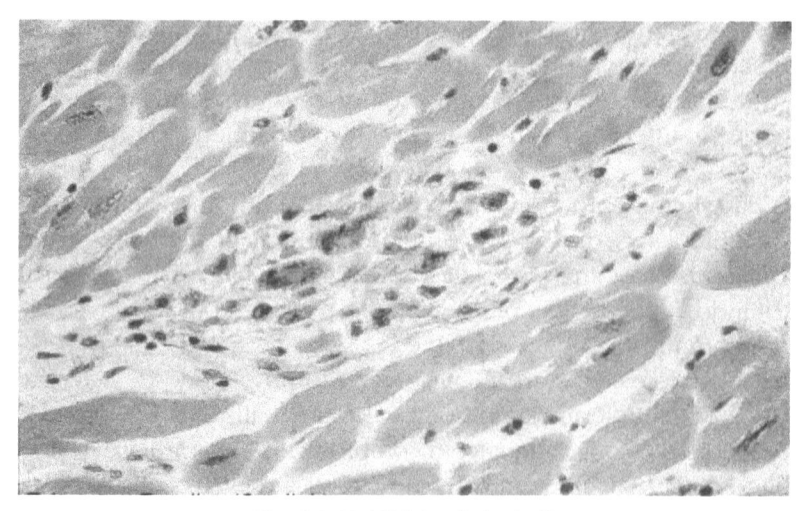

**Fig. 6.5** ■ Nódulos de Aschoff.

## Manifestações clínicas

Uma história de faringite é relatada em cerca de 50% dos pacientes com FR. A apresentação da faringite pode variar desde os sintomas clássicos de febre, odinofagia, adenomegalias cervicais e presença de secreção purulenta em orofaringe, até sintomas vagos de infecção de vias aéreas. Cerca de 10 dias após a infecção se iniciam os sintomas da doença reumática. As manifestações clínicas podem se apresentar com ou sem envolvimento cardíaco. As principais manifestações clínicas sem envolvimento cardíaco são: *poliartrite*, que ocorre em 75% dos surtos iniciais, caracterizando-se pelo envolvimento de grandes articulações (joelhos, tornozelos, quadril, punhos, cotovelos e ombros) e pelo caráter migratório; *nódulos subcutâneos*, relatados em 20% dos pacientes, que são móveis, de consistência endurecida e indolores, estando presentes nas superfícies extensoras das proeminências ósseas dos tornozelos, joelhos, cotovelos e punhos; *eritema marginado*, que ocorre em 15% dos casos iniciais, caracteriza-se por seu aspecto maculopapular e indolor, desaparece à digitopressão e localiza-se no tronco e nas extremidades proximais de braços e pernas; e *coreia de Sydenham*, presente em 5% a 36% dos casos, principalmente em meninas, apresenta-se como quadros de labilidade emocional, movimentos incoordenados e fraqueza muscular.

Outras manifestações não cardíacas que podem fazer parte da sintomatologia são artralgia, febre, dor abdominal e epistaxe, porém são menos frequentes e podem estar presentes em outras doenças.

A *cardite reumática* é a manifestação clínica mais específica da FR. No primeiro surto da doença pode estar presente em cerca de 50% a 75% dos pacientes quando se consideram as formas subclínicas. Pode se apresentar isoladamente ou em conjunto às outras manifestações. Na FR ocorre pancardite com comprometimento miocárdico, endocárdico e pericárdico.

A endocardite é a manifestação cardíaca mais proeminente da FR e caracteriza-se pela inflamação dos folhetos das valvas cardíacas (mitral e aórtica) e de suas cordoalhas tendíneas. A pericardite pode manifestar-se por meio de derrame pericárdico de volume variável, inclusive com tamponamento cardíaco, e a miocardite é evidenciada pela taquicardia, que deve ser mensurada com o paciente afebril e em repouso.

A gravidade dos achados cardíacos pode variar desde pacientes com lesões valvares mínimas, clinicamente assintomáticos, até lesões valvares moderadas a graves que se manifestam através de insuficiência cardíaca congestiva.

Em crianças há predomínio das lesões regurgitantes das valvas mitral e aórtica, sendo infrequente o comprometimento das valvas tricúspide e pulmonar. A cardiopatia reumática crônica é responsável pela maioria dos casos de insuficiência mitral isolada em crianças. Nos casos agudos de FR há uma sobrecarga volumétrica súbita nas câmaras cardíacas esquerdas resultando em congestão pulmonar. Nos casos crônicos há desenvolvimento de mecanismos compensatórios, sobretudo hipertrofia excêntrica do ventrículo esquerdo, que postergam os sintomas de insuficiência cardíaca. Na ocorrência de surtos recorrentes há perda destes mecanismos com disfunção progressiva do ventrículo esquerdo, tornando-se necessário o reparo cirúrgico da valva.

A insuficiência aórtica ocorre em 20% dos casos, podendo estar isolada ou associada à insuficiência mitral. De forma semelhante ao descrito para a valva mitral, nos casos agudos há sobrecarga de volume nas câmaras cardíacas esquerdas que não tiveram tempo para desenvolver mecanismos adaptativos, podendo se manifestar com edema agudo de pulmão e choque cardiogênico. Nas formas crônicas há aumento progressivo do ventrículo esquerdo e taquicardia para compensar as alterações hemodinâmicas. Nas formas graves podem ocorrer isquemia miocárdica e disfunção ventricular, as quais são indicativas de procedimento cirúrgico.

## Diagnóstico

O diagnóstico da febre reumática ainda representa um grande desafio em virtude da ausência de manifestação clínica ou prova laboratorial patognomônica. O diagnóstico definitivo fica muitas vezes difícil em virtude da variabilidade das manifestações clínicas.

Há 50 anos, Duckett Jones estabeleceu critérios que ainda são um guia importante para o diagnóstico da doença. Desde então, cinco revisões foram feitas pela Associação Americana de Cardiologia, tendo a última sido em 2002 (Quadro 6.1). A presença de dois critérios maiores ou um maior e dois menores, associada à evidência de infecção estreptocócica recente, leva ao diagnóstico da doença.

São considerados critérios maiores a cardite, a poliartrite migratória, a coreia de Sydenham, os nódulos subcutâneos e o eritema marginado; os critérios menores são a artralgia, a febre, a elevação de provas de fase aguda e o prolongamento do intervalo PR do eletrocardiograma. É importante enfatizar que um grupo grande de pacientes não preenche esses critérios à apresentação da doença, e outras doenças que preenchem esses critérios precisam ser excluídas antes do diagnóstico definitivo de febre reumática. Na presença de coreia isolada ou cardite insidiosa, o diagnóstico pode ser feito sem haver o preenchimento de outros critérios.

A avaliação do comprometimento cardíaco deve ser realizada por meio de anamnese e exame físico minuciosos. De forma complementar, a radiografia (Fig. 6.6), o eletrocardiograma e o ecocardiograma com Doppler colorido fornecerão informações importantes para quantificação da gravidade das lesões valvares.

**Quadro 6.1** ■ Critérios de Jones modificados para diagnóstico de febre reumática aguda (AHA 2002)

| Critérios maiores | Cardite<br>Poliartrite migratória<br>Nódulos subcutâneos<br>Eritema marginado<br>Coreia |
|---|---|
| Critérios menores | Artralgia<br>Febre<br>Elevação de provas inflamatórias de fase aguda (PCR, VSH)<br>Prolongamento PR no eletrocardiograma |

**Evidência de infecção estreptocócica recente**

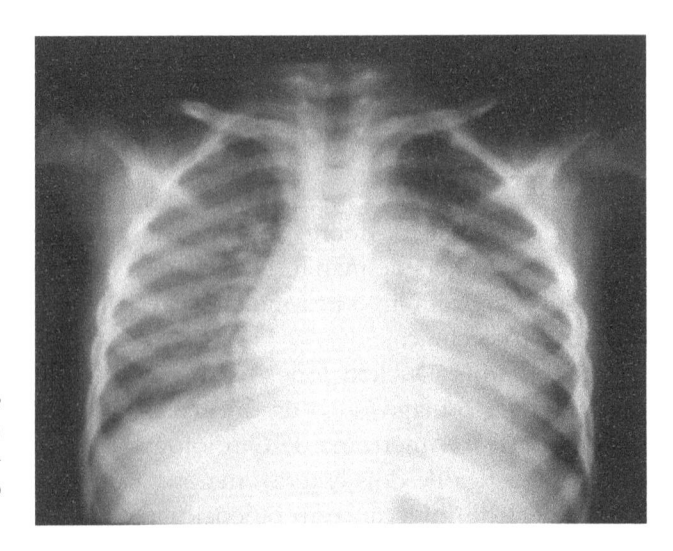

**Fig. 6.6** ■ Radiografia torácica de paciente portador de cardiopatia reumática crônica com insuficiência mitral importante evidenciando acentuada cardiomegalia.

# Tratamento e profilaxia

Uma vez estabelecido o diagnóstico de febre reumática, a terapêutica envolve três fases que, de modo geral, são realizadas de forma simultânea: profilaxia primária ou erradicação do foco, tratamento sintomático e profilaxia secundária ou prevenção das recorrências.

O objetivo da profilaxia primária é erradicar o estreptococo beta-hemolítico da orofaringe do paciente com febre reumática. Para tanto, é necessária a utilização de um antibiótico com eficácia clínica e bacteriológica comprovada, em regime terapêutico de fácil aderência, com baixo custo, espectro de atividade adequado e efeitos colaterais mínimos.

O antibiótico de escolha para a profilaxia primária ainda é a penicilina benzatina em dose única de 600.000 UI para crianças de até 25 kg e de 1.200.000 UI para pacientes acima desse peso, em injeção intramuscular profunda. As maiores vantagens desse tratamento são seu baixo custo e grande eficácia, e o fato de não haver necessidade de repeti-lo.

O tratamento sintomático envolve medidas gerais como repouso relativo no leito e dieta hipossódica (nos casos de envolvimento cardíaco), e medidas farmacológicas. Entre os medicamentos utilizados, os anti-inflamatórios não hormonais como o ácido acetilsalicílico estão indicados nos casos de artrite e de cardite leve. Os corticosteroides estão indicados nos pacientes que apresentam cardite moderada a importante, devendo ser mantidos por um período de até 12 semanas. Nos casos que apresentam sinais de insuficiência cardíaca congestiva, estão indicados medicamentos específicos como diuréticos, digitálicos e inibidores de enzima de conversão da angiotensina. Pacientes com coreia devem ser mantidos em ambientes tranquilos, com poucos estímulos externos. Independentemente da gravidade do surto inicial, pacientes portadores de febre reumática apresentam riscos elevados (20% a 50%) de recorrência da doença após infecções estreptocócicas de orofaringe. Novos surtos de atividade da doença poderão agravar lesões cardíacas preexistentes ou propiciar seu surgimento, razão pela qual a profilaxia secundária é obrigatória e seu objetivo básico é prevenir o aparecimento de infecções estreptocócicas de orofaringe e, portanto, impedir as recorrências de febre reumática.

O intervalo de aplicação do antibiótico preconizado pela Academia Americana de Cardiologia atualmente aceito é o de 21 dias.

A duração da profilaxia secundária baseia-se principalmente na presença ou na ausência de cardite. Segundo a Associação Americana de Cardiologia, pacientes que tiveram cardite devem manter a profilaxia durante a vida inteira, e aqueles que não tiveram cardite devem manter a profilaxia até 18 anos e pelo menos durante 5 anos após o último surto. Pacientes com regurgitação mitral leve ou cardite curada e baixo risco de contato com o estreptococo poderão suspender a profilaxia com 25 anos e após 10 anos do último surto.

Dessa forma, a duração da profilaxia secundária é sempre prolongada e sua eventual suspensão deve levar em conta os fatores de risco de recorrência de cada paciente (idade, risco profissional de exposição ao estreptococo, condições socioeconômicas etc.), a presença de cardite e sua gravidade, e, ainda, o fato de as recorrências ocorrerem principalmente nos 5 primeiros anos após o surto da doença.

## ATENÇÃO NOS PERÍODOS PRÉ-OPERATÓRIO E PÓS-OPERATÓRIO IMEDIATO ■

### Cuidados e rotinas pré-operatórios

As crianças com diagnóstico de cardiopatia devem ter acompanhamento regular em um serviço de cardiologia pediátrica e, dependendo da idade e da gravidade da doença, essas consultas se darão num curto espaço de tempo ou até anualmente. Durante o acompanhamento, o cardiologista deverá estar ciente em relação aos dados pré-natais e pós-natais da criança, assim como avaliar o paciente e seus exames complementares, que podem ser radiografia, ecocardiograma e eletrocardiograma, ou, em casos específicos, podem ser necessários cateterismo cardíaco e ressonância nuclear magnética, entre outros.

O paciente é então deixado em seguimento clínico rigoroso, usará medicações anticongestivas, como os diuréticos (furosemida, espironolactona, hidroclorotiazida), as que auxiliam a função cardíaca, como os betabloqueadores (Propranolol®), e digitálicos; e, ainda, os inibidores da enzima de conversão da angiotensina (Captopril®) que auxiliarão na redução da pós-carga. Alguns pacientes, especialmente aqueles que apresentam hipofluxo pulmonar, geralmente não necessitarão de medicações, mas sempre do acompanhamento clínico.

A definição do tempo e da idade para que tais crianças sejam submetidas a algum procedimento vai depender basicamente da cardiopatia em questão e da evolução clínica do paciente, pois aqueles com quadro clínico grave e que não respondem a tratamento clínico exigem a antecipação do procedimento. Por outro lado, o atraso deste pode levar à situação de irreversibilidade da cardiopatia, como, por exemplo, um paciente com defeito de septo atrioventricular total (DSAVT) que sabidamente desenvolve hipertensão arterial pulmonar secundária a hiperfluxo pulmonar precisa ser acompanhado criteriosamente para não perder o tempo ideal para intervenção. Algumas cardiopatias congênitas dependentes do canal arterial devem ser submetidas a procedimentos cirúrgicos ou percutâneos ainda no internamento pós-natal imediato, caso existam tais possibilidades, já que pode haver situações tão graves que não permitam nenhuma correção e que levarão a óbito ainda no período neonatal.

Os pacientes portadores de cardiopatias são mais suscetíveis a pneumonias de repetição, baixo ganho ponderal, crises de hipoxia, limitação ao exercício físico e insuficiência cardíaca durante a evolução clínica. Estes pacientes então devem ser submetidos a vacinas especiais, encontradas em clínicas de vacinação da rede particular e na rede pública. Em casos de infecção, o paciente deve ser internado e tratado em ambiente hospitalar. Pacientes que apresentem crises de hipoxia frequentes podem necessitar de intervenção cirúrgica mais precocemente e devem ser levados à emergência durante a crise para tratamento e avaliação, já que fatores como infecção, febre, desidratação, anemia e fechamento do canal arterial poderão precipitá-la. Pacientes com baixo ganho ponderal e insuficiência cardíaca refratária a tratamento clínico poderão necessitar de internamento com uso de drogas vasoativas e alimentação enteral e/ou parenteral. Algumas cardiopatias com hipofluxo desenvolverão, a longo prazo, policitemia, às vezes necessitando de hemodiluições, evitando assim situações relacionadas com a hiperviscosidade sanguínea como obstruções vasculares, que levam a acidentes vasculares isquêmicos e/ou hemorrágicos e até a abscessos cerebrais, além de alterações da coagulação.

## Cuidados intraoperatórios

Definida a data da cirurgia, o paciente será internado pelo menos 48 h antes da cirurgia para que se realizem ou se chequem os exames pré-operatórios e se tomem as decisões necessárias para minimizar o risco do paciente durante a cirurgia, como afastar infecção ativa, anemia grave ou policitemia, além de distúrbios metabólicos ou hidroeletrolíticos.

Neste período, é também realizada a avaliação fisioterapêutica com o objetivo de identificar aqueles com risco aumentado de desenvolver complicações pulmonares; além disso, serve como parâmetro inicial para acompanhamento no pós-operatório. Avaliações dos volumes e capacidades pulmonares, força muscular respiratória, fatores de risco clínicos e/ou cirúrgicos são as medidas de eleição nesse período.

Alguns autores relatam melhor desempenho durante a fisioterapia nos pacientes que realizam algumas técnicas e recursos, especialmente técnicas de insuflação pulmonar no pré-operatório. Hall *et al.* (1996) demonstraram que pacientes que não realizaram fisioterapia respiratória nos períodos pré- e pós-operatório apresentaram 47% de complicações respiratórias; o grupo que realizou apenas no pós-operatório, teve 27% de complicações, e os que realizaram tanto no pré- quanto no pós-operatório, demonstraram 12% apenas.

Mais recentemente, Felcar *et al.* (2008), num ensaio clínico aleatório com 135 pacientes, compararam os efeitos da fisioterapia respiratória apenas no pós-operatório e quando realizada nos períodos pré- e pós-, com protocolo de mobilização, posicionamento, desobstrução de vias aéreas e reexpansão pulmonar. Observou-se como desfecho que, no grupo que realizou a fisioterapia no pré- e pós-operatório, houve redução da frequência de complicações pulmonares, quando comparado ao grupo tratado apenas no pós-operatório.

Outras orientações de grande valia são a importância de explicar à criança e à sua família o objetivo da fisioterapia no pós-operatório, a explicação e orientação das técnicas de tosse, dos exercícios de expansão pulmonar (padrões ventilatórios seletivos ou inspirometria de incentivo) e a mobilização precoce no leito. Além disso, a criança adquire certa confiança no fisioterapeuta e esse contato, sem sombra de dúvidas, melhora o relacionamento e a cooperação durante o atendimento.

Afastadas então as situações de alto risco, o paciente é enviado à cirurgia ou cateterismo terapêutico, devendo-se suspender a dieta por pelo menos 6 a 8 h antes da cirurgia, e em alguns casos precisa-se ofertar uma quota hídrica por via venosa, principalmente nos recém-nascidos e crianças menores, evitando-se a desidratação e a hipoglicemia. No período pré-operatório, o paciente deve ser banhado com substâncias antissépticas 1 h antes da cirurgia e deve ser administrada medicação pré-anestésica, geralmente benzodiazepínicos (Dormire®).

Na sala de operação, a depender da cardiopatia em questão, é escolhida a anestesia mais adequada; geralmente, utiliza-se anestesia geral. Devem-se evitar medicações que deprimam a função miocárdica e outras hipotensoras que propiciam o baixo débito e o roubo de fluxo para a circulação sistêmica, em casos de obstrução fixa ao fluxo pulmonar, precipitando a crise hipoxêmica.

A técnica cirúrgica, definida previamente de acordo com a cardiopatia, a intervenção sugerida e com a anatomia cardíaca e dos vasos do paciente, pode ser feita por abertura mediana ou toracotomia lateral. Pode-se ainda utilizar circulação extracorpórea (CEC) quando se necessita interromper o fluxo sanguíneo intracardíaco ou realizá-la sem CEC. Algumas cirurgias utilizam próteses, como as valvas metálicas, fragmentos de tecidos de pericárdio de animais, como os *patchs* de pericárdio bovino, e próteses biológicas, como as bioproteses valvares e os homoenxertos.

Durante a cirurgia é realizada ainda antibioticoprofilaxia, voltada para os agentes etiológicos mais frequentes, que são as diversas espécies de *Staphylococcus*. No nosso serviço, utilizamos a cefazolina. Outros procedimentos são a correção dos distúrbios metabólicos ou hidroeletrolíticos que venham a surgir; a reversão da heparina utilizada durante a CEC com protamina; a correção dos distúrbios hematológicos com o uso de hemoderivados e drogas como o ácido epison-aminocaproico; o início de drogas vasoativas, como dopamina, dobutamina, adrenalina, nitroprussiato de sódio; pode ser necessário o uso de dispositivos como o marcapasso externo naqueles pacientes que saem com distúrbios de condução, arritmia juncional e bloqueios atrioventriculares.

## Cuidados pós-operatórios

Terminada a cirurgia, o paciente é transportado ao setor de terapia intensiva (UTI) para monitoração contínua e intervenções necessárias. O transporte do paciente à UTI é acompanhado pelo cirurgião e pelo anestesista, sob monitoração contínua, na maioria das vezes intubado, em ventilação com pressão positiva, e em uso de drogas vasoativas conforme necessário.

Chegando-se à UTI, o intensivista, que deverá saber previamente do caso e das suas repercussões sistêmicas, deve preencher um *check-list* baseado nas informações do anestesista sobre todas as complicações, intervenções, medicações e hemoderivados utilizados. O cirurgião deve descrever de forma minuciosa a cirurgia em questão.

Após admissão, o paciente deve imediatamente ser monitorado com eletrocardiograma contínuo, oximetria de pulso, capnografia, medida invasiva da pressão arterial, medida da pressão venosa central e temperatura periférica e central. Após checar-se drenos e sondas (vesical e nasogástrica), deve-se zerar a partir da admissão para avaliações de débitos posteriores. Deve-se instalar venóclise, geralmente com quota hídrica restrita 30% a 40% do *holliday* com aporte de cálcio; alguns centros utilizam oferta basal de eletrólitos como sódio e potássio, além do cálcio, com o intuito de se evitar correções frequentes de distúrbios relacionados com esses eletrólitos.

Se o paciente usar marcapasso externo, deve-se tomar o cuidado de manter os fios bem visíveis e observar os valores numéricos em que se encontram a frequência, a sensibilidade e o *output* do mesmo. Colhem-se os exames, que em nosso serviço incluem gasometria arterial e venosa, eritrograma, TTPa, TPAE, contagem de plaquetas, sódio, potássio, cálcio, magnésio, ureia, creatinina, AST, ALT e glicemia, além de se realizar radiografia de tórax e eletrocardiograma. Em serviços que dispõem de ecocardiograma à beira do leito, pode-se utilizá-lo para avaliar se há defeitos residuais e função miocárdica pós-operatória.

A partir deste momento, segue-se o período pós-operatório propriamente dito e podemos dividi-lo em medidas gerais e de suporte inotrópico.

### *Medidas gerais*

- **Aquecimento:** como os pacientes submetidos à CEC necessitam de hipotermia associada, mesmo após reaquecimento, eles chegam à UTI ainda com baixa temperatura. Podem-se utilizar mantas térmicas para esta finalidade.

- **Sedação e analgesia:** em geral utilizam-se doses intermitentes de benzodiazepínicos (Dormonid®) e opioides (Fentanil®).

- **Reposição volêmica:** os pacientes submetidos à CEC recebem uma dose de manitol e furosemida no final da cirurgia, apresentando uma diurese abundante com perda volêmica, além do aumento da permeabilidade vascular em virtude da reação inflamatória; então, deve-se optar por coloides (plasma fresco) para tal reposição, já que têm maior pressão oncótica e também promovem a reposição de fatores da coagulação.

- **Correção dos distúrbios metabólicos, ácido-básicos e hidroeletrolíticos:** como os pacientes apresentam diurese abundante, situações de baixo débito e anemia, podem-se desenvolver distúrbios que deverão ser corrigidos de imediato, como a hipocalemia, hipocalcemia, acidose metabólica etc.

- **Suporte nutricional:** inicialmente a dieta fica suspensa pelo menos nas 6 primeiras horas de pós-operatório, mantendo-se a sonda nasogástrica aberta e progredindo-se posteriormente de dieta líquida até livre no primeiro dia pós-operatório (DPO). Existem situações especiais em que se faz necessária a dieta por via enteral ou parenteral.

- **Suporte respiratório:** o paciente é mantido em suporte ventilatório até que haja um equilíbrio hemodinâmico que permita progredir para a extubação. Os parâmetros ventilatórios são baseados em dados gasométricos que são colhidos rotineiramente. Algumas cirurgias mais simples permitem que o paciente seja extubado ainda no bloco cirúrgico.

- **Sangramentos:** por causa do uso da heparina durante a CEC pelas várias linhas de sutura, o paciente pode apresentar sangramento de grande monta, algumas vezes necessitando de reoperação. Avalia-se o sangramento com base na drenagem pelos drenos torácicos e/ou mediastinais, sendo aceitáveis valores de 10 mL/kg na primeira hora e de 5 mL/kg a partir da segunda hora, devendo-se manter decréscimo do volume drenado. Deve-se investigar plaquetopenia, já que a CEC reduz o número total e a função das plaquetas, podendo-se necessitar da reposição das mesmas. Em último caso, verifica-se se há alguma linha de sutura que está permitindo o sangramento, e o paciente deve ser levado à revisão cirúrgica.

- **Arritmia:** em virtude da presença de cicatrizes em tecido cardíaco, lesão do sistema de condução e distúrbios metabólicos e hidroeletrolíticos, o paciente pode desenvolver alterações do ritmo cardíaco que podem ser benignas, como a taquicardia juncional, ou mesmo fatais, como a fibrilação ventricular. Essas alterações devem ser tratadas de forma imediata com investigação da causa que levou à arritmia e com o uso de drogas como lidocaína, adenosina, amiodarona, digitálicos e até desfibrilador.

## Suporte inotrópico

O paciente no pós-operatório será avaliado continuamente, por meio de monitoração contínua e de exame clínico à beira do leito. O uso do suporte inotrópico vai ser definido basicamente pelo débito cardíaco do paciente, que será determinado por alguns sinais e dados descritos a seguir:

- Sudorese.
- Nível de consciência.
- Cor e temperatura das extremidades.
- Gradiente térmico entre pés e joelhos.
- Gradiente térmico central e periférico.
- Amplitude dos pulsos.
- Enchimento capilar.
- Pressão arterial.
- Débito urinário.

O suporte inotrópico é constituído pelas seguintes substâncias:

- **Dopamina:** é uma droga inotrópica positiva, que melhora a força de contratilidade miocárdica e que, dependendo da dose, pode ter ação vasodilatora à vasoconstritora, com aumento também da frequência cardíaca

- **Dobutamina:** também tem efeito inotrópico positivo e age nos vasos de forma a gerar vasodilatação. Tem ação cronotrópica positiva elevando a frequência cardíaca.

- **Adrenalina e noradrenalina:** são drogas que aumentam a frequência cardíaca e a resistência vascular sistêmica.

- **Isoproterenol:** melhora o débito cardíaco à custa do incremento na frequência cardíaca, mas pode ter ação inotrópica positiva direta.

- **Inibidores da fosfodiesterase (amrinona/milrinona):** são agentes chamados inodilatadores, que atuam como inotrópicos positivos e causam dilatação arteriolar e venosa, muito utilizados nos casos que cursam com hipertensão arterial pulmonar, já que atuam em vasculatura pulmonar.

- **Nitroprussiato de sódio:** causa vasodilatação arteriolar e venosa. Utilizado em situações de hipertensão arterial sistêmica e como adjuvante na melhora do débito cardíaco por reduzir a pós-carga.

- **Nitroglicerina:** é um venodilatador puro, reduzindo a pressão de enchimento ventricular por reduzir a pré-carga.

# FISIOTERAPIA RESPIRATÓRIA NO SEGUIMENTO DO PACIENTE PÓS-CIRÚRGICO NA UTI ■

## Admissão do paciente na UTI

Na chegada à unidade de terapia intensiva (UTI), o paciente deverá ser admitido por uma equipe multidisciplinar composta por médicos, enfermeiros e fisioterapeutas. Cuidados específicos devem ser tomados por cada equipe; em se tratando da fisioterapia em terapia intensiva cardiológica, uma avaliação global desde o exame físico à monitoração da ventilação mecânica (VM) deve ser minuciosamente realizada para que não haja surpresas durante o período pós-operatório imediato ou durante sua estada na UTI. Os cuidados com as sondas, cateteres, drenos e as medicações que estão sendo infundidas ficam sob responsabilidade da equipe de enfermagem. Se não for procedida a extubação em sala, o paciente é transportado anestesiado e sob ventilação mecânica manual, sendo iniciada a assistência ventilatória mecânica na terapia intensiva. Alguns requisitos iniciais devem ser observados, como: ventilação simétrica dos pulmões e expansibilidade torácica, ausência de extravasamento de ar (pneumotórax, pneumodiastino, entre outros), presença de secreção em via aérea, sinais de hipoxemia e níveis de $CO_2$ expirado quando disponíveis (capnografia). A análise gasométrica é solicitada imediatamente após a admissão da criança. A seguir, a necessidade de novas coletas fica vinculada à gravidade do caso, que deve ser avaliada individualmente.

Quando a criança é encaminhada à unidade de pós-operatório, o ventilador já deve estar testado e ajustado de acordo com a idade, o peso do paciente e a condição pulmonar prévia. Ao se iniciar a VM, deve-se levar em consideração a idade e o peso da criança, pois há diferença na mecânica respiratória do recém-nascido, do lactente, e das crianças maiores, além de história de doenças pulmonares pregressas, como asma, reatividade brônquica aumentada, bronquiectasias, entre outras.

Como primeiro contato, o fisioterapeuta visa estabelecer os parâmetros da ventilação mecânica e avaliar as condições de ventilação e oxigenação da criança; para isso, a necessidade de prévio conhecimento da patologia cardíaca e do procedimento cirúrgico ao qual a criança foi submetida, além das condições de ventilação durante a cirurgia, se faz presente.

As crianças submetidas a correções de cardiopatias mais simples, como persistência de canal arterial, *shunts* sistêmico-pulmonares, defeitos septo-atriais e ventriculares, geralmente não apresentam problemas respiratórios importantes, podendo ser extubadas logo após a recuperação dos efeitos anestésicos. Quando não for possível a extubação rápida, o suporte ventilatório deverá ser inicialmente instalado em modo controlado e, posteriormente, em modalidades de suporte assistido ou espontâneo até a extubação.

No exame físico, devem-se observar também o nível de consciência, nível de sedação (escala de Ramsay adaptada para crianças) (Quadro 6.2), inspeção torácica e ausculta pulmonar. Devem ser analisados os sinais vitais (frequência respiratória, frequência cardíaca, pressão arterial, mecânica respiratória) e os exames complementares realizados (exames laboratoriais, radiografia de tórax).

## Função pulmonar: consequências do procedimento cirúrgico

A intervenção cirúrgica pode trazer danos ao sistema respiratório, principalmente pela presença, no período pós-operatório, de pneumonia, disfunção pulmonar e atelectasias, que são as complicações mais frequentes em crianças. Essas alterações podem ser provocadas pela redução da capacidade residual funcional (CRF) e pela dor pós-operatória, que diminui a capacidade de o paciente tossir, respirar e mover-se adequadamente.

Há evidências de que o padrão respiratório alterado, sem inspirações profundas, é o principal fator que predispõe as alterações pulmonares após cirurgias cardíacas, em que as diminuições dos valores das pressões inspiratórias e expiratórias máximas contribuem para o surgimento de complicações pulmonares no pós-operatório.

O grau de alteração da função pulmonar decorrente do processo cirúrgico depende também de outros fatores, como a função pulmonar pré-operatória, o tipo de cirurgia, o tempo de circulação extracorpórea (CEC), a intensidade da manipulação cirúrgica, o número de drenos pleurais colocados e o tempo de cirurgia, além de fatores anestésicos, como o tipo e o tempo de anestesia.

Após a indução anestésica, ocorre diminuição da CRF e da capacidade vital (CV), formação de atelectasias nas porções dependentes dos pulmões e alterações significativas dos movimentos do diafragma.

**Quadro 6.2** ■ Escala de sedação de Ramsay

| O que observar no paciente sedado | Pontos |
| --- | --- |
| **Nível de alerta** | |
| Paciente ansioso e agitado ou relaxado ou ambos | 1 |
| Paciente cooperativo, orientado e tranquilo | 2 |
| Paciente responde apenas a ordens verbais | 3 |
| **Nível de adormecimento depende da resposta a uma leve batida na glabela ou a um estímulo sonoro** | |
| Resposta ativa | 4 |
| Resposta lenta | 5 |
| Resposta ausente | 6 |

*Fonte:* Adaptado de Ramsay *et al.*, 1974.

A insuficiência respiratória é a segunda causa de mortalidade no pós-operatório de cirurgia cardíaca pediátrica, e os mecanismos fisiopatológicos mais importantes para seu desenvolvimento são: alteração da mecânica ventilatória, depressão do centro respiratório, aumento da água extravascular pulmonar, alteração da barreira alvéolo-capilar, manipulação da parede torácica, espaço pleural e dos pulmões.

A oxigenação, a ventilação e a mecânica respiratória exercem um papel fundamental no desempenho hemodinâmico de pacientes cardiopatas submetidos à correção cirúrgica. As alterações da função pulmonar em pacientes submetidos à cirurgia são, em grande parte, responsáveis pela morbidade desses pacientes.

Muitos estudos têm tentado explicar os motivos da disfunção pulmonar após a cirurgia torácica, porém os fatores responsáveis por tais alterações ainda necessitam de esclarecimento. A esternotomia talvez seja um dos fatores mais associados ao prejuízo da função pulmonar (FP) no pós-operatório. A localização dos drenos e a dor impedem que o paciente realize movimentos no leito e adote um padrão ventilatório rápido e superficial, gerando baixos volumes e favorecendo a formação de áreas atelectásicas. Com a melhora clínica do paciente, provavelmente pela retirada do dreno e redução da dor, há melhora diretamente na força muscular respiratória.

Em um estudo realizado em 2004 observou-se que o padrão respiratório de 20 pacientes foi transferido de predominantemente abdominal (antes da cirurgia via esternotomia) para um padrão predominantemente torácico (após a cirurgia), o que estava intimamente associado à redução da FP. Relatou-se, também, que isso refletiu-se na redução da movimentação da parede torácica e do abdome após a esternotomia.

Em outro estudo realizado no IMIP (Enfermaria de Cardiologia Pediátrica) em crianças no pós-operatório de cirurgia cardíaca com esternotomia mediana, no ano de 2005, foram avaliados parâmetros de função pulmonar (volume-minuto, volume corrente, capacidade vital e capacidade inspiratória) do primeiro ao quinto dia de pós-operatório, em que foram observados valores expressivamente deteriorados no primeiro dia, apresentando gradativas melhoras até o último dia da avaliação, embora sem retornar aos valores basais, exceto o volume-minuto, que, a partir do quarto dia de pós-operatório, retornou aos valores pré-operatórios em termos estatísticos.

Estudos realizados por Nomori *et al.* (1994), Werner (1998) e Elias *et al.* (2000) sugerem que ocorre diminuição da força muscular respiratória no período pós-operatório com piora da função pulmonar e, consequentemente, com maior incidência de complicações pulmonares.

Acredita-se que a fisioterapia respiratória deva ser realizada no período pós-operatório de cirurgias cardíacas, com o intuito de reduzir o colapso alveolar, prevenir e tratar complicações pulmonares pós-operatórias como atelectasias, derrame pleural e pneumonias, tentando acelerar o processo de recuperação da função pulmonar, pois o seu pleno restabelecimento ocorre apenas após 15 dias ou mais do ato cirúrgico.

## Aspectos da ventilação mecânica no pós-operatório de cirurgia cardíaca pediátrica

Alterações hemodinâmicas são bem descritas na literatura como consequência do pós-operatório de cirurgia cardíaca e/ou da própria inserção do paciente na ventilação com pressão positiva. Em crianças, o suporte ventilatório deve ser aplicado de forma cuidadosa, uma vez que a intervenção ventilatória pode interferir tanto no sistema respiratório quanto no cardiovascular.

O objetivo da VM é melhorar a oxigenação, manter as vias aéreas pérvias e reduzir o $CO_2$; para isto, de maneira geral, existe recomendação de manter $PaO_2$ entre 80 e 120 mmHg e a SaO2 > 90% nas correções totais, e $PaO_2$ a 45 a 55 mmHg e $SaO_2$ > 80% nas correções paliativas, como *shunt* sistêmico-pulmonar. O uso da pressão positiva expiratória final (PEEP) entre 4 e 6 $cmH_2O$ evita atelectasias, aumenta a CRF e melhora a pressão arterial de oxigênio. Valores mais altos podem ser utilizados nos quadros de congestão pulmonar e grandes atelectasias; entretanto, podem aumentar a pressão intratorácica e a pressão arterial pulmonar.

As repercussões pulmonares das cardiopatias congênitas no período pós-operatório decorrem do próprio ato cirúrgico, dos efeitos da circulação extracorpórea, da adaptação da criança à nova situação hemodinâmica ou, ainda, de se o defeito foi corrigido total ou parcialmente. A seguir, discutiremos algumas situações mais comuns e seus aspectos durante a ventilação mecânica.

Nas cardiopatias congênitas com hipofluxo pulmonar (tetralogia de Fallot – $T_4F$, estenose pulmonar), o sangue do ventrículo direito tem dificuldade de atingir as artérias pulmonares em função da obstrução de sua via de saída, ocorrendo redução do fluxo sanguíneo pulmonar e desvio de sangue insaturado para a circulação sistêmica. Quando não há possibilidade de correção total do defeito, realiza-se correção paliativa; nas duas situações, o objetivo do suporte ventilatório é oferecer $FiO_2$ suficiente para manter a $PaO_2$ em torno de 45-50 mmHg e $SpO_2$ em torno de 80%. Nas correções totais, esperam-se valores maiores, como já citado.

Já os pacientes com hiperfluxo pulmonar ou doenças obstrutivas do ventrículo esquerdo (CIA, CIV, PCA, TGA, drenagem anômala de veias pulmonares, estenose mitral, coartação da aorta) podem apresentar, dependendo do tempo e da gravidade da doença, uma elevação da resistência vascular pulmonar. A evolução do quadro pode determinar hipertensão pulmonar grave, que complica muito o pós-operatório dessas crianças ou até contraindica o tratamento cirúrgico. Já as doenças obstrutivas determinam aumento de pressão retrógrada nos pulmões por dificuldade de drenagem da circulação pulmonar, podendo também causar aumento de pressão vascular pulmonar. Os níveis pressóricos aceitáveis de pressão arterial pulmonar são 50% ou no máximo 75% da pressão arterial sistêmica.

A manipulação dos parâmetros ventilatórios em ambos os casos pode contribuir para a melhora ou piora da hipertensão pulmonar (HP). No período pós-operatório, podem ocorrer crises súbitas de HP que podem ser acompanhadas de broncoespasmo, queda do débito cardíaco e da saturação de oxigênio. Nos casos mais graves em que a HP evoluiu a ponto de o ventrículo direito também desenvolver disfunção, pode haver necessidade de tratamento medicamentoso e estratégias ventilatórias para aumentar o débito do ventrículo direito (pré-carga) e diminuir a RVP (pós-carga). É importante conhecer os fatores que influenciam o aumento da HP para tentar evitá-los; são eles: pH baixo, hipoxemia alveolar, pressões altas de vias aéreas, atelectasia ou pneumotórax, estímulos simpáticos como dor, luz forte, barulho na UTI, manipulações como aspiração traqueal, entre outros.

Em suma, a manipulação da assistência ventilatória mecânica para redução da RVP consiste em aumentar o pH, a $PaO_2$ e a $PAO_2$ e diminuir a pressão intratorácica e a $PaCO_2$. No passado, essa recomendação resultava em ventilar as crianças mantendo o pH em torno de 7,5 a 7,6 e a $PaCO_2$ por volta de 30 mmHg obtidos por meio hiperventilação moderada com altos volumes correntes (15 a 25 mL/kg). Com o conhecimento atual sobre injúria pulmonar induzida pelo ventilador, o uso de volumes correntes altos foi abolido em praticamente todas as situações clínicas, e já existem trabalhos em crianças com HP que relatam pH > 7,45 através da infusão de bicarbonato de sódio e manutenção de $PaCO_2$ mais alta, permitindo hipercapnia moderada na vigência de alcalose metabólica.

Na medida do possível, deve-se manter a pressão média das vias aéreas (PMVA) baixa por meio de frequências respiratórias, tempos inspiratórios (0,5 a 0,7) e PEEPs (04 a 06) baixos.

A utilização de vasodilatador pulmonar seletivo como o óxido nítrico tem sido incorporada com frequência nas unidades de tratamento pós-operatório, justificada pelo fato de não provocar alterações sistêmicas. O óxido nítrico inalado difunde-se a partir do alvéolo para o músculo liso do vaso, promovendo vasodilatação pulmonar e consequente queda da RVP. Sua ação ao atingir a circulação sistêmica é desativada pela molécula de hemoglobina, formando o complexo metemoglobina e perdendo então sua função de vasodilatação. A eficácia do óxido nítrico depende de insuflação pulmonar adequada; deste modo, o gás promoverá adequada vasodilatação, diminuindo o *shunt* pulmonar e melhorando a relação V/Q.

O oxigênio também é considerado um importante vasodilatador pulmonar, e por esta razão recomenda-se manter $PaO_2$ e $PAO_2$ mais altas. Este processo pode estar fortemente comprometido após a circulação extracorpórea por causa da disfunção do endotélio vascular pulmonar, justificando a ausência de resposta ao oxigênio em algumas crianças no período pós-operatório imediato.

De maneira geral, as principais causas de prolongamento do suporte ventilatório são:

- Baixo débito cardíaco.

- Estados hemorrágicos.

- Defeito cardíaco residual, com possível reoperação.

- Processos infecciosos.

- Alterações no nível de consciência por acometimento neurológico.

- Paralisia diafragmática.

Os critérios para extubação em pós-operatório de cardiopatias são semelhantes aos da clínica pediátrica geral, sendo eles:

- Nível adequado de consciência.

- Estabilidade hemodinâmica.

- Ausência de sangramento excessivo pelo dreno, podendo indicar reoperação.

- Ausência de desequilíbrio ácido-básico importante.

- Pressões parciais de oxigênio e gás carbônico adequadas.

- Parâmetros respiratórios normais em ventilação espontânea (CPAP ou teste de respiração espontânea).

- Radiografia dos pulmões dentro de padrões aceitáveis.

## Técnicas e recursos fisioterapêuticos utilizados na UTI

A fisioterapia é uma modalidade terapêutica relativamente recente dentro das unidades de terapia intensiva pediátrica e neonatal e que está em expansão, especialmente nos grandes centros. A diminuição da função pulmonar em cerca de 60%-75% dos valores pré-operatórios já é bem conhecida e relatada no pós-operatório de cirurgia cardíaca. Sinais de atelectasia são comuns e vários estudos têm documentado redução no volume e na capacidade pulmonares, assim como nos níveis de oxigenação.

As técnicas utilizadas na fisioterapia respiratória variam de acordo com os países e com a prática de cada serviço. Realizadas sistematicamente, previnem e/ou reduzem as complicações inerentes ao procedimento cirúrgico.

Os recursos fisioterapêuticos utilizados no pós-operatório de cirurgia cardíaca descritos na literatura incluem a mobilização precoce, posicionamento, exercícios respiratórios, técnicas de indução da tosse, expiração forçada, percussão, vibração, manobras de higiene brônquica e de expansão pulmonar, além de dispositivos que têm como objetivo melhorar a função pulmonar, como a pressão positiva contínua em vias aéreas (CPAP), pressão positiva em dois níveis (BiPAP), pressão positiva expiratória (EPAP), respiração com pressão positiva intermitente (RPPI) e espirometria de incentivo (EI). Muitas dessas técnicas são utilizadas em diferentes países, porém não há um consenso absoluto sobre qual terapia respiratória é mais eficaz no tratamento de disfunções pulmonares após cirurgia cardíaca.

O tratamento no pós-operatório imediato inclui mobilização precoce, mudança de decúbito, terapia de expansão pulmonar, terapia de remoção de secreção e ventilação não invasiva (VNI) – cada uma atuando de forma específica na recuperação da função pulmonar e mecânica respiratória.

É importante que o paciente cardiopata seja mantido, assim que possível, em decúbito mais elevado, a fim de favorecer a mecânica respiratória e a hemodinâmica, reduzindo assim a pós-carga ventricular.

A imobilidade no leito *per se* é responsável por provocar alterações sistêmicas no paciente, como o surgimento de complicações pulmonares, e entre as mais frequentes estão as atelectasias, a redução do volume e da capacidade pulmonar, e as pneumonias, podendo provocar perda da capacidade funcional, força muscular e hipotrofias, principalmente de membros inferiores. Por isso, a mobilização precoce do paciente ainda no leito é primordial para uma boa recuperação da capacidade funcional. A fisioterapia no leito é essencial para prevenir as limitações provocadas pelos drenos, acessos venosos e pela hipotensão postural.

A maioria dos pacientes chega à UTI sedada, com drenos mediastinais ou torácicos, com acessos periféricos e sob assistência ventilatória mecânica. No primeiro momento, deve-se apenas proceder a avaliação e monitoração rigorosa e ajustes ventilatórios, como citado anteriormente. Nesse momento, existe recomendação para manuseio mínimo desses pacientes. No entanto, atenuados os efeitos sedativos, deve-se começar um protocolo de mobilização com o objetivo de minimizar os efeitos deletérios decorrentes do imobilismo que ocorre comumente em pacientes acamados.

Apesar da ausência de dados que demonstrem a importância da utilização do exercício passivo para evitar deformações articulares e encurtamento muscular em pacientes sob ventilação mecânica, recomenda-se sua aplicação nos pacientes em ventilação mecânica invasiva. O imobilismo causa diversas complicações, como úlceras de decúbito, perda de força muscular, tromboembolismo, osteoporose e pneumonia.

A realização de exercícios ativos em pacientes sob ventilação mecânica capazes de executá-los, na ausência de contraindicações, tem como objetivo diminuir a sensação de dispneia, aumentar a tolerância ao exercício, reduzir a rigidez e dores musculares e preservar a amplitude articular.

As deformidades de tórax devem ser evitadas com posicionamento adequado e estimulação de atividade com os membros superiores. Nas crianças maiores, não raramente são observados distúrbios posturais em decorrência da postura antálgica, principalmente aumento da cifose torácica nas esternotomias medianas e escolioses em toratocotomias laterais. Os alongamentos de tórax só são indicados na ausência de dor, e a correção dos desvios de postura pode ser iniciada já na UTI e continuada na unidade de internamento e/ou ambulatorialmente.

A intervenção motora tem grande significado para o restabelecimento da capacidade funcional, pois maximiza a velocidade em que as atividades habituais podem ser reassumidas.

## Terapia de expansão pulmonar

A terapia de expansão pulmonar (TEP) é de extrema relevância na prevenção e/ou reversão de complicações associadas ao procedimento cirúrgico.

Nos pacientes submetidos a procedimentos da fisioterapia respiratória com recursos como sustentação máxima da inspiração (SMI) e o EPAP, apesar da pobreza de resultados na literatura, sugere-se que obtenham ganhos na função pulmonar através da reexpansão de áreas atelectasiadas, aumentando o volume corrente e, consequentemente, melhorando o volume-minuto.

Estudos de Schwieger *et al.* (1986), comparando o uso da inspirometria de incentivo com um grupo-controle, relataram não haver nenhuma diferença entre os grupos com relação à melhora da função pulmonar.

Westerdahl *et al.* (2005) realizaram um estudo com 90 pacientes; destes, 48 submeteram-se a sessões diárias de fisioterapia respiratória, em que eram instruídos a realizar respirações profundas sobre uma resistência de 10 $cmH_2O$. Observou-se que houve diminuição da capacidade vital forçada e do volume expiratório forçado no primeiro segundo no grupo de intervenção, quando comparado ao grupo-controle. Esses autores concluíram que tais exercícios no período pós-operatório de cirurgia cardíaca produzem redução significativa das áreas atelectasiadas e melhora da função pulmonar no quarto dia pós-operatório (DPO).

Foi demonstrado por Ricksten *et al.*, em 1986, que o cuidado pulmonar com o uso de terapia com pressão positiva produz diminuição da incidência de complicações pulmonares no pós-operatório de cirurgia torácica, comparada com a inspirometria de incentivo.

Também observamos em recente estudo randomizado e prospectivo, realizado na enfermaria de cardiologia do IMIP, uma pequena tendência de melhora rápida dos valores de função pulmonar (CI, CV, VM, PFE) em crianças no pós-operatório de cirurgia cardíaca com esternotomia mediana no grupo EPAP, em relação ao SMI realizado com 21 participantes. A função pulmonar foi analisada no pré-operatório e do primeiro ao quinto dia de pós-operatório, em que o VC no grupo EPAP não chegou a cair consideravelmente, o VM retornou aos valores pré-operatórios desde o segundo DPO, e o PFE retornou aos seus valores basais já no quarto DPO, em relação ao grupo que utilizou apenas SMI.

O posicionamento terapêutico (Fig. 6.7) deve ser incentivado como um instrumento capaz de promover melhor ventilação pulmonar; deste modo, o decúbito lateral já pode ser utilizado desde o primeiro DPO para incentivar melhor ventilação no pulmão não dependente. A posição prona não prejudica a cicatrização da incisão mediana, podendo ser utilizada especialmente em neonatos e lactentes por ser uma postura muito bem aceita e tolerada nessa população.

A ventilação não invasiva como forma de terapia de expansão tem sido bastante utilizada em diversos serviços, em virtude da sua excelente resposta funcional observada pelo aumento nos volumes pulmonares e melhora rápida nos níveis de oxigenação (Fig. 6.8). Depois da extubação, este é um recurso fundamental para reduzir o gasto energético e o trabalho respiratório, mantendo boa ventilação alveolar e diminuindo o risco de atelectasias. Sua eficácia, porém, necessita ser comprovada por meio de estudos clínicos com número maior de pacientes e metodologias mais reprodutíveis.

## Terapia de remoção de secreção

É um procedimento comum em terapia intensiva e de extrema importância, apresentando o benefício de diminuir significativamente a incidência de atelectasias por obstrução. Bancalari *et al.* (1982) verificaram que o colapso lobar se dá, na maior parte, por acúmulo de secreção.

Técnicas como hiperinsuflação manual com AMBU associada ou não a manobras de aceleração de fluxo expiratório, seguida de aspiração traqueal e de vias aéreas superiores, são bastante utilizadas na remoção de secreção. Se em ventilação invasiva, o aumento da PEEP maior que a fisiológica (quando possível e sempre observando a hemodinâmica) pode também ser utilizado.

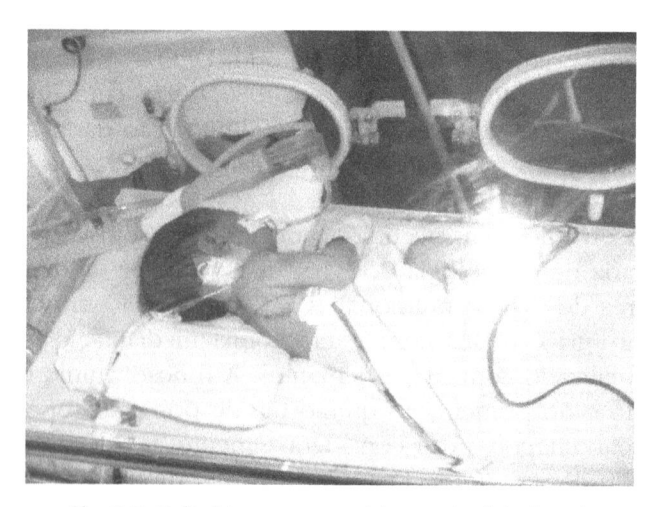

**Fig. 6.7** ■ Posicionamento no leito em decúbito lateral.

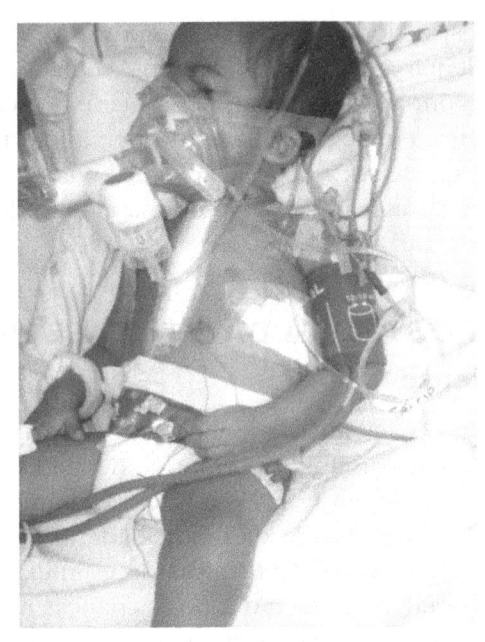

**Fig. 6.8** ■ Criança no PO realizando VNIPP.

A aspiração traqueal está associada a efeitos colaterais, e se realizada de forma inadequada, pode colocar em risco a recuperação do paciente no pós-operatório. A aspiração deve ser realizada apenas quando algum sinal sugerir tal procedimento, como secreção no tubo orotraqueal (TOT), ausculta respiratória que sugira presença de secreção com aumento do trabalho respiratório, e padrão denteado na curva fluxo *versus* volume. Como as complicações podem estar associadas ao procedimento, alguns cuidados devem ser tomados: avaliar criteriosamente o paciente; a duração da sucção não deve ser maior que 15 segundos; o cateter de aspiração não deve ser superior à metade do diâmetro interno do TOT, para minimizar o aparecimento de atelectasia e trauma de mucosa; deve-se hiperoxigenar antes, se necessário, para minimizar a hipoxemia e as arritmias cardíacas. Em pacientes mais graves e em que a aspiração provoque grande dessaturação, como, por exemplo, na HP grave, deve-se avaliar a utilização do sistema de aspiração fechado com o intuito de prevenir a hipoxemia e reduzir a CRF. Este sistema não requer a desconexão do paciente do ventilador.

O *bag squeezing*, que consiste na hiperventilação com ressuscitador manual seguida de compressão expiratória, também é bastante utilizado como recurso na terapia de remoção de secreção. Acelerando o fluxo expiratório, a secreção é arrastada para a via aérea proximal e aspirada. Essa manobra deve ser realizada com monitoração, pois a variação abrupta de pressão intratorácica pode produzir diminuição do fluxo pulmonar.

Quando, por vezes, a dor impede ou compromete a tosse eficaz no pós-operatório, pode-se orientar a tosse com o paciente sentado, com flexão suave do tronco, e colocação de um apoio sobre a incisão cirúrgica com as mãos ou com auxílio de um travesseiro; em seguida deve-se orientá-lo a fazer uma inspiração profunda seguida de tosse. A boca pode ficar semiaberta, o que auxilia a não forçar os pontos de sutura cirúrgica, pois impede o aumento demasiado da pressão intratorácica.

## FISIOTERAPIA APÓS A ALTA DA UTI (FASE HOSPITALAR) ▨
### Avaliação do paciente

Após a alta da UTI, o paciente é admitido na enfermaria, onde ficará sendo monitorado pela equipe multidisciplinar composta de médicos, enfermeiros, fisioterapeutas, psicólogos e nutricionistas. Nessa fase do tratamento, devem-se observar o restabelecimento e a adequação da motricidade, o desenvolvimento psicomotor e as condições respiratórias. As técnicas de estimulação sensório-motoras convencionais são, em geral, bem toleradas pelas crianças menores portadoras de cardiopatia, que podem ser atendidas com recursos lúdicos, e nas crianças maiores, pode-se realizar terapia de grupo, se possível.

A avaliação do aparelho respiratório deve ser realizada por meio do exame do tórax, identificação das doenças pulmonares associadas, dispneia, tosse, secreção e dor torácica. Ainda é importante a ausculta pulmonar, a avaliação do tipo de tórax e da postura, e oximetria para identificar eventual necessidade de oxigenioterapia.

Sobre a avaliação da capacidade funcional em crianças na enfermaria, o teste de caminhada apresenta-se como ferramenta importante na avaliação de grupos específicos como forma de estratificação de risco e até de sobrevida e possui correlação com fatores psicológicos e sociais e com o consumo máximo de oxigênio. É um teste de fácil aplicação e custo baixo, entretanto sua segurança em crianças e as respostas fisiológicas frente ao esforço submáximo necessitam ainda de maior estudo.

Os dados do paciente devem ser coletados numa ficha de avaliação conforme modelo sugerido na Fig. 6.9, com objetivo de observar a evolução durante a reabilitação.

O acompanhamento da fisioterapia deve ser sempre realizado após avaliação para eleger as técnicas e recursos mais adequados.

Ainda na unidade de internamento, atenção deve ser dada aos pacientes que, no período pós-operatório, apresentarem arritmias cardíacas com diferentes níveis de gravidade, origem e morfologia. Normalmente, essas alterações do ritmo são desencadeadas por aumento do esforço cardiorrespiratório e algumas vezes por alteração do posicionamento corporal. Desta forma, torna-se importante saber

**Fisioterapia Cardiopulmonar**

Nome: _____ Idade: _____

Altura: _____ Peso: _____ IMC _____

Idade: _____ Sexo: _____

Tipo de cirurgia: _____ Tempo: _____

Anestesia: _____ CEC: _____ Drenos: _____

Espirometria:

VM:    CI:    CV:    PFE:    VC:

Exame físico:

Respiração espontânea (  )     Ar ambiente (  )     $O_2$ Suplementar (  )     Litros

FR: _____ FC: _____ $SpO_2$: _____ Perfusão periférica: _____

ECO: FE: _____ PAP: _____ Alterações: _____

Dispneia: _____ BORG: _____

Cianose: _____ Sinais de esforço: _____

Grau de força muscular periférico (MRC): _____

Pimáx: _____ Pemáx: _____

Capacidade funcional:

TC6 min: _____

**Fig. 6.9** ■ Modelo de ficha de avaliação.

que os exercícios de baixo consumo de oxigênio (passivos, cinesioterapia respiratória) dificilmente precisam ser evitados, uma vez que trazem benefícios às crianças sem interferir no padrão da arritmia. Um adequado controle respiratório com medidas eficazes que diminuam o gasto energético, quer com recursos ventilatórios mecânicos como ventilação invasiva com pressão positiva (VNIPP), quer com oferta de oxigênio, deve ser considerado neste período.

## Importância da intervenção no pós-operatório de cirurgia cardíaca

Os exercícios, sejam eles realizados de forma ativa, ativo-assistida ou até mesmo passiva, são importantes para o sucesso no recondicionamento do paciente. Em parceria com a fisioterapia respiratória, os exercícios motores devem sempre ser realizados com o intuito de reverter e/ou evitar as consequências da imobilização. Por menor que seja o tempo de internamento na UTI, os efeitos já são observados nas primeiras 24 horas, como o déficit de tônus e força muscular. Os músculos responsáveis pela respiração também são afetados no pós-operatório de cirurgia cardíaca, o que pode ser comprovado pela redução da Pemáx e da Pimáx, por meio da manuvacuometria (Fig. 6.10).

Por isso, deve-se pôr em prática um protocolo de reabilitação o mais rápido possível, envolvendo alongamento, fortalecimento e exercícios metabólicos de extremidade, entre outros. Uma exceção se faz à movimentação em diagonal dos membros superiores, a qual está contraindicada até o segundo dia de pós-operatório, por causa do alongamento do músculo peitoral maior e da tração da esternotomia.

Os exercícios de MMSS e exercícios isométricos devem ser prescritos com um pouco mais de cuidado, pois envolvem maior demanda de $O_2$ pelo miocárdio. Os alongamentos também merecem atenção; devem ser bem orientados quanto ao risco de desenvolvimento da manobra de Valsalva e elevação da pressão arterial. Por esta razão, ensinamos as crianças, ao se alongarem, a contar ou cantar uma melodia.

A fisioterapia tem sido considerada um componente fundamental na reabilitação de pacientes cirúrgicos cardiovasculares com o intuito de melhorar o condicionamento cardiovascular e evitar o surgimento de complicações, como posturas antálgicas, oferecendo maior independência física e segurança para alta hospitalar e posterior recuperação das atividades de vida diária.

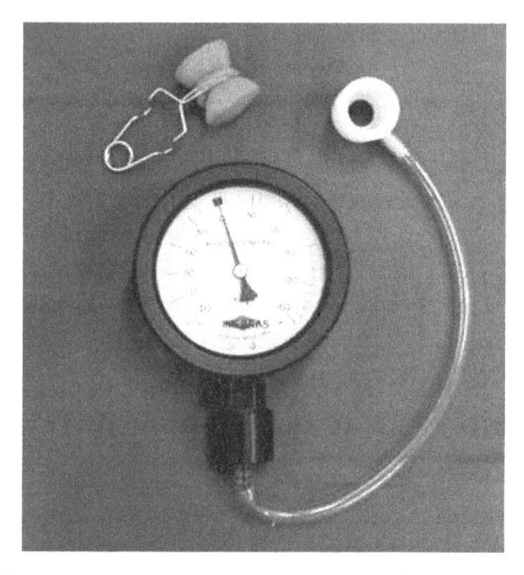

**Fig. 6.10** ■ Manovacuômetro para avaliar força muscular.

Programas de reabilitação cardíaca baseiam-se na reabilitação física com consequentes reduções da morbidade e mortalidade, sendo ainda a redução do estresse emocional uma parte importante nos programas de reabilitação cardíaca. Para mais informações, veja o Capítulo 7.

Exercícios aeróbicos melhoram a aptidão cardiovascular e aumentam a autoconfiança, quando praticados por um período prolongado, promovendo adaptações morfológicas e funcionais no que diz respeito ao sistema cardiovascular e ao sistema muscular. Atualmente, diversos programas de reabilitação cardíaca vêm sendo desenvolvidos com o propósito de proporcionar aos pacientes um retorno mais precoce às atividades diárias e melhor qualidade de vida, objetivando a prática regular dos exercícios físicos com segurança e baixo custo.

Os tratamentos fisioterapêuticos na fase hospitalar baseiam-se em procedimentos simples, como exercícios metabólicos de extremidades, para diminuir o edema e aumentar a circulação; técnicas de tosse efetiva, para eliminar obstruções respiratórias e manter os pulmões limpos; exercícios ativos, para manter a amplitude de movimento e elasticidade mecânica dos músculos envolvidos; treino de marcha em superfície plana e com degraus, entre outras atividades, uma vez que a mobilização precoce dos pacientes após cirurgia cardíaca demonstra reduzir os efeitos prejudiciais do repouso prolongado no leito, aumenta a autoconfiança do paciente e diminui o custo e a permanência hospitalar.

## LEITURAS SUGERIDAS ■

Abellan DM, Gimenez SC. Pós-operatório de cirurgia torácica e cardiovascular. *In*: Auler Jr. JO, Oliveira AS. *Peculiaridades no pós-operatório em cirurgia cárdio-infantil*. São Paulo: Artmed, 2004: 266-279.

ACC/AHA 2006. Guidelines for the management of patients with valvular heart disease. A report of the American College of Cardiology/American Heart Association Task Force on Practice Guidelines. *JACC* 2006; *48*(3): e1 – 148.

Achutti A, Achutti VR. Epidemiology of rheumatic fever in the developing world. *Cardiol Young* 1992; *2*:206-215.

Barbosa RAG, Carmona MJC. Evaluation of pulmonary function in patients undergoing cardiac surgery with cardiopulmonary bypass. *Rev Bras Anetesiol* 2002; *52*(6):689-699.

Candaele S, Herijgers P, Demeyere R *et al.* Chest pain after partial upper versus complete sternotomy for aortic valve surgery. *Acta Cardiol* 2003; *58*:17-21.

Caséca MB, Andrade LB, Britto MCA. Pulmonary function assessment in children and teenagers before and after surgical treatment for rheumatic valve disease. *J Pediatr* 2006; *82*(2):144-150.

Cipriano Jr. G, Galacho GC. Enfermaria – Unidade de internação. *In*: Pulz C, Guizilini S, Peres PAT (eds.). *Fisioterapia em cardiologia*. São Paulo: Atheneu, 2006: 15-22.

Cox CM, Ascione R, Cohen AM *et al.* Effect of cardiopulmonary bypass on pulmonary gas exchange. *Ann Thorac Surg* 2000; *69*(1):140-145.

Croti UA (ed.). *Cardiologia e cirurgia cardiovascular pediátrica*. São Paulo: Rocca, 2008.

David GN (ed.). *Critical heart disease in infants and children.* Chicago: Mosby, Elsevier, 2006.

De Lima NFF, Carvalho ALQ. Early discharge following major thoracic surgery: identification of related factors. *Rev Port Pneumol* 2003; 9(3):205-213.

Denehy L, Berney S. The use of positive pressure devices by physiotherapists. *European Respiratory Journal* 2001; 17(4):821-829.

Doyle RL. Assessing and modifying the risk of postoperative pulmonary complications. *Chest* 1999; 115:775-815.

Elias DG, Costa D, Oishi J. Efeitos do treinamento muscular inspiratório no pré e pós-operatório de cirurgia cardíaca. *Rev Bras Ter Intens* 2000; 12(1):9-18.

Fyler DC. Rheumatic fever. *In*: Keane JF, Lock JE, Fyler DC. *NADAS' Pediatric Cardiology.* 2ª ed. Philadelphia, Pennsylvania: Saunders, 2006: 387-400.

Hall JC, Tarala R, Tapper J. Prevention of respiratory complications after abdominal surgery: A randomised clinical trial. *BMJ* 1996; 312:148-152.

Laginestra M, Amorin EF. Atendimento fisioterápico em pós-operatório de cirurgia cardíaca em crianças. *In*: *Fisioterapia em cardiologia: da UTI à reabilitação.* São Paulo: Rocca, 2000: 169-198.

Meira ZMA, Castilho SR, Barros MVL *et al.* Prevalência da febre reumática em crianças de uma escola pública de Belo Horizonte. *Arq Bras Cardiol* 1995; 65:331-334.

Miyague NI, Cardoso SM, Meyer F *et al.* Estudo epidemiológico de cardiopatias congênitas na infância e adolescência: análise em 4.538 casos. *Arq Bras Cardiol* 2003; 80(3):269-273.

Mueller XM, Tinguely F, Tevaeari HT *et al.* Pain location, distribution, and intensity after cardiac surgery. *Chest* 2000; 118(2):391-397.

Nomori H, Kobayashi R, Fuyuno G. Preoperative respiratory muscle training. Assessment in thoracic surgery patients with special reference to postoperative pulmonary complications. *Chest* 1994; 105:1.782-1.788.

Overend TJ, Anderson CM, Lucy SD *et al.* The effects of incentive spirometry on postoperative pulmonary complications: a systematic review. *Chest* 2001; 120:971-978.

Ricksten SE, Bengtsson A, Soderberg C, Thordén M, Kvist H. Effects of periodic positive airway pressure by mask on postoperative pulmonary functions. *Chest* 1986; 89:774-781.

Roth SJ. Postoperative care. *In*: Chang AC, Hanley FL, Wernovsky G, Wessel DL. *Pediatric cardiac intensive care.* Philadelphia: William & Wilkins, 1998.

Santos CCL, Santos FL. Febre reumática. *In*: Lima EJF, Souza MFT, Brito RCCM. *Pediatria ambulatorial.* Rio de Janeiro: MedBook, 2008: 739-743.

Schwieger I, Gamulin Z, Forster A *et al.* Absence of benefit of incentive spirometry in low-risk patients undergoing elective cholecystectomy: a controlled randomized study. *Chest* 1986; 89:652-656.

Seear MD, Scarfe JC, LeBlanc JG. Predicting major adverse events after cardiac surgery in children. *Pediatric Crit Care Med* 2008; 9:606-611.

Silva MAP. Reconhecimento das malformações cardíacas. *In*: Santana MVT. *Cardiopatias congênitas no recém-nascido: Diagnóstico e tratamento.* São Paulo: Atheneu, 2005: 90-102.

Silva NA, Pereira BAF. Acute rheumatic fever: still a challenge. *Rheum Dis Clin North Am* 1997; 23:545-568.

Stollerman GH. Rheumatic fever. *Lancet* 1997; 349(9.056):935-42.

Terreri MT, Ferraz MB, Goldenberg J, Len C, Hilario MO. Resource utilization and cost of rheumatic fever. *J Rheumatol* 2001; *28*:1.394-1.397.

The socioeconomic burden of rheumatic fever. *In*: Rheumatic fever and rheumatic heart disease. Report of a WHO expert consultation. WHO Technical Report Series n. 923, Geneva, World Health Organization, 2001.

Weiller C, Dias K, Spina GS *et al*. Consulta coletiva na Liga de Combate à Febre Reumática: Uma ferramenta bioética para educação. *Arq Bras Cardiol* 2003; *81*:118.

Wener P. Prophylatic inspiratory muscle training in patients undergoing coronary artery bypass graft. *World J Surg*, New York, 1998; *22*(5):22-27.

Westerdahl E, Lindmak B, Almgren S, Tenling A. Chest physiotherapy after coronary artery bypass graft surgery: a comparison of three different deep breathing techniques. *J Rehab Med* 2005; *33*:79-84.

WHO. Drugs used in the treatment of streptococcal pharyngitis and prevention of rheumatic fever. *World Health Org Tech Rep Ser* 2004; *923*:1-122.

# CAPÍTULO 7

# Recondicionamento Cardiorrespiratório em Crianças Portadoras de Enfermidades Crônicas

Patrícia Rodrigues Araújo Neves • Lívia Barboza de Andrade
Marcela Raquel de Oliveira Lima

## SUMÁRIO

- Introdução
- Reabilitação pulmonar
- Reabilitação pulmonar/cardiorrespiratória nas diversas patologias
- Estrutura para o programa de reabilitação cardíaca pediátrica
- Avaliação cardiorrespiratória e nutricional de crianças com enfermidades crônicas (testes de capacidade funcional em pediatria)
- Avaliação da qualidade de vida em pediatria

## INTRODUÇÃO ■

As doenças cardiorrespiratórias conduzem a uma série de modificações fisiológicas, que promovem comprometimento da capacidade de o indivíduo realizar tarefas da vida diária, ou seja, um comprometimento da sua capacidade funcional. Em geral, há um progressivo descondicionamento físico, que é iniciado pela própria limitação respiratória e nutricional desses pacientes e termina com inatividade física, formando assim um círculo vicioso.

Os principais objetivos da reabilitação pulmonar em crianças são reduzir sintomas, retardar a progressão da doença, diminuir exacerbações, otimizar tarefas de vida diária e melhorar a qualidade e a expectativa de vida.

O principal desafio dos diversos estudiosos em fisiologia do exercício de todo o mundo é saber a exata medida de exercício que deve ser proporcionada para cada indivíduo. Já se sabe que os exercícios devem ser ofertados de modo individualizado, respeitando as diferentes evoluções e patologias. No entanto, a grande questão é qual a duração, frequência e intensidade que se devem oferecer para obtenção de resultados não só musculares, mas de ganho na capacidade funcional e na qualidade de vida desses pacientes.

Dependendo do objetivo, podem-se ofertar exercícios que promovam maior atividade aeróbica (*endurance*), que são feitos com maior duração e baixa intensidade, promovendo aumento do consumo de oxigênio máximo ($VO_2máx$), ou exercícios resistivos que levem a uma adaptação para ganho de força e massa muscular, com menor duração e maior intensidade.

A definição correta da duração, frequência e intensidade de um exercício, de maneira individualizada, vai permitir ultrapassar um "limiar", que seria a meta ideal para obter-se ganho, pois, do contrário, a exposição do indivíduo a um exercício poderia apenas levá-lo a gasto energético sem nenhuma adaptação muscular e cardiorrespiratória, a curto ou longo prazo.

## REABILITAÇÃO PULMONAR (RP) ▪

"A reabilitação pulmonar é um programa multidisciplinar de assistência ao paciente portador de doença respiratória crônica, moldado individualmente e designado para aperfeiçoar seu rendimento físico, social e sua autonomia", segundo a American Thoracic Society (ATS). Envolve assim o trabalho em equipe de médicos, fisioterapeutas, enfermeiros, psicólogos, nutricionistas, assistentes sociais, entre outros. Tradicionalmente, o programa de RP tem sido direcionado para portadores de doença pulmonar obstrutiva crônica (DPOC); no entanto, diversos estudos vêm sendo realizados expandindo a RP para outras patologias como fibrose cística, doença da parede torácica, doença pulmonar intersticial, asma, câncer pulmonar, doenças neuromusculares, pós-operatórios, pré- e pós-operatórios de transplantes pulmonares e de cirurgia redutora de volume pulmonar.

O exercício físico é a melhor forma de melhorar a função muscular em pneumopatas crônicos. É indicado para indivíduos com doença respiratória crônica que têm reduzida tolerância ao exercício, dispneia aos esforços ou fadiga, além de dificuldade nas atividades de vida diária.

No entanto, para que existam adaptações estruturais e bioquímicas nos músculos esqueléticos periféricos, determinados princípios devem ser obedecidos. São os princípios gerais da fisiologia do exercício: intensidade, especificidade e reversibilidade.

## Intensidade

Preconiza-se que em adultos a intensidade de treinamento aeróbio em indivíduos saudáveis deva ser de 60%-90% da FCmáx ou de 50%-80% do VO$_2$máx. O exercício deve ser mantido nesse nível de 20 a 45 minutos e repetido duas a cinco vezes por semana. Na zona anaeróbica, existiriam ganhos da capacidade de exercício, com adaptações fisiológicas, musculares e cardiorrespiratórias.

## Especificidade

Diz respeito aos ganhos obtidos apenas no grupo muscular trabalhado. Assim, um exercício para membros superiores não conduziria a ganhos e adaptações na musculatura esquelética de membros inferiores, por exemplo.

## Reversibilidade

As adaptações fisiológicas são reversíveis, somente presentes enquanto o indivíduo é submetido ao exercício físico. Como consequência, a perda dos ganhos fisiológicos na musculatura periférica repercutiriam, por exemplo, na diminuição da distância percorrida no teste de caminhada de 6 minutos. No entanto é importante lembrar que ainda não existe consenso na literatura com relação à frequência de treinamento, em adultos ou crianças, o que pode favorecer a existência desse princípio.

O candidato à reabilitação pulmonar deve ser motivado a participar, não ter problemas significativos de transporte (locomoção) e ser capaz de entender a proposta do programa (Quadro 7.1).

**Quadro 7.1** ■ Indicações e contraindicações para reabilitação pulmonar

| |
|---|
| **Indicações** |
| Pacientes sintomáticos ou com redução da função pulmonar |
| Dispneia durante o repouso ou exercício |
| Dificuldade em realizar as tarefas da vida diária |
| Visitas frequentes a emergências e hospitalizações |
| **Contraindicações** |
| Déficit cognitivo |
| Déficit ortopédico que restrinja o movimento |
| *Cor pulmonale* agudo |
| Hipertensão pulmonar grave |
| Doença renal aguda |
| Doença hepática aguda |

# REABILTAÇÃO PULMONAR/CARDIORRESPIRATÓRIA NAS DIVERSAS PATOLOGIAS ▪

## Fibrose cística (FC)

Apesar de grandes avanços clínicos, a expectativa de vida de pacientes com FC continua pequena, cerca de 30 anos. Alguns estudos têm demonstrado a relação benéfica do exercício físico com maior expectativa de vida nesses pacientes.

Pacientes com FC podem apresentar alterações na função pulmonar que, ao longo do tempo, promovem sinais e sintomas clínicos, como dispneia e sensação de cansaço ao realizarem esforço, redução da mobilidade, atrofia muscular por desuso, com redução da capacidade funcional. O descondicionamento físico então acontece de forma cíclica e viciosa.

Diversas barreiras são colocadas para participação de crianças com FC em atividades físicas, como o estado de saúde, a quantidade de reinfecções, o estado nutricional e até a própria descrença dos familiares na capacidade do paciente em realizar atividades físicas.

A suscetibilidade dos pacientes com FC para reinfecções tem como consequência um número maior de hospitalizações e tratamentos prolongados que desestruturam e criam barreiras físicas e emocionais para a participação desses pacientes em programas de reabilitação pulmonar. Por outro lado, o pobre estado nutricional imposto pela própria fisiologia digestiva da doença pode limitar a capacidade de exercício em crianças com FC, diminuindo o nível de atividade.

A errônea percepção dos pais de crianças com FC, que acreditam que essas crianças são mais vulneráveis aos "riscos" da atividade física, também é um fator limitante para realização de exercícios. Um estudo de Boas *et al.* (1997) mostrou que pais de crianças com FC percebem menos benefícios do exercício e maior barreira à atividade do que pais de crianças saudáveis. Como consequência, essas relações psicossociais de percepção do benefício da atividade física em crianças com FC levam a menor aderência dessas crianças aos programas de reabilitação pulmonar.

A progressiva redução da capacidade de exercício é ainda um grande problema para muitos pacientes com fibrose cística. Diversos estudos têm demonstrado o impacto da doença na função pulmonar, evoluindo para dispneia, intolerância ao exercício e redução da qualidade de vida. Além disso, sabe-se que a redução da força muscular em pacientes com FC pode contribuir para a fadiga durante as atividades da vida diária.

A reabilitação pulmonar em pacientes com FC não está bem definida quanto ao tipo ideal de atividade, a intensidade, a frequência e a duração. Schneiderman-Walker *et al.* utilizaram treinamento de *endurance* de três vezes por semana, em 65 participantes com FC, por um período de 3 anos, e observaram retardo do comprometimento da função pulmonar no grupo de intervenção, em relação ao grupo-controle. Já Gulmans *et al.* (1999) verificaram efeitos benéficos de um programa de treinamento com exercícios domiciliares, em crianças com FC, com relação ao consumo de oxigênio, ao aumento da força muscular e à percepção da capacidade.

A atividade física tem aumentado a tolerância ao exercício em crianças com FC, além de otimizar a função cardiorrespiratória, a resistência imune e melhorar a *endurance* dos músculos respiratórios. Um ensaio clínico randomizado demonstrou que crianças com FC que receberam treinamento aeróbio apresentaram melhora do pico de capacidade aeróbica, do nível de atividades e da qualidade de vida, quando comparadas com o grupo de treinamento de resistência. No entanto, o grupo de treinamento de resistência obteve melhor ganho de peso, função pulmonar e força muscular de membros inferiores do que o grupo de treinamento aeróbio, sugerindo que talvez a combinação dos dois tipos de treinamento seja a melhor proposta para um programa de exercícios para crianças com FC.

Outros autores sugeriram haver diminuição da limitação das atividades da vida diária, quando realizado um programa de *endurance*, em casa, de 12 semanas de treinamento com bicicleta ergométrica em pacientes com FC.

Entre as propostas de programas de exercício, ainda existe um hiato na orientação de exercícios de *endurance* somente, treinamento de força somente ou a combinação dos dois tipos. Além disso, os achados desses estudos ainda não são concludentes sobre a eficácia da realização de um programa de exercícios sob orientação, sem a presença do profissional. No entanto, em recente revisão literária, foram demonstrados significativos benefícios da atividade física diária para crianças com FC. Tais benefícios incluem melhora da função cardiovascular, da força muscular, da qualidade de vida e do *clearance* mucociliar.

Os longos e complexos tratamentos diários têm impacto significativo sobre a qualidade de vida dos pacientes com FC. Há correlação da melhora da qualidade de vida com a realização de atividade física, em pacientes com patologias pulmonares diversas, entre elas, a FC. Vale salientar a importância de realizar pesquisas que possam avaliar o aumento da sobrevida e a melhora da qualidade de vida desses pacientes a longo prazo, trazendo perspectivas futuras para essa população de pneumopatas.

No Serviço de Fisioterapia do Instituto de Medicina Integral Professor Fernando Figueira (IMIP) está em andamento um estudo de mestrado sobre recondicionamento físico em pacientes com fibrose cística (Fig. 7.1). O estudo é um ensaio clínico randomizado, realizado com treino aeróbio em esteira, três vezes por semana, durante 6 semanas. Esse estudo é o primeiro passo para a habilitação do programa de reabilitação cardiopulmonar deste serviço, visando atender não só a população de pacientes com fibrose cística, como a com outras patologias.

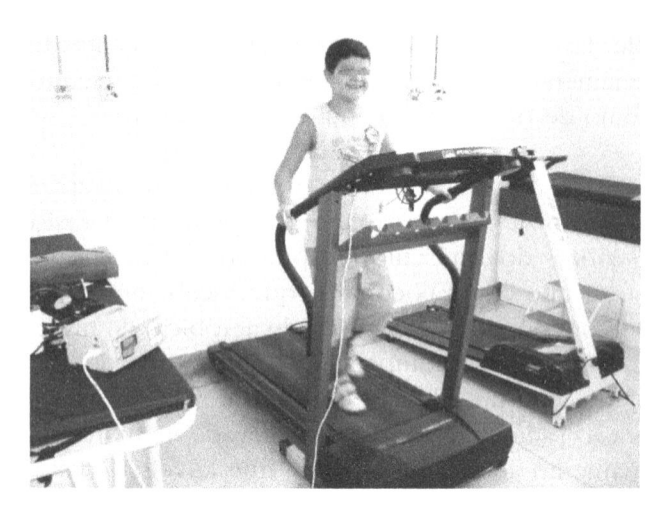

**Fig. 7.1** ■ Criança durante programa de reabilitação pulmonar. (*Fonte:* Serviço de fisioterapia respiratória – IMIP).

## Cardiopatas

Miocardiopatias são doenças do miocárdio associadas com disfunção cardíaca. Elas podem ser classificadas em quatro categorias: miocardiopatia dilatada, miocardiopatia hipertrófica, miocardiopatia ventricular direita arritmogênica e miocardiopatia restritiva.

Nas últimas 2 décadas, a modernização das técnicas cirúrgicas aumentou a expectativa de vida de crianças com doença cardíaca congênita. No entanto, frequentemente, a capacidade de exercício dessas crianças no pós-operatório é subestimada e até mesmo desprezada. Essas crianças têm comprometimento prévio da capacidade funcional por causas hemodinâmicas, e transcorrido o período crítico do pós-operatório, ainda são consideradas, de forma inapropriada, frágeis, o que restringe sua participação em atividades físicas e diminui sua qualidade de vida.

Em adultos, os programas de reabilitação cardiovascular têm promovido redução da obesidade, melhora da capacidade de exercício, redução do número de hospitalizações, da morbidade e da mortalidade. Diversos fatores de risco são associados com doença cardíaca prematura, ainda na fase da adolescência. A realização de atividade física miniminiza o sedentarismo como um dos fatores de risco, quando iniciada ainda na infância, tendo influências positivas no crescimento e desenvolvimento de crianças.

De acordo com a Sociedade Brasileira de Cardiologia, a reabilitação cardíaca em adultos seria dividida em três fases:

- **Fase 1** – hospitalar: a duração desta fase tem decrescido em decorrência de hospitalizações mais curtas. O trabalho é realizado com atividades de baixa intensidade. Objetiva a alta hospitalar do paciente com melhores condições físicas e psicológicas.

- **Fase 2** – extra-hospitalar: com duração de 3 a 6 meses. O programa de exercícios deve ser individualizado, em termos de intensidade, duração, frequência, modalidade de treinamento e progressão. Objetiva contribuir para o retorno mais breve do paciente às suas atividades sociais e laborais, em condições físicas e psicológicas.

- **Fase 3** – duração de 6 a 24 meses: composta por exercícios físicos mais intensos. O objetivo é o aprimoramento da condição física, além da promoção de bem-estar (melhora da qualidade de vida).

Em crianças, há um número crescente de obesos nos últimos anos, em parte por causa do estilo de vida sedentário. Crianças e adolescentes portadores de doenças crônicas são ainda mais sedentários, com restrições colocadas em virtude da patologia de base e da baixa capacidade funcional ou do pouco conhecimento do efeito benéfico do exercício físico.

Os objetivos do Programa de Reabilitação Cardiorrespiratória são aumentar a capacidade funcional, melhorar a qualidade de vida da criança, melhorar a composição corporal (aumentar o percentual da massa magra em detrimento da massa gorda), aumentar a atividade física da criança fora do ambiente de reabilitação, assim como educar a criança e a família a adotarem um estilo de vida mais saudável, diminuindo os riscos da doença cardiovascular, reduzindo assim a necessidade de mais tratamento medicamentoso e potenciais hospitalizações.

## ESTRUTURA PARA O PROGRAMA DE REABILITAÇÃO CARDÍACA PEDIÁTRICA

No Programa de Reabilitação Cardíaca Pediátrica preconiza-se a utilizaçao de atividades físicas mais lúdicas associadas à utilização dos equipamentos tradicionais, como esteiras e bicicletas ergométricas, utilizados na reabilitação de adultos. O objetivo é aumentar a adesão desses pacientes ao programa, realizando os exercícios dentro da faixa de treinamento preconizada pela fisiologia do exercício para obtenção de resultados, e com toda a monitoração e supervisão necessária.

No programa pediátrico, assim como no adulto, é importante a participação de uma equipe multiprofissional, com supervisão adequada, principalmente pelo risco de eventos cardíacos durante a atividade física. Além disso, fatores sociais e psicológicos devem ser valorizados, com a participação de assistentes sociais e psicólogos no programa, além de profissionais como médicos, fisioterapeutas, enfermeiros e nutricionistas.

**Quadro 7.2** ■ Indicações e contraindicações relativas e absolutas

---

**Indicações**
- Portadores de fatores de risco de doença coronária aterosclerótica (HA, dislipemia, diabetes melito, obesidade, sedentarismo e outros)
- Indivíduos com teste ergométrico anormal e ou cinecoronariografia anormal
- Portadores de DAC: isquemia miocárdica silenciosa, angina estável, pós-IAM, pós-revascularização miocárdica
- Pós-angioplatia coronária
- Valvopatias
- Portadores de cardiopatias congênitas
- Cardiopatia hipertensiva
- Miocardiopatia dilatada
- Pós-transplante cardíaco
- Portadores de marcapasso
- Pacientes sintomáticos ou com redução da função pulmonar
- Dispneia durante o repouso ou exercício
- Dificuldade em realizar as tarefas da vida diária
- Visitas frequentes a emergências e hospitalizações

---

**Contraindicações relativas**
- Extrassistolia ventricular classes II, III e IV de Lown
- Arritmia supraventricular de alta frequência, não controlada
- Aneurisma ventricular
- Estenose aórtica moderada
- Miocardiopatia hipertrófica
- Cardiomegalia acentuada
- Anemias em geral, inclusive anemia falciforme
- Distúrbios metabólicos não compensados (diabetes, tireotoxicose, mixedema, dislipemias graves, hiperuricemia)
- Distúrbios neuromusculares, musculoesqueléticos e osteoarticulares incapacitantes
- Distúrbios psiconeuróticos terapia-dependentes
- Insuficiência respiratória moderada

---

**Contraindicações absolutas**
- Insuficiência cardíaca
- Infarto agudo do miocárdio
- Angina estável grau IV e instável
- Miocardite ativa
- Pericardite aguda
- Aneurismas de aorta torácica ou abdominal
- Embolia pulmonar ou sistêmica recente
- Tromboflebite
- Hipertensão pulmonar ou arterial grave não tratada
- Estenose aórtica e insuficiência mitral graves
- Taquicardia ventricular, em repouso
- Infecções agudas
- Lesão de tronco da coronária esquerda ou equivalente, não tratada
- Obstrução arterial periférica graus III, IV e II limitante (Fontaine)
- Retinopatia diabética com deslocamento de retina
- Déficit cognitivo
- *Cor pulmonale* agudo

A participação da criança no programa depende de avaliação prévia. Será feita avaliação das condições clínicas, físicas e psicossociais do paciente, determinando maior segurança de participação dessa criança no programa de reabilitação.

Entre os exames presentes na avaliação clínica estão o exame físico, história médica pregressa, a avaliação antropométrica (altura, peso, IMC, pregas cutâneas), radiografia de tórax, avaliação da função aeróbica (teste de estresse no exercício), teste de força de musculatura periférica e respiratória, exames para avaliação de fatores metabólicos (colesterol total, LDL-colesterol, HDL-colesterol, triglicerídeos etc.) e biomarcadores cardíacos (enzimas cardíacas), além da avaliação da qualidade de vida.

A capacidade aeróbica pode ser determinada pelo teste de estresse metabólico, que indica condições cardiorrespiratórias para o exercício ou não. O teste oferece informações clínicas sobre o nível de segurança que a criança pode ser submetida ao esforço físico sem desenvolver sintomas. A pobre capacidade aeróbica é um risco cardíaco e o teste pode avaliar essa relação. A mensuração da resistência cardiorrespiratória é mais comumente realizada pelo pico de $VO_2$. O teste de estresse físico vai fornecer parâmetros aos profissionais, principalmente ao fisioterapeuta, para perceber, de forma personalizada, a capacidade de evolução ou não do paciente na atividade física, assim como o limiar máximo permitido para que o paciente esteja sempre num limite de segurança e, portanto, assintomático.

A função cardíaca também é avaliada de forma mais direta por meio do ecocardiograma, que vai identificar anormalidades na espessura das paredes cardíacas, assim como nos volumes e fluxos sanguíneos das câmaras cardíacas e na contratilidade muscular cardíaca.

As diversas maneiras de calcular a frequência cardíaca máxima para o exercício físico, no qual o paciente estaria numa zona propícia para ganhos e adaptações musculares e cardiorrespiratórios, ainda não está definido na população pediátrica. Segundo o Consenso Nacional de Reabilitação Cardiovascular, a frequência cardíaca de treinamento (FCT) em adultos poderia ser obtida das seguintes maneiras:

1. Escala de Borg: por meio da sensação de cansaço físico, com percepção entre 10 e 12 pontos (Escala de Borg graduada entre 6 e 20 pontos – Quadro 7.3), estabelece-se a FCT ou a intensidade da carga de exercício da fase inicial de exercício.

2. Tabela de Fox: foram avaliados indivíduos sedentários da cidade de São Paulo e observou-se que a FCT inicial situava-se entre 40% e 60% do $VO_2$máx ou 58% e 72% da FCmáx da tabela, para as diferentes idades, a partir dos 20 anos.

3. Fórmula de Karvonen: segundo Karvonen, a FCT é obtida pela fórmula: FCmáx = 220 – idade. Em seguida calcula-se o percentual da FCmáx pela fórmula: FCT = FCR + x% (FCmáx – FCR), onde FCR = frequência cardíaca de repouso, x% = percentual da FC desejada para o treinamento.

**Quadro 7.3** ■ Escala do esforço percebido de Borg

| | |
|---|---|
| 6 | 14 |
| 7 Muito, muito fácil | 15 Cansativo |
| 8 | 16 |
| 9 Muito fácil | 17 Muito cansativo |
| 10 | 18 |
| 11 Fácil | 19 Muito, muito cansativo |
| 12 | 20 Exaustivo |
| 13 Ligeiramente cansativo | |

4. FCT estabelecida pelo teste de esforço (TE) correlacionando a FC e o volume de oxigênio, evitando-se em teste de esteira rolante os valores extremos, < 120 bpm ou > 156 bpm, podendo-se utilizar a correlação para estabelecer níveis de 40% a 60% do $VO_2$máx ou 58% a 72% da FCmáx.

5. Determinação da zona e do nível de treinamento pela ergoespirometria. O TE máximo progressivo é associado à coleta de gases respiratórios (ergoespirometria). A análise dos gases respiratórios associada à avaliação das variáveis cardiovasculares e de percepção de esforço pode determinar com maior precisão o esforço máximo.

Há ainda uma grande dificuldade na utilização dessas fórmulas para cálculo da frequência cardíaca de treinamento (FCT) para crianças, já que são fórmulas adequadas para utilização em adultos, podendo assim superestimar a capacidade de exercício em crianças. Para superar essa dificuldade, o cálculo da FCT é realizado de forma mais subjetiva com a escala de dispneia de Borg.

### Sugestão de protocolo para RC pediátrica

O plano terapêutico deve estar contido em três fases: alongamento, aquecimento, treinamento e desaquecimento.

A fase de alongamento deve ser composta por alongamentos de grandes grupos musculares dos membros superiores (MMSS) e membros inferiores (MMII), devendo-se estabelecer um tempo entre 30 e 60 segundos de alongamento para cada grupo muscular.

A segunda fase, a de aquecimento, deve ser o início propriamente dito da atividade física, no entanto com percentual da FCmáx abaixo do limiar anaeróbio, já que, neste momento, o objetivo é apenas promover maior fluxo sanguíneo muscular, preparando o corpo para a atividade física.

A terceira fase, a do treinamento, visa submeter o indivíduo a uma faixa de treinamento na qual ele possa obter adaptações musculares e cardiorrespiratórias, dentro do limite de segurança esperado, de maneira que permaneça assintomático. Essa fase pode ser realizada com exercícios aeróbios, de *endurance*, ou para ganho de força muscular.

## Asma

O aumento da prevalência e gravidade da asma tem sido relacionado com razões multifatoriais. Acredita-se que mudanças no estilo de vida, como a diminuição da atividade física, podem estar entre um dos principais fatores agravantes.

Duas importantes revisões de literatura (Orenstein, 2002 e Satta, 2000) concluíram que indivíduos asmáticos podem melhorar a capacidade cardiopulmonar com o exercício físico, além de obter melhora da qualidade de vida, com menor necessidade de medicações, menos visitas ao departamento de emergência, redução da ansiedade e menor absenteísmo escolar. Alguns estudos têm ainda relatado melhora da função pulmonar, com diminuição da variabilidade do pico de fluxo expiratório e aumento do $VEF_1$; no entanto, outros estudos não chegaram a essa conclusão.

Os programas de treinamento variam com relação ao modo, frequência, duração, intensidade e, ainda, em relação ao uso de β-agonistas. No entanto, quase todos os estudos demonstram melhora na capacidade e desempenho de exercício após a participação de pacientes asmáticos em programas de reabilitação. Para minimizar o broncoespasmo induzido pelo exercício, sugerem-se o uso de broncodilatadores e um adequado período gradual de aquecimento antes de iniciar a atividade física, melhorando assim a tolerância ao exercício físico.

Segundo a American College Sports Medicine (ACSM) e a ATS, a prescrição de exercícios físicos para pacientes asmáticos deve obedecer aos mesmos princípios (modo, frequência, intensidade e duração) que os aplicados para outros pneumopatas. A ACSM recomenda caminhar ou realizar qualquer atividade aeróbica que trabalhe grandes grupos musculares, como nadar, pedalar, correr, fazer ginástica, entre outros, na frequência de três a cinco vezes por semana. Não existe ainda consenso da intensidade de exercício recomendada, no entanto, o mínimo seria de 50% do pico de captação de oxigênio ou limitado pelos sintomas do paciente. A duração máxima do exercício seria de 20 a 30 minutos de atividade contínua. No entanto, para alguns pacientes esse tempo de exercício seria inviável, podendo haver necessidade de monitoração mais próxima.

A ATS recomenda reabilitação pulmonar para pacientes pneumopatas que apresentem perda da independência, ansiedade, dispneia durante as atividades, ou limitações sociais, de lazer e em atividades da vida diária. O treino recomendado deve ser com 60% a 75% da frequência cardíaca máxima, por cerca de 20 a

30 minutos, duas a cinco vezes por semana. Para pacientes que não toleram 20 minutos de exercício sustentado, a ATS sugere, como alternativa, 2 a 3 minutos de intervalos.

## AVALIAÇÃO CARDIORRESPIRATÓRIA E NUTRICIONAL DE CRIANÇAS COM ENFERMIDADES CRÔNICAS (TESTES DE CAPACIDADE FUNCIONAL EM PEDIATRIA)

### Avaliação cardiorrespiratória

Já se sabe que a intolerância ao exercício, geralmente observada nas crianças com enfermidades crônicas, pode ser minimizada com a realização de atividade física regular. No entanto, para que o efeito de recondicionamento seja atingido, é necessária avaliação detalhada das condições cardiorrespiratórias e musculoesqueléticas, a fim de que o esforço realizado garanta o efeito de treinamento desejado e, ao mesmo tempo, não promova fadiga. Deve-se considerar que todas as crianças com doenças cardiorrespiratórias crônicas podem participar de programas de reabilitação ou recondicionamento físico, desde que o mesmo seja especificamente elaborado para atender às necessidades individuais de cada criança. Antes que o paciente dê início a um programa de recondicionamento, o fisioterapeuta precisa se certificar quanto à estabilidade clínica, à adequação da terapêutica medicamentosa e à disponibilidade da criança e da família para se integrarem ao programa.

Uma avaliação inadequada ou má orientação a respeito do grau de atividade física que a criança pode realizar levam à piora da inatividade já estabelecida, pois muitas mães excluem seus filhos do convívio habitual com outras crianças, impondo-lhes restrições físicas e sociais, que geram baixa autoestima na criança e alimentam um ciclo que termina sempre gerando mais inatividade.

Os principais testes utilizados para avaliar a função pulmonar e a capacidade das crianças de realizar esforço estão descritos no Capítulo 2, mas, de maneira geral, a função pulmonar é avaliada pela espirometria, e a capacidade física da criança, por meio de testes de esforço máximo, realizados em bicicleta ou esteira ergométricas, ou testes de esforço submáximo, como os testes de caminhada.

Menos de 80% da capacidade pulmonar da criança saudável é usada, mesmo durante o exercício máximo. Essa reserva de 20% funciona como um mecanismo de defesa contra os efeitos da deterioração da função pulmonar na resposta ao exercício, mas uma prova de esforço, que implica utilização de suas reservas, pode permitir a detecção da deterioração pulmonar, mesmo nas suas formas leve e moderada. Somente quando há disfunção pulmonar grave, os efeitos da doença se tornarão evidentes em repouso. As crianças com comprometimento grave da capacidade física têm o esforço estimado como submáximo muito próximo da sua capacidade máxima de realizar esforço e, sendo assim, é recomendado que esses pacientes sejam observados de perto, antes, durante e depois do teste, devendo-se estar mais atento aos critérios para interrupção da prova. Além disso, outro aspecto importante na avaliação das crianças com graus importantes de comprometimento funcional é que, muitas vezes, elas cursam com hipoxemia crônica, hipertensão pulmonar, ou até *cor pulmonale*, sendo indispensável considerar a indicação do uso de oxigênio suplementar e/ou de assistência ventilatória mecânica não invasiva para que possam tolerar a realização de um programa de recondicionamento.

A avaliação deve sempre ser bastante individualizada e contemplar as peculiaridades de cada situação clínica e de cada criança, bem como seu contexto socioeconômico. A seguir, estão descritas algumas particularidades das doenças cardiorrespiratórias crônicas mais comuns na infância.

## Avaliação cardiorrespiratória nas doenças cardiopulmonares

### Fibrose cística

A espirometria é uma das ferramentas mais sensíveis para monitorar a evolução da doença nas crianças e adolescentes com fibrose cística. Inicialmente, a função pulmonar é normal, surgindo depois distúrbio ventilatório essencialmente obstrutivo; porém, com a progressão da doença, associa-se um componente restritivo, devido à fibrose pulmonar. As alterações mais precoces na espirometria refletem primariamente o acometimento das pequenas vias aéreas periféricas, expresso pela diminuição dos fluxos expiratórios a pequenos volumes pulmonares, seguido de reduções do fluxo a altos volumes pulmonares e, eventualmente, redução de volume, evidenciada por diminuição do $FEF_{50}$, $FEF_{75}$ e FMEF, diminuição da relação $VEF_1$/CVF% e aumento da relação VR/CPT. Na fase tardia, a fibrose pulmonar leva à redução dos volumes pulmonares, mas com persistência da importante obstrução das vias aéreas, gerando uma configuração da curva fluxo-volume muito característica da fibrose cística – pico inicial correspondendo ao PFE seguido de concavidade acentuada e CVF reduzida.

A hipoxemia crônica, as alterações da mecânica respiratória e o estado nutricional limitado justificam a importante limitação desses pacientes em estágios moderados e graves da doença, em realizar esforço. Há progressivo aumento das limitações, à medida que a doença se agrava, pois, além da destruição do parênquima pulmonar, com piora na relação ventilação-perfusão (em virtude de infecções e cicatrizações recorrentes), há uma tendência de a capacidade residual funcional (CRF) estar elevada, devido à hiperinsuflação dinâmica, resultando em trabalho respiratório aumentado. Sendo assim, os músculos respiratórios passam a consumir uma grande parcela do oxigênio corporal total, disponível na corrente sanguínea, e com isso, a fadiga se instala mais precocemente.

Durante o exercício, ocorre aumento exagerado da ventilação-minuto, com pouca ou nenhuma alteração do volume corrente, ou seja, a ventilação-minuto aumenta à custa de uma elevada frequência respiratória, com consequente incremento da ventilação do espaço morto e pouco impacto sobre a ventilação alveolar. Além disso, a ventilação-minuto basal desses pacientes já é aumentada e, portanto, sua reserva ventilatória já é comprometida. A frequência cardíaca de repouso desses pacientes, muitas vezes, também está aumentada e há uma resposta elevada em cada estágio de aumento de esforço. As crianças portadoras de fibrose cística, por exemplo, com prova de função pulmonar com valores de volume expirado no primeiro segundo ($VEF_1$) maiores que 55% do previsto, parecem ser aptas para prática de exercícios físicos similares aos de indivíduos normais.

## Cardiopatias congênitas

### Defeitos de septo

Nos casos de defeito do septo ventricular (e canal arterial permeável), com *shunt* esquerdo-direito, há insuficiência cardíaca congestiva e hipertensão pulmonar nos primeiros meses de vida. Após reparo cirúrgico precoce, não há qualquer impacto sobre a capacidade de esforço na infância e adolescência.

As crianças com defeitos de septo atrial toleram grandes desvios interatriais e o fluxo sanguíneo pulmonar aumentado, sem hipertensão pulmonar ou insuficiência cardíaca congestiva (ICC). Em geral, esses pacientes são assintomáticos e não relatam qualquer problema com o exercício, exceto se houver um desvio significativo de sangue através da comunicação entre os átrios, o que pode tornar a reserva cardiorrespiratória restrita.

### Tetralogia de Fallot

As crianças com tetralogia de Fallot apresentam um *shunt* direito-esquerdo, com hipoxemia sistêmica. Quando a correção cirúrgica precoce é bem-sucedida, a criança fica habitualmente com um ligeiro grau de estenose pulmonar e de insuficiência valvar. A tolerância ao esforço pode estar reduzida pela dificuldade em manter o metabolismo aeróbico.

Nos casos das crianças que não realizaram intervenção cirúrgica, o problema de baixo fornecimento para os músculos aumenta, pois o retorno venoso sistêmico é extremamente baixo em conteúdo de oxigênio, e boa parte dele é desviada da direita para a esquerda através do defeito no septo ventricular, por causa da estenose pulmonar e, com isso, a saturação de oxigênio é reduzida drasticamente. Em crianças portadoras de tetralogia de Fallot, que por algum motivo são inoperáveis, a intolerância ao exercício constitui uma grande preocupação, comprometendo, inclusive, a realização de atividades da vida diária.

## Transposição das grandes artérias

Há poucas décadas a transposição das grandes artérias era uma anormalidade universalmente fatal. O surgimento e o aprimoramento de abordagens cirúrgicas bem-sucedidas permitiram uma taxa de sobrevida acima de 90%. Essas crianças descrevem uma tolerância normal ao exercício em suas vidas diárias. A oxigenação sistêmica é normal, a função miocárdica é apropriada, a insuficiência coronariana tipicamente não tem sido observada e não se percebem problemas significativos com as disritmias induzidas pelo exercício.

## Ventrículo único

A abordagem cirúrgica atual (procedimento de Fontan) alterou a sobrevida dessas crianças, porém, os problemas com a tolerância ao exercício persistem. A capacidade de aumentar o débito cardíaco com o exercício está limitada, pois a frequência cardíaca é lenta e o volume sistólico declina no teste de esforço progressivo. Isso se reflete em menor duração do exercício (cerca de 60% do previsto) e captação máxima de oxigênio que corresponde a 50% daquela esperada para a idade.

No entanto, na doença cardíaca congênita pode haver vários mecanismos que interferem na capacidade de esforço, como a disfunção miocárdica ou reduzido débito cardíaco, além das consequências negativas na função pulmonar, como fluxo pulmonar excessivo e hipoxemia. A grande maioria das crianças com doença cardíaca congênita tolera normalmente o exercício. Elas são capazes de (e devem ser encorajadas a) participar das atividades habituais de cada faixa etária, bem como de esportes de equipe. O mecanismo pelo qual a capacidade de realizar esforço é alterada é diferente para cada tipo de cardiopatia congênita.

## Asma

As provas de função pulmonar podem auxiliar o diagnóstico e o acompanhamento contínuo das crianças e adolescentes asmáticos, por meio de testes periódicos, os quais revelam a evolução da doença e as respostas à terapêutica medicamentosa utilizada. Vale lembrar que muitos podem apresentar uma prova de função pulmonar normal no período entre as crises.

O exame de espirometria nos asmáticos revela uma reversibilidade da obstrução ao fluxo aéreo após a inalação de um broncodilatador (BD). O grau de resposta nesse tipo de teste pode ser influenciado por alguns fatores, como, por exemplo, a dosagem da droga utilizada, o tempo entre a realização dos testes pré- e pós-BD e a idade da criança. Após a administração da droga, é recomendável esperar pelo menos 15 minutos para repetição da prova. A resposta ao BD é usualmente avaliada por variações do volume expiratório forçado no primeiro segundo ($VEF_1$) e da capacidade vital forçada (CVF). Segundo Turner *et al.*, pode-se considerar uma relação linear entre a idade e a capacidade de resposta ao BD, em crianças entre 3 e 9 anos. Frequentemente, a resposta positiva broncodilatadora é considerada quando há aumento de pelo menos 20% no valor do $VEF_1$ no teste pós-BD, em relação ao $VEF_1$ pré-BD. Dessa maneira, quanto pior a condição basal, maior a probabilidade de a medida subsequente mostrar-se melhor.

Muitas crianças e adolescentes asmáticos apresentam menor aptidão física quando comparados com outros de mesmo sexo e idade, não asmáticos. O broncoespasmo induzido por exercício (BIE) limita a capacidade de esforço desses pacientes.

## Displasia broncopulmonar

A displasia broncopulmonar (DBP) é considerada a doença pulmonar crônica da infância, pois, apesar de ser desencadeada num período muito precoce da vida, com interrupção da maturação pulmonar normal, suas sequelas parecem não desaparecer tão rapidamente. As implicações, a longo prazo, sobre a aptidão cardiorrespiratória de crianças e adolescentes (ou adultos) que tenham nascido de parto prematuro e que desenvolveram a DBP, ainda não são bem conhecidas. Alguns estudos envolvendo crianças nascidas pré-termo com DBP em idade escolar verificaram que essas crianças utilizam maior porcentagem de sua reserva ventilatória, apresentam reduções induzidas pelo exercício na saturação de $O_2$ e aumento da tensão transcutânea de $CO_2$, quando comparadas com seus controles. Nas análises dos valores individuais dessas crianças com DBP, foram identificadas alterações na função pulmonar e diminuição da tolerância ao exercício.

Em geral, as crianças com doenças respiratórias tendem a interromper o teste de esforço sem atingir a frequência cardíaca máxima prevista, ou seja, a capacidade de exercício está limitada pela ventilação.

## Avaliação nutricional

Em geral, a desnutrição energético-proteica (DEP) é um problema frequente nas doenças crônicas, em virtude de um desequilíbrio entre a energia fornecida e a energia gasta. Esse balanço determina a quantidade de energia armazenada, e quando a ingestão está reduzida ou o consumo está aumentado, há uma tendência a um balanço negativo e consequente possibilidade de depleção dos tecidos, perda das reservas orgânicas e prejuízo funcional.

Quando a DEP é resultante de causas sociais, ou seja, quando a criança não dispõe de recursos que garantam uma alimentação adequada (qualitativa e/ou quantitativamente), ela pode ser classificada como primária. Quando a criança tem acesso ao alimento mas não o ingere e/ou não o utiliza adequadamente, por algum motivo patológico, a DEP é classificada como secundária.

A DEP tem como consequências clínicas o retardo de crescimento e a redução dos mecanismos de defesa imunológica, com resultante predisposição à infecção. As crianças desnutridas apresentam diminuição da imunocompetência e comprometimento das barreiras físicas e, por isso, as infecções ocorrem com mais frequência e com efeitos mais graves que os observados nas crianças com estado nutricional normal.

Em geral, as infecções, muito comuns nas crianças e adolescentes com doenças cardiorrespiratórias crônicas, apresentam uma amplitude de sintomas que podem interferir no estado nutricional, precipitando ou agravando um quadro prévio de desnutrição, por meio das seguintes manifestações: ingestão alimentar diminuída pela anorexia; perdas alimentares quando vômitos e outros sinais e sintomas gastrointestinais estão presentes; elevação das exigências energéticas causada pela febre, e balanço negativo de minerais.

A capacidade aeróbica e o consumo de $O_2$ estão marcadamente reduzidos na desnutrição crônica, e o grau de redução está relacionado com a gravidade da depleção de estado nutricional. Spurr, em 1988, considerou que a redução no consumo máximo de $O_2$ dos desnutridos ocorre por causa da diminuição da massa muscular, menor capacidade de transporte de oxigênio (seja por conta da anemia ou redução da capacidade cardíaca) e menor teor de enzimas oxidativas nas células musculares.

A fibrose cística, em particular, é uma condição em que há inadequada absorção de nutrientes relacionada com a fisiopatologia da doença, o que agrava ainda mais as condições ruins, em geral encontradas nas doenças crônicas. Em se tratando de cardiopatias congênitas, deve-se considerar a presença de outros fatores associados, como baixo peso ao nascer e alterações extracardíacas, que também têm papel determinante na prevalência da desnutrição.

## AVALIAÇÃO DA QUALIDADE DE VIDA EM PEDIATRIA ▪

O incremento tecnológico e o tratamento agressivo das doenças crônicas provocaram mudanças significativas no prognóstico de certas doenças na infância. Associado a isto, surge o questionamento sobre a qualidade e a quantidade de vida na prática clínica pediátrica. Historicamente, as avaliações em saúde valorizam índices de sobrevida e morbidade e desconsideram as perspectivas e vivências dos pacientes; atualmente, vivencia-se um novo momento, em que o olhar retorna para o indivíduo com o objetivo de propiciar-lhe uma vida mais harmoniosa consigo e com o universo do qual faz parte – a qualidade de vida.

Na literatura médica, qualidade de vida é usada como sinônimo de uma variedade de termos, como satisfação, autoestima, bem-estar, felicidade, saúde, valor e significado da vida, *status* funcional, entre outros. Segundo o Grupo para Qualidade de Vida da Organização Mundial de Saúde (OMS), qualidade de vida refere-se à percepção individual de sua posição na vida, no contexto da cultura e de valores do meio em que vive e em relação às suas próprias metas, expectativas, padrões e conceitos. E mais recentemente, a OMS definiu qualidade de vida como: "Saúde é um estado de completo bem-estar físico e social e não somente ausência de doença."

Para crianças e adolescentes doentes, o bem-estar pode significar o quanto seus desejos e esperanças se aproximam do que realmente está acontecendo. Também reflete sua prospecção, tanto para si quanto para os outros, e é muito sujeita a alterações, sendo influenciada por eventos cotidianos e problemas crônicos. Muitos autores atentam para o fato da diferença crucial que existe entre o que é qualidade de vida "infantil" na visão de um adulto e na da própria criança.

Apesar da ausência de uma definição consensual, existe uma preocupação vigente de proporcionar melhora da qualidade de vida relacionada com a saúde (QVRS) aos doentes, e isto tem estimulado os pesquisadores a investigar e quantificar a QVRS por meio de questionários de qualidade de vida.

Tais instrumentos podem ser usados para pesquisas ou como medidas de triagem para identificar as necessidades de saúde de uma população. No contexto clínico, esses instrumentos podem identificar necessidades dos pacientes e avaliar a efetividade de intervenções, e têm sido frequentemente utilizados como medidas de resultados em ensaios clínicos e como componentes da análise de custo-benefício.

As avaliações de QVRS têm como objetivo detectar aspectos importantes para os pacientes e sua família e avaliar como e quanto as mudanças clínicas e/ou intervenções de saúde podem interferir na qualidade de vida.

Para a população pediátrica, esses questionários foram criados em proporção bem menor do que para adultos e podem ser aplicados diretamente às crianças e aos adolescentes ou direcionados aos pais e cuidadores. Mulhern *et al.* (1989) propõem algumas características como essenciais a um instrumento de avaliação de qualidade de vida em crianças: (1) incluir abordagem da função física, desempenho escolar, ocupacional e social, autossatisfação; (2) ser sensível para detectar problemas funcionais de crianças com doenças crônicas; (3) ser confiável e ter validade para crianças e adolescentes; (4) ser breve, simples, reprodutível e fácil de administrar e computar; (5) colher informações de pais e cuidadores; (6) ser corrigido para idade, sob normas populacionais; (7) estar adequado para desempenho acima da média; (8) permitir à criança capaz de entender o conceito de qualidade de vida ou seus componentes a oportunidade de fornecer sua autoavaliação.

Até hoje, sobretudo para crianças, nenhum instrumento conseguiu abranger todas essas características e domínios. Isto é justificado pelo fato de que a qualidade de vida é uma concepção pessoal de difícil quantificação, variando suas definições de acordo com os interesses do indivíduo, de sua cultura e seus valores; além disso, devem-se considerar as dificuldades que as crianças possuem de expressar com clareza todo esse universo.

Considerando todas essas dificuldades apresentadas e a carência de instrumentos validados para essa população, alguns autores validaram algumas escalas para a língua portuguesa e demonstraram sua sensibilidade na avaliação de diversos domínios. A seguir são citadas algumas das consideradas mais importantes para crianças e adolescentes.

A Escala de Qualidade de Vida da Criança (*Autoquestionnaire Qualité de Vie Enfant Image* – AUQEI), desenvolvida por Manificat e Dazord (1997), foi validada em uma amostra nacional de 353 crianças saudáveis entre 4 e 12 anos por Assumpção Jr. *et al.* em 2000. O questionário em questão tem como base o ponto de vista da satisfação da criança visualizada a partir de quatro figuras que são associadas a diversos domínios da vida, por meio de 26 questões que exploram relações familiares, sociais, atividades, saúde, funções corporais e separação. Trata-se de uma autoavaliação que utiliza imagens que a própria criança responde em cada questão (em número de quatro), as quais são representadas com o auxílio de faces que exprimem diferentes estados emocionais (Fig. 7.2).

A AUQEI mostrou propriedades psicométricas satisfatórias quanto à sua confiabilidade e às facilidades em sua utilização, fazendo com que, partir dos resultados obtidos, se possa acreditar que, em estudos com populações afetadas por doenças crônicas, ela se mostre útil na avaliação da influência dos cuidados fornecidos e do estado de saúde da criança.

O item 50 do *Parent Complete Short Form, Child Health Questionnaire* (CHQ-PF50) é um instrumento genérico de medida de qualidade de vida destinado a crianças acima de 5 anos e adolescentes até 19 anos, sob a perspectiva dos pais ou responsáveis. Este aborda 10 conceitos com foco na criança, sendo eles: saúde

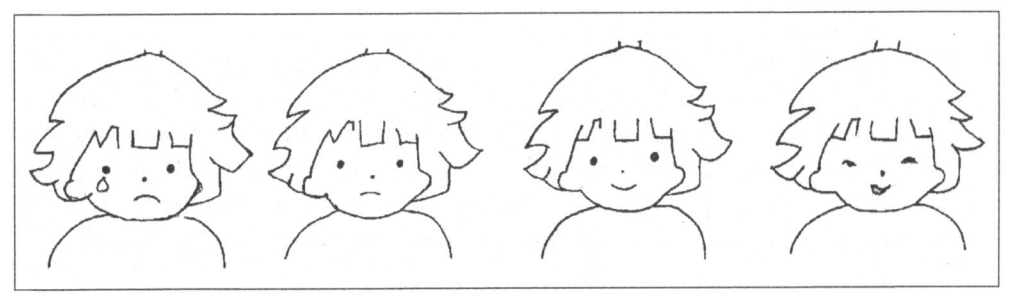

**Fig. 7.2** ■ Faces da AUQEY.

global, função física, dor ou desconforto corporal, limitação nos trabalhos escolares ou atividades com amigos devido à saúde física, percepção e alterações de saúde, limitações nas atividades por dificuldades emocionais ou de comportamento, saúde mental, comportamento e autoestima. Acrescenta ainda quatro conceitos com foco na família, como: impacto emocional da saúde da criança no responsável avaliado, o quanto o representante sente-se limitado em seu tempo pessoal em virtude da saúde da criança, grau de limitação das atividades familiares e nível de coesão familiar.

Esse questionário formulado na língua inglesa e destinado à população americana (Landgraf *et al.,* 1999) foi adaptado e validado para o português por Machado *et al.* em 2001. Posteriormente, em 2003, foi aplicado por Vaz *et al.* a crianças e adolescentes portadores de cardiopatias congênitas e comparado a controles saudáveis. Foram encontradas diferenças significativas em todos os domínios do questionário, exceto em: limitações de atividades devido a problemas sociais ou de comportamento, limitações das atividades por causa de problemas físicos, autoestima, impacto no tempo dos pais e coesão familiar, sendo os valores obtidos com o grupo de cardiopatias congênitas menores que os do controle. Por fim, concluíram que o CHQ-PF50 possibilitou melhor compreensão do impacto dessa doença na vida dos pacientes e verificou-se um comprometimento maior na saúde física.

Recentemente, tem sido enfatizado que a avaliação da qualidade de vida constitui uma medida clínica adicional muito importante em doenças crônicas, como, por exemplo, a fibrose cística (FC), e vários instrumentos e questionários doença-específicos foram desenvolvidos nos últimos 20 anos tanto para adultos como para crianças. Especificamente sobre a FC, os questionários de maior interesse, por incluírem indivíduos desde a infância até a idade adulta, foram desenvolvidos e validados na França. Posteriormente, foram traduzidos e validados para o inglês e depois para outras línguas, mostrando boa consistência e a possibilidade de avaliar inclusive crianças menores. Em razão de a FC ser uma doença multissistêmica, o tratamento desses pacientes é bastante complexo e envolve inúmeros cuidados, medicamentos, suplementos vitamínicos, fisioterapia, dentre outros. Por essa razão, a QVRS está muito abaixo do desejado na maioria das vezes.

Em 2006, Rozov *et al.* traduziram e validaram para o português, a partir do inglês, o questionário evolutivo que consta de quatro versões de questionários de qualidade de vida em FC desenvolvidos para pacientes de 6 a 11 anos, de 12 a 13 anos e acima de 14 anos, e para pais de pacientes de 6 a 13 anos. As quatro versões dos questionários abrangem nove domínios de QV, três escalas de sintomas e um item relacionado com a percepção da saúde: físico, imagem corporal, emocional, social/escolar, papel social, vitalidade, alimentação, tratamentos, digestivo, respiratório, peso e saúde. Esses autores encontraram boas reprodutibilidade e sensibilidade e, em relação à tradução e à adaptação à língua e à cultura brasileiras, as quatro versões mostraram-se de fácil entendimento.

Em crianças e adolescentes asmáticos, a medida da qualidade de vida tem sido avaliada pela gravidade da doença, mensuração da função pulmonar e informações obtidas com os pais. No entanto, há evidências de que essas mensurações interligadas ao nível de escolaridade, linguagem, características regionais, culturais e ambientais, pouco se correlacionam com o que a criança sente e vivencia no seu dia a dia.

Sobre a asma brônquica, um importante instrumento validado para nossa língua, de boa aplicabilidade, podendo ser respondido pelo próprio paciente, é o *Pediatric Asthma Quality of Life Questionarie* adaptado (PAQLQ-A), que objetiva aspectos fundamentais para a adequada avaliação da qualidade de vida em crianças asmáticas. Ele mostrou-se eficaz em avaliar tanto os aspectos físicos (domínio dos sintomas e as atividades) quanto os aspectos psicológicos (domínio das emoções). É composto de 23 questões relacionadas com a última semana de vida da criança ou do adolescente, divididas em três domínios: sintomas, emoções e atividades.

Entretanto, em 2007, Aragão mostrou uma fraca e ruim concordância entre as respostas de crianças e adolescentes asmáticos usuários do SUS em Recife-PE e seus pais, demonstrando percepções diferentes da doença entre pais e filhos sobre como a asma afeta a vida destes; isto é ainda mais evidente ao se utilizar o questionário em crianças menores.

Por fim, a despeito do instrumento escolhido para quantificar a qualidade de vida, é importante que o mesmo seja confiável, válido e sensível a mudanças. A avaliação da QVRS vem se convertendo num campo emergente dentro da prática clínica com o intuito de se ter um perfil mais amplo do portador da enfermidade estudada com o propósito de qualificar ainda mais a atenção dada a esse paciente. Quanto à população pediátrica, há um número crescente de trabalhos científicos que estão se dedicando à procura de mais e melhores instrumentos adequados para atender a essa população.

## LEITURAS SUGERIDAS ■

Abbott J, Hart A. Measuring and reporting quality of life outcomes in clinical trials in cystic fibrosis: a critical review. *Health and Quality of Life Outcomes* 2005; 3:19.

American College of Sports Medicine. ACSM's guidelines for exercise Testing and prescription. 6th ed. Philadelphia: Lippincott Williams &Wilkins, 2000.

American Thoracic Society. Pulmonary rehabilitation. *Am J Respir Crit Care Med* 1999; 159:1.666-1.682.

Aragão LJL. Avaliação de qualidade de vida em crianças e adolescentes asmáticos usuários do SUS em Recife-PE. Tese-dissertação de Mestrado. Universidade Federal de Pernambuco, 2007.

Assumpção Jr FB, Kuczynski E, Sprovieri MH, Aranha EMG. Escala de avaliação de qualidade de vida (AUQEI – Autoquestionnaire qualité de vie enfant imagé). *Arq Neuropsiquiatr* 2000; 58(1):119-127.

Boas SR. Exercise recommendations for individuals with cystic fibrosis. *Sports Med* 1997; *24*:17-37.

Borg GAV. Psychophysical bases of perceived exertion. *Med Sci Sports Exerc* 1982; *14*:377-381.

Bradley J, Moran F. Physical training for cystic fibrosis (Cochrane Review). In: *The Cochrane Library,* Issue 2, 2008. Oxford: Update Software.

Carvalho T *et al.* Diretriz de reabilitação cardiopulmonar e metabólica: aspectos práticos e responsabilidades. *Arq Bras Cardiol* 2006; *86*:74-82.

Doull IJM. Recent advances in cystic fibrosis. *Arch Dis Child* 2001; *85*:62-66.

Enright S, Chatham K, Ionescu AA, Unnithan VB, Shale DJ. Inspiratory muscle training improves lung function and exercise capacity in adults with cystic fibrosis. *Chest* 2004; *126*:405-411.

Fox SM, Naughton JP, Gurman PA. Physical activity and cardiovascular health III. The exercise prescription; frequency and type of activity. *Modern Cardiovasc Dis* 1972; *41*:21-30.

Gulmans VAM, Meer K, Brackel HJL *et al.* Outpatient exercise training in children with cystic fibrosis: physiological effects, perceived competence, and acceptability. *Pediatric Pulmonol* 1999; *28*:39-46.

Hill NS. Pulmonary rehabilitation. *Proc Am Thorac Soc* 2006; *3*:66-74.

Hollloszy JO, Edward FC. Adaptations of skeletal muscle to endurance exercise and their metabolic consequences. *J Appl Physiol* 1984; *56*:831-838.

Jong W, Grevink RG, Roorda RJ, Kaptein AA, Van cler Schans CP. Effect of a home exercise training program in patients with cystic fibrosis. *Chest* 1994; *105*:463-468.

Jong W, Van der schans CP, Mannes GPM *et al.* Relationship between dyspnoea, pulmonary function and exercise capacity in patients with cystic fibrosis. *Respir Med* 1997; *9*:41-46.

Karvonen MJ, Kentala E, Mustala O. The effects of training in heart rate. *Ann Med Exp Biol Fenn* 1957; *35*:307.

La Scala CSK. Adaptação e validação do Pediatric Asthma Quality of Life Questionnarie (PAQLQ) em crianças e adolescentes com asma. Tese dissertação de Mestrado. Universidade Federal de São Paulo – Escola Paulista de Medicina, 2004.

Lacasse Y, Martin S, Lasserson TJ, Goldstein RS. Meta-analysis of respiratory rehabilitaion in chronic obstructive pulmonary disease. *Eura Medicophys* 2007; *43*:475-485.

Lucas SR, Thomas AE, Platts-Mills MD. Physical activity and exercise in astha: relevance to etiology and treatment. *J Allerg Clin Immunol* 2005; *115*:928-934.

Machado CS, Ruperto N, Silva SH *et al.* Paediatric Rheumatology Internationals Trials Organization. The Brazilian version of the Childhood Health Assessment Questionnaire (CHAQ) and the Child Health Questionnaire (CHQ). *Clin Exp Rheumatol* 2001; *19*:25-29.

Mulhern RK, Horowitz ME, Ochs J. Assessment of quality of life among pediatric patients with cancer: psychological assessment. *J Consult Clin Psychol* 1989; *1*:130.

Nici L, Donner C, Wouters E *et al.* American Thoracic Society/European Respiratory Society Statement on Pulmonary Rehabilitation. *Am J Respir Crit Care Med* 2006; *173*:1.390-1.413.

Nixon PA, Orenstein DM, Kelsey SF, Doershuk, CF. The prognostic value of exercise testing in patients with cystic fibrosis. *NEJM* 1992; *327*:1.785-1.788.

Oca MM, Torres SH, Gonzáles Y *et al.* Cambios en la tolerancia al ejercicio, calidade de vida relacionada com la salud y características de los músculos periféricos despúes de 6 semanas de entrenamiento em participantes com EPOC. *Arch Bronconeumol* 2005; *41*:413-418.

Orenstein DM, Hovell MF, Mulvihill M *et al.* Strength vs aerobic training in children with cystic fibrosis. A Randomized Controlled Trial. *Chest* 2004; *126*:1.204-1.214.

Orenstein DM. Pulmonary problems and management concerns in youth sports. *Pediatr Clin North Am* 2002; *49*:709-721.

Quittner AL, Sweeny S, Watrous M *et al.* Translation and linguistic validation of a disease-specific quality of life measure for cystic fibrosis. *J Pediatr Psychol* 2000; *25*:403-414.

Rhodes J, Curran TJ, Camil L *et al.* Impact of cradiac rehabilitation on the exercise function of children with serious congenital heart disease. *Pediatrics* 2005; *116*:1.339-1.345.

Rodman DM, Polis JM, Heltshe SL *et al.* Late diagnosis defines a unique population of long-term survivors of cystic fibrosis. *Am J Respir Crit Care Med* 2005; *171*:621-626.

Rozov T, Cunha MT, Nascimento O, Quittner AL, Jardim JR. Linguistic validation of cystic fibrosis quality of life questionnaires. *J Pedriatr* 2006; *82*:151-156.

Sahlberg ME, Svantesson U, Thomas EMLM, Strandvik B. Muscular strength and function in patients with cystic fibrosis. *Chest* 2005; *127*:1.587-1.592.

Satta A. Exercise training in asthma. *J Sports Med Phys Fitness* 2000; *40*:277-283.

Schneiderman-Walker J, Pollock SL, Corey M *et al.* A randomized controlled trial of a 3-year home exercise program in cystic fibrosis. *J Pediatr* 2000; *136*:304-310.

Selvadural HC, Blimkie CJ, Meyers N *et al.* Randomized controlled study of in-hospital exercise training programs in children with cystic fibrosis. *Pediatric Pulmonol* 2002; *33*:194-200.

Somarriba G, Extein, J, Miller TL. Exercise rehabilitation in pediatric cardiomyopathy. *Pediatric Cardiology* 2008; *25*:91-102.

The WHOQOL GROUP. The World Health Organization Quality of Life Assesment (WHOQOL): position paper from the World Health Organization. *Soc Sci Med* 1995; *41*:1.403-1.409.

Vaz DD, Silva CHM, Gomes LF. Qualidade de vida em crianças e adolescentes com cardiopatia congênita por meio do CHQ-PF – Child Health Questionnaire [Dissertação]. Uberlândia: Universidade Federal de Uberlândia, 2003.

Verril D, Barton C, Beasley W, Lippard WM. The effects of short-term and long term pulmonary rehabilitation on functinal capacity, perceived dyspnea, and quality of life. *Chest* 2005; *128*:673-683.

Ziegler B, Rovedder PME, Lukrafka JL *et al.* Submaximal exercise capacity in adolescent and adult patients with cystic fibrosis. *J Bras Pneumol* 2007; *33*:263-269.

# CAPÍTULO 8

# Estruturação, Manejo e Rotina da Fisioterapia Respiratória na Assistência à Criança Portadora de Fibrose Cística

Lívia Barboza de Andrade

## SUMÁRIO

- Aspectos gerais e impacto respiratório da doença
- Escores clínicos de gravidade
- Intervenção terapêutica: importância da terapia de remoção da secreção (TRS)
- Manejo das exacerbações
- Aerossolterapia e umidificação das vias aéreas
- Educação, autocuidado e adesão ao tratamento

## ASPECTOS GERAIS E IMPACTO RESPIRATÓRIO DA DOENÇA ■

A fibrose cística (FC) é descrita como a principal doença autossômica recessiva com desfecho fatal em caucasianos, tem caráter multissistêmico, apresenta frequência de cerca de 1 em 2.500 nascidos vivos e expectativa de vida, em média, de 30 anos. Nos EUA e na Europa, a incidência nesse grupo racial é de aproximadamente 1:2.500, e cerca de 5% da população geral possui um gene anormal, portador. No mundo, a incidência varia desde 1:2.450 (Austrália) até 1:90.000 (orientais havaianos); em negros é de 1:17.000 e em orientais, de 1:90.000.

No Brasil, em um estudo realizado por Raskin *et al.* em recém-nascidos de cinco estados do Sudeste e do Sul do país, visando determinar a frequência das principais mutações, observou-se que a mutação dF508 ocorreu em quase metade dos casos. A incidência nos cinco estados variou de 1:1.587 no Rio Grande do Sul até 1:12.345 em Minas Gerais. A incidência global foi de 1:10.453. O sexo masculino tem sido mais prevalente nas últimas décadas, mas o sexo feminino tem apresentado sobrevida menor.

Causada por mutação genética no braço longo do cromossomo 7, a doença conduz a modificação e defeito numa proteína denominada regulador da condutância transmembrana da fibrose cística (CFTR), com fenótipos variados de acordo com os diversos tipos de mutação no gene.

O diagnóstico da fibrose cística é realizado pela combinação dos achados clínicos com a alta concentração de sódio e cloreto no suor, ou aumento da diferença do potencial elétrico no epitélio nasal, ou, ainda, pela presença da mutação do gene da CFTR.

A FC leva a alterações patológicas em diversos órgãos que expressam o CFTR, incluindo células secretoras, pulmões, pâncreas, fígado e o trato reprodutivo. Entretanto, a mudança mais impressionante é vista nas vias aéreas, pois a base do defeito genético, isto é, a mutação do CFTR, causa infecções pulmonares crônicas. No geral, o patógeno mais comumente isolado é a *P. aeruginosa*, seguida do *Staphylococcus aureus* e *Haemophilus influenzae,* e embora a predisposição para colonização por *P. aeruginosa* seja conhecida há muitos anos, ainda não há hipótese satisfatória para tal acontecimento. Sabe-se que, quando ocorre a colonização pela *P. aeruginosa,* a mesma raramente é erradicada.

A apresentação pulmonar da FC é caracterizada por resposta inflamatória persistente e exagerada nas vias aéreas, predominantemente neutrofílica, as quais são cronicamente infectadas com patógenos específicos. Como ocorre a presença precoce e persistente do *S. aureus,* este contribui possivelmente para endobronquite, predispondo à colonização subsequente pela *P. aeruginosa.* A relação entre *S. aureus* e *P. aeruginosa* não é conhecida completamente, mas sabe-se que infecção prévia por *S. aureus* pode contribuir para inflamação das vias aéreas, produção alterada de muco e dano epitelial, facilitando, assim, a ligação e aderência da *P. aeruginosa.*

A colonização crônica por *P. aeruginosa* indica prognóstico ruim. Os pacientes podem se infectar em qualquer idade, porém, o pior desfecho está associado à infecção precoce, antes da puberdade. Não se sabe bem como se dá o início da infecção crônica pela *P. aeruginosa,* mas existem muitos relatos de infecções cruzadas, o que torna o manuseio desses pacientes delicado e faz dobrar o cuidado nos serviços que atendem essa população, devido à possibilidade de contágio. Essas medidas de controle do ambiente devem ser adotadas em todos os serviços, especialmente os que lidam diretamente com secreções brônquicas, como a fisioterapia respiratória.

Não podemos deixar de comentar que surgiram outras espécies de *Pseudomonas,* particularmente a *Burkholderia cepacia,* e sua prevalência aumentou nas últimas

2 décadas, sendo associada a maior perda de função pulmonar, quando comparada com a *P. aeruginosa*, acarretando uma síndrome clínica caracterizada por febre alta, falência respiratória progressiva, leucocitose e velocidade de hemossedimentação elevada. Observam-se três formas clínicas diferentes em pacientes fibrocísticos infectados por *B. cepacia*: (1) os assintomáticos exclusivos dessa bactéria ou em associação com a *P. aeruginosa*; (2) aqueles com deterioração progressiva em meses, com febre recorrente, perda de peso e repetidas admissões hospitalares; e (3) com deterioração rápida, comumente fatal, muitas vezes em pacientes moderadamente afetados.

Existe muito temor nesses pacientes quando portadores da *B. cepacia*, pois essa bactéria é particularmente contagiosa e virulenta; além disso, é raramente erradicada do trato respiratório mesmo com terapia antimicrobiana apropriada.

Além do exposto, observa-se ainda anormalidade na viscoelasticidade e no *clearance* mucociliar, com espessamento do muco, que pode perpetuar a infecção bacteriana pulmonar, evoluindo, de forma crônica, com fibrose e bronquiectasias das vias aéreas e comprometimento da função pulmonar, podendo ainda ocorrer ulcerações, abscessos e destruição do parênquima, com caracterização da doença em obstrutiva supurativa crônica progressiva, que, juntamente com a insuficiência pancreática e os níveis elevados de eletrólitos no suor, formam a tríade clássica da doença.

Com os avanços no controle das infecções respiratórias, a expectativa de vida prolongou-se de uma sobrevida média de 20 anos, em 1981, para 31,3 anos, em 1998, e, ainda que alguns pacientes cursem oligossintomáticos por vários anos, a progressão silenciosa leva o tórax a adquirir um formato com aspecto de barril, pela obstrução brônquica e hiperinsuflação pulmonar. Tais alterações provocam desvantagem mecânica para a atuação dos músculos respiratórios, reduzindo assim a sua força, que, por sua vez, contribui para modificação da complacência pulmonar e aumento do volume residual, alterando por fim a capacidade pulmonar total.

Toda evolução descrita previamente torna as manifestações respiratórias responsáveis por 90% da morbidade e mortalidade dos pacientes com fibrose cística. Os problemas pulmonares são os fatores prognósticos mais importantes, pois determinam a maior parte da morbidade e mortalidade, podendo-se inferir que 80% dos óbitos são devidos às complicações pulmonares.

Quanto aos sintomas respiratórios, observam-se geralmente tosse crônica persistente, excesso de produção de escarro mucoso muito espesso e, às vezes, francamente purulento. Por todo o processo obstrutivo que se desenvolve podem ser percebidos sibilos e roncos e, à inspeção torácica, observa-se aumento do diâmetro anteroposterior do tórax. Com o progredir da doença, ocorre encurtamento de músculos acessórios e elevação importante da caixa torácica, deixando-a numa posição de bloqueio inspiratório.

Uma boa forma de controlar e monitorar o acometimento respiratório é por meio da radiografia de tórax que, no início, pode ser normal, entretanto muito rapidamente demonstra sinais de hiperinsuflação pulmonar, associados ou não a

sinais de obstrução, como colapso ou atelectasias. Outros achados como abscessos, cistos, bronquiectasias saculares ou císticas podem acontecer mais tardiamente. Além disso, em fases avançadas, monitora-se a possibilidade da ocorrência de
pneumotórax espontâneo.

A piora crescente na função pulmonar de crianças com fibrose cística tem correlação com a baixa capacidade de realização de exercícios físicos, diminuição de
massa corporal magra e desmineralização óssea. Esses fatores associados ou isolados
acabam levando a diferentes níveis de sensação de dispneia, intolerância aos esforços, disfunção de músculos esqueléticos (periféricos e respiratórios) e perda de peso,
o que faz com que esses pequenos pacientes se tornem cada vez mais dependentes
e com menor grau de atividade física, tendo como impacto principal a piora na qualidade de vida. Essas alterações levam a um círculo vicioso e difícil de ser quebrado.

Outro fator de grande relevância a ser considerado no manejo de crianças com
fibrose cística é o aspecto nutricional. Sabe-se que qualquer plano fisioterapêutico
a ser implantado deve avaliar muito bem essa questão. O gasto calórico é elevado
nesses pacientes mesmo com doença pulmonar leve, devido a vários fatores, como
aumento da demanda pela doença pulmonar, dificuldade em manter um bom balanço calórico devido à má absorção causada pela insuficiência pancreática e até
anorexia em pacientes com inflamação pulmonar ativa.

## ESCORES CLÍNICOS DE GRAVIDADE ■

Apesar das críticas quanto à objetividade das informações obtidas por meio
de escores de gravidade, sua aplicação na fibrose cística mostra-se útil por contribuir para o melhor entendimento da doença e sua evolução, além de orientar
a efetividade das nossas ações terapêuticas. Os escores também são importantes
pelo fato de que existe grande variabilidade clínica com peculiaridades fenotí-
picas diferentes, e essa avaliação pode nos guiar em relação ao tratamento. Na
prática clínica diária, pode-se dizer que o uso dos escores serve para avaliar a extensão da lesão pulmonar, comparar a gravidade dos pacientes, avaliar os efeitos
das intervenções terapêuticas e estimar o prognóstico.

Existem escores de gravidade puramente clínicos, radiográficos, tomográfi-
cos, uma proposta de escore cintilográfico e, atualmente, escore tomográfico de
alta resolução; no entanto, não há consenso com relação ao escore ideal.

Nosso objetivo neste capítulo é mostrar o escore de avaliação clínico de
Shwachman (1958), que foi um marco histórico da fibrose cística e até os dias de
hoje é respeitado e utilizado como instrumento de avaliação da doença. Possui
quatro critérios, a saber: atividade geral, nutrição, exame radiológico e avaliação
física. Cada critério varia de 5 a 25 pontos, e quanto menor a pontuação, mais grave encontra-se o paciente, podendo ser classificado em estágio grave, moderado,
leve, bom e excelente (Quadro 8.1).

| Graduação | Pontos | Atividade geral | Exame físico | Nutrição | Achados radiológicos |
|---|---|---|---|---|---|
| Excelente (86-100) | 25 | Atividade íntegra. Brinca, joga bola. Vai à escola regularmente etc. | Normal. Não tosse. FC e FR normais. Pulmões livres. Boa postura. | Mantém peso e altura acima do percentil 25. Fezes bem formadas. Boa musculatura e tônus. | Campos pulmonares limpos. |
| Bom (71-85) | 20 | Irritabilidade e cansaço no fim do dia. Boa frequência na escola. | FC e FR normais em repouso. Tosse rara. Pulmões livres. Pouco enfisema. | Peso e altura entre o 15º percentil e o 20º. Fezes discretamente alteradas. | Pequena acentuação da trama vasobrônquica. Enfisema discreto. |
| Médio (41-55) | 15 | Necessita repousar durante o dia. Cansaço fácil após exercícios. Diminui a frequência à escola. | Tosse ocasional, às vezes de manhã. FR levemente aumentada. Médio enfisema. Discreto baqueteamento de dedos. | Peso e altura acima do 3º percentil. Fezes anormais, pouco formadas. Distensão abdominal. Hipotrofia muscular. | Enfisema de média intensidade. Aumento da trama vasobrônquica. |
| Moderado (41-55) | 10 | Dispneia após pequenas caminhadas. Repouso em grande parte. | Tosse frequente e produtiva, retração torácica. Enfisema moderado, pode ter deformidades do tórax. Baqueteamento 2 a 3+. | Peso e altura abaixo do 3º percentil. Fezes anormais. Volumosa redução da massa muscular. | Moderado enfisema. Áreas de atelectasia. Áreas de infecção discreta. Bronquiectasia. |
| Grave (≤ 40) | 5<br>5 | Ortopneia. Confinado ao leito. | Tosse intensa. Períodos de taquipneia e taquicardia e extensas alterações pulmonares. Pode mostrar sinais de falência cardíaca direita. Baqueteamento 3 a 4+. | Desnutrição intensa. Distensão abdominal. Prolapso retal. | Extensas alterações. Fenômenos obstrutivos. Infecção, atelectasia, bronquiectasia. |

*FC*, frequência; *FR*, frequência respiratória.
*Fonte:* Adaptado a partir do artigo original de Shwachman, 1958.

Apesar de terem surgido outros escores de gravidade clínicos ao longo dos anos, o de Shwachman permanece sendo aceito para avaliação clínica e em pesquisas científicas.

O uso sistemático do escore de avaliação demonstra ser um instrumento de qualificação e quantificação das diferentes terapêuticas e mais um recurso disponível para a equipe multiprofissional dos centros de tratamento da fibrose cística.

## INTERVENÇÃO TERAPÊUTICA: IMPORTÂNCIA DA TERAPIA DE REMOÇÃO DE SECREÇÃO (TRS)

A desidratação da superfície líquida da via aérea provocada pela doença gera alteração importante na depuração das secreções brônquicas. Como resultado, existe dificuldade de limpeza dos patógenos pulmonares, e por essa razão os pacientes vivenciam infecções e inflamações pulmonares crônicas.

O excesso de secreções brônquicas abre um ciclo de evolução para essas crianças que consiste na diminuição da tolerância ao exercício, falta de ar, inflexibilidade da parede torácica, e dor de origem musculoesquelética, acabando por interferir bastante na qualidade de vida dessas crianças.

A terapia de remoção de secreções (TRS) brônquicas constitui parte essencial no tratamento de portadores de FC por reduzir a obstrução de vias aéreas e suas consequências a curto e longo prazo, como atelectasias, hiperinsuflação pulmonar, alterações biomecânicas do tórax e de trocas gasosas. Existem relatos da atuação da fisioterapia respiratória (FR) como parte fundamental do tratamento da FC desde a década de 1950 e esta tem representado um importante papel no tratamento respiratório da doença, além de se adaptar às mudanças que ocorrem da infância até a vida adulta.

As técnicas de remoção de secreção requerem tempo e certo esforço do paciente, possuem gasto calórico e podem trazer efeitos colaterais indesejáveis, por isto é importante que sua recomendação seja apropriada, de forma individualizada, com base na eficácia e segurança da intervenção.

É importante frisar que o papel da fisioterapia não é limitado à remoção de secreção, mas inclui encorajamento e incentivo ao exercício físico, postura e mobilidade, inaloterapia e, nos estágios mais avançados da doença, o suporte ventilatório não invasivo. Neste capítulo, nos deteremos basicamente à terapia de remoção de secreção.

A remoção de secreção pode ser trabalhada por meio de diversos mecanismos, porém a literatura muitas vezes a descreve de forma pouco clara em relação aos procedimentos metodológicos empregados e sobre a eficácia de antigos e novos tratamentos e/ou recursos vistos de forma isolada. O programa de FR deverá ser elaborado de acordo com as características, necessidades e habilidades da criança, sendo que, nas maiores, outro fator que ainda deve ser considerado são as preferências individuais, visto que esse fato melhora bastante a adesão ao tratamento.

As técnicas de remoção de secreção são usualmente sugeridas quando o diagnóstico é feito. Nos lactentes, a terapia pode ser orientada aos pais e parentes, e quando a criança fica mais velha e cooperativa, são incorporadas ao tratamento técnicas as quais a criança possa fazer independentemente do terapeuta ou supervisor.

A fisioterapia respiratória convencional constituída por drenagem postural, percussão e vibração, já foi, por muitos anos, considerada a terapia de escolha para remover secreções nesses pacientes. Com o avançar dos anos, outras técnicas foram incluídas, como técnicas que usam variações de fluxo, pressão positiva, pressão positiva oscilante e vibrações endobrônquicas, as quais propõem auxiliar a depuração mucociliar em menor tempo e com menor gasto energético.

Apesar de a percussão manual (tapotagem) ainda ser muito descrita na literatura e realizada em muitos serviços nos pacientes hipersecretivos, há relatos de episódios de hipoxemia, aumento de trabalho muscular respiratório e broncoespasmo em alguns pacientes. A vibração manual, mesmo com seus objetivos teóricos de reduzir a viscosidade do muco, é também citada em metanálise por promover, quando realizada em conjunto com a drenagem postural e a percussão, aumento significativo da expectoração, e estas, quando associadas ao exercício físico, aumentam o $VEF_1$ em pacientes fibrocísticos. É importante considerar que, como a vibração é usada em associação à percussão e à drenagem, muitos estudos não distinguem seus efeitos isolados.

Vários pesquisadores ainda consideram a drenagem postural como uma técnica imprescindível para TRS de pacientes com FC, porém é necessário ressaltar que, para se mostrar eficaz, essa técnica deve estar associada a outros recursos fisioterapêuticos e à adequada hidratação das vias aéreas, sendo esse último requisito nem sempre alcançado com êxito.

No nosso serviço ambulatorial de seguimento para esses pacientes, as técnicas convencionais de drenagem postural, percussão e vibração não são utilizadas há muitos anos, visto que observamos um grande aumento no gasto energético dessas crianças, um tempo grande dispensado para realização das mesmas, piora da dispneia na maioria dos casos e relatos de "falta de ar", presença de broncoespasmo à ausculta pulmonar, entre outros. Assim sendo, não fazem parte da rotina do serviço, assim como não fazem parte do conjunto de orientações fornecidas aos pais e cuidadores.

À medida que os pacientes crescem e ficam independentes, frequentemente passam a utilizar outros métodos para remoção de secreções que não necessitam da assistência de um fisioterapeuta ou dos familiares, tais como técnicas de expiração forçada, ciclo ativo da respiração, uso de aparelhos que forneçam pressão positiva expiratória, vibrações endobrônquicas, drenagem autogênica, entre outras.

As técnicas de expiração forçada (TEF), também chamadas de *huffing*, podem ser de baixo, médio ou alto volume pulmonar. São intercaladas com períodos de controle da respiração (respiração diafragmática) e têm se mostrado eficazes na higiene brônquica de pacientes com tendência ao colapso das vias aéreas durante a tosse normal, como é o caso dos fibrocísticos, especialmente aqueles com doença pulmonar avançada. Nesses, acessos de tosse são exaustivos e, na maioria das vezes, ineficazes, devendo-se então minimizá-los pela adaptação ao *huffing* e ao uso do controle da respiração. Às crianças menores que apresentam dificuldade de realizar a TEF com a glote aberta, pode-se orientar a execução com o uso de uma peça bucal, como mostra a Fig. 8.1.

Quando associada à drenagem postural, a TEF demonstrou ser mais efetiva que percussão e vibração na remoção de secreções das vias aéreas. Além de promover aumento da quantidade de secreção expectorada, levou ao aumento significativo de alguns parâmetros da função pulmonar, como $VEF_1$ e CVF.

As técnicas de expiração forçada podem ser iniciadas a partir dos 2 anos de idade por meio de brincadeiras com o *huffing* e, de preferência, envolvendo toda a família. Com o passar do tempo (após 3 ou 4 anos) e a correta execução da técnica, podem-se iniciar as inspirações profundas durante os períodos de TEF e controle da respiração, já sendo uma introdução ao ciclo ativo da respiração (CAR). Não se tem uma idade muito precisa, mas aproximadamente à idade de

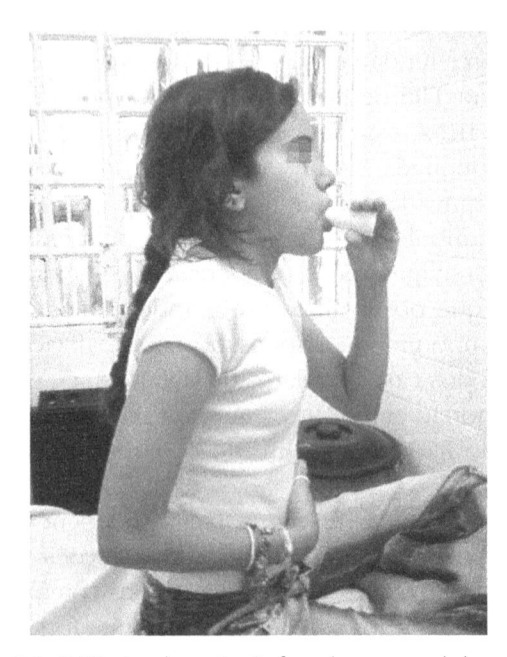

**Fig. 8.1** ■ Técnica de expiração forçada com uso de boquilha.

7 ou 8 anos a criança já é encorajada a fazer algum tratamento sozinha e gradualmente aprender a ser independente; isso dará confiança aos pais de que ela poderá assumir aos poucos seu tratamento, entretanto não é de forma alguma uma tarefa fácil.

O CAR faz parte das técnicas de remoção de secreção criadas para promover independência para os pacientes, sendo um regime cíclico de respirações controladas, exercícios de expansão torácica e TEF (*huffing*). Esse ciclo pode ser repetido até que o paciente perceba o som mais "seco" e não produtivo do *huffing*, e pode ser usado em mais de uma posição para o tratamento, sendo o tempo de 8 a 10 minutos suficiente para cada uma. Por esta razão, o CAR é flexível e adaptável à necessidade de cada paciente.

Existem muitos relatos de que o CAR é eficiente nos portadores de FC, com melhora na função pulmonar sem causar detrimento na saturação de oxigênio. Pike *et al.* (1999) compararam o CAR com o Flutter® e expirações forçadas, não encontrando diferenças significativas no peso das secreções, testes de função pulmonar e saturação de oxigênio.

Sobre o uso de recursos mecânicos na frequência respiratória (FR), o primeiro dispositivo utilizado na TRS foi a máscara de pressão positiva expiratória (PEP), mais conhecida no Brasil como EPAP, descrita para portadores de FC desde 1984 por Falk *et al.*, ao demonstrarem o modelo *ketchup*. A partir desta descrição, vários serviços de todo o mundo iniciaram a terapia com PEP objetivando a remoção de secreção. A terapia com PEP foi descrita detalhadamente no Capítulo 3; neste capítulo, discutiremos os aspectos desta técnica em crianças portadoras de FC.

Numa revisão da Cochrane em 2006 foram selecionados 20 estudos randomizados que compararam a efetividade da PEP com os métodos convencionais de fisioterapia em FC, concluindo-se que não existe evidência clara de que a PEP seja mais ou menos efetiva que outros métodos na higiene brônquica e na melhora da função pulmonar desses pacientes. Em certas ocasiões, o uso de instrumentos como a EPAP aumenta muito a aderência ao tratamento, visto que são efetivos na remoção de secreção, necessitam de menos tempo para promover uma boa limpeza e provocam menos efeitos indesejáveis que as técnicas manuais.

Um estudo longitudinal com 40 crianças e adolescentes em uso de EPAP durante 1 ano, em comparação à drenagem postural e à percussão, mostrou benefícios a longo prazo sobre o $VEF_1$ e CVF no grupo EPAP.

Deve-se considerar contraindicação ao uso da PEP a ocorrência de pneumotórax não drenado, e algumas precauções também são pertinentes, como: inabilidade da criança em tolerar aumento do trabalho respiratório; instabilidade hemodinâmica; cirurgia esofágica, oral ou facial recente; sinusite aguda; hemoptise ativa, especialmente ao se utilizar a técnica com máscara facial, em vez de boquilhas.

No final dos anos 1980, surgiu na Suíça o primeiro dispositivo de oscilação oral de alta frequência (Flutter®), com a proposta de combinar os efeitos da PEP com oscilações de alta frequência. Desde então, inúmeros trabalhos surgiram comparando esse dispositivo e outros que oferecem PEP oscilante (Shaker®, Acapella®, RC-Cornet®) com outras técnicas em pacientes portadores de FC.

De todos os dispositivos de PEP oscilante, o Flutter® tem sido o mais estudado, e os estudos indicam que sua efetividade é comparável às outras técnicas de TRS por possuir efeitos desejáveis na redução da viscosidade do muco.

Gondor *et al.* (1999) relataram que tanto o Flutter® como a fisioterapia convencional melhoraram significativamente a função pulmonar após 2 semanas de tratamento de crianças fibrocísticas, sendo que aquelas que utilizaram o Flutter® apresentaram melhores valores já na primeira semana de tratamento. Outros estudos demonstram que pacientes com FC que utilizaram o Flutter® expectoraram três vezes mais secreção do que os que fizeram fisioterapia convencional, sugerindo que esse aparelho é seguro, portátil e eficaz. Outros relatam maior aderência ao tratamento com o uso das oscilações orais, maior independência e diminuição dos custos, por não necessitar da presença constante do fisioterapeuta.

Quando comparado à máscara de PEP, os estudos não observam diferenças significativas na eficácia e aceitabilidade desse aparelho.

Na prática clínica, observamos também muita semelhança na eficácia desses dois dispositivos, sendo mais levados em consideração, na hora da escolha, a preferência da criança e o correto uso do aparelho. Muitos pacientes possuem dificuldade de utilização da boquilha e outros não suportam a presença da máscara, sendo este fato um importante item a ser considerado.

A orientação e limpeza das vias aéreas superiores (VAS) são importantes em alguns pacientes que cursam com acúmulo de secreção também nessas regiões e possuem tendência ao desenvolvimento de sinusites. São realizadas instilações de solução fisiológica (0,9%) nas narinas, desobstrução rinofaríngea retrógrada e, algumas vezes, a aspiração nasofaríngea pode ser usada em lactentes quando é impossível a eliminação das secreções de outra forma. Os lactentes e crianças pequenas engolem suas secreções brônquicas, porém, tão logo seja possível, é interessante que a expectoração seja ensinada e encorajada, se possível de forma lúdica, e todos da família também devem fazê-la, para que a criança entenda que se trata de uma prática comum.

O fisioterapeuta deve estar atento às mudanças de técnicas que ocorrem da infância até a adolescência; estas devem ser feitas por meio de reavaliações constantes e investigação sobre a aderência das mesmas. A frequência e duração do tratamento variam bastante para cada paciente e deve ser feita uma análise multifatorial, em que avaliamos a quantidade e qualidade das secreções, o grau de independência da criança, a assiduidade das técnicas em casa com a família, as complicações pulmonares nos últimos meses, e o gasto energético durante as sessões, entre outros aspectos que devem ser vistos individualmente.

Numa revisão da Cochrane em 2006 concluiu-se que as técnicas de remoção de secreção têm efeitos a curto prazo no aumento do transporte de muco e na função pulmonar, mas existem dados insuficientes para tirar qualquer conclusão referente aos seus efeitos a longo prazo.

Entretanto, mais recentemente, o Comitê de Terapia Pulmonar no Guideline em 2009 recomenda a TRS a todos os pacientes com FC para limpeza das secreções, manutenção da função pulmonar e melhora na qualidade de vida, e concerne um grau de recomendação B. Outras conclusões interessantes dessa revisão são: não existem técnicas de remoção de secreção superiores a outras quando se trata de FC; recomenda-se que a prescrição da TRS deva ser baseada em certos fatores, como idade, preferência do paciente, efeitos adversos, severidade da doença, entre outros. Além disso, são também reconhecidos os benefícios do exercício aeróbico como adjuvante na remoção de secreção, além dos seus excelentes efeitos sobre a saúde geral desses pacientes.

No ano de 2008, o consenso de fisioterapia para tratamento da fibrose cística propôs não iniciar procedimentos em lactentes assintomáticos. A recomendação atual do Comitê para crianças assintomáticas é de que a TRS pode ser instituída nos primeiros meses de vida, justificada pelo fato de que já existe doença pulmonar mesmo nesses estágios iniciais. Acredita-se que a instituição da FR poderá trazer benefícios potenciais por meio de técnicas que podem ser ensinadas aos pais e cuidadores, enfatizando a importância de essa rotina começar a fazer parte da vida desses indivíduos.

Para melhorar a efetividade das técnicas de *clearance* das vias aéreas no ambulatório de doenças crônicas é essencial maximizar a aderência do paciente à terapia, e esta está bastante correlacionada à satisfação do paciente em executar a técnica. Deve-se fornecer um *menu* de possibilidades para que o paciente e a família possam escolher a TRS de acordo com seu estilo de vida e a sensação subjetiva de melhora após a execução correta dos procedimentos.

## MANEJO DAS EXACERBAÇÕES

Os sintomas da exacerbação aguda variam bastante entre os pacientes. Podemos encontrar diversos achados, como: aumento do volume da secreção; mudança na aparência do escarro (piora da viscosidade e coloração); dispneia; febre; voz entrecortada; deterioração da função pulmonar; às vezes, dor pleurítica, e redução da tolerância às atividades da vida diária, dentre outros.

Inicialmente recomenda-se aumento na duração e frequência do atendimento da FR na tentativa de controlar ou amenizar a piora da obstrução brônquica. É sempre recomendado o encaminhamento para consulta médica para que possa ser incorporada ou modificada a terapia medicamentosa. É importante que sejam fornecidas orientações para que os pais aprendam a detectar os sinais precoces de infecção (letargia, piora da cianose, aumento de temperatura, diminuição da atividade), de maneira que as medidas possam ser tomadas de forma rápida.

A avaliação fisioterapêutica deve constar de medidas subjetivas e objetivas para avaliar a piora da criança. Esses dados são avaliados com o paciente e a família. Os dados subjetivos incluem uma pesquisa sobre a tosse (frequência, quantidade e qualidade da secreção expectorada, presença de raios de sangue no escarro), dispneia (em quais atividades e momentos do dia, dispneia noturna), redução das atividades (cansaço ao caminhar, na escola, diminuição importante nas atividades, inclusive recreativas), presença de febre (nem sempre está presente), aumento dos sinais de esforço respiratório. Na avaliação objetiva, esperam-se piora da oxigenação (cianose periférica e/ou central mais frequente, queda nos níveis de $SpO_2$), redução dos fluxos expiratórios (queda do PFE ou $VEF_1$), sinais intensos de aumento de trabalho respiratório, taquidispneia, padrão ventilatório rápido e superficial, piora da hiperinsuflação pulmonar, entre outros.

Nas exacerbações agudas, devem-se fazer adaptações durante a TRS, como usar mais frequentemente as pausas para controle da respiração durante o atendimento, substituir os dispositivos de pressão positiva expiratória pelo de pressão contínua ou com dois níveis de pressão, descontinuar ou pausar o tratamento quando o paciente se tornar muito cansado, aumentar o tempo da inaloterapia e associar todas as técnicas com o uso de oxigênio suplementar. As sessões podem chegar, durante a exacerbação, a cerca de 2 horas de tratamento.

Existe recomendação clara na literatura para o uso de técnicas de suporte respiratório, como respiração por pressão positiva intermitente (RPPI), pressão positiva contínua na via aérea (CPAP) e ventilação por pressão positiva não invasiva (NPPV), para o tratamento das exacerbações pulmonares agudas do paciente com FC, como demonstrado na Fig. 8.2.

Essas técnicas são usualmente consideradas também quando os outros métodos de TRS se tornam ineficazes a despeito da otimização da oxigenioterapia e da umidificação das vias aéreas. Deve-se, entretanto, guardar algumas contraindicações ou ressalvas, tais como: pneumotórax não drenado, hipotensão arterial, grandes bolhas subpleurais, grave hemoptise.

O CPAP como terapia adjunta da FR tem demonstrado diminuir o trabalho respiratório e aumentar a capacidade residual funcional, e pode ser usado também para expansão de áreas atelectásicas. Existe também citação do uso do CPAP em FC com fraturas de costelas decorrentes do uso prolongado de esteroides, com objetivo de aumentar o volume corrente que se encontra diminuído pela dor torácica.

A terapia com CPAP nas exacerbações pode ser usada para auxiliar na remoção de secreção ou como suporte ventilatório intermitente para reduzir o trabalho

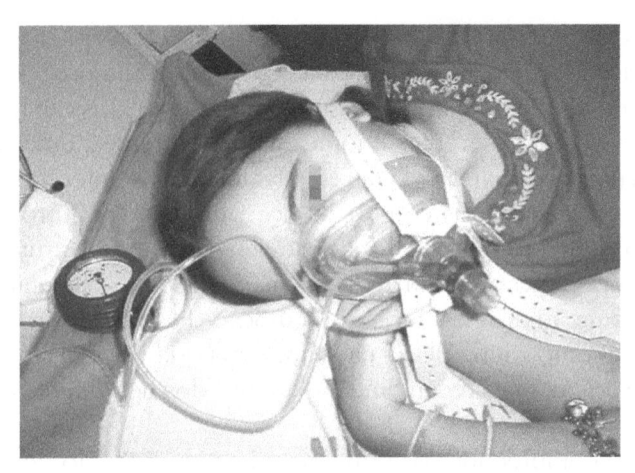

**Fig. 8.2** ■ Criança em uso de CPAP.

ventilatório dos músculos e recuperar a reserva de energia, visto que alguns pacientes podem apresentar fadiga ou até mesmo falência muscular num processo de agudização. É importante salientar que se o uso do CPAP for realizado de forma intermitente, é recomendável umidificar e aquecer o sistema de entrega de gases em virtude do alto volume de secreções viscosas produzidas por esses pacientes.

Os lactentes e crianças menores podem se adaptar melhor com a pressão positiva de forma contínua; entretanto, para os pacientes maiores e adolescentes, a terapia eleita é sempre com dois níveis de pressão positiva (*bilevel*), pelo maior conforto, compensação de vazamentos, melhor entrega do fluxo e todos os fatores incorporados a esta modalidade.

A função pulmonar, os gases sanguíneos arteriais e a saturação periférica de oxigênio são indicadores de melhora na resposta ao tratamento de uma exacerbação aguda. Outras medidas incluem falta de ar (escala de dispneia de Borg), capacidade de exercício e resistência, dor na parede torácica e avaliação da qualidade de vida. As atividades da vida diária e o absenteísmo da escola podem ser usados também como indicadores.

## AEROSSOLTERAPIA E UMIDIFICAÇÃO DAS VIAS AÉREAS ■

A despeito do caráter sistêmico da fibrose cística, o acometimento pulmonar é o fator responsável pelo declínio do paciente e, sem dúvida, a causa principal de morbimortalidade dessa doença. Já nos primeiros meses de vida observam-se dilatação e hipertrofia de glândulas produtoras de muco e toda a sequência de complicações pulmonares que se seguem, até culminar na diminuição da capacidade funcional respiratória.

A anormalidade no transporte do íon cloro nas células epiteliais, isto é, o próprio canal de cloro, provoca nas glândulas exócrinas pulmonares um fluxo alterado, gerando um ambiente menos hidratado no interior dos canais. As secreções produzidas são viscosas, aderentes e ionicamente diferentes, dificultando o transporte (*clearance*) mucociliar da via aérea e facilitando as infecções persistentes.

Pelos fatores relacionados com a doença pulmonar na fibrose cística e por entender que o distúrbio nessa afecção é essencialmente obstrutivo, a aerossolterapia ganha importância fundamental no manejo desses pacientes e compõe o primeiro passo para auxiliar a terapia de remoção de secreção. A indicação desta faz-se necessária como rotina diária na grande maioria dos pacientes, seja na forma de nebulização ou, mais recentemente, através dos nebulímetros dosimetrados (MDIs).

É importante compreender os princípios de administração dos aerossóis e os obstáculos para uma entrega mais eficiente, sabendo-se que vários fatores, entretanto, são citados como barreiras à passagem e distribuição dos aerossóis nas vias aéreas de pacientes com fibrose cística. São eles: maior viscosidade do muco, obstrução do fluxo aéreo por rolha de secreção, deficiência da depuração mucociliar, além dos outros fatores inerentes ao tamanho das partículas e tipo de inaladores utilizado. Além disso, sabe-se que, quanto mais grave a evolução da doença, pior será a deposição pulmonar de drogas inaladas.

Existem poucos estudos sobre fibrose cística que abordem a deposição pulmonar de drogas inaladas, pois o objetivo é depositar a medicação nos brônquios periféricos e bronquíolos. Deve-se considerar também que a broncoconstrição ou a obstrução da via aérea por muco ou inflamação direciona o fluxo para vias não obstruídas, fator este que torna a deposição pulmonar ainda mais heterogênea.

Os objetivos da aerossolterapia quando se usam nebulizações são: hidratar secreções retidas e ressecadas, aumentar a eficiência da tosse, restaurar e manter a função do tapete mucociliar e, por fim, administrar drogas inaláveis. Por essas razões, o uso de nebulização é a prática mais usual até hoje. Os MDIs, por sua vez, são utilizados estritamente para administração de medicamentos.

O uso dos nebulizadores na prática clínica apresenta alguns problemas comuns que devem ser esclarecidos para todos os pacientes que fazem uso diário desses dispositivos, especialmente em nível hospitalar (ambulatório, UTIs e clínicas); são eles: contaminação cruzada e infecção, segurança ambiental, produção inadequada de névoa, broncoespasmo, acessos de tosse e piora da dispneia, dentre outros.

Um elemento-chave no sucesso da aerossolterapia é o tamanho das partículas, pois, isso determina a capacidade de penetração na via aérea sem sofrer impactação ou ser eliminada. Os nebulizadores que produzem aerossol com diâmetro médio da massa mediana (MMAD) menor que 2 µm são mais eficientes do que aqueles que produzem partículas maiores, apesar de necessitarem de um tempo maior para veiculação total da droga inalada. Essas especificações devem ser observadas nos manuais de cada fabricante.

A tendência de substituir o uso dos nebulizadores pelos MDIs surgiu a partir de 1988, incluindo o uso de broncodilatadores em neonatos. Esses dispositivos produzem partículas de 1 a 5 μm, porém, se usados com técnica adequada e com espaçadores, produzem a maioria das partículas em torno de 2 μm, representando boa deposição pulmonar.

Embora o tamanho seja uma variável considerada, o padrão ventilatório e a postura não são menos importantes. Para que as partículas do aerossol alcancem regiões mais periféricas e assim sejam alcançados os benefícios da aerossolterapia, faz-se necessário otimizar o padrão ventilatório; portanto, o fluxo, o volume, o tempo inspiratório, a presença de pausa pós-inspiratória (apneuse) e o tempo expiratório são determinantes para uma boa deposição. Durante a prática inalatória, uma pausa ao final da inspiração de aproximadamente 10 segundos de duração, a expiração realizada até a capacidade residual funcional, fluxos inspiratórios baixos, volumes correntes altos e uma postura confortável adotada (normalmente sentada ou deitada em posição de Fowler a 45°) são fatores determinantes para o favorecimento da deposição do aerossol (Fig. 8.3).

Devido à grande impactação de partículas nas vias aéreas superiores e orofaringe, é recomendada, para melhor aproveitamento, a utilização de peças bucais (boquilhas) em vez do uso de máscaras faciais, quando se usa nebulização; além

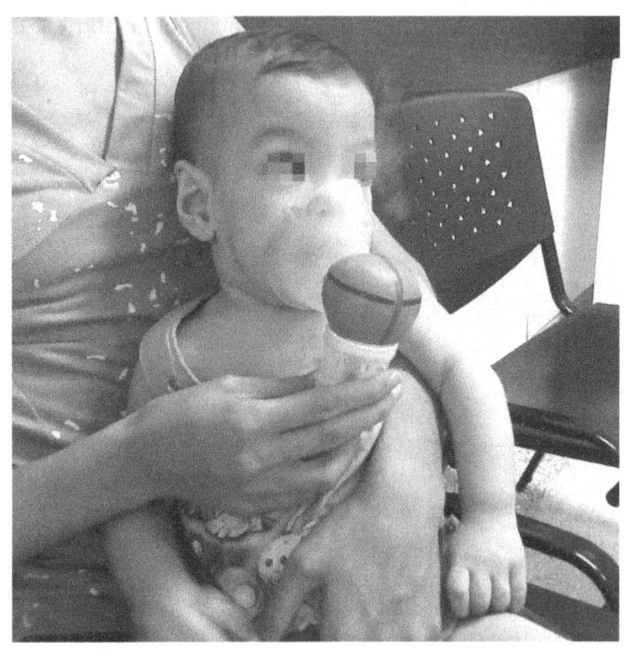

**Fig. 8.3** ■ Criança sentada sendo nebulizada.

disso, há referências de que a deposição de drogas fora do seu sítio de ação pode levar a efeitos colaterais indesejáveis, especialmente nos portadores de fibrose cística e de outras afecções que necessitem fazer uso dessa terapêutica várias vezes ao dia.

Estudo realizado em setor de emergência mostrou que a utilização de boquilhas durante a nebulização aumentou o volume expiratório forçado no primeiro segundo ($VEF_1$) em crianças asmáticas, em comparação com a utilização de máscaras.

Outro recurso importante utilizado na prática com alguns pacientes que ainda possuem uma certa reserva muscular respiratória é a associação da nebulização com a pressão positiva na fase expiratória (PEP), pois já foi demonstrado em estudos realizados com radioaerossóis que a PEP proporciona aumento significativo na deposição pulmonar. Podemos acoplar um nebulizador a um circuito de EPAP ou ainda utilizar alguns dispositivos que já incluam no inalador um resistor a fluxo que possui um sistema de orifícios, gerando pressão positiva na fase expiratória como demonstrado na Fig. 8.4.

Esse provável benefício da pressão positiva deve-se ao fato de que a mesma promove a ventilação colateral, favorecendo o fenômeno de interdependência das vias aéreas através dos canais colaterais interalveolares e bronquíolo-alveolares.

A aerossolterapia associada à ventilação não invasiva (VNI) é também outro recurso que pode ser aplicado na clínica diária com esses pacientes, entretanto existem poucos estudos que demonstrem a eficácia da VNI na deposição e transporte de drogas inaladas. Alguns autores relatam que a deposição pulmonar de drogas inaladas durante a VNI é inferior à ventilação espontânea, e a programação

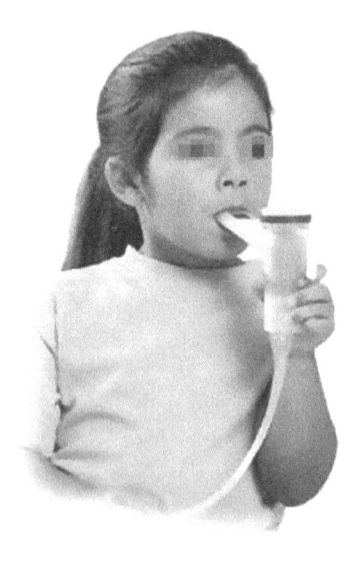

**Fig. 8.4** ■ Nebulizador com sistema de orifícios.

do ventilador juntamente com a posição do nebulizador são questões que ainda persistem, de modo que existe uma grande lacuna na literatura sobre esse tema.

Fauroux *et al.*, em 2000, desenharam um grande estudo *in vitro* e *in vivo* com objetivo de quantificar a deposição regional e total nos pulmões por meio de nebulização sozinha e nebulização acoplada à VNI através do modo de pressão de suporte em crianças com fibrose cística. Foi observado que a entrega do aerossol nebulizado com o uso da pressão de suporte de modo não invasivo aumentou a deposição pulmonar do aerossol sem aumentar a impactação das partículas nas vias aéreas proximais.

Chatmongolchart *et al.* utilizaram um modelo para determinar a programação ideal no ventilador específico para ventilação não invasiva (VNI) e a posição do nebulizador para encontrar a máxima deposição do aerossol (albuterol). A maior quantidade de entrega do albuterol (25%) ocorreu quando o nebulizador foi colocado entre a interface e o circuito (perto do paciente), a pressão inspiratória (IPAP) foi alta (20 cmH$_2$O) e a pressão expiratória, baixa (5 cmH$_2$O).

A programação para melhor deposição pulmonar durante VNI com o uso de MDIs não tem sido relatada, de modo que se necessita de estudos para elucidar melhor essas questões.

O uso rotineiro de nebulização neutra em nosso serviço foi muito reduzido devido a alguns achados, como piora da dispneia, episódios de broncoespasmo e relatos de falta de ar descritos por algumas crianças, de modo que essa terapêutica é realizada em pacientes selecionados e sempre associada ao oxigênio, de preferência com monitoração da saturação periférica de O$_2$ (Fig. 8.5).

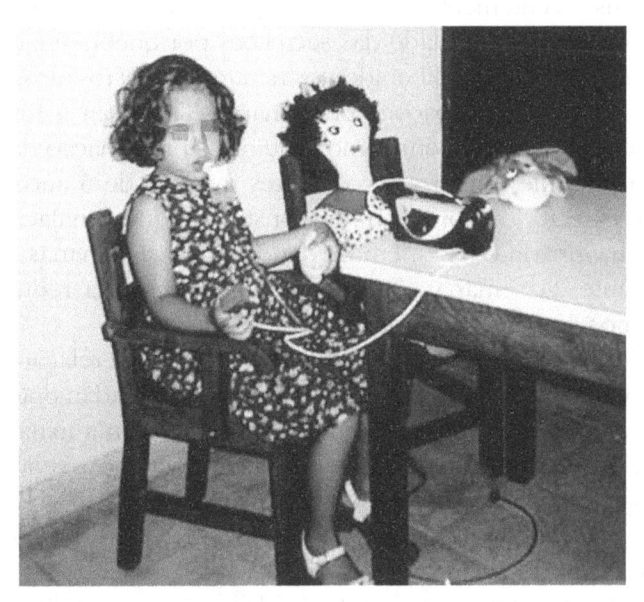

**Fig. 8.5** ■ Criança sendo nebulizada com uso do oxímetro de pulso.

O uso da aerossolterapia medicamentosa faz parte da rotina diária dessas crianças, seja em nível domiciliar, seja ambulatorial. A administração de drogas via inalatória apresenta como vantagens a deposição direta no sítio de ação e a redução do risco de efeitos colaterais sistêmicos.

As drogas mais utilizadas são os broncodilatadores, os agentes que alteram a propriedade do muco e os antibióticos inalatórios. Em sua maioria, essa veiculação de drogas ainda é feita via nebulização, por se acreditar que, além dos efeitos desejados das drogas, consegue-se otimizar a fluidificação das secreções brônquicas, fato esse não comprovado cientificamente. Para alguns pacientes que não toleram bem o uso rotineiro de nebulizações, os nebulímetros dosimetrados são uma boa escolha.

Os broncodilatadores utilizados são comumente os β-agonistas e os bloqueadores colinérgicos, e recomenda-se seu uso antes da fisioterapia respiratória na tentativa de dilatar pequenas vias aéreas e facilitar o *clearance* de muco. Apesar de não existirem estudos que comprovem a eficácia do uso dessas drogas na melhora da remoção de secreções, de modo geral os broncodilatadores são benéficos nos portadores de fibrose cística, mas, para alguns, podem ser danosos, de modo que essas drogas devem ser indicadas para aqueles que apresentam melhora significativa nas medidas de função pulmonar após a inalação. Esta pode ser avaliada por meio da medida do pico de fluxo expiratório (PFE) – *peak flow*. De fato, existem poucos relatos que demonstrem melhora clínica significativa a longo prazo com o uso rotineiro de broncodilatadores.

A dornase alfa® (DNase recombinante humana), comercializada como Pulmozyme®, surgiu mais recentemente para essa população de pacientes cuja finalidade é reduzir a viscosidade e tenacidade das secreções por quebra enzimática do ácido desoxirribonucleico extracelular liberado dos neutrófilos necrosados. A dornase alfa® reduz a frequência das exacerbações pulmonares e melhora a função pulmonar, além de já ter sido descrita também como redutora da inflamação da via aérea.

Estudos com grande número de pacientes maiores de 5 anos e doença leve ou moderada (CVF > 40% do previsto) demonstraram que a inalação de 2,5 mg de premazyme ao dia elevou o $VEF_1$, em média, 5,8% em 2 semanas, e essa melhora manteve-se durante 24 semanas. Também foi demonstrada redução do uso de antibióticos EV nos pacientes tratados.

O tempo ideal para administração do Pulmozyme® em relação a potencializar os efeitos da fisioterapia respiratória ainda não foi adequadamente avaliado, mas observa-se que algumas crianças beneficiam-se muito com a inalação 30 minutos antes das técnicas de *clearance* da via aérea, e em outras, observa-se que o efeito máximo da droga leva muitas horas para ser alcançado.

Segundo orientação do fabricante, o Pulmozyme® deve ser inalado (2,5 mg) uma ou duas vezes ao dia, conforme necessidade, não devendo ser diluído ou misturado com outros medicamentos no nebulizador, e deve ser utilizado em aparelho recomendado exclusivamente para seu uso. Podem ocorrer reações adversas, como faringite, dor torácica, rouquidão, *rash* cutâneo, conjuntivite e laringite.

A solução salina hipertônica (3%-7%) pode ser usada em alguns pacientes com objetivo de alterar a reologia do muco, melhorar a função pulmonar de modo similar à dornase alfa, com efeito a curto prazo. Entretanto, a salina hipertônica não apresenta efeitos a longo prazo e muito frequentemente é relatado efeito irritante sobre a via aérea, o que pode desencadear forte aumento da responsividade brônquica.

Nebulizações com N-acetilcisteína foram muito utilizadas no passado, mas apresentam importante toxicidade, podem desencadear broncoespasmos e não possuem evidências clínicas de eficácia. Do mesmo modo, o uso de corticoides inalados em estudo duplo-cego, controlado com placebo, em 26 pacientes, não demonstrou benefício na função pulmonar.

Alguns estudos sobre antibióticos inalatórios têm apresentado resultados animadores, como a melhora na função pulmonar, diminuição da deterioração pulmonar e redução de hospitalizações. Os aminoglicosídeos são os mais utilizados por terem efeito prolongado, menor toxicidade sistêmica e pouca resistência bacteriana, se usados de forma intermitente. Porém, na maioria dos estudos relata-se que a deposição dos antibióticos em nível pulmonar está em torno de apenas 10% da droga inalada. Alguns autores relatam a ocorrência de broncoespasmo induzido por antibiótico inalado, demonstrado através de função pulmonar.

Num estudo recém-publicado, foi demonstrado que o uso de uma técnica de fisioterapia respiratória (Flutter®) e a administração de salbutamol inalatório imediatamente antes do uso de antibiótico inalatório (tobramicina) diminuíram a deposição pulmonar deste em pacientes com fibrose cística avaliados por meio de cintilografia pulmonar. Além disso, também foi observada uma correlação entre menor deposição pulmonar e maior gravidade da doença. É importante salientar que alguns pacientes podem desenvolver aumento na responsividade de vias aéreas com o uso de broncodilatador e, por esta razão, diminuir a deposição pulmonar de drogas inaladas imediatamente após sua administração.

Por fim, é recomendado lembrar que a aerossolterapia apresenta limitações, sua eficácia em relação a alterar a reologia do muco não está bem estabelecida, não substitui a hidratação sistêmica, e a melhor deposição pulmonar sofre influência de inúmeros fatores.

## EDUCAÇÃO, AUTOCUIDADO E ADESÃO AO TRATAMENTO ■

A educação do paciente com disfunção respiratória abrange ensinar uma série de estratégias visando melhorar o conhecimento sobre a própria doença, assim como as melhores práticas para lidar com uma série de situações enfrentadas no dia a dia.

Os benefícios da educação do paciente incluem redução de custos com a doença, redução da ansiedade que envolve paciente-família-sociedade, satisfação com o tratamento proposto, determinação para atingir metas e aumento da qualidade de vida.

Os fisioterapeutas dividem a responsabilidade com outros membros da equipe interdisciplinar para garantir que o paciente possa escolher a forma terapêutica mais adequada para seu tratamento. É importante que se procure entender os princípios e a prática da educação de pacientes, teorias do aprendizado e exemplos práticos de como abordar pacientes, pais e cuidadores.

Segundo Bartlett, a educação do paciente é um aprendizado planejado, utilizando-se uma combinação de métodos como o ensinamento e a alteração do comportamento, que influenciam o conhecimento do paciente e o comportamento saudável.

Os objetivos de aprendizado no processo de educação podem ser listados como:

- Implementação de uma boa relação terapeuta-paciente.

- Aumento do conhecimento do paciente sobre sua doença de base.

- Aumento da aderência do paciente ao tratamento fisioterapêutico.

- Diminuição de custos.

- Promoção de autossuficiência e independência.

- Aumento da capacidade do paciente de escolher seu próprio tratamento

Das pneumopatias crônicas da infância, a fibrose cística, sem sombra de dúvidas, é a doença que mais exige educação de nossos pacientes, sendo esse processo determinante para uma boa aceitação, tolerância e determinação para alcançar resultados. Em nosso serviço, investe-se bastante tempo com as famílias e os pacientes utilizando-se esplanações, debates, folhetos explicativos, manuais, entre outras formas de educação e manejo. A educação aumenta muito a aderência ao tratamento, torna os pacientes mais ativos durante a terapia e, em se tratando de crianças, é sempre mais fácil e agradável quando uma criança é complacente com o tratamento.

A idade da criança afeta diretamente sua habilidade em entender e cooperar com o tratamento, fazendo com que os profissionais disponham de paciência e cuidado ao explicar o proposto, o que deve ser feito de acordo com sua capacidade de entendimento. A inclusão dos pais e responsáveis é peça fundamental na evolução da terapêutica, de modo que eles devem ser informados quanto aos procedimentos e incluídos como suporte para tratamento fisioterapêutico domiciliar. Essa abordagem relaciona-se ao fato de que os melhores resultados advêm dos pacientes que possuem disciplina e adesão ao tratamento, especialmente em doenças de evolução crônica como a fibrose cística.

A efetividade do tratamento fisioterapêutico ou de qualquer tratamento clínico depende da habilidade do paciente em seguir as orientações fornecidas (aderência). Infelizmente, existe um intervalo considerável entre o que o paciente recebe de orientação e o que ele realmente faz. Esta lacuna ou a não adesão tem uma incidência alta, estimada em 50% a 80%. Os fatores que afetam a aderência incluem o conhecimento do curso da doença, a complexidade das recomendações, a conveniência, a praticidade, a disponibilidade de recursos e suportes e, por fim, as crenças do paciente e sua família.

A educação e o esclarecimento podem melhorar a aderência quando as informações fornecidas incluem qual o comportamento esperado, quando ele devem ser desenvolvido, quais problemas podem surgir e como agir com eles. As sessões de educação e autocuidado devem retirar ou evitar barreiras à aderência do paciente ao tratamento. Isto inclui simplificar e individualizar a terapêutica, criar uma relação terapeuta-paciente de colaboração, solicitar suporte familiar e utilizar medidas comunitárias e interdisciplinares para garantir a continuidade do tratamento. Integrando estes esforços, o fisioterapeuta pode otimizar a aderência do paciente ao programa prescrito e torná-lo aos poucos mais independente nas suas atividades sociais, recreativas e laborais.

Se considerarmos o tratamento do paciente como um serviço ao consumidor, não podemos ignorar a educação, pois se trata de um componente fundamental para esse serviço. Quando adquirirmos um equipamento, esperamos que, ao comprá-lo, tenhamos todas as orientações sobre o item adquirido; esperamos, se possível, informações impressas e até um certificado de garantia. Da mesma forma, para que nossos pacientes assumam controle sobre seu tratamento é necessário que os profissionais de saúde incluam em seu currículo e em sua prática diária instruções sobre didática para educar.

O aprendizado é decorrente de três domínios: cognitivo, afetivo e psicomotor. De forma bastante sucinta, o campo cognitivo envolve a ajuda ao paciente para que ele compreenda os conceitos específicos; o afetivo foca a atitude e o nível motivacional do doente, e o aspecto psicomotor se refere à capacidade do paciente de realizar uma tarefa ou exercício físico. Um fisioterapeuta eficiente não pode prover educação efetiva para seus pacientes se não englobar todos esses aspectos. Muitas vezes, é necessária a ajuda de outros profissionais da saúde (psicólogos, nutricionistas, serviço social) para nos auxiliar nesse processo e no acompanhamento educacional da doença.

A educação de pacientes pediátricos envolve circunstâncias especiais que necessitam de planejamento e metodologia diferentes, tais como: linguagem mais acessível, opção de participar no programa de intervenção escolhendo as técnicas e dispositivos que acham mais atraentes ou menos cansativos para aquele momento, a criação de pequenas histórias, como conto de fadas ou as que envolvam esportes, para que eles captem melhor os resultados, sessões relativamente curtas, evitar sobrecarga de informações, fornecer pequenas recompensas como adesivos, lápis e brinquedos após realização da terapia, entre outros.

A interação mãe-pai com a criança portadora de doença crônica como a FC constitui um tópico de grande interesse. Neste contexto, a condição de saúde da criança também tem implicações importantes na determinação das práticas educativas utilizadas pelas mães no controle e orientação do comportamento dos filhos. A maneira como a criança responde à presença de uma doença crônica dependerá de alguns fatores relacionados com a própria doença, tais como: limitações físicas e sociais, diagnóstico precoce ou tardio, prognóstico, gravidade; de fatores relacionados com a criança, como: idade, gênero, temperamento e personalidade; de fatores relacionados com a família: estrutura familiar, habilidades de comunicação e soluções de problemas, e a capacidade cognitiva.

Goldberg *et al.* (1995) relataram que crianças com fibrose cística obtiveram índices mais altos de distúrbios de comportamento e índices mais altos de apego inseguro aos seus cuidadores, quando comparados com seus pares sem problemas de saúde.

Em relação aos pais, também é bastante comum que estes tenham dificuldade em lidar com seus filhos; isso pode ser observado por meio de seus comportamentos de extrema preocupação, de irresponsividade às reais necessidades da criança, de superproteção, alto grau de ansiedade, estilos interativos ou defensivos e, às vezes, de negligência, quando os pais procuram evitar o envolvimento com a criança por medo que ela possa vir a morrer precocemente.

Entretanto, podemos também observar diferentes comportamentos em mães, como no estudo realizado por Ievers (1998) sobre práticas educativas empregadas por mães de crianças com FC entre 6 e 11 anos. Os resultados indicaram que as mães dessas crianças utilizavam mais punição e autoritarismo, ao mesmo tempo em que se sentiam insatisfeitas em seu papel materno em relação a outras mães.

Atualmente, faz parte da padronização do tratamento nos principais centros de referência, iniciar a educação do paciente e da família ao diagnóstico, a despeito das manifestações clínicas. Existem relatos de que a aderência ao tratamento é muito melhor quando as crianças já o iniciam numa fase mais precoce, isto é, antes dos 2 anos de vida, pelo fato de que as mesmas já incorporam os exercícios respiratórios como atividades usuais do seu dia a dia, como escovar dentes, pentear cabelos, alimentar-se etc.

Já existem no Brasil associações de âmbito nacional e algumas regionais, que fornecem apoio, conhecimento, suporte e informações úteis para pacientes e famílias. Seguem alguns *sites*: Associação Brasileira de Assistência à Mucoviscidose (www.abram.org.br); www.fibrosecisticanews.com; www.amucors.org.br, entre outros. Muitas informações educativas interessantes podem ser pesquisadas por meio do Grupo Brasileiro de Estudos de Fibrose Cística (GBEFC), no endereço www.gbefc.org.br, que é uma associação civil, de direito privado e sem fins lucrativos, formada por especialistas em fibrose cística de centros de referência de vários estados do Brasil com objetivo de ampliar a divulgação e estimular maior conhecimento da doença, assim como atualizar diretrizes de tratamento.

Por fim, o fisioterapeuta deve lembrar que ele é parte integrante de uma equipe transdisciplinar e deve também estar atento aos papéis dos outros profissionais da equipe. Uma boa comunicação é essencial e sempre produtiva para a criança. Além disso, todos os membros da equipe podem sofrer frequentes estresses em relação às perdas e ao sofrimento dos pacientes, considerando-se o envolvimento a longo prazo com os portadores de doenças crônicas progressivas; assim, os membros da equipe devem se ajudar e oferecer um suporte necessário ao grupo sempre que houver necessidade.

## LEITURAS SUGERIDAS

AARC Guideline: Bland aerosol administration. *Respir Care* 2003; *48*(5):529-533.

Andrade AD, Marinho PEM, Galindo Filho VC, Machado MGR. Terapêutica inalatória. *In*: Machado MGR. *Bases da fisioterapia respiratória (terapia intensiva e reabilitação)*. Rio de Janeiro: Guanabara Koogan, 2008: 198-211.

Andrade EF, Fonseca DLO, Abreu e Silva FA, Menna-Barreto SS. Avaliação evolutiva da espirometria na fibrose cística. *J Pneumol* 2001; *27*:130-136.

Barlett EE. At last, a definition. *Patient Education Counseling* 1985; 7:323-324.

Baskin MW. Revisão de cuidados respiratórios. *In*: Frownfelter D, Dean E. *Fisioterapia cardiopulmonar*. Rio de Janeiro: Revinter, 2004: 587-596.

Bott J, Keilty S, Noone L. Intermittent positive pressure breathing – a dying art? *Physiotherapy* 1992; 78:656-660.

Britto MCA, Bezerra PGM, Moura KVN *et al.* Fibrose cística. *In*: Fernando Figueira Pediatria Instituto Materno-Infantil de Pernambuco. 3ª ed. Rio de Janeiro: MEDSI, 2004; *3*:642-649.

Camargos PAM, Queiroz MVNP. Pico de fluxo expiratório na avaliação da função pulmonar na fibrose cística. *J Pediatr* 2002; 78:45-49.

Chatmongkolchart S, Schettino GPP, Dillman C, Kacmarek RM, Hess DR. In vitro evaluation of aerosol bronchodilator delivery during noninvasive positive pressure ventilation: effect of ventilator settings and nebulizer position. *Crit Care Med* 2002; *30*(11):2.515-2.519.

Cunha TM, Rozov T, Oliveira RC, Jardim JR. Six-minute walk test in children and adolescents with cystic fibrosis. *Pediatr Pulmonol* 2006; *41*:618-622.

Davis PB, Drumm M, Konstan MW. Cystic fibrosis. *Am J Respir Crit Care Med* 1996; *154*:1.229-1.256.

Dhand R. Basic techniques for aerosol delivery during mechanical ventilation. *Respir Care* 2004; *49*:611-622.

Doull IJM. Recent advances in cystic fibrosis. *Arch Dis Child* 2001; *85*:62-66.

Elkins MR, Jones A, Van der Schans C. Positive expiratory pressure physiotherapy for airway clearance in people with cystic fibrosis. *Cochrane Database Syst Rev* 2006; (2):CD003147.

Enright S, Chatham K, Ionescu AA, Unnithan VB, Shale DJ. Inspiratory muscle training improves lung function and exercise capacity in adults with cystic fibrosis. *Chest* 2004; *126*:405-411.

Falk M, Kelstrup M, Andersen JB *et al.* Improving the ketchup bottle method with positive expiratory pressure PEP in cystic fibrosis. *Eur J Respir Dis* 1984; *65*(6):423-432.

Fauroux B, Itti E, Pigeot J *et al.* Optimization of aerosol deposition by pressure support in children with cystic fibrosis. *Am J Respir Crit Care Med* 2000; *162*:2.265-2.271.

Fink J, Scanlan L. Aerossolterapia medicamentosa. *In*: Scanlan CL, Wilkins RL, Stoller JK. *Fundamentos da terapia respiratória de Egan*. São Paulo: Manole, 2000: 706-737.

Fink JB. Positioning versus postural drainage. *Respir Care* 2002; *47*(7):769-777.

Flume PA, Robinson KA, O'Sullivan BP *et al.* Cystic fibrosis pulmonary guidelines: airway clearance therapies. *Respir Care* 2009; *54*(4):522-537.

Goldber S, Gotowiec A, Simons R. Infant-mother attachment and behavior problems in healthy and chronically ill preschoolers. *Development and Psychopathology* 1995; *7*:267-282.

Gomide LB, Silva CS, Matheus JPC, Torres LAGMM. Atuação da fisioterapia em pacientes com fibrose cística: uma revisão da literatura. *Arq Cienc Saúde* 2007; *14*(4):227-233.

Gondor M, Nixon PA, Mutich R, Rebovich P, Orenstein DM. Comparison of Flutter device and chest physical therapy in the treatment of cystic fibrosis pulmonary exacerbation. *Pediatr Pulmonol* 1999; *28*(4):255-260.

Grotta MB, Etchebere ECSC, Ribeiro AF *et al.* Deposição pulmonar com tobramicina inalatória antes e após fisioterapia respiratória e uso de salbutamol inalatório em pacientes com fibrose cística colonizados por *Pseudomonas aeruginosa. J Pneumol* 2009; *35*:35-43.

Ievers CE. Maternal child-rearing behavior in cystic fibrosis. *Dissertation Abstracts International* 1998; *58*(10-B):5.646.

Kabra SK, Kabra M, Shastri S, Lodha R. Diagnosing and managing cystic fibrosis in the developing world. *Paediatr Respir Rev* 2006; *7*(1):S147-150.

Knowles MR, Durie PR. What is cystic fibrosis? *NEJM* 2002; *347*:439-442.

Lannefors L, Button BM, Mcllwaine M. Physiotherapy in infants and young children with cystic fibrosis: current practice and future developments. *J R Soc Med* 2004; *97*(Suppl 44):8-25.

Masuca S. Does patient education in chronic disease have therapeutic value. *Journal of Chronic Disease* 1982; *35*:521-529.

Mcllwaine PM, Wong LT, Peacock D, Davidson AG. Long-term comparative trial of conventional postural drainage and percussion versus positive expiratory pressure physiotherapy in the treatment of cystic fibrosis. *J Pediatr* 1997; *131*:570-574.

Mukhopadhyay S, Staddon GE, Eastman C *et al.* The quantitative distribution of nebulized antibiotic in the lung in cystic fibrosis. *Respir Med* 1994; *88*(3):203-211.

Orenstein DM, Hovell MF, Mulvihill M *et al.* Strength vs aerobic training in children with cystic fibrosis. A randomized controlled trial. *Chest* 2004; *126*:1.204-1.214.

Piccinini CA, Castro EK, Alvarenga P, Vargas S, Oliveira VZ. A doença crônica na infância e as praticas educativas maternas. *Estudos de Psicologia* 2003; *8*(1):75-83.

Pike SE, Machin AC, Dix KJ, Pryor JA, Hodson ME. Comparison of flutter VRP1 and forced expirations with active cycle of breathing tecniques in subjetcs with cystic fibrosis. *Netherlands J Med* 1999; *54*:A125.

Prasad SA, Main E, Dodd ME. Finding consensus on the physiotherapy management of asymptomatic infants with cystic fibrosis. *Pediatric Pneumology* 2008; *43*:236-244.

Prasad SA, Tannenbaum E, Mikelsons C. Physiotherapy in cystic fibrosis. *J R Soc Med* 2000; *93*(Suppl 38):27-36.

Quinton PM. Physiological basis of cystic fibrosis: a historical perspective. *Physiological Reviews* 1999; *79*:S3-S21

Raskin S. A fibrose cística no Brasil (conferência). V Congresso Latino-Americano de Fibrose Cística. Olinda, Pernambuco, 1993.

Ratjen F, Döring G. Cystic fibrosis. *Lancet* 2003; *361*:681-689.

Reis, FCR, Damasceno N. Fibrose cística. *J Pediatr* 1998; *74*:76-94.

Rodman DM, Polis JM, Heltshe SL *et al.* Late diagnosis defines a unique population of long-term survivors of cystic fibrosis. *Am J Respir Crit Care Med* 2005; *171*:621-626.

Rozov T. Mucoviscidose (fibrose cística do pâncreas) *In*: Doenças pulmonares em pediatria. 1ª ed. São Paulo: Atheneu, 1999: 443-459.

Santos CIS, Ribeiro JD, Ribeiro AF, Hessel G. Análise crítica dos escores de avaliação de gravidade da fibrose cística: estado da arte. *J Bras Pneumol* 2004; *30*(3):286-298.

Schechter MS. Airway clearance applications in infants and children. *Respir Care* 2007; *52*(10):1.382-1.390.

Schechter MS. Airway clearance applications in infants and children. *Respir Care* 2007; *52*(10):1.382-1.390.

Schechter MS. Airway clearance applications in infants e children. *Respir Care* 2007; *52*(10):1.382-1.387.

Sciaky AJ. Educação do paciente. *In*: Frownfelter D, Dean E. *Fisioterapia cardiopulmonar.* São Paulo: Revinter, 2004: 355-363.

Staab D. Cystic fibrosis – therapeutic challenge in cystic fibrosis children. *Eur J Endocrinol* 2004; *151*:77-80.

Steinkamp G, Tümmler B, Gappa M *et al.* Long-term tobramycin aerosol therapy in cystic fibrosis. *Pediatr Pulmonol* 1989; *6*(2):91-98.

Taussig LM. The score is... (editorial). *Pediatr Pulmonol* 1994; *17*:279-280.

Thomas J, Cook DJ, Brooks D. Chest physical therapy management of patients with cystic fibrosis. A meta-analysis. *Am J Respir Crit Care Med* 1995; *151*:846-850.

Van der Schans C, Prasad A, Main E. Chest physiotherapy compared to no chest physiotherapy for cystic fibrosis. *Cochrane Database Syst Rev* 2000; (2):CD001401.

Van Winden CM, Visser A, Hop W *et al.* Effects of flutter and PEP mask physiotherapy on symptoms and lung function in children with cystic fibrosis. *Eur Respir J* 1998; *12*(1):143-147.

Wagener JS, Headley AA. Cystic fibrosis: current trends in respiratory care. *Respir Care* 2003; *48*(3):234-245.

# Fisioterapia Respiratória na Terapia Intensiva Pediátrica

Milena Cristina de Araújo Moura Figueira • Marcela Raquel de Oliveira Lima
Danielle Maria de Almeida Godoy • Danielle Augusta de Sá Xerita Maux
Edgard Alan dos Santos • Lívia Barboza de Andrade

## SUMÁRIO

- Introdução
- Insuficiência respiratória
- Outras causas de disfunções respiratórias
- Recondicionamento e mobilização na criança agudamente enferma
- Atenção ao paciente sem perspectiva terapêutica: cuidados paliativos com o doente crônico

## INTRODUÇÃO ■

O ambiente da unidade de terapia intensiva pediátrica (UTIP) é multidisciplinar e deve dispor de recursos para monitoração e suporte da função de órgãos vitais. Na maioria das vezes, a criança apresenta um quadro de instabilidade aguda, mas potencialmente reversível. A intervenção fisioterapêutica em pacientes graves exige uma atenção especial, pois precisa ser objetiva e eficaz e jamais deve deixar de considerar que condutas inapropriadas podem trazer consequências prejudiciais e potencialmente letais.

A fisioterapia faz parte do atendimento multidisciplinar necessário aos pacientes internados em UTI e, segundo a Portaria do Ministério da Saúde nº 3.432, em vigor desde 12 de agosto de 1998, as unidades de terapia intensiva de hospitais com nível terciário devem contar com assistência fisioterapêutica em período integral, para diminuir as complicações e o tempo de hospitalização, reduzindo, consequentemente, os custos hospitalares.

Os objetivos da fisioterapia devem ser planejados de acordo com uma avaliação continuada, envolvendo informações a respeito da causa do internamento e evolução clínica; condições prévias de saúde; análise de exames complementares e perspectivas terapêuticas da equipe médica. Em essencial, o tratamento fisioterapêutico na terapia intensiva deve otimizar a função respiratória e facilitar as trocas gasosas; prevenir e tratar complicações pulmonares; manter a permeabilidade das vias aéreas; eleger um adequado suporte respiratório; favorecer o desmame da assistência ventilatória mecânica (AVM) e da oxigenioterapia e minimizar os prejuízos no desenvolvimento neuropsicomotor.

Existem inúmeras condições que podem levar ao internamento em UTIP, mas as internações programadas só ocorrem em casos pós-cirúrgicos; em geral, a indicação para admissão em UTI se trata de uma situação de emergência e, muitas vezes, a assistência ventilatória se torna um dos principais desafios, principalmente naqueles pacientes com doença pulmonar associada.

A causa da insuficiência respiratória (IR) pode não está diretamente relacionada com o sistema respiratório, ou seja, outras condições podem levar a um quadro de IR aguda, como, por exemplo, os distúrbios metabólicos graves (acidose, cetoacidose), os traumatismos de tórax com contusão pulmonar, as doenças neurológicas (meningites, encefalites, hipertensão intracraniana), doenças neuromusculares (síndrome de Guillain-Barrè, miastenia grave), anemias profundas (ferropriva grave, doença falciforme) e outras menos frequentes.

Alguns aspectos anatômicos, fisiológicos e imunológicos, peculiares à população pediátrica, justificam a maior incidência de IR durante a infância. Inicialmente, sua apresentação clínica pode ser muito semelhante, com sinais e sintomas inespecíficos. No entanto, a forma como a criança evolui, a história da doença atual e suas respostas às terapêuticas aplicadas quase sempre revelam a causa da IR. Por isso, é importante conhecer a fisiopatologia dos diferentes tipos de IR e a das disfunções respiratórias mais frequentes na pediatria.

## INSUFICIÊNCIA RESPIRATÓRIA ▪

A insuficiência respiratória aguda (IRA) é definida como a incapacidade do sistema respiratório em manter as trocas gasosas adequadas com o ar ambiente, seja por incorreto fornecimento de oxigênio aos tecidos ou inadequada eliminação de gás carbônico pelos pulmões.

Existem diversas classificações da insuficiência respiratória (IR); entre elas, as mais comumente utilizadas na prática clínica são:

- Quanto ao tempo de surgimento dos sintomas: *aguda* (causa súbita) ou *crônica* (associada a doenças cardiorrespiratórias).

- Quanto à localização das estruturas acometidas: *pulmonares* (disfunções do parênquima pulmonar, das vias aéreas respiratórias e da circulação pulmonar) ou *extrapulmonares* (distúrbios metabólicos, sepse, sobrecarga hídrica, intoxicação aguda, cardiopatias congênitas).

- Quanto à fisiopatologia: *hipoxêmica* ou tipo I (alterações das trocas gasosas); *hipercápnica* ou tipo II (alterações da ventilação) ou *mista* (alterações das trocas gasosas e da ventilação). As principais características e causas estão listadas no Quadro 9.1.

Variados graus de desconforto respiratório são o ponto-chave da apresentação clínica da IRA, expressa por meio de alterações da frequência respiratória (taquipneia ou bradipneia) ou pausas respiratórias (apneia); presença de tiragens intercostais, depressão de fúrcula esternal, retrações subcostais e de apêndice xifoide; batimentos de asas nasais; uso da musculatura acessória; hipoxemia e/ou hipercapnia e alterações na coloração da pele (palidez ou cianose).

A agitação psicomotora em uma criança ou o choro incessante em um lactente pode ser um importante sinal de hipoxia, que muitas vezes pode passar despercebido, ser mal interpretado ou não valorizado. A cianose, por outro lado, sempre muito valorizada, pode não estar presente na maioria dos casos, a menos que a hipoxia seja muito grave. A taquicardia está sempre presente, tanto na hi-

**Quadro 9.1** ■ Características clínicas e causas dos tipos de insuficiência respiratória

| Tipo I – Hipoxêmica (Déficit de troca gasosa) | Tipo II – Hipercápnica (Déficit de bomba ventilatória) |
|---|---|
| **Características** ||
| Alteração da relação V/Q | Alteração da relação V/Q |
| Aumento da barreira alvéolo-capilar | Fraqueza muscular (Pimáx < – 20 cmH$_2$O) |
| Hipoxemia | Hipercapnia/Hipoxemia |
| **Causas** ||
| SDR | Doenças neuromusculares |
| Pneumonias | Disfunções do SNC |
| Infecções respiratórias | Ausência de *drive* respiratório |
| EAP | Fadiga muscular |
| *Shunt* | Traumas cervicais |
| Hipoxemia de origem circulatória | Miastenia grave |
| | Poliomielite |

poxia como na hipercapnia. A bradicardia, por outro lado, é sempre indicativa de hipoxia e constitui um sinal de mau prognóstico e parada cardiorrespiratória iminente. Obnubilação progressiva e coma tanto podem ocorrer por hipoxia como por hipercapnia, mas são mais observados na retenção de $CO_2$.

Sendo assim, a instituição da terapêutica ventilatória adequada é essencial no tratamento de pacientes que apresentam IRA, quando diante de sinais e sintomas que indiquem a necessidade de AVM. Para isso, devem-se considerar as alterações dos conteúdos dos gases arteriais, desordens metabólicas associadas, disfunções da mecânica ventilatória e rebaixamento do nível de consciência (Quadro 9.2), porém a utilização precoce da AVM antes do surgimento de sinais de falência respiratória e deterioração do *status* clínico, com estratégias ventilatórias específicas, está indicada e apresenta bons resultados quando bem gerenciada.

## IRA hipoxêmica ou tipo I

Caracterizada por baixo conteúdo de $O_2$ arterial e conteúdo de $CO_2$ normal ou reduzido, pode ocorrer em duas situações:

- Alterações na permeabilidade da barreira alvéolo-capilar, com consequente diminuição da capacidade de difusão do oxigênio (edema pulmonar, pneumonia intersticial).

- Alterações na relação ventilação/perfusão por aumento do espaço morto (embolia pulmonar) ou por efeito de *shunt* (atelectasias).

**Quadro 9.2** ■ Indicações para utilização da AVM

| Indicações da AVM em pediatria |
|---|
| Apneias |
| Taquipneia (FR > 50 ipm) |
| Sinais de fadiga muscular |
| Escala de coma de Glasgow < 8 |
| $PCO_2$ > 60 mmHg com pH < 7,2 mEq/mL |
| Uso de $FiO_2$ > 50% para manter $SpO_2$ > 90% |
| Instituição de estratégias ventilatórias específicas |
| Supressão respiratória intencional para cirurgias |
| Corrigir hipoxemia e/ou acidose respiratória aguda |
| Instabilidade da caixa torácica |
| Promover repouso muscular quando desenvolver fadiga |

## IR hipercápnica ou tipo II

A sua principal característica é a elevação na produção de $CO_2$, com aumento da ventilação no espaço morto e diminuição do volume-minuto. Portanto, ocorrem hipoxemia e hipercapnia.

Apresenta-se com uma ventilação alveolar inadequada em relação a uma demanda metabólica aumentada, com maior produção de $CO_2$, em decorrência de decréscimo do volume-minuto, comumente encontrada nas doenças neuromusculares que cursam com fraqueza muscular progressiva, lesões medulares, depressão do centro respiratório e doenças pulmonares obstrutivas.

Na presença de IRA tipo I ou tipo II, a abordagem da fisioterapia respiratória baseia-se na oferta de oxigênio suplementar, redução do trabalho respiratório, melhora das trocas gasosas, manutenção da permeabilidade das vias aéreas, prevenção e/ou redução dos efeitos deletérios do imobilismo, devendo-se monitorar as diferenças gasométricas e de função ventilatória específicas de cada tipo.

Desta forma, diversas técnicas podem ser empregadas até que a doença de base que levou à IRA seja revertida e, de acordo com avaliação prévia, a retirada da prótese ventilatória seja possível. A capacidade de manter-se em ventilação espontânea é determinada pelo equilíbrio entre a carga imposta ao sistema respiratório e a competência da bomba neuromuscular (Fig. 9.1).

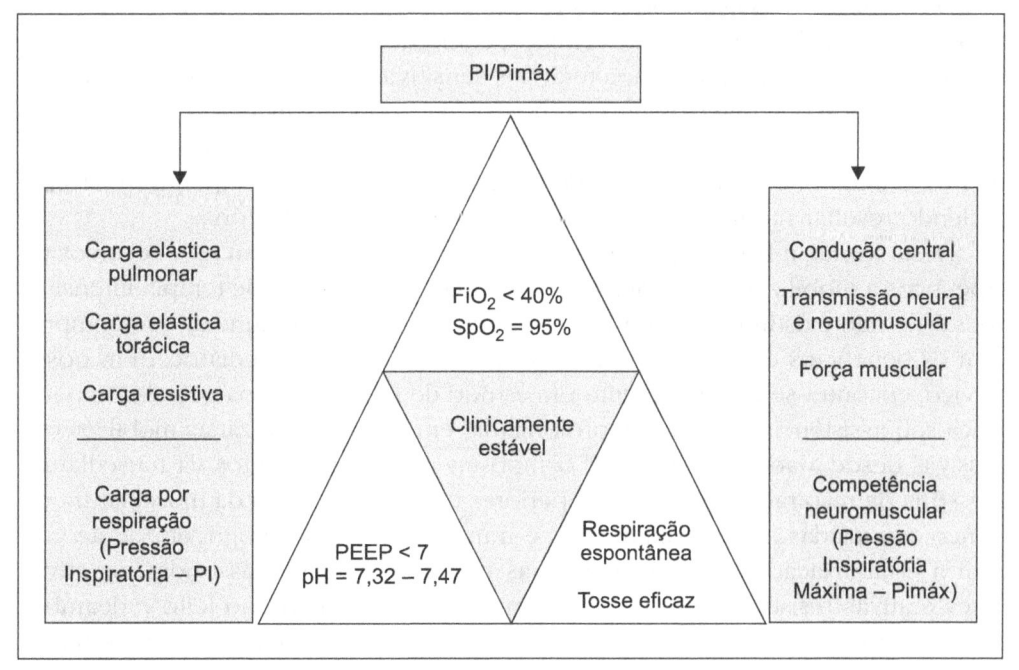

**Fig. 9.1** ■ Balanço entre demanda e capacidade ventilatória.

A terapia de remoção de secreções (TRS) também é de extrema importância para a manutenção da patência das vias aéreas, podendo ser empregadas técnicas como o *bag squeezing*, hiperinsuflação manual, ventilação percussiva intrabrônquica (VPI), tosse manualmente assistida simples ou otimizada, aspiração traqueal (por sistemas aberto ou fechado, de acordo com a gravidade e indicações dos sistemas) e técnicas manuais como a expiração lenta prolongada (Elpr) e o aumento do fluxo expiratório (AFE). Todas têm como finalidade a desobstrução brônquica, favorecendo a redução da resistência ao fluxo inspiratório e, com isso, a melhora da complacência pulmonar, otimizando assim a hematose e a manutenção da função pulmonar ideal (as técnicas de remoção de secreções já foram abordadas detalhadamente no Capítulo 3).

Técnicas de reexpansão pulmonar (TEP) também fazem parte do arsenal terapêutico destinado a esses pacientes e são empregadas com o objetivo de recrutar alvéolos previamente colapsados, restaurar a CRF e possibilitar uma melhor troca gasosa, favorecendo a função pulmonar. Entre as técnicas utilizadas em nosso serviço podemos relacionar a manobra de hiperinsuflação manual (HM); a otimização da pressão positiva expiratória final (PEEP) por curtos períodos de tempo, também conhecida como manobra de suspiro expiratório (MSE); a manobra de suspiro inspiratório (MSI), que consiste em otimização do volume corrente (VC) também por curtos períodos de tempo, mais utilizada em crianças maiores, e o posicionamento terapêutico.

O repouso prolongado no leito é responsável por diversos efeitos deletérios na função muscular dos pacientes críticos, como destruição de proteínas musculares, hipotrofia/atrofia, fraqueza, alterações sensitivas e neuromusculares, que são potencializados por diversos fatores, dos quais podemos incluir: a AVM, drogas utilizadas no ambiente de terapia intensiva (corticoides, bloqueadores neuromusculares e antibióticos aminoglicosídeos), nutrição parenteral, hiperglicemia etc., podendo resultar na dificuldade de retirada da prótese ventilatória.

Desta forma, a fisioterapia respiratória atual também traz em seus recursos terapêuticos a mobilização do paciente pediátrico em ambiente de terapia intensiva, apesar de não existirem ainda estudos clínicos na literatura mundial que comprovem os benefícios desse tipo de intervenção na população pediátrica. Em nosso serviço, encontra-se em andamento um estudo de intervenção na população pediátrica sob assistência ventilatória prolongada, em que são realizadas mobilizações passivas desde a admissão na UTI, compostas por alongamentos da musculatura acessória da respiração, membros superiores e inferiores, além da musculatura do tronco, associadas a posicionamentos e transferências que progridem de acordo com a estabilização clínica, incluindo as mobilizações ativo-assistidas, as ativas livres e ativas resistidas com pesos, além de cicloergometria no leito e deambulação, como recursos de manutenção ou restabelecimento da função muscular e facilitadores do desmame ventilatório (Fig. 9.2).

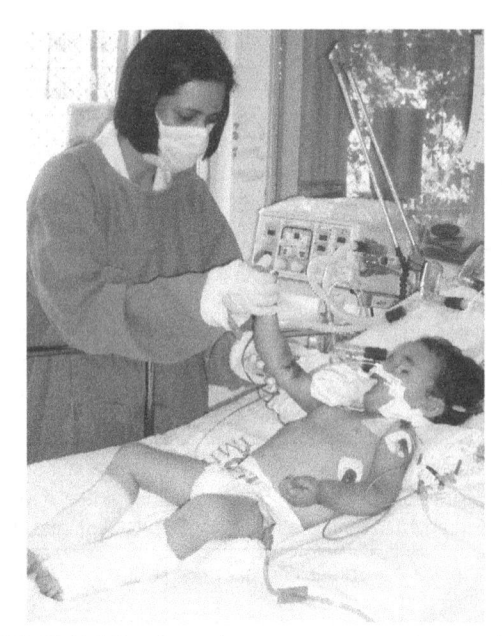

**Fig. 9.2** ■ Mobilizações e alongamentos em pacientes sob AVM.

Com a retirada da prótese ventilatória, a ventilação não invasiva pode ser uma terapia coadjuvante na fase de readaptação à ventilação espontânea, principalmente nas doenças neuromusculares, oferecendo a estes pacientes a condição de otimizar a função muscular com menor custo energético, o que propicia o sucesso no desmame da ventilação mecânica. Os critérios para iniciar e progredir o desmame da AVM, bem como métodos que dispomos para a população pediátrica, serão descritos no Capítulo 12.

## OUTRAS CAUSAS DE DISFUNÇÕES RESPIRATÓRIAS ■
### Obstrução das vias aéreas superiores

As vias aéreas superiores (VAS) compreendem narinas, nasofaringe, orofaringe, laringe e traqueia. A redução total ou parcial do lúmen de qualquer uma dessas estruturas é o que caracteriza uma obstrução de VAS, podendo ser consequente a alterações congênitas ou adquiridas (Quadro 9.3).

Quando tem origem congênita, o quadro clínico pode apresentar-se como uma emergência ainda na sala de parto, como no caso da atresia de cóanas bilateral ou malformações associadas a síndromes genéticas. Nessas situações, a intubação traqueal pode ser indispensável e o nível de suporte ventilatório, mínimo. Outras vezes, as malformações podem passar despercebidas logo após o nascimento e, em seguida, surgirem sintomas respiratórios. Alguns casos po-

**Quadro 9.3** ■ Principais causas de obstrução de VAS

|  | Congênitas | Adquiridas |
|---|---|---|
| **Nariz e nasofaringe** | Atresia de cóanas, encefalocele nasal, tumor deformidades craniofaciais | Infecção de VAS, hipertrofia de adenoide ou adenoidite, pólipos nasais, tumores paranasais, trauma, corpo estranho, angiofibroma |
| **Boca, cavidade oral e orofaringe** | Macroglossia (Down, Pierre-Robin), tumor faríngeo, deformidades craniofaciais (rubéola) | Glossite, amigdalite, angina de Ludwig, tumores, abscesso retrofaríngeo, tétano, edema de úvula, alterações neuromusculares com elevação do palato mole, convulsões, queimadura, trauma |
| **Hipofaringe** | Agenesia ou disfunção neuromuscular, tumor supraglótico, laringomalacia | Adenopatia submandibular, difteria, epiglotite, neoplasia, cisto, abscesso retrofaríngeo, trauma |
| **Pescoço** | Alteração de coluna cervical | Alterações de coluna cervical, compressão espinal, alterações ortopédicas, queimaduras |
| **Laringe** | Paresias, paralisia de corda vocal, fenda ou membrana laríngea, estenose subglótica | Inflamação das cordas vocais, laringite, papiloma laríngeo, granuloma de cordas vocais, paresia e paralisia de cordas vocais, laringoespasmo |
| **Traqueia cervical** | Traqueomalacia, estenose traqueal, fístula traqueoesofágica alta, hemangioma traqueal | Infecção, queimadura, trauma, estenose traqueal adquirida, corpo estranho |

dem exigir tratamento cirúrgico e outros apenas suporte clínico, podendo os sintomas desaparecer espontaneamente com o desenvolvimento estrutural das vias aéreas. O prognóstico depende da presença de outras comorbidades associadas.

As infecções das VAS que evoluem com laringotraqueobronquite são as causas adquiridas mais comuns de obstrução grave na infância, pois comprometem a patência das grandes vias aéreas. As crianças são bastante suscetíveis a esse tipo de infecção, já que possuem pequeno calibre de vias aéreas e o tecido de suporte extratorácico muito complacente. Além disso, suas glândulas mucosas estão presentes em maior quantidade e podem se hipertrofiar muito rapidamente em resposta a irritação, infecção ou inflamação. Uma obstrução de VAS pode rapidamente evoluir para um quadro de insuficiência respiratória aguda devido ao aumento progressivo do esforço inspiratório e consequente fadiga muscular.

De acordo com a lei de Pouseuille:

$$Fluxo = \frac{\pi\, r^4\, P}{8\, nL}$$

Onde:

$\pi$ = constante

$r^4$ = raio elevado à quarta potência

P = gradiente pressórico

n = viscosidade do gás

L = comprimento do tubo

O fluxo é diretamente proporcional à quarta potência do raio, ou seja, em crianças, nas quais as vias aéreas já apresentam um calibre pequeno, uma diminuição do seu diâmetro representará uma redução significativamente maior do fluxo aéreo.

As características anatômicas das VAS dos lactentes e crianças pequenas justificam o seu padrão respiratório preferencialmente nasal (veja detalhes no Capítulo 1). A obstrução das narinas pode fazer com que a criança assuma um padrão de respiração oral com aumento do esforço inspiratório, provocando um estreitamento adicional nas VAS a cada incursão respiratória. A longo prazo, isso pode ser extremamente agressivo aos tecidos da orofaringe, pois o ar inspirado não é filtrado, não é aquecido, e nem umedecido pelo nariz, podendo prejudicar seriamente a tranquilidade do sono e comprometer o crescimento normal da criança, um vez que a dificuldade respiratória pode afetar seriamente a alimentação, principalmente nos recém-nascidos e lactentes, pela incapacidade de coordenar a respiração, sucção e deglutição.

Os principais achados clínicos são estridor, alterações da voz e da postura, dor e retrações. O estridor é um som respiratório produzido pela passagem do ar em uma via aérea estreitada, secundário a um fluxo turbulento e ruidoso, sinal característico de obstrução de via aérea superior. A fase do ciclo respiratório na qual ocorrerá o estridor dependerá do local onde houver diminuição da luz da via aérea. Por exemplo, o tecido supraglótico (extratorácico) não contém cartilagem e sofre colapso com maior facilidade, causando o estridor na fase inspiratória; ao nível das cordas vocais, o estridor deverá ser bifásico, e na traqueia (porção intratorácica) o colapso é predominantemente expiratório.

As alterações da voz ocorrem quando a obstrução acomete as cordas vocais, produzindo modificações na tonalidade. O abafamento está presente quando envolve as estruturas acima da glote; se for abaixo da glote, geralmente não haverá modificação no timbre da voz. A dor pode acontecer na obstrução da região supraglótica. As posturas assumidas são protrusão da região mentoniana, hiperextensão cervical e abertura da cavidade oral para aumentar o diâmetro local, quando a obstrução é supraglótica; se for infraglótica, essas posturas podem não ser tão eficazes. As retrações ocorrem principalmente nas regiões esternal, supraclavicular, intercostal e subcostal, com menor entrada de ar para os pulmões, aumento do esforço inspiratório e diminuição da pressão intratorácica.

Na terapia intensiva, o caráter de reversibilidade da obstrução delimita o campo de atuação da fisioterapia respiratória. A utilização de uma via aérea artificial pode ser indispensável e, se não há associação de comprometimento pulmonar (ou outro) que justifique o aumento do trabalho respiratório, a função pulmonar pode se normalizar logo após a intubação, sendo necessário o ajuste de parâmetros ventilatórios apenas para ultrapassar a resistência do tubo endotraqueal e do circuito do ventilador mecânico. Em outros casos, a terapia com pressão positiva de forma não invasiva (CPAP ou BiPAP) pode ser utilizada temporariamente para reduzir o trabalho muscular, evitar a fadiga e promover reexpansão pulmonar, visto que a pressão positiva aumenta o diâmetro das vias aéreas e diminui a resistência ao fluxo de ar. A necessidade de terapia de remoção de secreções deve sempre ser analisada. A avaliação do quadro obstrutivo pode não ser fácil, pois a obstrução das VAS leva à redução do volume corrente e produz estridor e roncos, dificultando a ausculta pulmonar e a correta identificação da origem dos sons produzidos.

Outro aspecto importante em relação à obstrução das VAS no ambiente de terapia intensiva diz respeito às lesões relacionadas com a intubação traqueal. Acometimento da via aérea em região subglótica é descrito principalmente em estudos envolvendo pacientes adultos, nos quais existe uma grande preocupação com lesões induzidas pelo balonete do tubo traqueal (*cuff*). Para a faixa etária pediátrica, a fisiopatologia das lesões em via aérea inferior está principalmente relacionada com trauma pela extremidade do tubo ou traumatismo da mucosa em decorrência de aspirações, uma vez que ainda há receio do uso de tubos com *cuff* para a população pediátrica, principalmente na faixa etária abaixo de 8 a 10 anos de idade.

Essa recomendação se baseia nos conhecimentos da anatomia da via aérea das crianças. A região subglótica que corresponde ao anel da cartilagem cricoide representa o ponto de maior estreitamento da via aérca, atuando como um "*cuff* funcional". No entanto, essa prática tem sido revista em função de estudos que mostraram incidência de estridor pós-extubação similar entre pacientes que utilizaram tubos com e sem balonete *cuff*. Cordeiro *et al.* (2004) estudaram as características endoscópicas pós-extubação de 61 recém-nascidos e 154 crianças e observaram que 90% da população estudada apresentou alguma lesão em vias aéreas, secundária à intubação traqueal e de gravidade variada. Outros estudos apontam a obstrução das VAS como uma das principais causa de falha pós-extubação.

Em relação às complicações da intubação traqueal, o fisioterapeuta deve estar atento à presença de fatores de risco, como: inadequado tamanho do tubo (diâmetro maior do que o calculado para a idade ou o peso da criança), *cuff* excessivamente insuflado e ausência de escape oral. Nessas condições, os pacientes necessitam de mais cuidados com as VAS pós-extubação e uso de ventilação não invasiva.

## Asma brônquica

A asma é uma doença inflamatória crônica caracterizada por hiper-responsividade das vias aéreas inferiores e por limitação variável ao fluxo aéreo, reversível espontaneamente ou como resultado de terapia.

A asma aguda grave ou estado de mal asmático refere-se à crise de asma que não responde ao tratamento emergencial e tende a evoluir para a insuficiência respiratória grave.

Doença crônica mais comum da infância, sendo responsável por até 30% das limitações de atividades em crianças, a asma constitui um problema de saúde pública mundial, tanto pela prevalência quanto por sua morbidade. No Brasil, ela representa a terceira causa de hospitalização pelo Sistema Único de Saúde (SUS) entre crianças e adultos jovens (III Consenso Brasileiro de Manejo da Asma, 2002).

A asma aguda pode ter diversas etiologias, sendo as mais frequentes as induzidas por vírus (rinovírus, vírus sincicial respiratório [VSR], metapneumovírus e influenza vírus), bactérias (*Mycoplasma pneumoniae, Chlamydia pneumoniae*), alérgenos (polens, plantas, fungos, pelos de animais) e irritantes (agentes químicos, poluição).

A inflamação brônquica, o mais importante fator fisiopatogênico da asma, é resultante de interações complexas entre células inflamatórias, mediadores e células estruturais das vias aéreas.

O processo inflamatório crônico resulta em obstrução de vias aéreas distais por acúmulo de secreção e fragmentos celulares, contração da musculatura lisa brônquica, espessamento da membrana basal epitelial e edema de parede. Essa redução do calibre das vias aéreas determina aumento da resistência e aprisionamento aéreo, e assim, redução de todos os fluxos expiratórios máximos e dos volumes expirados, resultando em aumento do trabalho respiratório. A resistência das vias aéreas é multiplicada por três ou mais em pacientes com asma persistente crônica, e pode ser aumentada em mais de 10 vezes durante um broncoespasmo agudo.

A limitação ao fluxo expiratório atrasa o esvaziamento pulmonar e a inspiração começa antes que o sistema respiratório volte para o seu volume de relaxamento (capacidade residual funcional), caracterizando uma hiperinsuflação dinâmica. Consequentemente, os músculos inspiratórios têm que compensar um limiar de carga (PEEP intrínseca) antes de o fluxo inspiratório começar, levando a alterações mecânicas na dinâmica toracoabdominal e à desvantagem muscular inspiratória.

A obstrução das pequenas vias aéreas periféricas resulta em alvéolos mal ventilados que continuam a ser perfundidos, desequilibrando assim a relação ventilação-perfusão, caracterizando um *shunt* pulmonar. A hipoxemia resultante desse processo pode levar a taquipneia e aumento da ventilação-minuto, com aumento da eliminação de $CO_2$ e hipocapnia, com consequente alcalose respiratória.

A evolução da asma é variável segundo a idade de início dos sintomas e o fator etiológico implicado. A maioria das crianças asmáticas iniciam seus sintomas durante os primeiros 3 anos de vida.

São indicativos de asma:

- Um ou mais dos seguintes sintomas: dispneia, tosse crônica, sibilância, aperto no peito ou desconforto torácico, particularmente à noite ou nas primeiras horas da manhã.

- Sintomas episódicos.

- Melhora espontânea ou pelo uso de medicações específicas para asma (broncodilatadores, anti-inflamatórios esteroides).

- Diagnósticos alternativos excluídos.

A participação da fisioterapia é indicada para o tratamento da asma em todos os seus níveis de gravidade em pacientes pediátricos. Os cuidados fisioterapêuticos abrangem todos os cuidados relacionados, desde a prevenção ao tratamento das alterações decorrentes da doença, resultando em melhor preservação da função pulmonar a longo prazo.

A utilização da ventilação não invasiva com pressão positiva (VNIPP) pode ser utilizada na insuficiência ventilatória aguda decorrente da asma aguda grave, com nível de recomendação A (I Consenso Brasileiro de Ventilação Pulmonar Mecânica em Pediatria e Neonatologia). Os broncodilatadores, via nebulização, podem ser fornecidos no circuito inspiratório dos aparelhos geradores de pressão positiva (Fig. 9.3) A associação da terapia broncodilatadora com a VNIPP pode otimizar a terapia de manutenção da via aérea permeável, maximizando a broncodilatação, diminuindo a resistência das vias aéreas e evitando complicações da intubação intratraqueal (veja mais detalhes no Capítulo 11). Beers *et al.* (2007), ao avaliarem 73 pacientes com asma aguda em uso de BiPAP com broncodilatador, observaram redução acentuada da frequência respiratória e aumento da saturação de oxigênio dessas crianças.

Os episódios agudos, ameaçadores à vida, às vezes não são bem tolerados pelas crianças, sendo necessárias a intubação traqueal e a instituição da ventilação pulmonar mecânica (VPM). A intubação traqueal está associada a uma elevada

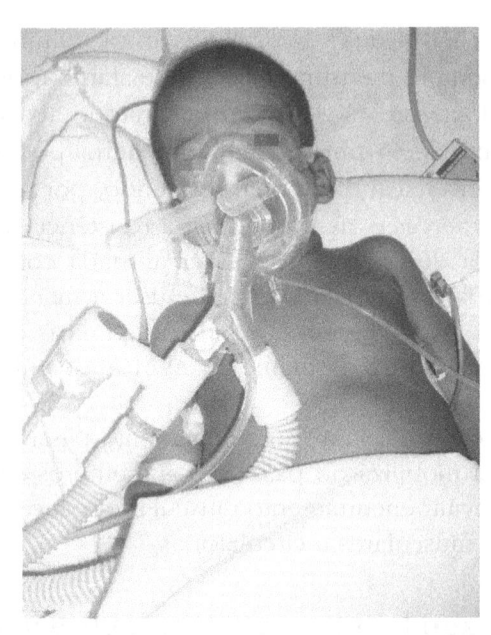

**Fig. 9.3** ■ Utilização da nebulização associada à VNIPP em pacientes asmáticos.

morbidade, podendo aumentar o grau de inflamação e de obstrução das vias aéreas. Assim, a decisão de intubar uma criança asmática deve ser tomada de maneira cautelosa, sendo uma decisão clínica e multiprofissional. Nesse sentido, a colaboração da fisioterapia tem se tornado cada vez maior, contribuindo para uma melhor adaptação desses pacientes à ventilação e reduzindo, assim, suas complicações.

Logo após a intubação, pode haver aumento da hiperinsuflação dinâmica que, dependendo do grau, pode estar associada com o risco de barotrauma e hipotensão. A tentativa de manter os valores de $CO_2$ na faixa normal pode exacerbar a hiperinsuflação e suas complicações. Portanto, o conhecimento fisiopatológico da asma aguda grave é de fundamental importância para os ajustes adequados dos parâmetros da AVM.

Os modos de ventilação controlada são recomendados no período imediato à intubação, para melhor descanso da musculatura respiratória. Por apresentar a pressão de via aérea mais estável, a ventilação com pressão controlada é preferível em relação ao modo volume controlado, especialmente nos casos graves em que a resistência de vias aéreas é bastante elevada. A hipercapnia permissiva é a estratégia ventilatória recomendada para diminuir a hiperinsuflação dinâmica e suas complicações. Essa estratégia é fornecida por meio de hipoventilação controlada, oferecendo menor volume corrente e/ou frequência de ciclagem do aparelho mais baixa (cerca de 15 incursões por min) e mantendo um tempo expiratório mais elevado (relação I/E > ou = 1/3). A mecânica pulmonar, principalmente a auto-PEEP, deve ser sempre mensurada para se evitar o aprisionamento significativo de gás, mantendo-se pressão de pico inspiratório abaixo de 40 $cmH_2O$ e a pressão de platô abaixo de 35 $cmH_2O$. A PEEP externa poderá ser utilizada como uma tentativa de desinsuflação pulmonar, podendo, por ação mecânica, manter maior calibre nas vias aéreas e, assim, reduzir a resistência ao fluxo de ar.

A fração inspirada de oxigênio deve ser ajustada com base na gasometria arterial ou na oximetria de pulso, devendo-se usar a menor $FiO_2$ que mantenha a $SaO_2$ acima de 95%. Ao melhorar as condições clínicas da criança, deve-se de imediato iniciar o processo de desmame da AVM e a extubação precoce do paciente.

Após a estabilização do quadro, o alongamento passivo da musculatura respiratória acessória e a mobilização passiva dos membros superiores e inferiores são necessários para evitar encurtamento muscular e redução da função muscular, impedindo alterações musculares e circulatórias.

## Broquiolite viral aguda e bronquiolite obliterante

A bronquiolite é definida como lesões das pequenas vias aéreas, agudas ou crônicas, fibrosantes ou não, encontradas em grande número de doenças. Geralmente, não costumam ser específicas ou isoladas, entretanto algumas delas ocorrem isoladamente e têm quadro clínico e histopatológico próprios.

A bronquiolite viral aguda (BVA) é uma doença inflamatória aguda, causada pelo vírus sincicial respiratório (VSR) em cerca de 60% a 80% dos casos, e que afeta predominantemente os bronquíolos, causando obstrução da luz e promovendo importantes alterações funcionais. Acomete crianças jovens nos 2 primeiros anos de vida, com pico de incidência entre 2 e 10 meses de idade. Os fatores de risco para desenvolver a BVA são principalmente lactentes de baixo peso ao nascer, com ausência de aleitamento materno, filhos de mãe fumante e de baixo poder aquisitivo.

A bronquiolite obliterante (BO) também é uma doença obstrutiva das vias aéreas inferiores, porém de caráter crônico, que acomete preferencialmente lactentes, do sexo masculino, geralmente após um quadro de BVA. Portanto, ela é uma síndrome pós-infecciosa cujas principais características são a gravidade da obstrução respiratória e a ausência de resposta aos tratamentos empregados, em oposição aos quadros mais benignos e autolimitados que se seguem à bronquiolite viral aguda.

A BVA ocasionada pelo VSR é decorrente da infecção e de reações inflamatórias da mucosa respiratória, resultando em oclusão parcial das vias aéreas distais. Histologicamente, essa doença apresenta necrose do epitélio respiratório, inflamação monocitária com edema de tecidos peribrônquicos e obstrução das vias aéreas distais com presença de muco e fibrina. Devido ao pequeno calibre das vias aéreas distais e à ausência de imunidade madura contra os diversos vírus, os lactentes são mais predispostos a essa doença.

A descamação das células epiteliais do trato respiratório, o edema da superfície mucosa e a hiper-reatividade da musculatura lisa das vias aéreas decorrentes da replicação viral são os principais responsáveis pelos sintomas da BVA.

A fisiopatologia da BO pós-infecciosa é basicamente a mesma da BVA, sendo a primeira expressa por uma obstrução fixa e mínima resposta ao tratamento, com padrão histológico típico de bronquiolite constritiva, caracterizada pela presença abundante de tecido fibroso. Geralmente é uma lesão das pequenas vias aéreas, com discreto envolvimento do parênquima pulmonar. A mucosa brônquica é lesada e sua luz é ocupada por tecido fibroso, produzindo obstrução parcial ou completa de bronquíolos terminais. Ocorre deposição de colágeno na submucosa, levando a estreitamento concêntrico progressivo e a distorção da luz brônquica, estase de muco e inflamação crônica, que podem persistir até a idade adulta.

As bronquiolites predominam nos períodos de inverno. Os primeiros sinais geralmente são os de um resfriado comum, iniciando por quadro de infecção do trato respiratório superior, com presença de corrimento nasal seroso, espirros, tosse e febre. A tosse primeiramente é seca e vai intensificando-se, tornando-se espástica e persistente. Nesse momento, é frequente a presença de taquidispneia progressiva, instalando-se um quadro de insuficiência respiratória de gravidade variável. O desenvolvimento gradual de dificuldade respiratória caracteriza-se por tosse sibilante paroxística, dispneia, irritabilidade, insônia, inapetência, taquicardia e vômitos ocasionais. Além disso, também podem ser evidenciados tiragem (intercostal, subcostal e supracostal), batimentos de asas do nariz, tórax hiperexpandido, sibilos e estertores finos. A respiração pode variar de 60 a 80 incursões/minuto e a cianose pode estar presente nas crianças mais gravemente comprometidas.

Na BO, o paciente, tipicamente, mantém sibilância, taquipneia, dispneia e tosse persistente por semanas ou meses após a infecção inicial. A doença pode persistir por anos, após a agressão inicial, com pioras devido a exacerbações por infecções virais, resultando em supuração, atelectasias e pneumonias.

A gravidade clínica da bronquiolite tem sido variável e pode ser classificada, de forma geral, de acordo com o escore de Wood-Downes para bronquiolite, em: leve (1-3 pontos), moderada (4-7 pontos) e grave (8-14 pontos) (Quadro 9.4).

A fisioterapia respiratória é parte integral e essencial do tratamento de pacientes com quadro de bronquiolite e dispõe atualmente de técnicas e manobras eficazes para tal.

A hiperinsuflação dinâmica que ocorre caracteristicamente na bronquiolite pode ocasionar encurtamento da musculatura respiratória, principalmente do diafragma, diminuindo, assim, sua eficiência, levando ao aumento do trabalho respira-

**Quadro 9.4** ■ Escore de Wood-Downes para bronquiolite

| Pontos | Sibilância | Tiragem | Frequência respiratória (ipm) | Frequência cardíaca (bpm) | Ventilação | Cianose |
|--------|-----------|---------|-------------------------------|---------------------------|-----------|---------|
| 0 | Ausente | Ausente | < 30 | < 120 | Boa simétrica | Ausente |
| 1 | Final da expiração | Intercostal | 31-45 | > 120 | Regular simétrica | Presente |
| 2 | Toda expiração | Supraclavicular e asa do nariz | 46-60 | | Muito diminuída | |
| 3 | Inspiração e expiração | Supraesternal e subcostal | > 60 | | Tórax silencioso | |

tório. A aplicação de VNIPP pode reduzir esse trabalho, podendo ser utilizada em crianças com bronquiolite, com nível de recomendação A (I Consenso Brasileiro de Ventilação Pulmonar Mecânica em Pediatria e Neonatologia). Estudos vêm demonstrando que esse suporte ventilatório está relacionado com a redução da $PCO_2$, da frequência respiratória, do uso de musculatura acessória, bem como com a melhora do escore clínico da doença. No entanto, a bronquiolite traz sequelas que podem conduzir à insuficiência respiratória, sendo necessária a intubação endotraqueal.

Os princípios básicos e mais aceitos utilizados como estratégia para ventilar uma criança com bronquiolite são basicamente os mesmos da ventilação na asma. No entanto, devem ser levadas em consideração algumas particularidades da bronquiolite. De imediato, essa doença provoca perturbações funcionais e, sobretudo, aumento do volume pulmonar, da resistência pulmonar total e a diminuição da complacência dinâmica, responsáveis pelo trabalho respiratório aumentado. Em função da maior tendência ao colapso alveolar, pelas características anatômicas próprias da idade, há aumento do quadro de hipoxemia pelo aumento do *shunt* intrapulmonar, que é consequente à vasoconstrição hipóxico-reflexa. Na tentativa de minimizar a resistência, que é bastante variável nessa doença, é importante enfatizar a terapia de remoção de secreção, assim como na eventual reexpansão de atelectasias, tendo-se o cuidado necessário na escolha da melhor técnica empregada para evitar complicações no quadro clínico.

Semelhante à abordagem na asma, é comum a decisão pela estratégia ventilatória que aceita a hipoventilação com hipercapnia permissiva (até 80 a 100 mmHg, desde que o pH esteja acima de 7,2), a fim de que se possa limitar o PIP a níveis inferiores a 40 cmH$_2$O, minimizando a possibilidade de barotrauma. Devido às sequelas anatomofisiológicas no sistema pulmonar com o tempo prolongado da intubação traqueal, deve-se reduzir o tempo de IOT e ventilação mecânica, minimizando o ônus despendido para o tratamento deste grupo de pacientes.

A fisioterapia pode-se ainda utilizar de técnicas de reabilitação da musculatura ventilatória em pacientes com obstrução ventilatória acentuada, principalmente no quadro crônico, como na BO. Um bom posicionamento da criança também é imprescindível para a sua melhora clínica. Deve-se elevar bastante a cabeça do bebê, de preferência em decúbito dorsal, evitando-se qualquer posição que dificulte a respiração abdominal.

Assim, uma intervenção fisioterapêutica precoce pode prevenir a morbidade que está associada a essas crianças e, ainda, melhorar a qualidade de vida delas.

## Atelectasias

A atelectasia pode ser definida como a diminuição de alvéolos funcionantes, ou, ainda, perda reversível de pulmão aerado.

Esta condição pode ser desencadeada por diversos mecanismos a partir dos quais podemos classificar as atelectasias em:

- Atelectasia de reabsorção: decorrente da obstrução das vias aéreas por secreção ou por corpo estranho, ou ainda por alterações da parede do brônquio (edema de mucosa, tumores ou espasmos da musculatura lisa). Tais situações causam aprisionamento aéreo alveolar, na parte distal da obstrução, do qual o conteúdo é reabsorvido.

- Atelectasia adesiva: provocada por aumento da tensão superficial e deficiência de surfactante.

- Atelectasia passiva: causada pela disfunção diafragmática, ou hipoventilação, ou ainda por redução da elasticidade ou da complacência do parênquima pulmonar, fatores que impossibilitam a manutenção adequada das capacidades e volumes pulmonares.

- Atelectasia compressiva: decorrente de pressão local direta no parênquima pulmonar. Ocorre devido ao aumento cardíaco, tumores ou deslocamento de vísceras (hérnia diafragmática ou eventração diafragmática, por exemplo), distensão abdominal; ou devido à pressão intrapleural aumentada, ocasionada por derrames pleurais ou pneumotórax.

- Atelectasia cicatricial: causada por fibrose pulmonar.

Quando a via aérea está ocluída, o ar fica aprisionado na região distal à obstrução e os gases são absorvidos pelo sangue que perfunde o local.

A utilização de altas frações inspiratórias de oxigênio ($FiO_2$) promove depleção rápida dos níveis de nitrogênio do organismo, um gás "estabilizador" alveolar, havendo assim redução da concentração de nitrogênio do gás alveolar. Esse fenômeno pode produzir colapso pulmonar, pois o oxigênio se difunde rapidamente para o sangue e o alvéolo perde sua fonte de estabilização. Sendo assim, a pressão gasosa no interior do alvéolo cai progressivamente até que haja o colapso. Tais situações descritas dão origem à atelectasia de reabsorção.

Já as atelectasias adesivas resultam de alterações qualitativas ou quantitativas de surfactante, levando ao aumento da tensão superficial e, consequentemente, diminuição do volume pulmonar. Tais alterações podem ocorrer nas doenças com alteração desta substância, como na doença da membrana hialina, em que há deficiência na produção de surfactante em bebês prematuros, ou ainda em situações cirúrgicas, em que há alteração do surfactante devido ao uso de agentes anestésicos.

O pulmão contém fibras musculares lisas, envolvidas por fibras elásticas na porção distal da via aérea, incluindo os sacos alveolares. Esse elemento mioelástico mantém o estado de contração do tecido pulmonar. A tendência ao colapso pulmonar é balanceada, na capacidade residual funcional (CRF), pela tendência da parede torácica de expandir-se, explicando por que o colapso pulmonar acompanha o pneumotórax, mesmo quando o sistema surfactante está intacto, nas atelectasias compressivas.

A taxa e a extensão do colapso são modificadas pela ventilação colateral através dos poros intra-alveolares (poros de Kohn) e pelas comunicações bronquíolos-alveolares (canais de Lambert). Ambas as estruturas apresentam menor desenvolvimento durante os primeiros meses de vida, e por isso a atelectasia é mais frequente em lactentes.

A atelectasia do perioperatório pode ocorrer devido à alta taxa de reabsorção dos gases, decorrente do aumento da fração inspirada de oxigênio e da redução da relação ventilação/perfusão (V/Q); por alteração do surfactante devido ao uso de agentes anestésicos, duração do ato cirúrgico e redução do volume corrente (VC); por compressão (tração) pulmonar decorrente da utilização de anestesia intravenosa ou inalatória; tempo de cirurgia; tipo de cirurgia; posicionamento do paciente no ato cirúrgico; obesidade; doença pulmonar prévia e idade, entre outros fatores.

Aproximadamente 8% das crianças em ventilação mecânica desenvolvem atelectasia pulmonar com aumento concomitante da morbidade e do tempo de permanência hospitalar. Não existe padrão-ouro para o tratamento da atelectasia em pediatria.

Ao avaliar um paciente com atelectasia, é importante compreender o mecanismo, a causa e o significado funcional das atelectasias em que o paciente está submetido antes de definir o tratamento, porque nenhuma terapia individual é suscetível de ser bem-sucedida em todas as formas de atelectasia.

Alguns tratamentos têm sido propostos para a resolução de atelectasias, porém ainda há necessidade de estudos fundamentados em evidências para um melhor manejo desta condição. Entre os tratamentos propostos, encontram-se a fisioterapia respiratória, broncodilatadores, broncoscopia com fibra ótica, DNase recombinante humana, pressão positiva expiratória final (PEEP) e surfactante.

A broncoscopia com fibra ótica para aspirar secreções tem sido utilizada no tratamento de obstruções de vias aéreas proximais. No entanto, apesar de ter sido encontrada uma taxa significativa de sucesso na resolução de atelectasias em pacientes de terapia intensiva pediátrica, outro estudo controlado e randomizado encontrou pouca resposta na recuperação da perda de volume pulmonar quando comparada à fisioterapia respiratória, e pode demonstrar efeitos adversos sobre a pressão intracraniana.

A nebulização com broncodilatadores é tradicionalmente recomendada para o manejo de atelectasias. Em pacientes com broncoconstrição aguda, um broncodilatador pode aumentar o diâmetro das vias aéreas e, consequentemente, melhorar a depuração de secreção, mas não há estudos publicados que avaliem o seu uso no tratamento de atelectasias em pacientes asmáticos comparativamente com não asmáticos.

A DNase nebulizada ou aplicada diretamente na traqueia reduz as propriedades viscoelásticas da secreção purulenta das vias aéreas por quebrar o ácido desoxirribonucleico altamente polimerizado. Reduzir a viscosidade das secreções torna mais fácil a eliminação das mesmas, e a DNase pode, assim, reduzir os tampões de muco das vias aéreas e, consequentemente, melhorar a atelectasia.

A presença de atelectasia em adultos ventilados foi associada com aumento de marcadores inflamatórios e redução de surfactante no lavado broncoalveolar. Isso sugere um possível papel do surfactante, e tem sido usado com sucesso para reexpansão de atelectasias.

Para atelectasias não desencadeadas por obstrução das vias aéreas por secreção, a elevação da pressão positiva expiratória final (PEEP) tem sido utilizada e resultou na resolução completa da atelectasia lobar em quatro pacientes e em reexpansão de atelectasia em estudos experimentais.

A aplicação de pressão positiva expiratória final (PEEP) de 10 $cmH_2O$ pode reabrir o tecido colapsado. Entretanto, algumas atelectasias persistem, sendo necessário aumentar a PEEP para reexpandir essas unidades alveolares, mas a PEEP pode não ser a ideal, pois o *shunt* intrapulmonar não é diminuído e a oxigenação arterial pode não melhorar. A persistência do *shunt* pode ser explicada pela redistribuição do fluxo sanguíneo para as zonas dependentes do pulmão, quando se aumenta a pressão intratorácica; assim, o pulmão com colapso residual recebe grande parte do fluxo sanguíneo pulmonar quando a PEEP é aplicada. O aumento da pressão intratorácica pode diminuir o retorno venoso e o débito cardíaco. O pulmão pode recolapsar rapidamente após a descontinuação da PEEP, de forma que após 1 minuto ao fim de sua utilização, o colapso é tão grande quanto ao anterior à sua aplicação.

Várias estratégias ventilatórias podem produzir ou piorar a lesão pulmonar, como a utilização de volumes correntes elevados, altas taxas de pico de pressão e o colapso alveolar no final da expiração com a reabertura cíclica. A lesão pulmonar secundária à ventilação é atenuada se o volume no final da expiração for mantido pela administração da PEEP. Adicionalmente, a ventilação com CRF baixa piora a lesão pulmonar, possivelmente pelo fechamento repetido das pequenas vias aéreas, a PEEP atenua esta lesão. Portanto, o recrutamento do pulmão atelectásico reduz os efeitos lesivos da VPM.

A fisioterapia é tradicionalmente o tratamento de primeira linha para atelectasias; no entanto, existem poucos estudos abordando o tratamento da atelectasia com fisioterapia respiratória em pediatria.

Um estudo identificou que a utilização da percussão manual e da drenagem postural não adiciona nenhuma eficácia ao tratamento da atelectasia aguda em relação à tosse e à respiração profunda. Em pacientes adultos, quando comparados dois grupos (Grupo 1 = hiperinsuflação manual + aspiração das vias aéreas; Grupo 2 = vibração manual + drenagem postural), observou-se aumento na taxa de resolução das atelectasias (8% e 60%), com melhores resultados no Grupo 1. Um estudo randomizado controlado com 37 pacientes adultos, comparou o tratamento com fisioterapia respiratória (sem suporte ventilatório: inspirações profundas durantes 3 minutos; ou intubados: múltiplas insuflações de 1 L a 2 L com uma bolsa autoinflável, a cada 4 horas; nebulização, aspiração e drenagem postural) com um grupo de pacientes submetidos à broncoscopia. Concluiu-se que não houve diferença na resolução da taxa de atelectasia entre os grupos após 24 horas ou 48 horas de realização dos procedimentos.

Embora a fisioterapia respiratória e a broncoscopia sejam os tratamentos frequentemente utilizados para a atelectasia, existem poucos estudos randomizados e controlados abordando esses métodos de tratamento. Entretanto, na clínica diária de fisioterapeutas pediátricos, há tendência à não utilização da percussão manual (tapotagem) e à utilização frequente da hiperinsuflação manual associada à PEEP; à hiperinsuflação manual associada ao direcionamento de fluxo; à hiperinsuflação com a utilização do *push* do aparelho de VPM associada ao direcionamento de fluxo; ao recrutamento alveolar; à utilização da VPM não invasiva com pressão positiva; e à utilização de técnicas de inspirações profundas ativas. Também tem-se optado pela intervenção fisioterapêutica nos casos de atelectasia após a extubação, principalmente quando é necessária a utilização de altas taxas de $O_2$.

Um estudo experimental demonstrou que a técnica de fisioterapia respiratória de compressão torácica (na fase expiratória da ventilação) com descompressão brusca ao início da fase inspiratória não contribuiu para a reexpansão das unidades alveolares colapsadas de ratos sedados e submetidos à ventilação mecânica (VM), pois não modificou a oxigenação ($PaO_2/FiO_2$), a complacência pulmonar e a $PaCO_2$.

Para reexpandir áreas com atelectasia é necessário que os tampões de muco sejam removidos e que ocorra aumento da pressão transpulmonar. A técnica de compressão e descompressão torácica brusca auxilia a remoção do muco, pois aumenta o tempo expiratório, mas não contribui para a reexpansão pulmonar em pediatria, pois, para que isto ocorra, é necessária a utilização de altas pressões inspiratórias. Dessa forma, a compressão torácica bilateral é contraindicada para recém-nascidos e lactentes, pois ao se comprimir bilateralmente o tórax, consequentemente se reduz temporariamente o recuo elástico pulmonar e, como nesta faixa etária a criança apresenta menor volume corrente (VC), ela não é capaz de gerar espontaneamente um fluxo inspiratório suficiente para retornar ao VC basal, o que provavelmente poderá predispor o colapso de unidades alveolares.

Nessa faixa etária estão indicadas as técnicas de aumento do fluxo expiratório (AFE) sem compressão toracoabdominal, associada ou não à vibração manual. A VM não invasiva pode ser utilizada para o tratamento da atelectasia. Geralmente, tem-se optado pela utilização do modo ventilatório com pressão positiva em dois níveis (BiPAP). Em pediatria, não existem estudos avaliando a utilização da VM não invasiva para o tratamento das atelectasias pulmonares. Porém, na prática clínica, esta modalidade tem sido frequentemente utilizada de forma intermitente.

## Síndrome do desconforto respiratório agudo

A lesão pulmonar aguda (LPA) e sua forma mais grave, a síndrome do desconforto respiratório agudo (SDRA), são desordens devastadoras, de caráter inflamatório, início agudo, que levam à hipoxemia e à insuficiência respiratória; porém, esses conceitos são pobremente definidos em crianças. Após várias nomenclaturas citadas no passado, a conferência de consenso americano europeu (1994) determina critérios mais definidos para o diagnóstico dessa situação clínica para adultos e crianças utilizando quatro parâmetros clínicos, a saber: (a) início agudo, (b) hipoxemia arterial grave refratária à oxigenioterapia ($PaO_2/FiO_2 \leq 200$ para SDRA e $PaO_2/FiO_2 \leq 300$ para LPA), (c) inflamação pulmonar difusa (infiltrado bilateral na radiografia de tórax) e (d) ausência de hipertensão atrial esquerda.

A SDRA é uma forma aguda e grave de injúria capilar pulmonar que gera edema de permeabilidade, sendo consequência de insulto direto ou local (pulmonar) ou indireto ou distante (extrapulmonar) que, por sua vez, produzem consolidação e colapso pulmonar, respectivamente, sendo este fator responsável por diferentes evoluções da doença.

A LPA/SDRA é uma condição clínica responsável por altas morbidade e mortalidade e nos custos hospitalares em crianças. Possui prevalência muito variada, dependendo da UTIP analisada, e alguns estudos demonstraram uma variação entre 0,6% e 7%, sendo observada uma frequência menor em crianças, quando comparadas à população adulta. Porém, a ocorrência da síndrome em resposta a infecções virais é mais comum em crianças. Não existem estudos brasileiros de prevalência para ocorrência de SDRA em crianças.

Os fatores de risco e a fisiopatologia da doença são similares aos encontrados nos adultos, sendo a causa inicial mais comum a infecção, especialmente do trato respiratório inferior.

Em relação ao diagnóstico da SDRA, este é dado apenas por critérios clínicos já citados, visto que a histologia pulmonar que poderia evidenciar o dano alveolar difuso não é comum nessa população. Em recente revisão sobre LPA/SDRA em crianças, revelou-se que, com o diagnóstico feito pelos critérios definidos pela conferência de consenso, a duração média de ventilação mecânica para esses pacientes é de 10 a 16 dias e a taxa de mortalidade permanece alta, entre 10% e 40%.

Infecções não tratadas, necrose tecidual, pancreatite e outras causas que iniciem uma cascata inflamatória podem levar ao desenvolvimento dessa síndrome. A identificação da causa é essencial para otimizar os resultados clínicos; por essa razão, a antibioticoterapia precoce é ainda fortemente recomendada para os casos suspeitos de infecção. Recomenda-se, ainda, minimizar a hipoxemia, pois esta pode levar à morte celular, lesar o desenvolvimento cerebral e causar dano em outros órgãos a distância, o que prolongaria ainda mais a recuperação do paciente.

Além disso, sabe-se que a ventilação mecânica utilizada durante o curso principal da doença salva muitas vidas, porém a própria estratégia ventilatória usada para manter adequada troca gasosa nesses pacientes pode exacerbar ainda mais a injúria e a inflamação pulmonar.

### Suporte respiratório em crianças com LPA/SDRA

Em relação aos cuidados com o suporte respiratório para crianças com LPA/SDRA, muitas dúvidas e incertezas ainda pairam sobre as terapias intensivas pediátricas de todo o mundo, certamente pela falta de dados e publicações científicas a esse respeito. A morbidade e a mortalidade podem ser reduzidas quando adotadas estratégias ventilatórias protetoras. Algumas recomendações serão comentadas a seguir.

Após o protocolo de tratamento respiratório para adultos do National Institutes of Health ARDS Clinical Trials Network (ARDSNet), que sugeria $PaO_2$-alvo entre 55 e 70 mmHg e $SpO_2$ entre 88% e 92%, questionou-se essa estratégia para pediatria, visto que o efeito de menores níveis de oxigênio sobre o cérebro em desenvolvimento é desconhecido e não existem estudos de seguimento que avaliem a função cerebral. Por esta razão, recomenda-se que a oxigenação seja um pouco melhor e a $SpO_2 > 90\%$. Porém, não existem estudos que suportem também essa estratégia.

Atualmente, se considera também que, para se manter níveis de pH e $PaCO_2$ normais é necessário um suporte ventilatório mais intensivo, e essa estratégia leva

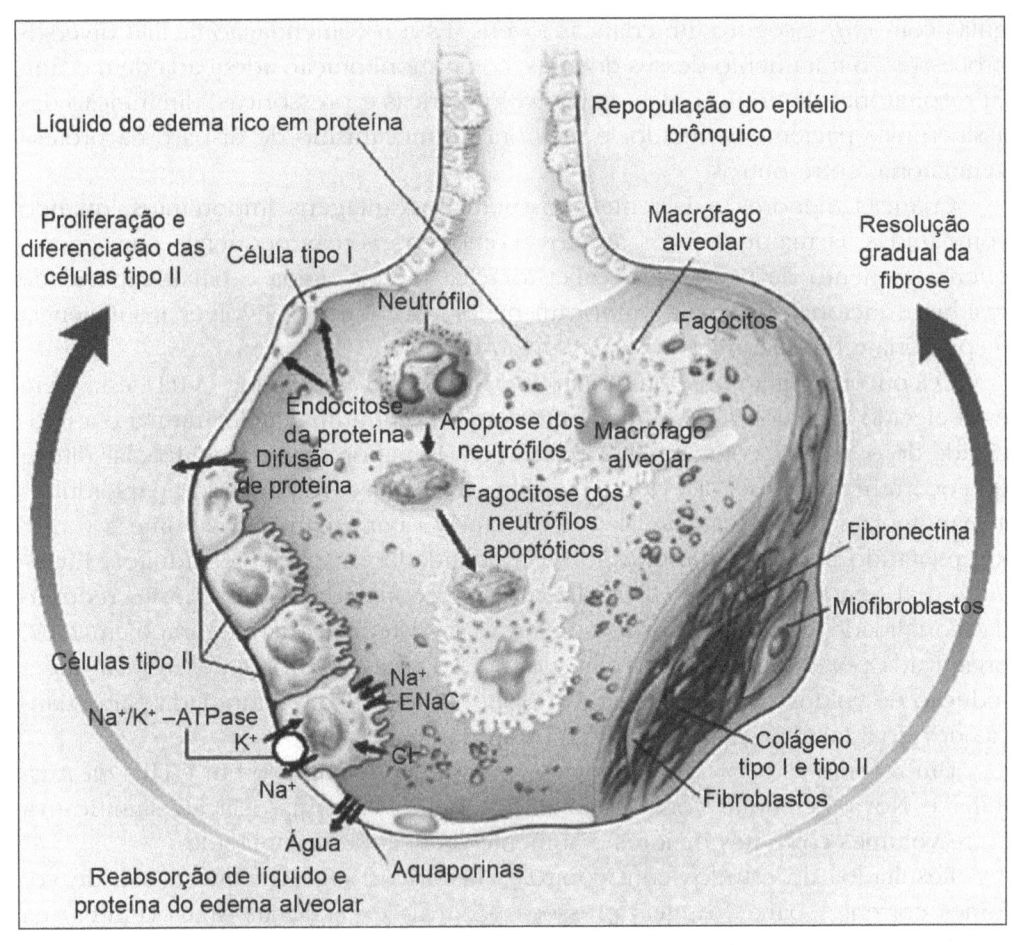

**Fig. 9.4** ▪ Lesão inflamatória da membrana alvéolo-capilar e do interstício pulmonar responsável por importante hipoxemia.

a maior dano pulmonar; por esta razão, manter pH baixo e $PaCO_2$ mais alta tem sido bem tolerado também em crianças. Acredita-se que níveis mais altos de $PaCO_2$ não sejam lesivos para o cérebro, mas estudos rigorosos a longo prazo também não têm sido feitos. Os níveis do pH-alvo (7,30 a 7,45) que têm sido descritos na literatura são os mesmos que dos pacientes adultos recomendados por ensaios clínicos conhecidos, como Ware & Matthay (2000) e o ARDS Network (2000). A literatura também não apresenta diretrizes que orientem claramente a equipe intensiva sobre o momento correto de proceder a intubação e o suporte ventilatório invasivo, descrevendo apenas que o rebaixamento do nível de consciência e a inabilidade de proteger as vias aéreas são condições claras para este procedimento.

Segundo Clements *et al.* (2007), a escolha do tamanho apropriado para a cânula endotraqueal é importante, porém é sugerido fortemente que o uso de cânulas com *cuff* é seguro em crianças jovens. Essa recomendação facilita diversos processos no tratamento desses doentes, como monitoração adequada de mecânica respiratória, diminuição das perdas volumétricas e pressóricas, diminuição das assincronias paciente-ventilador e melhora no mecanismo de disparo da prótese ventilatória, entre outros.

Crianças menores e lactentes possuem desvantagens importantes, quando comparadas às maiores e aos adultos, como vias aéreas pequenas com consequente aumento de resistência, caixa torácica menos rígida e baixa capacidade residual funcional, as quais provocam maior risco de desenvolver insuficiência respiratória e hipoxia mais rápida e sustentada.

O conceito da injúria pulmonar induzida pelo ventilador (VILI) está bem estabelecido na literatura e, juntamente com o volutrauma, atelectrauma e a toxicidade do oxigênio, constitui os mecanismos formadores do dano alveolar difuso que ocorrem na doença. Devido a este fato, a ARDSNet recomendou para adultos a manutenção da pressão de platô $\leq 30$ $cmH_2O$ para manter o volume $\leq 6$ mL/kg, relatando com isso diminuição da mortalidade em pacientes adultos. Entretanto, existem estudos que contradizem essa recomendação no quesito redução da mortalidade, como demonstrou uma revisão sistemática da Cochrane em 2007, organizada por Petrucci e Iacovelli. Além disso, alguns autores descrevem que a redução de volume proposta pela ARDSNet não pode ser extrapolada para crianças devido à falta de estudos clínicos equivalentes.

Um recente estudo observacional e prospectivo realizado em UTIPs da Austrália e Nova Zelândia, com 117 crianças, demonstrou associação significativa entre volumes correntes maiores e aumento da taxa de mortalidade.

Resultados de estudos com controles históricos sugerem que o uso de volumes correntes baixos e altas pressões positivas expiratórias finais (PEEPs) na SDRA/ALI pediátrica tem se tornado bastante comum ao longo do tempo em todo o mundo, e isso pode explicar a melhora nos resultados relatados quando comparados há 2 décadas.

Corroborando com as questões citadas, o I Consenso Brasileiro de Ventilação Mecânica em Neonatologia e Pediatria concede grau de recomendação C para limitar VC $\leq 6$ mL/kg, manter platô $\leq 30$ $cmH_2O$ e PEEP adequada. Não existem, porém, dados para sugerir qual modo ventilatório é mais eficaz para conduzir esses pacientes.

Sobre uso da $FiO_2$, tem sido recomendado usá-la para manter $PaO_2 \geq 60$ mmHg e/ou $SpO_2 \geq 90\%$, mantendo-a sempre que possível $< 60\%$, sendo para esse quesito concedido grau de recomendação D. O uso de concentrações de oxigênio altas e por períodos prolongados associa-se ao prolongamento e/ou à piora da LPA/SDRA relacionados com o aumento da formação de radicais livres.

O uso de PEEPs altas tem sido considerado como parte da estratégia ventilatória protetora na tentativa de manter um adequado recrutamento pulmonar, que é prejudicado pelo uso dos baixos volumes correntes; a despeito dessa função importante da pressão positiva expiratória, seus valores ideais, ou seja, níveis de "PEEP ótimos", ainda são controversos. Não há estudos controlados e randomizados em pediatria, segundo o consenso de ventilação mecânica, sobre mais esse quesito, sugere grau de recomendação D. Na prática clínica diária, em crianças maiores (pré-escolares e escolares) quando selecionadas de forma adequada, o uso de PEEPs entre 12 e 15 $cmH_2O$ é bem tolerado, com poucos efeitos sobre a hemodinâmica. É importante realizar um ajuste mais fino no controle das pressões nessas crianças, isto é, monitorar a mecânica respiratória e os índices de oxigenação de forma rigorosa.

Finalmente, quanto ao uso da manobra de recrutamento alveolar (MRA) em crianças, pouco pode ser citado, pois a evidência é escassa e faltam estudos randomizados. Sua eficácia é relatada nos casos em que se observa melhora na oxigenação em situações como perda de PEEP (desconexão do ventilador), atelectasias difusas importantes, uso de $FiO_2$ elevada e hipoxemia refratária. O consenso de ventilação mecânica concede grau de recomendação C para o uso da MRA.

Sobre o melhor método para retirada da assistência ventilatória mecânica de crianças que desenvolveram SDRA, também não existem evidências. Randolph *et al.* (2002) não encontraram diferenças significativas entre desmamar com pressão de suporte (PSV), volume de suporte (VSV) ou sem protocolo na abreviação no tempo de desmame para um grupo heterogêneo de crianças com insuficiência respiratória aguda e de etiologias neurológicas. Deste modo, não existem métodos de desmame específicos para LPA/SDRA para crianças, assim como também faltam critérios definidos para escolher o momento ideal da extubação.

## Suporte não respiratório em crianças com LPA/SDRA

A terapia com óxido nítrico inalatório em baixas doses pode aumentar a oxigenação nesses pacientes sem modificar, entretanto, os resultados clínicos, segundo Adhikari *et al.* em metanálise publicada em 2007. Porém, existe indicação para usá-la como terapia de resgate em casos de hipoxia inicial refratária grave, sendo concedido grau de recomendação A.

Outra estratégia de tratamento bastante relatada é o uso da posição prona para esses pacientes. Os benefícios da posição prona sobre a oxigenação estão bem estabelecidos na literatura, tanto para adultos quanto para crianças, e deve ser considerada nas formas mais graves de SDRA e sempre que o paciente necessitar de $FiO_2 \geq 60$, PEEPs $\geq 10$ $cmH_2O$, para manter a $SpO_2 > 90\%$. Foi concedido o grau de recomendação A, segundo o consenso de ventilação mecânica em pediatria.

O primeiro ensaio clínico controlado, multicêntrico e randomizado que analisou se o aumento na oxigenação com a posição prona também aumenta outros resultados clínicos em crianças foi o de Curley *et al.* e o grupo de estudos em posição prona em pediatria em 2006. Foi demonstrado que o aumento da oxigenação resultante da posição prona permitiu reduzir a intensidade do suporte ventilatório, a $FiO_2$ e a pressão média de vias aéreas, podendo-se prever, com isto, a redução da VILI e a recuperação mais rápida do paciente.

Em revisão sistemática e metanálise realizada em 1999 e revisada em 2008, foram avaliados os efeitos da posição prona na SDRA em adultos e crianças, incluindo 20 estudos com um total de 297 pacientes. Um percentual de 69% respondeu bem à posição e foi demonstrada melhora da oxigenação, $FiO_2$ menos tóxicas e o emprego mais baixo de pressões de vias aéreas.

## RECONDICIONAMENTO E MOBILIZAÇÃO NA CRIANÇA AGUDAMENTE ENFERMA

Entre as consequências da internação na UTI pediátrica, a equipe deve estar atenta às desordens que podem se instalar na criança em consequência do tempo prolongado no leito, mais conhecido como síndrome da imobilidade. Esta síndrome se caracteriza pela presença de distúrbios circulatórios, respiratórios, ortopédicos, neuromusculares, gastrointestinais, urinários e psicológicos, entre outros, sendo de extrema importância a intervenção da fisioterapia na prevenção desta patologia e na minimização de suas consequências.

O sistema osteomuscular é, geralmente, o mais acometido pela imobilização prolongada no leito. As limitações funcionais desse sistema podem prejudicar as transferências, as posturas e os movimentos no leito, complicando os cuidados gerais de enfermagem, como posicionamento e higiene, alterar e dificultar o padrão de marcha e aumentar o risco de formação de úlceras de decúbito, prolongando assim o tempo de hospitalização. Nas crianças em fase de desenvolvimento, sobrecargas gravitacionais, particularmente na posição de sustentação de peso, contribuem para o crescimento do sistema esquelético. A ausência de sobrecarga normal nos sistemas corporais pode levar a deformidade e lesão. Esse fato é especialmente importante em crianças, visto que a permanência no leito prejudica seu crescimento estrutural.

Alterações no tecido ósseo também são observadas, como a redução da massa óssea total pelo aumento da atividade osteoclástica e excreção de cálcio, predispondo a osteopenia e a osteoporose. As contraturas podem ser outro efeito da imobilização, envolvendo músculos e tecidos moles que participam da articulação e provocando atrofia e incompetência funcional pelo desuso. Esse efeito é decorrente da redução do movimento funcional, do alongamento, da resistência e da coordenação, e não, apenas da redução do tamanho do músculo. A hipotrofia muscular ocorre por diminuição da síntese proteica que pode ser observada já na sexta hora da imobilização. No tecido articular, o imobilismo produz redução da amplitude de movimento em decorrência da proliferação de tecido fibrogorduroso, resultado da falta de atividade do líquido sinovial que nutre e lubrifica a articulação.

No sistema gastrointestinal, a imobilização pode provocar alterações, como a falta de apetite ocasionada pelo olfato e deglutição prejudicados pela posição, e presença de constipação resultante da diminuição do peristaltismo associada à inatividade. Além disso, a posição dorsal dificulta a drenagem da urina da pelve para a bexiga, e a retenção urinária predispõe a quadros de infecções. O cálcio não utilizado ou perdido dos ossos durante a imobilização facilita a formação de cálculos renais.

Painter *et al.* estudaram a capacidade física de crianças renais crônicas submetidas a transplante renal, verificando que esses pacientes tinham pouca tolerância aos exercícios e ganharam peso significativo de gordura após o transplante, ressaltando que o aconselhamento e o incentivo à atividade física são justificados como parte da rotina dos cuidados médicos a essas crianças.

São observadas, também, alterações no sistema nervoso, ocorrendo sintomas como: ansiedade, agitação, irritabilidade, desorientação têmporo-espacial, insônia, depressão, diminuição da concentração, da tolerância a dor e incoordenação.

O comprometimento do sistema cardiovascular é comum, apresentando-se como elevação da frequência cardíaca de repouso e elevação da pressão arterial sistólica pelo aumento da resistência periférica. Limperopoulos *et al.* analisaram a prevalência da limitação funcional em crianças com doenças cardíacas congênitas após cirurgia cardíaca e concluíram que a utilização de reabilitação adequada e precoce deve ser implementada para aumentar a independência funcional e melhorar a saúde e o bem-estar da criança e da família.

No aparelho respiratório, pode-se observar redução do volume corrente, volume-minuto, capacidade vital e capacidade de reserva funcional de 20% a 25%. A associação do déficit do mecanismo de tosse e do movimento ciliar dificulta a eliminação de secreções, criando um terreno propício para o desenvolvimento de infecções respiratórias.

A permanência prolongada em UTI, maior tempo de ventilação pulmonar mecânica, choque séptico, falência de múltiplos órgãos, corticoides, hiperglicemia, imobilidade relacionada com o uso de agentes bloqueadores neuromusculares e sedação prolongada são os principais fatores de risco para a neuromiopatia do paciente crítico. A incidência, a etiologia, a história natural e o prognóstico dessa patologia em crianças gravemente enfermas ainda são desconhecidos. Em estudo de série prospectivo estima-se uma incidência, em crianças agudamente enfermas, de apenas 1,7%. Este fato pode ser explicado, talvez, pela possibilidade de crianças enfermas serem menos suscetíveis ao desenvolvimento de neuropatia e miopatia, ou, mais provavelmente, de a baixa incidência dessa patologia na infância referir-se à incapacidade de reconhecer essa síndrome clínica. Os efeitos dessa patologia são amplamente estudados na literatura em pacientes adultos, porém em crianças ainda é um assunto em exploração.

Inicialmente, a avaliação deve constar da história da criança por meio do prontuário e de seus familiares. É imprescindível que se colete informações sobre o período gestacional, o nascimento e os primeiros dias de vida. Na avaliação clínica da criança, testes de desenvolvimento e testes específicos de funcionalidades podem auxiliar o fisioterapeuta a estabelecer suas condutas.

Tratando-se de lactentes e crianças agudamente enfermos, cuja avaliação em diversas posturas e movimentos pode ser difícil, e por vezes não indicada inicialmente, a observação clínica dos movimentos espontâneos e o reconhecimento das etapas do desenvolvimento motor são os instrumentos para o diagnóstico. É importante ressaltar que dependendo do nível de consciência do paciente (escala de Glasgow modificada para crianças, Capítulo 2) e da estabilidade clínica, a avaliação da *atividade motora* pode ser restrita apenas a informações do acompanhante.

O objetivo do tratamento fisioterápico consiste em transmitir e proporcionar a maior quantidade possível de experiências sensório-motoras normais, de forma ativa, antes que os padrões de movimentos anormais se tornem habituais. Os efeitos positivos do exercício incluem prevenção de disfunções, melhora, restauração ou manutenção da força muscular, resistência à fadiga, mobilidade, flexibilidade, coordenação e habilidade. Todas as atividades propostas aos pacientes imobilizados devem ser realizadas de acordo com as possibilidades de cada criança, sempre respeitando os limites de dor e a doença de base.

O posicionamento do paciente é de extrema importância para a recuperação da criança, pois minimiza as questões referentes ao prejuízo da função pulmonar, facilita a organização das funções motoras e cognitivas, favorece o desenvolvimento neurossensorial, além de auxiliar nas habilidades orais, visuais e auditivas.

Um dos maiores problemas relacionados com o posicionamento na criança agudamente enferma é a sua permanência prolongada em determinada posição. O paciente em assistência ventilatória mecânica frequentemente permanece, pela facilidade de acesso, em uma postura anormal no decúbito dorsal. Com o tempo prolongado nesta posição, podem-se observar os membros inferiores em flexão, rotação externa e abdução, com os pés mantidos em abdução e flexão dorsal (afetando posteriormente a ortostase e o desenvolvimento da marcha); os membros superiores em flexão com retração, abdução e rotação externa de ombro (dificultando direcionar as mãos à linha média).

Quando o bebê e a criança apresentam características como baixo tônus, persistência de reflexos primitivos e imaturidade do sistema nervoso central, estas os tornam mais suscetíveis em desencadear distúrbios musculosesqueléticos contra a gravidade. Pois, a fixação da musculatura cervical apresenta, em decúbito dorsal, um bloqueio do desenvolvimento da mobilidade e da cocontração na região cervical, ocorrendo assim, um desequilíbrio muscular da extensão, no esforço em adquirir uma estabilidade postural.

Esse decúbito deve ser adotado quando o paciente estiver impossibilitado de ficar em decúbito ventral ou lateral, como em uso de dreno, sonda gástrica, pós-operatório de cirurgia abdominal e cardíaca, e ainda quando não tolerar mudanças de decúbito. Ao comparar a posição horizontalizada em decúbito dorsal com a posição inclinada no mesmo decúbito, estudos revelam que a inclinação de 15° apresenta menor incidência de bradicardia e de hipoxemia, avaliadas pela impedância torácica, batimentos cardíacos e saturação de oxigênio. A inclinação a 45° está associada a melhora da oxigenação, quando comparada à posição horizontal no decúbito dorsal, e a maior força muscular do diafragma em relação ao decúbito ventral, respectivamente.

A Fig. 9.5 apresenta um bebê em posição adequada em decúbito dorsal. A cabeça recebe apoio posterior, o que não ocorre em decúbito ventral ou lateral (podendo levar a deformidades da calota craniana). A variação dos decúbitos favorece a formação arredondada do crânio. O alinhamento do tronco e a flexão do quadril obtida com o rolo ao redor do bebê favorecem a contração abdominal ativa. Os pés podem ser mantidos apoiados por meio da altura adequada do rolo. Os MMSS e os MMII são mantidos livres para a movimentação espontânea.

O posicionamento da criança em decúbito lateral apresenta alguns benefícios em relação ao decúbito dorsal, como, por exemplo, maior insuflação do pulmão supralateral e drenagem de secreções do pulmão infralateral; o decúbito lateral direito facilita o esvaziamento gástrico, além de gerar uma sustentação de peso nos

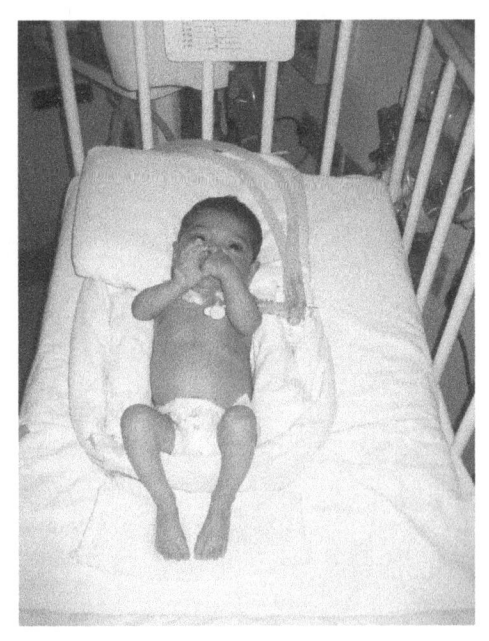

**Fig. 9.5** ■ Posicionamento adequado em decúbito dorsal.

ombros, quadris e pés, o que proporciona estímulos proprioceptivos, promovendo o desenvolvimento de tônus mais normal e aumento da estabilidade proximal. Nesse decúbito, os efeitos da gravidade são minimizados, gerando oportunidade de respostas flexoras e na linha média.

Deve-se evitar a utilização de apenas um decúbito lateral com o objetivo de minimizar a possibilidade do achatamento lateral da cabeça e o estreitamento do palato provocado pelo efeito da gravidade combinado com a superfície do colchão. A Fig. 9.6 mostra uma criança em decúbito lateral com alinhamento cervical por meio de um coxim sob a cabeça (evitando inclinações), ao longo da coluna e entre as pernas.

Em relação a bebês menores de 6 meses, a Academia Americana de Pediatria recomenda que devem ser posicionados em decúbito lateral ou dorsal. Quando o decúbito ventral é relacionado com o dorsal, não existem evidências de aumento da morbidade em crianças agudamente enfermas sob assistência ventilatória mecânica. Resultados sugerem maior oxigenação no decúbito ventral, quando comparado com o decúbito dorsal em crianças graves. Esse tipo de decúbito pode proporcionar apoio abdominal, estímulos tátil-proprioceptivos, controle postural cervical, estimular o tônus muscular, estabilizar a caixa torácica e diminuir a incidência de pneumonia associada à ventilação.

A Fig. 9.7 ilustra como o decúbito ventral pode favorecer o alinhamento dos MMII, evitando abdução e rotação externa exageradas, e a cabeça posicionada corretamente evitando flexão e extensão excessivas.

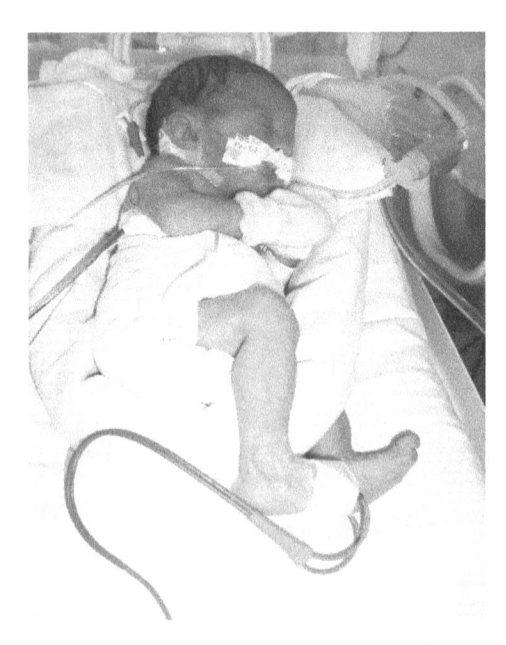

**Fig. 9.6** ■ Posicionamento adequado em decúbito lateral.

Devido ao repouso prolongado, além dos posicionamentos, o fisioterapeuta deve ter sua atenção voltada ao surgimento de deformidades e contraturas. A combinação do uso de órteses, da mobilização passiva e do posicionamento adequado constitui um bom recurso terapêutico para crianças maiores (Fig. 9.8). Para neonatos e lactentes, coxins, rolos e toalhas são excelentes posicionadores.

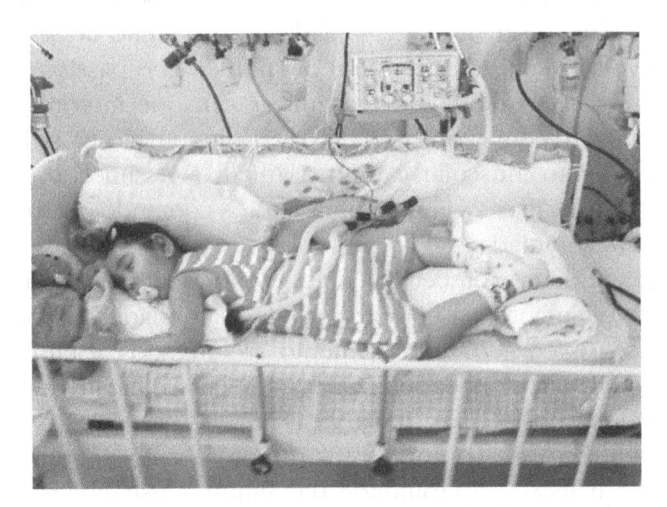

**Fig. 9.7** ■ Posicionamento adequado em decúbito ventral.

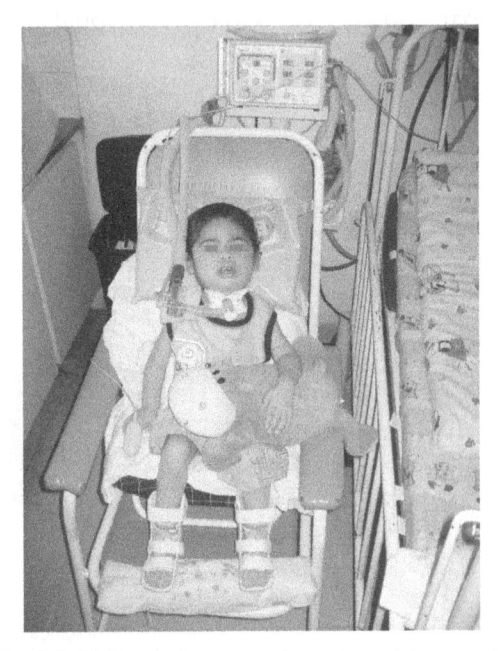

**Fig. 9.8** ■ Uso de órteses e adequado posicionamento.

Na fase de estabilidade clínica, é indispensável que os pais retirem o bebê do berço, pois o estímulo para adquirir o controle sobre a cabeça e o tronco está ausente na criança que raramente é retirada da incubadora ou do berço. É importante que os pais desempenhem um papel ativo no tratamento fisioterápico, contribuindo com o posicionamento. Eles devem aprender técnicas para facilitar movimentos ativos normais e, assim, aperfeiçoar as respostas dos atendimentos.

Enquanto a criança estiver grave, sedada ou sob efeito de sedação, a fisioterapia motora deve ser realizada por meio de mobilização passiva nos membros e no tronco, de dissociações de cinturas, estímulos sensório-motores, alongamentos e compressão articular, com o objetivo de evitar diminuição na amplitude de movimentos, encurtamento muscular e rigidez articular. Assim que o paciente tiver cognição ou nível de consciência para atender aos comandos verbais, a mobilização ativa deve ser estimulada.

O fisioterapeuta deve oferecer vivências e experiências variadas para a recuperação, o desenvolvimento e a manutenção das habilidades motoras. Quando se trata de pacientes crônicos, com internamento prolongado e estabilidade clínica, a terapia pode ser mais direcionada, utilizando-se recursos facilitadores como calças para posicionamento e bola (Figs. 9.9 a 9.14).

O desenvolvimento de componentes motores básicos, como controle cervical, controle do tronco e estabilidade das cinturas escapular e pélvica, deve ser enfatizado durante o atendimento fisioterápico (Fig. 9.15). Essas conquistas permitirão o desenvolvimento das reações de endireitamento, de proteção e equilíbrio, essenciais para qualquer atividade funcional de locomoção e manipulação.

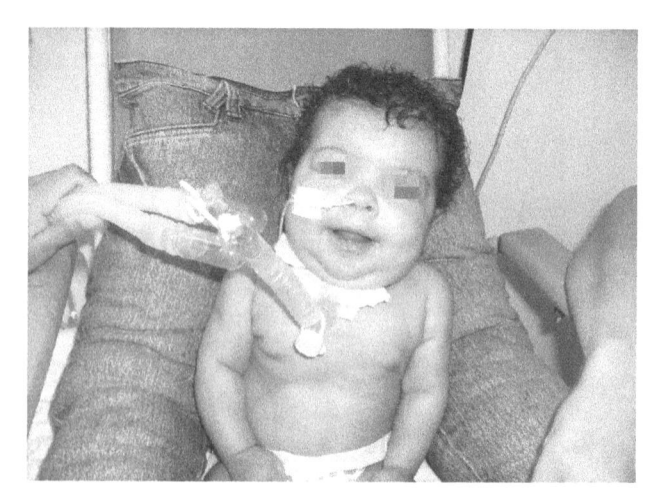

**Fig. 9.9** ■ Paciente com prolongado tempo de internamento, utilizando calça de posicionamento para proporcionar a postura sentada.

No momento em que a criança apresentar condições de sentar sem apoio, o fisioterapeuta deve acompanhar essa transferência. Assim que aprendido a sentar, a criança deve realizar, sempre que possível, a bipedestação pode ser iniciada em seguida, e exercícios de equilíbrio e coordenação devem ser enfatizados para fornecer maior segurança aos treinos de marcha.

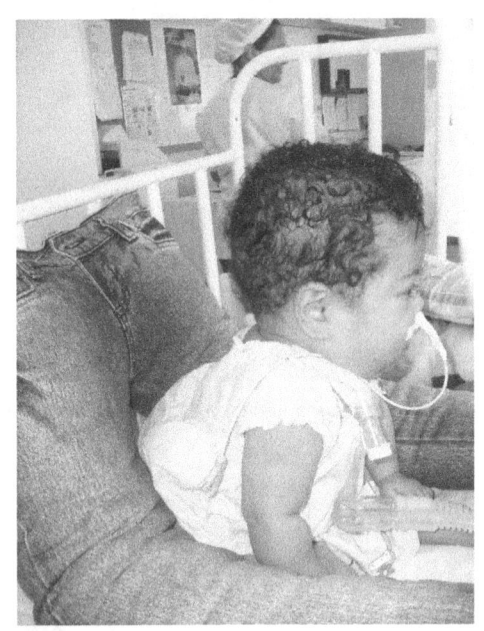

**Fig. 9.10** ■ Sentada com apoio bilateral das mãos.

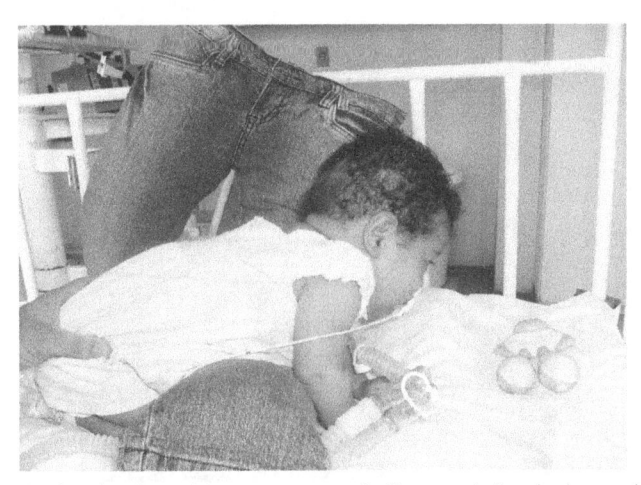

**Fig. 9.11** ■ Utilização da calça de posicionamento para facilitar o trabalho de desenvolvimento e fortalecimento da musculatura extensora da cabeça e do tronco.

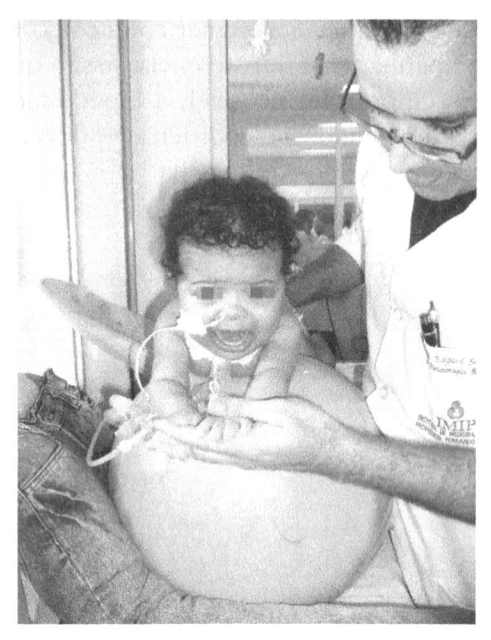

**Fig. 9.12** ■ Utilização da bola para alongamento da cadeia muscular anterior e controle cervical.

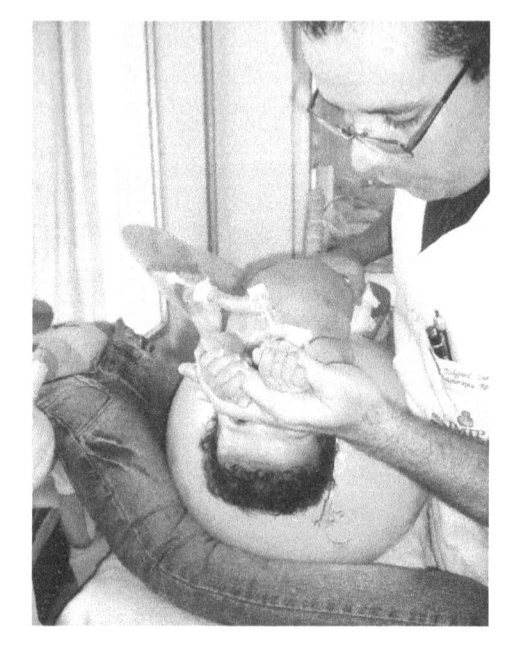

**Fig. 9.13** ■ Utilização da bola para alongamento da cadeia muscular posterior.

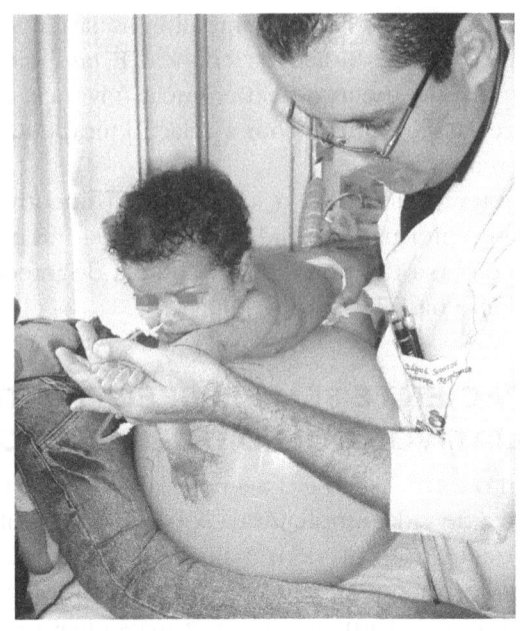

**Fig. 9.14** ■ Utilização da bola para alongamento lateral do tronco.

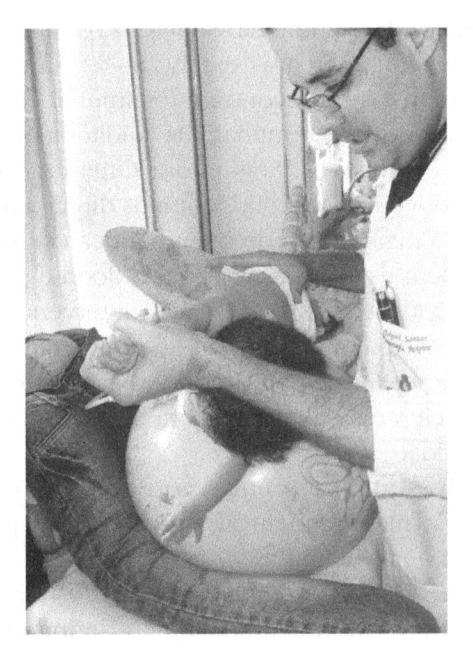

**Fig. 9.15** ■ Utilização da bola para alongamento lateral do tronco.

É fundamental que o fisioterapeuta trabalhe os sistemas vestibular, visual, auditivo, tátil, proprioceptivo e lúdico da criança. É também interessante obter informações com os pais a respeito de experiências vivenciadas pela criança que proporcionavam prazer, colaborando com a relação terapeuta-paciente e, consequentemente, com a reabilitação.

A atuação do fisioterapeuta sobre a imobilidade, hipoatividade e inatividade da criança agudamente enferma em unidade de terapia intensiva pediátrica contribui para a redução da taxa de mortalidade, da taxa de infecção e do tempo de permanência do paciente na UTI e no hospital.

## ATENÇÃO AO PACIENTE SEM PERSPECTIVA TERAPÊUTICA: CUIDADOS PALIATIVOS COM O DOENTE CRÔNICO ∎

O desenvolvimento tecnológico e o avanço da saúde nas últimas décadas aumentaram a expectativa de vida, ampliaram a sobrevida e viabilizaram a sobrevida de recém-nascidos de alto risco ou com malformações congênitas, que anteriormente eram considerados incompatíveis com a vida ou rapidamente condenados ao óbito. Desta forma, têm se tornado cada vez mais raros os casos de morte natural e há um número crescente de crianças morrendo mais tardiamente com doenças crônicas ou progressivas. No entanto, atualmente, o percentual de doentes em estado terminal, sem perspectivas terapêuticas, em leitos de terapia intensiva pediátrica, vem se constituindo em importante problema de saúde pública.

A criança dependente de tecnologia caracteriza-se pela incapacidade de sobreviver na ausência de equipamentos essenciais às funções vitais. Quando os recursos terapêuticos curativos se encontram totalmente esgotados, pode-se considerar que o doente está em fase terminal. Os cuidados prestados deixam de ser curativos e passam a ser paliativos. Segundo a Organização Mundial da Saúde, cuidados paliativos são os "cuidados totais e ativos direcionados à família e ao paciente cuja patologia não mais responde à terapêutica curativa", com a finalidade de conseguir o maior "bem-estar" possível para o doente e sua família.

A terapêutica paliativa está associada a uma intervenção interdisciplinar que não tem o objetivo de antecipar a morte nem de prolongar a vida, estando voltada para o controle dos sintomas (tais como dor, fadiga, dispneia) e preservação da qualidade de vida do paciente e da família, para que vivam tão ativamente quanto possível essa etapa da vida.

Os cuidados paliativos implicam uma visão holística, que considera não somente a dimensão física, mas também as preocupações psicológicas, sociais e espirituais dos pacientes e suas famílias.

Segundo Fleck *et al.* (2008), a qualidade de vida está relacionada com os aspectos físicos e psicológicos do indivíduo; o grau de independência; as relações sociais; o meio ambiente; a religião; a qualidade de vida global e as percepções gerais de saúde. Tais aspectos têm sido amplamente explorados nos pacientes "crônicos", destacando-se as seguintes áreas: (a) mobilidade; (b) comunicação; (c) função respiratória; (d) fadiga e distúrbios do sono; (e) dor; (f) nutrição e deglutição e (g) ansiedade e depressão. Tais aspectos são trabalhados dentro das possibilidades de cada paciente, avaliando-se a relação custo/benefício da conduta e levando-se em consideração a estabilidade clínica do paciente e a satisfação do mesmo diante dos resultados esperados.

Sendo assim, manter um paciente sob cuidados paliativos em uma UTI pediátrica significa, muitas vezes, que o ambiente hospitalar se tornará sua moradia, implicando mudanças na rotina de sua família. A participação ativa dos genitores nos cuidados diários (banho, troca de fralda, posicionamento) é de grande importância, pois fortalece o vínculo familiar. Além disso, deve existir uma preocupação dos profissionais em proporcionar um ambiente familiar e confortável, semelhante a um lar, melhorando a qualidade de vida. O que encontramos em uma casa quando nesta mora uma criança? Brinquedos, televisão, presença de familiares, silêncio e ambiente escuro durante os horários de descanso (Fig. 9.16).

O grande desafio atual não é somente a sobrevida, mas também a integridade do desenvolvimento. Os cuidados paliativos exigem intervenção multidisciplinar, uma vez que essas crianças necessitam de assistência ventilatória mecânica, alimentação através de sonda, atibioticoterapia para controle de infecções recorrentes e apoio psicológico aos pacientes e familiares. A abordagem da fisioterapia deve ser o mais global possível, envolvendo terapia de expansão pulmonar e remoção de secreção, cuidados com vias aéreas artificiais, prevenção de deformidades articulares, preservação da mobilidade funcional e atividades de socialização.

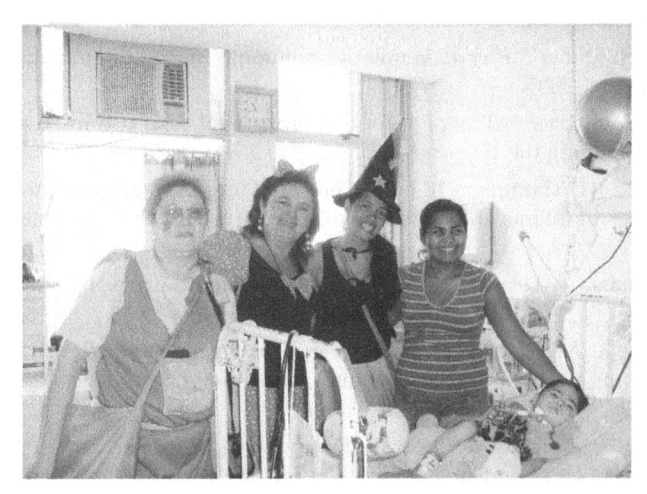

**Fig. 9.16** ■ Ambiente da UTIP-IMIP.

Atualmente, a visão da bioética em pediatria é um tema em discussão na literatura especializada, já que a morte infantil não é mais temida, quando todo o conhecimento científico e instrumental disponível não é útil para preservar ou salvar a vida de uma criança afetada por uma condição terminal. São mais válidos, nesses casos, o acolhimento e o alívio, sempre, de seu sofrimento, com medidas paliativas e a presença de seus familiares.

## LEITURAS SUGERIDAS ■

Adhikari NK, Burns KE, Friedrich JO *et al*. Effect of nitric oxide on oxygenation and mortality in acute lung injury: systematic review and meta-analysis. *BMJ* 2007; *334*:779. Epub 2007 Mar 23.

Anderson MR. Update of pediatric acute respiratory distress syndrome. *Respir Care* 2003; *48*(3):261-276.

Barbosa AP, Johnston C, Carvalho WB, Fisioterapia – série terapia intensiva pediátrica e neonatal. Atheneu, 2008; 3.

Barbosa AP, Johnston C, Carvalho WB, Ventilação não-invasiva em neonatologia e pediatria – série terapia intensiva pediátrica e neonatal. Atheneu, 2008; 1.

Beers SL *et al*. Bilevel positive airway pressure in the treatment of status asthmaticus in pediatrics. *Am J Emerg Med* 2007; *25*:6-9.

Booth M. Effects of limb imobilization on skelectal muscle. *J Appl Physiol: Respirat Environ Exercise Physiol* 1982; *5*(52):1.113-1.118.

Bueno F *et al*. Evolução e característica de lactentes com bronquiolite viral aguda submetidos à ventilação mecânica em uma unidade de terapia intensiva pediátrica brasileira. *Rev Bras Ter Intens* 2009; *21*(2):174-182.

Carroll CL, Scharmm CM. Noninvasive positive pressure ventilation for the treatment of status asthmaticus in children. *Ann Allerg Asthma Immunol* 2006; *96*(3):454-459.

Carroll CL, Zucker AR. Barotrauma not related to type of positive pressure ventilation during severe asthma exacerbations in children. *J Asthma* 2008; *45*(5):421-422.

Carvalho WE, Hirschheimer MR *et al*. Ventilação pulmonar mecânica em pediatria e neonatologia. 2ª ed. Atheneu, 2005.

Clements RS, Steel AG, Bates AT *et al*. Cuffed endotraqueal tube use in paediatric prehospital intubation: challenging the doctrine? *Emerg Med J* 2007; *24*:57-58.

Curley MAQ, Arnold JH, Thompson JE et al. Clinical trial design effect of prone positioning on clinical outcomes in infants and children with acute respiratory syndrome. *J Crit Care* 2006; *21*:23-27.

De Jonghe B, Sharshar T, Lefaucheur J. Critical illness neuromyopathy. *Crit Care Resp* 2005; *12*(2):90-96.

Erickson S, Schibler A, Numa A *et al*. Acute lung injury in pediatric intensive care in Australia and New Zealand: A prospective, multicenter, observacional study. *Pediatric Crit Care Med* 2007; *8*:317-323.

Felcar JM, Guitti JC, Marson AC, Cardoso JR. Preoperative physiotherapy in prevention of pulmonary complications in pediatric cardiac surgery. *Rev Bras Cir Cardiovasc* 2008; *23*(3):383-388.

Ferreira ACP *et al.* Auto-PEEP effects on respiratory mechanics and blood gases in mechanically ventilated patients. *J Pediatr* 1998; *74*(4):275-283.

Gilchrist FJ. Is the use of chest physiotherapy beneficial in children with community acquired pneumonia? *Arch Dis Child* 2008; *93*(2):176-178.

Hamel DS, Klonin H. The role of noninvasive ventilation for acute respiratory failure. *Respir Care Clin N Am* 2006; *12*(3):421-435.

Hanson JH, Flori H. Application of the acute respiratory distress syndrome network low-tidal volume strategy to pediatric acute lung injury. *Respir Care Clin N Am* 2006; *12*:349-357.

Hardart MK, Burns JP, Truog RD. Respiratory support in spinal muscular atrophy type I: a survey of physician practices and attitudes. *Pediatrics* 2002; *110*(2 Pt 1):e24.

Javounhey E *et al.* Non-invasive ventilation as primary ventilatory support for infants with severe bronchiolitis. *Intens Care Med* 2008; *34*:1.608-1.614.

Kennedy JD, Martin AJ. Chronic respiratory failure and neuromuscular disease. *Pediat Clin North Am* 2009; *56*(1):261-273, xii.

Keszler M. State of the art in conventional mechanical ventilation. *J Perinatol* 2009; *29*:262-275.

Kisner C, Colby L. Exercícios terapêuticos – fundamentos e técnicas. 4ª ed. São Paulo: Manole, 2005.

Krasnoff J, Painter P. The physiological consequences of bed rest and inactivity. *Adv Ren Replace Ther* 1999; *6*(2):124-132.

Larrar S *et al.* Effects of nasal continuous positive airway pressure ventilation in infants with severe acute bronchiolitis. *Arch Pediatr* 2006; *13*(11):1.397-1.403.

Limperopoulos C, Majnmer A, Shevell M *et al.* Functional limitations in young children with congenital heart defects after cardiac surgery. *Pediatrics* 2001; *108*(6):1.325-1.331.

Lobo AL *et al.* Pos-infectious bronchiolitis obliterans in children. *Rev Port Pneumol* 2007; *13*(4).

Machado MGR. Bases da fisioterapia respiratória – terapia intensiva e reabilitação. Rio de Janeiro: Guanabara Koogan, 2008.

Mayordomo Colunga J, Medina A, Rey C. Success and failure predictors of non-invasive ventilation in acute bronchiolitis. *An Pediatr (Barc)* 2009, *70*(1):34-39.

Mehta NM, Arnold JH. Mechanical ventilation in children with acute respiratory failure. *Cur Opin Crit Care* 2004; *10*:7-12.

Melo A, López R. Motivação para participação nas atividades da educação física em enfermaria ortopédica. *Rev Alv Ativ Fís* 2003; *1*(1):27-32.

Miller JD, Carlo WA. Safety and effectiveness of permissive hypercapnia in the preterm infant. *Curr Opin Pediatr* 2007; *19*:142-144.

Mucciolo MH *et al.* Fisioterapia respiratória nas crianças com bronquiolite viral aguda: visão crítica. *Pediatria* 2008; *30*(4):257-264.

Painter P, Krasnaff J, Mathias R. Exercise capacity and physical fitness in pediatric dialysis and kidney transplant patients. *Pediatric Nephrol* 2007; *22*(7):1.030-1.039.

Petrucci N, Iacovelli W. Lung protective ventilation strategy for the acute respiratory distress syndrome. Cochrane Database Syst Rev 2007; 3:CD003844.

Randolph AG. Management of acute lung injury and acute respiratory distress syndrome in children. *Crit Care Med* 2009; *37*:2.448-2.454.

Rodrigues JC, Adde FV, Silva Filho LVRF. Doenças respiratórias – Coleção pediatria. HC-FMUSP, Manole, 2008.

Santos RV, Rosário NA, Ried CA. Post-infectious bronchiolitis obliterans: clinical aspects and complementary testing of 48 children. *J Bras Pneumol* 2004; *30*(1).

Sarmento G. Fisioterapia respiratória em pediatria e neonatologia. 1ª ed. São Paulo: Manole, 2007.

Stephen W, Lain A, Robert A, Jonathan G *et al.* Critical illness polineuropathy and myopathy in pediatric intensive carte: a review. *Pediatric Crit Care Med* 2007; *8*(1).

Stiller K. Physiotherapy in intensive care towards an evidence-based practice. *Chest* 2000; *118*:1.801-1.813.

Thill PJ, Mcguire JK, Baden HP *et al.* Noninvasive positive-pressure ventilation in children with lower airway obstruction. *Pediatr Crit Care Med* 2004; *5*(4):337-342.

# CAPÍTULO 10

# Fisioterapia Respiratória na Terapia Intensiva Neonatal

Lívia Barboza de Andrade • Marcela Raquel de Oliveira Lima

## SUMÁRIO

- Avaliação inicial e critérios para seleção de recursos
- Principais condições cirúrgicas em UTI neonatal e seu manejo no RN
- Atendimento ao RN com síndrome do desconforto respiratório
- Manejo e rotina da displasia broncopulmonar
- Cuidados e monitoração da oxigenioterapia

## AVALIAÇÃO INICIAL E CRITÉRIOS PARA SELEÇÃO DE RECURSOS ■

A avaliação inicial e criteriosa de recém-nascidos (RNs) na terapia intensiva neonatal constitui o primeiro passo para identificar possíveis problemas e obter sucesso na posterior decisão de intervenção. Nessa população, a percepção de sinais clínicos de forma não invasiva é extremamente valorizada, visto que existem grandes dificuldades em se determinar bons marcadores funcionais em unidades de terapia intensiva neonatais (UTINs). Os passos para uma boa avaliação na clínica diária podem ser divididos da seguinte forma: sinais vitais (frequência cardíaca [FC], frequência respiratória [FR], pressão sanguínea), exame físico (inspeção, palpação e ausculta pulmonar e cardíaca), avaliação de trocas gasosas (oximetria de pulso, capnografia e gasometria arterial), avaliação postural (tônus muscular e postura) e exames complementares (radiografia de tórax, tomografia axial computadorizada (TAC), ecocardiograma, ultrassonografia transfontanela e outros). Detalharemos a seguir alguns desses itens.

Antes, porém, faz parte integral da avaliação do RN a coleta de informações sobre a história da gestação e parto da criança, uso de corticoide materno ou outras medicações, e dados referentes ao RN, como idade gestacional e peso ao nascimento, o boletim de Apgar, hipóteses diagnósticas, uso de medicações, possíveis intercorrências no parto ou no transporte para a UTIN, entre outros.

O boletim ou índice de Apgar é um sistema de pontuação objetivo utilizado para avaliar o neonato ao nascimento, no 1º e no 5º minuto, que tem sido usado com preditor de gravidade para aqueles que recebem nota menor que 7 no 5º minuto. Nesses bebês, deve-se esperar uma evolução mais arrastada para a saída do ventilador mecânico e um desmame mais lento da oxigenioterapia, e procuramos usar estratégias elaboradas para que essa evolução mais difícil possa ser mais bem conduzida. São necessárias orientações precoces sobre postura adequada no leito e, tão logo quanto possível, inicia-se a estimulação motora. O índice de Apgar pode ser influenciado pela idade gestacional, e neonatos com menor idade podem receber pontuações menores. Neste grupo etário, o Apgar pode não ser um indicativo acurado da condição da criança.

## Inspeção e sinais vitais

A inspeção é a primeira etapa da avaliação desses bebês e deve ser feita antes de ocorrer qualquer toque ou manuseio, visto que ao simples fato de abrir as portinholas da incubadora já podem ser observadas alterações como aumento de FR e FC e queda de saturação parcial de oxigênio ($SpO_2$). Uma avaliação imediata do bem-estar é realizada simplesmente observando-se o estado, a cor, o esforço respiratório, a postura e a atividade espontânea.

Na inspeção geral, podemos já identificar a postura adotada pela criança, o estado comportamental, padrão respiratório (ritmo, profundidade, presença de taquipneia, pausas e apneias), FR (Quadro 10.1), sinais de desconforto como presença de tiragens, batimento de asa de nariz, o uso exagerado de músculos respiratórios acessórios, posição de bloqueio inspiratório, respiração paradoxal, e outros sinais de esforço que podem porventura surgir.

A FR deve ser medida por meio da inspeção da parte superior do abdome durante 1 minuto inteiro, e tão logo o bebê seja tocado, a frequência e a profundidade da respiração já podem ser alteradas. A FR normal de um RN a

**Quadro 10.1** ■ Variação da frequência respiratória conforme grupos etários

| Idade | Até 2 meses | 2 a 12 meses | 1 a 4 anos | >5 anos |
|-------|-------------|--------------|------------|---------|
| FR    | < 60        | < 50         | < 40       | < 25    |

termo é de 30 a 60 inspirações por minuto, com redução gradual da mesma após o período de transição cardiopulmonar. Durante a vigília, alguns neonatos apresentam um padrão respiratório rápido e bastante superficial. Quanto menor a idade gestacional (IG) do bebê, maior sua FR. A taquipneia (FR > 60 ipm) pode ocorrer em consequência de hipoxemia, acidose, ansiedade ou até mesmo de dor. Já as causas de diminuição da FR incluem medicamentos, hipotermia ou comprometimento neurológico.

A FC normalmente é avaliada por meio do monitor de oximetria de pulso; entretanto, esses dispositivos podem apresentar leituras erradas, especialmente na presença de cianose, extremidades frias, edema de extremidades, entre outras situações; nesses casos, a FC pode ser avaliada pela ausculta do pulso apical, normalmente localizado no quinto espaço intercostal na linha médio-clavicular, ou podem-se utilizar os pulsos braquial ou femoral.

A FC é de 110 a 160 batimentos por minuto (bpm) em neonatos a termo sadios, mas varia significativamente durante os estados de sono profundo e vigília ativa. Já os RNs pré-termo apresentam frequências em repouso no extremo mais alto da faixa normal. A taquicardia é caracterizada pela persistência da FC acima de 160 bpm e pode ser um sinal de vários distúrbios, como lesão do sistema nervoso central, insuficiência cardíaca congestiva, sepse, anemia, febre etc. Por outro lado, FCs baixas podem ser observadas após asfixia perinatal leve, instabilidade hemodinâmica e situações de estresse em que o RN responde com desligamento do sistema nervoso autônomo; nesses casos, deve-se avaliar se é necessário realmente o manuseio da fisioterapia e, se for decidido abordar o RN, isto deve ser feito de forma rápida e eficaz.

Sobre o ritmo respiratório observa-se que, até os 3 meses, as pausas respiratórias de até 10 segundos são consideradas normais. A respiração periódica, composta de três ou mais pausas separadas por um intervalo inferior a 20 segundos, é comum em RN a termo e desaparece após 6 meses de vida. Os episódios de apneia são definidos como a presença de pausas respiratórias superiores a 15 segundos, podendo ser acompanhadas de cianose e bradicardia, sendo mais comuns em RNs pré-termo. Podem ser observados ritmos respiratórios patológicos como Cheyne-Stokes ou respiração apneustica, quando na presença de lesões cerebrais extensas, cardiopatias graves, distúrbios metabólicos, coma e outras situações.

O grau de esforço respiratório é um indicador primário de quão desconfortável ou confortável o RN está, ainda que a causa do desconforto não seja pulmonar. É caracterizado pela presença da dispneia, que em bebês é observada como uma "respiração difícil", vista com aumento do trabalho muscular, porém de difícil quantificação.

Outro sinal vital importante a ser avaliado e interpretado é a temperatura corporal. É incomum neonatos apresentarem febre, exceto em resposta à elevação da temperatura ambiente. A resposta postural do RN à hipertermia é a extensão de braços e pernas, redução de atividade espontânea e aumento da duração do sono a fim de dissipar calor ao máximo. Em contrapartida, neonatos hipotérmicos adotam uma postura fletida para conservar calor. Durante a primeira semana de vida, apenas 30% dos bebês nascidos antes de 30 semanas são capazes de estender os membros, porém após 2 semanas este número aumenta para 87%. Desta forma, os neonatos pré-termo na primeira semana de vida e aqueles hipotônicos ou miopáticos estão sob risco mais alto de instabilidade da temperatura, porque são menos capazes de modificar sua posição para ajudar a dissipação ou conservação do calor.

Como encontramos muito comumente nas UTINs neonatos pré-termo com hipotermia nas primeiras horas de vida, são necessários cuidados adicionais para realizar qualquer intervenção, que, caso seja feita, deve ser de forma rápida, mantendo-se sempre os cuidados de manutenção da temperatura.

A presença de sinais de esforço como retrações subcostais e intercostais leves é comum até mesmo em RNs sadios em virtude da sua parede torácica flexível. Como o diafragma é o principal músculo da respiração, com pouca contribuição dos músculos acessórios, a respiração tranquila é abdominal, e há apenas retrações subcostais leves e de forma simétrica.

As retrações supraesternais indicam resistência aumentada em vias aéreas proximais. As retrações supraclaviculares jamais são normais. Nos bebês com distúrbios do componente elástico, perda de volume pulmonar e queda de complacência (p. ex., SDR, atelectasias, peneumonias), os movimentos respiratórios podem tornar-se paradoxais, com colapso da parede torácica à inspiração enquanto o abdome de expande. Nos casos de aprisionamento aéreo (bronquiolites, DBP) e aumento do volume torácico, há aumento da dimensão anteroposterior do tórax.

Na avaliação da ausculta pulmonar, o murmúrio respiratório do neonato é mais brônquico que vesicular em virtude da melhor transmissão dos ruídos das grandes vias aéreas através de um tórax pequeno. Se audíveis no fim da inspiração, os ruídos adventícios representam doença mais distal em comparação com aqueles no início da inspiração, que geralmente representam secreções nas vias aéreas condutoras. O murmúrio respiratório deve ser examinado de forma simétrica, pois para localizar ruídos anormais é necessária uma ausculta bilateral cuidadosa. Como a FC nesta etapa da vida apresenta-se muito aumentada, a ausculta do murmúrio vesicular torna-se mais difícil para o fisioterapeuta principiante, de modo que se recomenda observar bem a ausculta pulmonar nas regiões axilar média e torácica posterior.

A medida da pressão arterial não é feita de forma contínua na maioria das unidades neonatais, mas deve ser realizada diariamente e registrada nas fichas de avaliação à beira do leito, de forma mais cuidadosa naqueles que precisam

**Quadro 10.2** ■ Pressão sanguínea neonatal normal (mmHg)

| Peso (g) | Sistólica | Diastólica |
|---|---|---|
| 750 | 35-54 | 14-34 |
| 1.000 | 39-59 | 16-36 |
| 1.500 | 40-61 | 19-39 |
| 3.000 | 51-72 | 27-46 |

*Fonte:* Adaptado de Whitaker K. Comprehensive perinatal and pediatric respiratory care. Albany, NY, 1992, Delmar.

de assistência especial e cardiopatas. O Quadro 10.2 apresenta as faixas normais da pressão arterial de neonatos de vários tamanhos.

O fisioterapeuta que atua em terapia intensiva deve também analisar a atividade espontânea do bebê. Deve observar o que o RN faz nos estados de sono e vigília, se ele se alonga, move os membros igualmente, abre e fecha as mãos, procura com a boca e suga quando algo toca sua face, boceja com grande expressão facial, ou permanece parado a maior parte do tempo, movendo-se apenas quando estimulado. Os neonatos pré-termo despendem muito tempo dormindo, mas devem ter atividade espontânea e posturas em repouso coerentes com sua idade gestacional. Como eles se tornam desorganizados e estressados rapidamente com a manipulação, a inspeção antes do contato é importante, como já mencionado.

É imperativo que se aproveite as oportunidades que surgirem, em vez de obrigar o bebê a uma avaliação baseada na ordem preferida do terapeuta. Essa obrigação muitas vezes culmina no choro da criança, o que acaba por impossibilitar um exame completo; por outro lado, durante um momento tranquilo, pode-se analisar muito bem o aparelho respiratório e cardíaco. Do mesmo modo, se acordado e calmo, o bebê fornece informações acerca do estado neurológico, comportamental, tônus etc.

## Monitoração das trocas gasosas

Na avaliação das trocas gasosas, a oximetria de pulso (Fig. 10.1) tornou-se a prática mais comum por ser um método não invasivo de medida da oxigenação arterial, amplamente utilizado nas UTINs em virtude da facilidade de manipulação, boa acurácia e tolerabilidade pelo paciente. A oximetria de pulso é fundamental no manejo de RNs com doença pulmonar aguda ou crônica de qualquer etiologia, não só para orientação terapêutica, mas também para monitorar a hipoxemia durante procedimentos e reduzir o número de análises de gases arteriais. Ela permite medir efetivamente a saturação do sangue arterial. No RN, a afinidade da hemoglobina pelo oxigênio é relativamente alta por causa da presença da hemoglobina fetal (HbF), que desvia a curva para a esquerda. Isso resulta em saturação de oxigênio alta, mesmo com $PaO_2$ baixa.

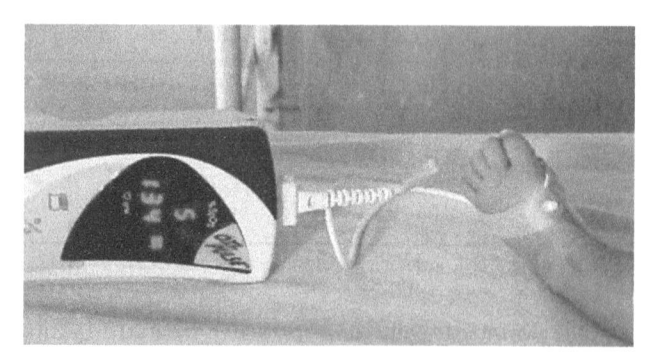

**Fig. 10.1** ■ Oximetria de pulso.

Algumas orientações para o uso do oxímetro de pulso podem minimizar a chance de erros comuns. São elas:

- Escolher um sensor adequado para o paciente e não colocá-lo no mesmo membro em que está o manguito de medida de pressão arterial.

- Alinhar os diodos (fontes de luz) e o fotodetector de tal forma que fiquem diametralmente opostos.

- Ajustá-lo de forma confortável à pele de maneira que não impeça a circulação normal e fixá-lo no local para evitar sua saída com a movimentação da criança.

- Uma vez obtida uma leitura confiável, ajustar os alarmes de máxima e mínima de forma individualizada. Em geral, o limite inferior da $SpO_2$ é mantido entre 80% e 85% e o limite superior, entre 93% e 95%, com tendência a manter saturações mais altas nas patologias agudas e mais baixas nas doenças crônicas.

- Pode-se alternar o local de colocação do sensor a cada 8 horas aproximadamente para evitar lesões de pele, especialmente em prematuros extremos.

Os locais comumente usados para colocação do sensor são o dorso do pé, da mão, extremidades digitais e artelhos.

São causas comuns de erros de leitura durante o uso da oximetria de pulso:

- Luz ambiente excessiva ou durante a fototerapia.

- Pele escura pode gerar um sinal pobre, porém se o sinal é bom, pode ser confiável.

- Níveis elevados de bilirrubina (> 20 mg/dL).

- Níveis elevados de metaemoglobina.

- Para saturações maiores que 90%, o erro é < 2%.

- Para saturações baixas (< 70%), o erro é bem maior.

- Na presença de choque, má perfusão periférica, hipotermia, uso de drogas vasoconstritoras, anemia ou edema acentuado, podem existir falhas nas medidas de saturação.

- Os movimentos da criança podem confundir-se com as flutuações do pulso arterial e interferir na leitura.

O mais importante ao se utilizar o oxímetro de pulso é adotar uma estratégia sistemática e racional no serviço tanto para interpretação da leitura, quanto para conduta adotada, pois é importante conhecer os fatores que falseiam a leitura e eliminá-los antes de alterar precipitadamente os parâmetros da oxigenioterapia ou simplesmente ignorar a leitura. As medidas tomadas devem ser sempre guiadas de acordo com a idade gestacional da criança, idade pós-natal, hipótese diagnóstica e condição clínica no momento.

A capnografia é a análise não invasiva do $CO_2$ alveolar por meio da medida do nível de $CO_2$ ao final da expiração ($ETCO_2$), porém, infelizmente, ainda é prática incomum nas UTINs em nosso meio, estando mais presente nas UTIs pediátricas. Esses aparelhos trazem informações importantes sobre o nível de $CO_2$ do paciente, de modo que o capnômetro registra apenas o valor do $ETCO_2$ e o capnógrafo reproduz a curva do $CO_2$, sendo a pressão $ETCO_2$ igual à pressão arterial de $CO_2$ com variação de ± 5 mmHg. Ver Capítulo 2 para mais informações sobre esse método.

Por fim, a gasometria arterial é a ferramenta mais importante para avaliação do sofrimento respiratório do RN e, embora as técnicas não invasivas sejam bastante utilizadas, a gasometria permanece sendo a abordagem principal quando resultados precisos são necessários. É importante sempre lembrar que o volume total de sangue do RN e lactente é muito pequeno e coletas frequentes podem depletar de forma crítica o volume sanguíneo da criança, de modo que esse exame deve ser solicitado quando realmente necessário. No Quadro 10.3 são apresentados valores ditos "normais" da gasometria de RNs.

**Quadro 10.3** ■ Valores de normalidade da gasometria arterial em recém-nascidos (mmHg)

| | < 28 semanas de gestação | 28-40 semanas de gestação | RN a termo com hipertensão pulmonar | Criança com displasia broncopulmonar |
|---|---|---|---|---|
| $PaO_2$ | 45-65 | 50-70 | 80-100 | 60-80 |
| $PaCO_2$ | 40-50 | 40-60 | 20-40 | 45-70 |
| pH | ≥ 7,25 | ≥ 7,25 | 7,50-7,60 | 7,35-7,45 |

*Fonte:* Modificado de Carvalho WB. Disturbios acidobásicos. *In:* Junior JF, Carvalho MF, Nogueira PRC, Carvalho WB. *Cuidados intensivos no período neonatal.* São Paulo: Sarvier, 1999.

## PRINCIPAIS CONDIÇÕES CIRÚRGICAS EM UTI NEONATAL E SEU MANEJO NO RN ▪

A maioria dos problemas cirúrgicos do período neonatal é de caráter emergencial, e entre vários fatores importantes no seguimento desses pacientes, uma adequada assistência no período pós-operatório constitui um fator decisivo no prognóstico. Abordaremos neste capítulo apenas algumas condições cirúrgicas comuns do aparelho respiratório e digestivo e a visão do fisioterapeuta nessas situações, pois as cardiopatias cirúrgicas foram abordadas no Capítulo 6.

Todas as respostas do organismo do RN com doença grave ou num período pós-operatório imediato têm a finalidade de manter o meio interno quanto às condições hemodinâmicas e hidroeletrolíticas; portanto, devido ao seu alto metabolismo, toda intervenção a ser realizada deve ser feita com o máximo de conservação de energia. Adotar medidas rápidas, conter o RN durante o manuseio e escolher com cautela as técnicas apropriadas são cuidados importantes neste momento.

O fisioterapeuta pode encontrar diversas situações cirúrgicas em uma UTIN, porém descreveremos brevemente as mais comuns encontradas no nosso dia a dia. São elas:

- Cistos congênitos de pulmão.
- Malformação adenomatoide cística.
- Hérnia diafragmática.
- Atresia de esôfago.
- Onfalocele.
- Gastrosquise.

### Cistos congênitos e malformação adenomatoide cística

Os cistos congênitos são lesões que se localizam no interior do parênquima pulmonar, e embora apareçam como únicos na radiografia de tórax, habitualmente existem septos dentro do cisto com formação de várias lojas. Já os cistos classificados como broncogênicos possuem uma localização caracteristicamente mediastinal ou paratraqueal e não no interior do parênquima. A malformação adenomatoide cística é definida como um tecido pulmonar multicístico no qual ocorre proliferação de estruturas brônquicas, podendo haver, segundo características anatomopatológicas, grandes cistos, múltiplos cistos pequenos e até acometimento de todo o pulmão correspondendo a uma lesão sólida, lembrando um sequestro pulmonar.

Todas essas lesões descritas podem causar desconforto respiratório precoce por compressão do parênquima normal e desenvolvimento de hiperinsuflação pulmonar. A clínica é bastante variável, podendo haver pacientes assintomáticos nos quais as manifestações clínicas são achados ocasionais e outros com sintomas exuberantes.

Convém citar que pode haver certo grau de hipoplasia nos lobos pulmonares não acometidos em virtude da compressão exercida durante o desenvolvimento embrionário. Este fato explica a manutenção da insuficiência respiratória em algumas crianças após a ressecção cirúrgica do parênquima pulmonar doente.

A radiografia simples de tórax é o único exame necessário para o diagnóstico. O tratamento é sempre cirúrgico e baseia-se na ressecção do lobo acometido na maioria das vezes, podendo ser necessário, dependendo da localização, realizar uma lobectomia. Pode haver necessidade de tratamento clínico caso haja processo infeccioso concomitante. O diagnóstico precoce, ainda intraútero, e o tratamento cirúrgico adequado produzem um bom prognóstico e até vida normal para maioria das crianças.

## Hérnia diafragmática

Além das situações citadas previamente, a hérnia diafragmática apresenta-se com mais frequência (entre 1:1.200 e 1:5.000 nascidos vivos) e é uma importante causa de desconforto respiratório do período neonatal. Há leve preponderância masculina. Além disso, foram observadas anormalidades no cariótipo em cerca de 4% dos pacientes. Trata-se de uma falha do fechamento do canal pleuroperitoneal até a 8ª semana de gestação. Sua letalidade varia entre 55% e 65% e está bastante associada ao grau de hipoplasia e hipertensão que acompanha esse agravo. Mais recentemente, reconheceu-se que a disfunção do sistema surfactante e os problemas cardíacos associados são aspectos importantes e que podem agravar muito o quadro da hérnia diafragmática.

Existem dois tipos de hérnia diafragmática congênita: a de Bochdaleck (posterolateral) e a de Morgagni (forame anterior). As hérnias posterolaterais apresentam em geral um diâmetro de 2 a 3 cm e em 80% dos casos ocorrem do lado esquerdo, onde as alças intestinais migram para o tórax. Nas hérnias à direita, além das alças intestinais pode-se observar a migração do fígado para o espaço torácico. Em relação às malformações associadas, sabe-se que os mais importantes efeitos da herniação do conteúdo abdominal para o tórax na vida intrauterina são a compressão e a alteração do desenvolvimento pulmonar. Como resultado, surge a hipoplasia pulmonar, em diferentes graus, variando desde acometimento mínimo homolateral até hipoplasia bilateral grave.

A hipoplasia decorre de falha na ramificação brônquica sem haver número anormal de alvéolos para cada brônquio. Outra alteração importante é a diminuição do volume do leito vascular pulmonar com o espessamento da musculatura lisa da parede das arteríolas de tamanho médio, associada a um aumento da resistência e da reatividade da vasculatura pulmonar.

A hipoplasia pulmonar e as alterações da vascularização pulmonar acarretam aumento da resistência vascular pulmonar e causam hipoxemia, responsável pelo óbito. Assim, mesmo se o volume pulmonar estiver aparentemente preservado, há uma possibilidade de se estabelecer um círculo vicioso: vasoespasmo, hipoxemia e hipertensão pulmonar.

Outras malformações associadas incluem: cardiopatias, sequestro pulmonar, malformações do sistema nervoso central e genitourinárias.

A maioria dos casos de hérnia diafragmática são diagnosticados intraútero; caso contrário, observa-se logo ao nascimento algum grau de insuficiência respiratória associado a baixo boletim de Apgar. O RN com hérnia exibe, além da insuficiência respiratória, palidez e cianose com piora progressiva e, à medida que a criança deglute ar, as alças intestinais se distendem e comprimem o pulmão. Na clínica, observa-se diminuição do murmúrio vesicular no lado da hérnia, podendo existir ruídos hidroaéreos no hemitórax ocupado, icto cardíaco desviado para o lado contralateral em virtude da compressão das alças, e desvio do mediastino. O abdome está escavado pela ausência de suas alças.

Nas radiografias de tórax e abdome, observam-se aspecto típico de alças intestinais no tórax e pobreza de gases no abdome. Recomenda-se cuidado para não confundir as imagens torácicas com malformação adenomatoide cística, e, em crianças maiores que cursaram assintomáticas, com pneumonia estafilocócica. Em ambos os casos, a distribuição de gases no abdome é normal.

Antes da cirurgia, ainda no período de estabilização na UTIN, é passada uma sonda nasogástrica de alívio na maioria dos bebês para evitar que o ar engolido provoque mais distensão do estômago e alças abdominais. Devemos voltar toda a atenção para a monitoração da função respiratória na tentativa de evitar hipoxia, hipercapnia e acidose; além disso, é importante manter o paciente aquecido evitando hipotermia e elevar o decúbito, colocando o paciente de preferência sobre o lado afetado para facilitar a expansão do lado não acometido.

Em casos de grande insuficiência respiratória, a criança pode ser colocada sob assistência ventilatória mecânica com o objetivo de corrigir mais rapidamente possíveis distúrbios ventilatórios, para que a cirurgia seja conduzida nas melhores condições possíveis. Caso se opte pela ventilação mecânica convencional (CMV), devem-se visar aos valores pré-ductais: $PaO_2$ > 50 mmHg, $SpO_2$ > 90%, manter normo ou hipercapnia discreta com $PaCO_2$ até 60 mmHg, PEEP baixa (5 $cmH_2O$), Ti 0,5s, FR 30 a 40 ciclos/minuto, e evitar pressão de pico elevada. Em alguns pacientes pode ser considerada a utilização de óxido nítrico inalatório. Deve-se ainda ressaltar que não é indicado ventilar esse RN com máscaras faciais devido à possibilidade de distensão do estômago e dos intestinos, o que levaria ao comprometimento ainda maior da função pulmonar.

Nesta fase, se houver melhora dos parâmetros gasométricos com a respiração assistida, torna-se possível prever que o prognóstico é mais favorável; do contrário, imagina-se que exista hipoplasia pulmonar grave, e mesmo após correção cirúrgica, esses pacientes permanecem com grande morbidade respiratória.

No passado, a correção cirúrgica era realizada de forma emergencial. Atualmente, sabe-se que a estabilização do paciente antes do procedimento cirúrgico é fundamental para a melhora do prognóstico, diminuindo a morbidade e a mortalidade de forma significativa. Entretanto, em revisão sistemática publicada pela Cochrane no ano de 2003, não existem evidências claras que apontem para a correção imediata ou após 24 horas de vida.

No período pós-operatório, existe necessidade de sedação leve em alguns casos. Deve-se tentar o desmame da ventilação mecânica assim que houver estabilização do quadro respiratório e redução da hipertensão pulmonar. O acompanhamento radiológico deve ser mantido para se observar a gradativa redução do desvio do mediastino e a lenta expansão pulmonar. A drenagem pleural fechada pode ser realizada em alguns casos, porém sua indicação é controversa. Apesar do difícil prognóstico em alguns casos, os pacientes portadores de hérnia diafragmática podem ter sobrevida normal; outros apresentam dificuldades do campo respiratório, motor e social.

Não existem estudos publicados sobre o manuseio da fisioterapia respiratória nesses pacientes. Em nosso serviço, procuramos estabelecer os cuidados citados – utilizar o decúbito como um recurso para expansão pulmonar; utilizar a terapia de expansão pulmonar de forma suave, visto que existe dor e desconforto pela toracotomia e possível presença de dreno torácico; evitar as manobras manuais torácicas se o RN estiver com via aérea artificial, e optar por técnicas que utilizam pressão positiva através do próprio ventilador mecânico ou mesmo com AMBU.

Peetsold *et al.* (2009), em um estudo de seguimento, relatam que pacientes portadores de hérnia diafragmática congênita avaliados por meio de escalas de inteligência, integridade motora e comportamento, além de questionários de qualidade de vida, têm risco de desenvolver problemas comportamentais e cognitivos, e que provavelmente não estão relacionados com a gravidade da doença. Isso pode inclusive contribuir para a falência escolar e necessidade de serviços educacionais especiais.

Em estudos de seguimento com lactentes portadores de hérnia diafragmática, as complicações mais citadas incluem: dano pulmonar, doença cardiovascular, doença gastrointestinal, defeitos neurocognitivos e anormalidades musculoesqueléticas. Entretanto, o binômio hipoplasia-hipertensão pulmonar permanece como o principal fator de mortalidade.

## Atresia de esôfago

A atresia de esôfago (AE) consiste na formação incompleta do esôfago, com ou sem comunicação anormal entre este e a traqueia (fístula traqueoesofágica [FTE]). A sua incidência é de cerca de um caso para cada 3.000 nascidos vivos. A causa exata dessa anomalia é desconhecida, porém supõe-se que haja falha na formação e separação do intestino primitivo em traqueia e esôfago, o que acontece por volta da quarta ou quinta semana de vida fetal. Em 25% dos casos de AE existe associação com outras anomalias gastrointestinais, como: ânus imperfurado, estenose pilórica e atresia duodenal; e, menos frequentemente, alterações cardíacas, genitourinárias e vertebrais.

Dependendo da presença e localização da FTE, pode-se classificar a atresia em cinco tipos (Fig. 10.2):

- Atresia de esôfago com fístula traqueoesofágica distal.

- Atresia de esôfago sem fístula traqueoesofágica.

- Fístula traqueoesofágica sem atresia de esôfago.

- Atresia de esôfago com fístula traqueoesofágica proximal.

- Atresia de esôfago com fístula traqueoesofágica distal e proximal.

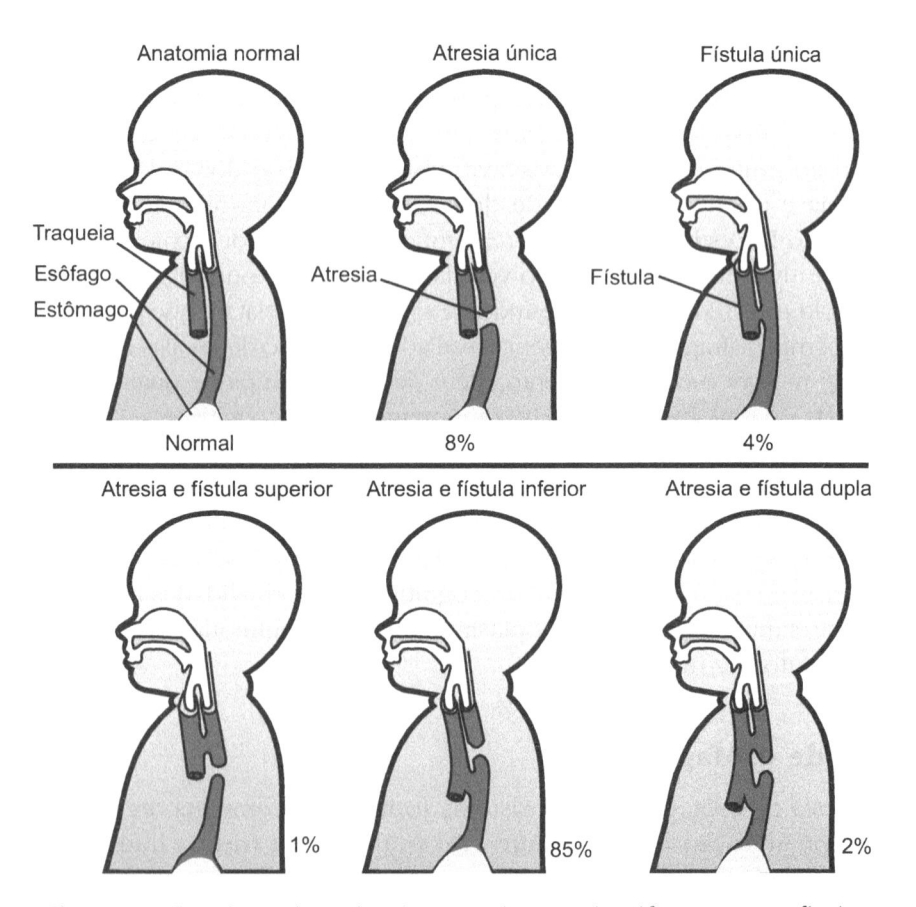

**Fig. 10.2** ■ Frequência relativa dos vários tipos de atresia de esôfago com e sem fístula.

A suspeita do diagnóstico pode acontecer ainda na vida intrauterina, através da ultrassonografia fetal, e está relacionada com a presença de poliidrâmnio e, em alguns casos, o coto proximal pode ser visualizado dilatado e a câmara gástrica, diminuída. Outras vezes, a desconfiança da atresia pode surgir na sala de parto, com a impossibilidade da passagem da sonda orogástrica (SOG). Mas, é possível que o recém-nascido chegue à unidade neonatal sem diagnóstico no período pré-natal e que a SOG fique enrolada no coto proximal, dando a impressão de que ela está no estômago. Nesses casos, o quadro clínico pode sugerir AE, pois são bem característicos o excesso de saliva na cavidade oral e o quadro de desconforto respiratório devido à broncoaspiração de saliva. O diagnóstico é, muitas vezes, confirmado por radiografia do tórax e do abdome.

Os aspectos radiológicos são diferentes, dependendo do tipo de atresia. A ausência de gás no trato gastrointestinal sugere AE com FTE proximal ou sem fístula; nos casos de AE com fístula distal ou dupla fístula (proximal e terminal), o abdome pode apresentar-se distendido. Diversas vezes, a porção proximal do esôfago pode estar visivelmente dilatada pelo acúmulo de saliva. A utilização de contrastes raramente é necessária, porém, nos casos de presença de FTE sem atresia (também chamada fístula em H), a investigação é a respeito da presença ou da comunicação; portanto, muitas vezes, é necessário o uso de solução não iônica hidrossolúvel, e alguns casos exigem a utilização de pequena quantidade de bário diluída. A preocupação com o tipo de contraste está na eminência de se provocar pneumonia química grave, dependendo do tipo e do volume utilizado.

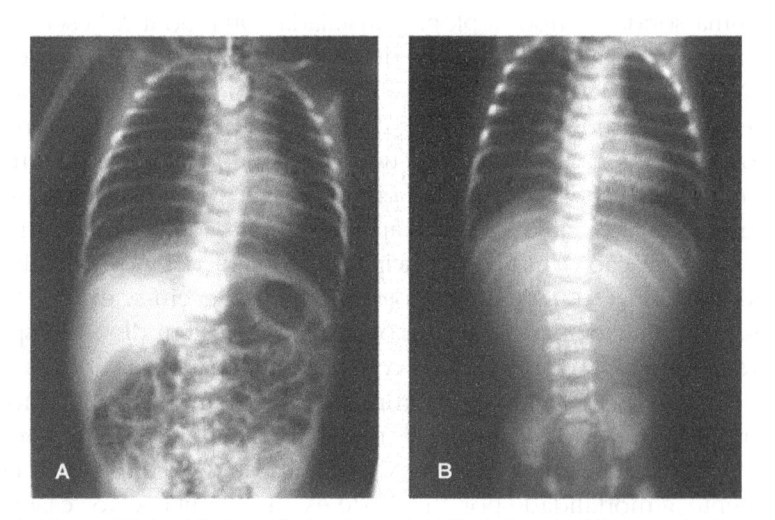

**Fig. 10.3** ■ **A,** AE com FTE distal. Radiografia simples em incidência frontal evidencia meio de contraste retido no coto proximal do esôfago, sem extravasamento para o trato respiratório. Observa-se a presença de gás do trato gastrointestinal. **B,** AE sem FTE. Radiografia simples em incidência frontal revela ausência de gás no trato gastrointestinal, sugerindo inexistência de fítula distal. (*Fonte:* Adaptado de Figueirêdo SS, Ribeiro LHV, Nóbrega BB. Atresia do trato gastrointestinal: avaliação por métodos de imagem. *Radiol Bras* 2005; *38*(2):141-150.)

Clinicamente, observa-se dificuldade na deglutição da saliva e, consequentemente, ocorre acúmulo de secreção espumosa na boca e narinas, sufocantes para o RN. Esse quadro pode estar acompanhado de tosse e cianose, podendo ser tão intenso, principalmente quando há malformações cardíacas associadas, que a assistência ventilatória mecânica (AVM) pode estar indicada. O prognóstico depende principalmente do peso do RN e da presença de outras malformações. Além disso, o surgimento de complicações pulmonares também pode influenciar a evolução desses pacientes. Portanto, o fisioterapeuta deve atuar desde os primeiros momentos de vida desses RNs, com o objetivo de facilitar a remoção de secreções, prevenindo atelectasias e pneumonias, que são as mais frequentes complicações pulmonares.

Na UTI neonatal devem-se avaliar quais as necessidades de suporte clínico e nutricional do paciente, e o tratamento da AE é sempre cirúrgico. Se a distância entre os cotos proximal e distal não ultrapassar dois corpos vertebrais (vistos através da radiografia de tórax e abdome) e houver estabilidade clínica, a anastomose primária está indicada. Quando esse tipo de abordagem cirúrgica não for possível nos primeiros dias de vida, geralmente devido à distância entre as duas extremidades do esôfago, é realizada esofagostomia (abertura e lateralização do coto proximal para o pescoço), para permitir a saída da saliva produzida, e gastrostomia, para prover a alimentação.

Na fase pré-operatória da correção da AE são importantes o posicionamento correto do RN, a aspiração contínua das vias aéreas e a avaliação da necessidade de suporte de oxigênio e/ou ventilatório. Nos casos de AE que não estão acompanhados de FTE, ou se a mesma é no coto proximal, o RN deve ser posicionado em Trendelenburg, para evitar broncoaspiração de saliva e a aspiração contínua da boca, com uma sonda do tipo Replogle® instalada. Quando a AE está acompanhada de FTE no coto distal (mais comum de todos os tipos de AE: mais de 80% dos casos), o RN também deve ser mantido com aspiração contínua da boca e posicionado em decúbito elevado, cerca de 45°, pois o posicionamento em Trendelenburg, nesses casos, promoveria aspiração do suco gástrico e provocaria pneumonia.

Em geral, esses RNs são mantidos em ventilação mecânica para proteção da anastomose por cerca de 48 a 72 horas após a cirurgia, tempo necessário para que haja alguma cicatrização. Uma das principais preocupações nos primeiros dias de pós-operatório é com a sutura entre os cotos. Portanto, devem-se evitar a hiperextensão do pescoço e fisioterapia com manobras torácicas. Além disso, a aspiração das vias aéreas superiores deve ser realizada com a sonda introduzida apenas no comprimento previamente estabelecido pelo cirurgião. O desmame da ventilação mecânica exige avaliação dos aspectos clínicos e cirúrgicos, como a presença de infecção e dor e a necessidade de sedação e analgésicos, presença de drenos torácicos etc.

Atualmente, a mortalidade por atresia de esôfago limita-se aos casos com malformações importantes associadas ou na ocorrência de complicações respiratórias graves. As complicações mais frequentes no pós-operatório são: deiscência da anastomose, estenose da anastomose, recidiva da fístula, refluxo gastroesofágico, traqueomalacia e alterações no peristaltismo esofágico.

## Malformações da parede abdominal

Das malformações congênitas da parede abdominal, a gastrosquise e a onfalocele são as mais comuns e frequentes nas UTINs. A primeira ocorre em aproximadamente 1:5.000 e 1:10.000 nascidos vivos e decorre de falha no fechamento da parede abdominal, na maioria das vezes à direita do cordão umbilical e através do qual ocorre a exteriorização das alças intestinais. Essas alças encontram-se enrijecidas e aderidas entre si ao nascimento, o que produz algum grau de dificuldade para o reposicionamento cirúrgico. As maiores complicações após o nascimento são decorrentes da evisceração que proporciona perda de calor, fazendo com que a hipotermia e a desidratação sejam achados comuns nesses bebês.

Já a onfalocele constitui um defeito da parede abdominal anterior caracterizado pelo alargamento do orifício umbilical que permanece recoberto com tecido avascular (saco membranoso) através do qual ocorre a herniação do conteúdo abdominal. Sua incidência varia de 1 por 2.000 e até por 6.000 partos e podem ocorrer aberrações cromossômicas associadas em 20% a 54% dos casos. Nos defeitos menores, há a herniação de apenas um segmento de alça intestinal; já nos maiores, costuma ocorrer a herniação de vísceras maciças, mais frequentemente o fígado.

Uma das causas de mortalidade dos RNs com defeito da parede abdominal é a insuficiência respiratória causada principalmente por incremento da pressão abdominal no momento da reparação cirúrgica, e que se perpetua ao pós-operatório imediato, gerando queda importante de complacência pulmonar e condição respiratória bastante restrita para a criança. Esses bebês podem evoluir com pneumonia e sepse, necrose e oclusão do intestino.

O tratamento das gastrosquises segue alguns cuidados, como manter o RN em decúbito lateral para não angular os vasos do mesentério, e evitar hipotermia e perdas volêmicas. O tratamento cirúrgico tem por objetivo a colocação das alças de volta à cavidade e a reconstrução da parede abdominal e do umbigo. Quando isto não é possível devido a uma desproporção entre o intestino edemaciado e a cavidade abdominal, utiliza-se um silo plástico para a acomodação temporária do intestino. Este será então introduzido progressivamente na cavidade através de uma ordenha diária do silo sem uso de anestesia.

Neste momento, a maioria dos bebês já se encontra em respiração espontânea e recebe, se necessário, apenas suporte de oxigênio suplementar através do halo. As manobras de introdução do silo feitas pela equipe de cirurgia provocam muita dor e desconforto, de modo que nossa intervenção não deverá ser realizada logo após esse procedimento. Outro cuidado importante é com o gasto calórico, devendo o tratamento fisioterapêutico ser realizado se estritamente necessário e de forma rápida. Essas crianças passam muito tempo em alimentação parenteral devido ao íleo paralítico prolongado, que dura em média 20 dias.

Nas onfaloceles, o reparo cirúrgico é reservado para os casos em que a mesma tem menos de 5 cm de diâmetro e não contém fígado no seu interior. O tratamento não cirúrgico fica reservado para os casos de onfaloceles gigantes com herniação do fígado ou em RN com comprometimento respiratório passível de piora com a anestesia ou compressão do abdome.

## ATENDIMENTO AO RN COM SÍNDROME DO DESCONFORTO RESPIRATÓRIO ■

A síndrome do desconforto respiratório (SDR) é a desordem respiratória mais comum em recém-nascidos pré-termo (RNPT) e a maior causa de necessidade de suporte ventilatório. Apesar de todo o avanço dos cuidados intensivos neonatais, como aumento do uso do corticoide antenatal e terapia de reposição de surfactante exógeno cada vez mais precoce, a mortalidade e a morbidade com o desenvolvimento da displasia broncopulmonar permanecem inaceitavelmente altas.

Tipicamente, a SDR afeta RNPT abaixo de 35 semanas de idade gestacional (IG), porém bebês mais velhos com atraso na maturação pulmonar de diferentes etiologias também podem ser afetados. Os fatores de risco mais comuns associados à SDR incluem baixa IG, asfixia perinatal, sexo masculino e diabetes materno mal controlado. Os principais sinais clínicos ao nascimento podem ser inicialmente discretos, porém progressivos em intensidade e gravidade. São eles: taquipneia, grunidos expiratórios, retração de caixa torácica, batimento de asa de nariz e aumento do trabalho da respiração. Com a progressão, os pacientes apresentam rapidamente necessidade de oxigenioterapia suplementar. O RN tenta manter o volume alveolar prolongando a expiração e elevando as pressões expiratórias exalando contra a glote parcialmente fechada, o que produz o ruído de gemência típico da SDR. À ausculta pulmonar, há uma diminuição global do murmúrio vesicular.

A hipoxemia e a hipercapnia, acompanhadas de vários níveis de acidose respiratória e metabólica, são os achados típicos da análise dos gases arteriais.

A evolução do desconforto respiratório nos casos mais graves pode ser quantificada pelo boletim de Silverman e Andersen (Fig. 10.4), por meio de nota que varia de 0 a 10 (quanto maior a nota, mais grave é considerado o desconforto).

É importante ressaltar que nos RNPT extremos (peso inferior a 1.000 g), a expressão clínica do desconforto respiratório é muito pobre; nestes, é frequente o aparecimento precoce de crises de apneia e cianose.

O diagnóstico é confirmado pela radiologia do tórax, a qual mostra hipoaeração pulmonar global (microatelectasias difusas), aspecto reticulogranular bilateral e difuso (aspecto de vidro moído), e, com a progressão da doença, aparecem os broncogramas aéreos e o apagamento da silhueta cardíaca, podendo a classificação radiológica segmentar a doença em graus de gravidade como mostra o Quadro 10.4.

A fisiopatologia dessa desordem respiratória está muito bem elucidada – encontramos imaturidade estrutural pulmonar importante além da deficiência quantitativa e qualitativa clássica do surfactante, o que leva à tendência ao co-

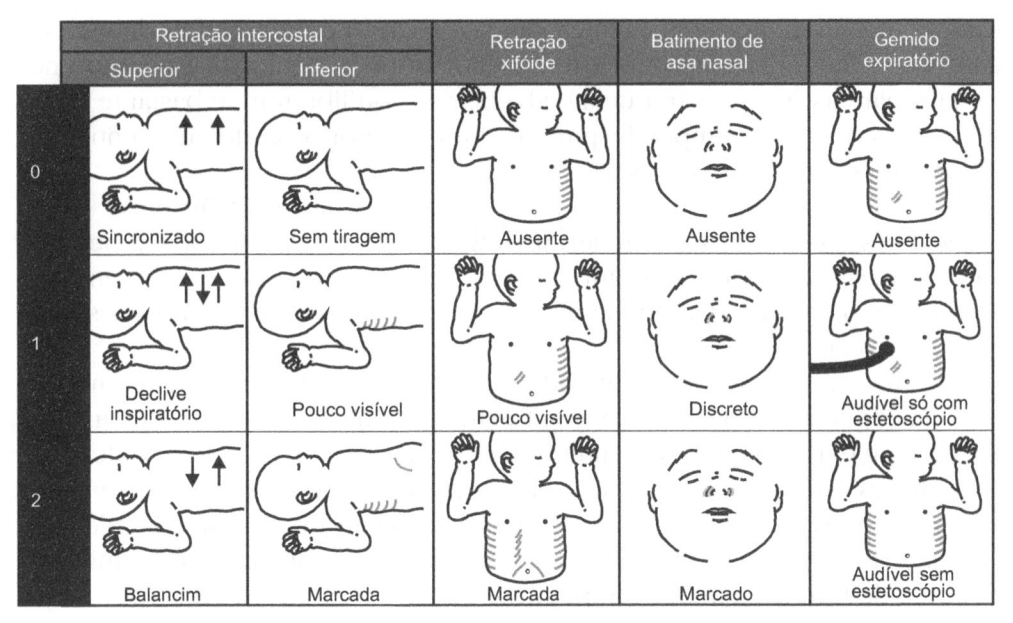

**Fig. 10.4** ■ Boletim de Silverman e Andersen.

**Quadro 10.4** ■ Classificação radiológica da síndrome do desconforto respiratório

| Grau | Padrão reticulogranular | Broncogramas aéreos |
|---|---|---|
| I | Leve | Mínimos |
| II | Moderado | Além do mediastino |
| III | Grave | Alcançam a periferia |
| IV | Opacidade total | |

lapso pulmonar e *shunt* intrapulmonar. A presença de áreas bem perfundidas com áreas pobremente ventiladas resulta em distúrbios da relação ventilação/perfusão, culminando na hipoxemia e hipercapnia encontradas. Em alguns pacientes, a vasoconstrição pulmonar provocada pela hipoxia leva à hipertensão pulmonar persistente e ao *shunt* direito-esquerdo via canal arterial e/ou forame oval, resultando em mais hipoxemia. Por fim, a imaturidade pulmonar resulta em maior permeabilidade endotelial e alveolar a proteínas, facilitando a ocorrência de edema pulmonar, o que agrava ainda mais a função respiratória e inativa o surfactante presente na luz alveolar.

Em relação ao impacto da SDR na mecânica pulmonar, nota-se que o resultado da deficiência de surfactante associada ao edema é a redução acentuada na complacência pulmonar, exigindo elevadas pressões na inspiração para pequenas variações de volume pulmonar, redução significativa da capacidade residual funcional, porém sem alteração significativa na resistência de vias aéreas. A constante de tempo do sistema respiratório, a qual avalia o tempo necessário para as pressões traqueal e alveolar se equilibrarem, é bastante curta, permitindo o uso de tempos inspiratórios e expiratórios curtos no ventilador, durante a fase inicial da doença.

Os RNs mais prematuros estão sob risco mais alto de SDR grave e frequentemente sofrem complicações, incluindo hemorragia do sistema nervoso central, persistência do canal arterial, extravasamento de ar, e infecção, que contribuem para prolongar ainda mais as necessidades de oxigênio e assistência ventilatória.

O curso natural da SDR tem sido alterado ao longo dos anos com a introdução do surfactante exógeno; entretanto, o tratamento dessas crianças é complexo e exige uma equipe multidisciplinar treinada para que se obtenham os melhores resultados. A aplicação de princípios básicos de cuidados neonatais, como suporte para termorregulação, sistema cardiovascular, cuidados nutricionais, prevenção e cuidados com infecções nosocomiais, é determinante na busca de bons resultados terapêuticos.

A administração antenatal de glicorticoide propicia maior maturidade pulmonar e síntese dos componentes do surfactante, melhorando a estabilidade hemodinâmica e a resposta ao surfactante exógeno. Já foi demonstrado que o uso adequado de corticoide, na gestante de risco, pode diminuir a incidência e mortalidade da SDR em cerca de 50% dos RNPT com grau de recomendação A.

A terapia de reposição do surfactante pode ser instituída logo ao nascimento, em neonatos sob o risco de SDR, ou mais tarde, quando os sintomas clínicos são detectados e o diagnóstico é confirmado. Essa decisão é médica e varia entre os centros. Seu uso de forma profilática é recomendado nas primeiras horas de vida em RNPT; no entanto, a administração em sala de parto (no máximo com 30 minutos de vida) tem critérios ainda não bem estabelecidos para selecionar qual criança teria maior risco para desenvolver SDR, devendo-se levar em conta doenças maternas, IG, peso ao nascimento, tipo de parto e complicações ao nascer.

Nas crianças com SDR, a administração do surfactante exógeno provoca melhora rápida na oxigenação por incrementar a capacidade residual funcional e age na reversão das atelectasias. A mudança aguda no volume pulmonar durante a administração do surfactante melhora a área de superfície disponível para troca gasosa, levando à rápida melhora nos índices de oxigenação e à melhora mais lenta e gradual na complacência pulmonar. Sua administração é feita via endotraqueal, com o RN na posição horizontal e, se possível, com o circuito fechado para melhor absorção e distribuição. A dose e o número de doses administradas variam de acordo com o critério médico, com base na concentração de cada fabricante e na necessidade da criança. A administração é usualmente feita com doses de 100 mg/kg e o surfactante de origem animal apresenta melhores resultados em relação ao sintético.

Estudos multicêntricos controlados e randomizados demonstraram que a terapêutica com surfactante reduz a mortalidade e a gravidade da SDR, assim como diminui a incidência de barotrauma, sem aumento na incidência de hemorragia intracraniana. Da mesma forma, não foi demonstrada diminuição da SDR com o uso profilático de surfactante ao nascimento, assim como redução na incidência de DBP com o tratamento.

A adequação da ventilação e oxigenação deve ser estabelecida tão logo possível para evitar vasoconstrição pulmonar, anormalidades adicionais da ventilação-perfusão e atelectasias. No seguimento desses pacientes, inicialmente a oxigenioterapia é a primeira opção de tratamento, devendo este ser oferecido sempre umidificado e aquecido. Após a sua instalação, é fundamental a monitoração rigorosa dos gases sanguíneos. Nas fases iniciais da doença, isto é, nas primeiras 72 horas, tenta-se manter a gasometria arterial nos seguintes níveis:

- pH: 7,25 a 7,35 (nas primeiras 12 horas é aceitável pH entre 7,20 e 7,25).

- $PaO_2$: 50 a 70 mmHg.

- $PaCO_2$: 40 a 60 mmHg.

- $SpO_2$: 89% a 92%.

Esses níveis são aceitáveis para a doença neste momento, não havendo a necessidade de buscar parâmetros de normalidade.

Para RNs, o oxigênio pode ser administrado de várias formas; entretanto, a mais indicada é a oxigenioterapia através do halo ou capacete, e a forma padrão-ouro de monitorar a $FiO_2$ inspirada é por meio do uso de analisadores de oxigênio.

Ocorrendo piora gasométrica, necessidade de oxigênio ≥ 60% e aumento de sinais de desconforto respiratório, recomenda-se o uso da pressão positiva contínua em vias aéreas (CPAP) nasal para manutenção de melhor CRF, melhora na complacência pulmonar e preservação da função do surfactante. Atualmente existe recomendação da literatura e a maioria dos serviços opta pela indicação da CPAP imediatamente após o nascimento de um RNPT com suspeita de SDR, com base no fato de que seu uso precoce resulta em redução da $FiO_2$ máxima necessária, do tempo de permanência em $O_2$ e na necessidade de ventilação mecânica. Para prevenção e tratamento dos casos leves e moderados da SDR, bem como para prevenir apneia e atelectasia pós-extubação, o uso da CPAP nasal tem grau de recomendação A.

A pressão ideal de distensão a ser utilizada na CPAP é difícil de ser estabelecida, mas o valor inicial citado na maioria dos serviços de neonatologia está entre 5 e 7 $cmH_2O$ e fluxos variando entre 6 e 10 L/min. Teoricamente, seria a pressão que maximizaria a $PaO_2$ com a menor $FiO_2$, sem causar sobredistensão alveolar com as consequentes redução do fluxo sanguíneo capilar e piora das trocas gasosas. A principal via de administração da CPAP são as prongas binasais curtas e duplas, havendo respaldo científico na indicação do seu uso com melhores resultados em relação às longas e às nasofaríngeas.

A CPAP, se bem adaptada, costuma melhorar rapidamente a oxigenação e o esforço respiratório – observa-se melhora nos gases sanguíneos e no padrão respiratório de esforço do bebê –, porém exige monitoração cuidadosa dos gases sanguíneos.

A ventilação mecânica invasiva (VMI) deve ser instituída bem antes da presença de insuficiência respiratória e acidose grave, para evitar hipoxemia importante e grandes áreas atelectásicas. O objetivo principal é manter adequadas a oxigenação e a ventilação e, ao mesmo tempo, à luz dos novos conhecimentos, tenta-se evitar a injúria pulmonar induzida pelo ventilador (VILI). Normalmente, os RNPT extremos necessitam de VMI logo ao nascimento, ainda em sala de parto, pois, além da deficiência primária do surfactante, eles apresentam características físicas e anatômicas que os impedem de manter uma ventilação espontânea adequada.

A ventilação mecânica convencional (VMC), essencialmente ciclada a tempo com pressão limitada e fluxo contínuo, tem sido tradicionalmente usada em UTINs para o tratamento da SDR nas modalidades de ventilação mandatória controlada (CMV) e ventilação mandatória intermitente (IMV). Nos últimos 10 anos houve avanços tecnológicos importantes nos novos ventiladores mecânicos, com novas formas e modalidades ventilatórias, como ventilação disparada pelo paciente, ventilação com pressão controlada e volume garantido, ventilação suportiva e outras. Muitos ensaios controlados e randomizados demonstraram benefícios dessas modalidades a curto prazo, como menor tempo de ventilação mecânica e menor quantidade de sedação, porém não demonstram redução significativa, em resultados a longo prazo, da incidência de displasia broncopulmonar e mortalidade.

De modo geral, são duas as indicações de ventilação mecânica na SDR: clínica, com base no aumento do esforço muscular necessário para expandir o pulmão, com piora das tiragens de fúrcula e intercostais, sugerindo falência respiratória iminente; gasométrica, com a obtenção de $PaCO_2 \geq 60$ mmHg e/ou $PaO_2 < 50$ mmHg para uma $FiO_2 \geq 0,6$.

A programação da ventilação deve ser baseada nas alterações de mecânica ventilatória e da constante de tempo desenvolvidas pela SDR; deste modo, justifica-se a necessidade de altas pressões inspiratórias e expiratórias e elevadas $FiO_2$ e frequências respiratórias. É sempre prudente lembrar que os parâmetros ventilatórios não devem ser trabalhados isoladamente, e qualquer modificação em uma variável pode alterar outra diretamente. Assim, quando se eleva a pressão inspiratória de pico (PIP) ocorre aumento direto do volume corrente (VC) com consequente aumento da pressão média de vias aéreas (PMVA).

As pressões inspiratórias (PIP) e expiratórias (PEEP) e a $FiO_2$ são os primeiros parâmetros a serem diminuídos após a administração do surfactante exógeno, sob risco de evitar síndrome de extravasamento de ar e toxicidade pelo oxigênio.

A sugestão de programação ventilatória que segue abaixo não deve ser considerada regra para todos os pacientes, devendo sempre haver uma criteriosa avaliação individual e discussão compartilhada do fisioterapeuta com a equipe médica e de enfermagem, para o emprego correto da ventilação mecânica. De modo geral, podemos utilizar:

- PIP: deverá ser a pressão suficiente para se obter VC adequado (3 a 5 mL/kg) nos casos iniciais, e após surfactante poderá chegar a 6 mL/kg para os serviços que possuem monitores acoplados ao ventilador ou aparelhos que mostrem os valores de VC. Sem o uso de monitores, devemos estar atentos à expansibilidade torácica e a uma ausculta pulmonar satisfatória. Faixa de variação usual entre 20 e 30 $cmH_2O$.

- PEEP: normalmente utilizada entre 5 e 8 $cmH_2O$, a fim de promover a abertura dos alvéolos colapsados e prevenir novas atelectasias difusas. A PEEP mais elevada também contribui para o aumento da PMVA com melhora na oxigenação. Na fase de recuperação, os valores de PEEP deverão ser reduzidos para evitar hiperdistensão pulmonar. Um sinal clínico interessante para detectar a necessidade de aumento de PEEP em RNs é a presença de retrações torácicas entre as fases do ciclo respiratório.

- Tempo inspiratório (Ti): em virtude das baixas constantes de tempo provocadas pela baixa complacência nas fases iniciais da doença, podem-se utilizar inicialmente tempos curtos, em torno de 0,4 a 0,5 segundo. Com a melhora da mecânica, o Ti pode ser elevado a até 0,6 segundo.

- Frequência respiratória (FR): como regra geral, devemos procurar uma FR que mantenha a $PaCO_2$ entre 45 e 55 mmHg até 60 mmHg, em alguns casos. A hiperventilação deve ser evitada, pois está associada a um aumento na ocorrência da VILI e no desenvolvimento da DBP. Os valores iniciais podem ser em torno de 40 rpm.

- Fluxo: talvez a variável mais difícil de ser programada, visto a limitação que encontramos com o uso do fluxo contínuo dos ventiladores convencionais que não nos dão a possibilidade de adequar o fluxo à demanda dos pacientes e às oscilações necessárias ao longo dos ciclos respiratórios. Sabe-se que os fluxos mais baixos (6 L/min) são menos lesivos aos pulmões, entretanto, podem fazer com que as pressões inspiratórias não atinjam seus limites e, com isso, reduzam o VC. Um fluxo de três a quatro vezes o volume-minuto (VM) seria o ideal, porém, esses valores de VM não são garantidos pela grande variação de VC provocada pelo escape de ar presente nos tubos endotraqueais sem *cuff*.

Portanto, são orientados valores entre 6 e 10 L/min, mas a avaliação constante das necessidades ventilatórias dos pacientes deve ser sempre monitorada, seja pela ausculta pulmonar, seja pela gasometria arterial ou até mesmo na inspeção torácica, observando-se os sinais de assincronia entre paciente e ventilador.

- $FiO_2$: como regra geral, a correção da hipoxemia deverá ser feita não apenas pela elevação da $FiO_2$, mas também com a elevação da PMVA, especialmente quando a $FiO_2$ já estiver $\geq$ 0,6. Deve-se procurar a menor fração possível para uma $PaO_2$ de até 50 mmHg e $SpO_2$ entre 88% e 93%.

A ventilação de alta frequência (VAF) seria uma alternativa mais recente para tratamento e suporte ventilatório dessas crianças, a qual consiste no uso de baixíssimos volumes correntes e FRs suprafisiológicas. A vantagem proposta dessa técnica sobre a ventilação convencional reside na possibilidade de ofertar baixos VCs, diminuindo assim as lesões pulmonares induzidas pela ventilação. Seu emprego na SDR ainda é controverso, com poucas evidências clínicas mostrando a superioridade da VAF sobre a VMC como conduta primária, mas sim em situações mais graves, que não respondem à terapêutica inicial. Esta modalidade ventilatória ainda não é realidade na maioria das unidades neonatais do nosso país.

Por fim, está claro que a reposição do surfactante, o uso precoce da CPAP nasal e a ventilação mecânica são as modalidades indicadas para o suporte respiratório desses pacientes. É muito importante reconhecer a oportunidade de melhora de mecânica e trocas gasosas que a administração do surfactante causa para reduzir apropriadamente a concentração de oxigênio inspirada e os níveis de suporte ventilatório, com intuito de prevenir a injúria pulmonar, tão comum nessa situação.

Nos cuidados da fisioterapia respiratória desses bebês deve-se ter em mente sempre que as manifestações clínicas são variáveis e dependem do grau de maturidade do RN e do estágio de evolução da doença. Além da avaliação inicial descrita no início deste capítulo, sugere-se, na SDR, que a avaliação do grau de desconforto respiratório seja realizada sistematicamente por meio do BSA, em que notas superiores a 4 traduzem dificuldade respiratória moderada a grave, devendo ser um indicativo para a não realização do atendimento ou, ainda, para guiar qual conduta fisioterapêutica deve ser escolhida naquele momento.

Alguns cuidados adicionais devem ser lembrados, como: evitar a aspiração da cânula traqueal nas primeiras 2 horas após instilação do surfactante; esses RNs apresentam rápidas flutuações do estado geral especialmente durante o manuseio, em que se observam bradicardia, hipoxemia, taquipneia ou apneia, alteração de fluxo sanguíneo cerebral, e perda de calor; portanto, deve-se restringir a manipulação ao menor tempo possível e intervir se realmente for necessário; não manuseá-los após alimentação ou após procedimentos dolorosos; usar sempre o bom senso.

Os objetivos teóricos da fisioterapia para essas crianças podem ser descritos como:

- Manter permeabilidade de vias aéreas (atenção ao tubo orotraqueal [TOT], visto sua pequena espessura e facilidade para obstrução). Nas fases iniciais da SDR, os RNs não apresentam quadros secretivos importantes, sendo desenvolvido mais acúmulo de muco quando a doença já está em fase mais adiantada, isto é, após 72 horas.

- Prevenir e tratar a redução de volume pulmonar e as atelectasias instaladas.

- Prevenir infecções nosocomiais (faz parte da estratégia de todo profissional de saúde que lida com cuidados intensivos, particularmente com essa população mais vulnerável, como os RNPT).

- Otimizar e agilizar a retirada da ventilação mecânica com objetivo de prevenir o desenvolvimento da displasia broncopulmonar.

- Reduzir o trabalho muscular da respiração e os sinais de esforço respiratório.

- Adequar e monitorar muito bem a ventilação não invasiva como suporte ventilatório.

- Gerenciar os níveis de oxigênio suplementar oferecidos.

Existe ainda na literatura científica uma carência enorme de trabalhos que guiem ou respaldem nossa prática fisioterapêutica frente a essas crianças, apesar de ser rotina no dia a dia das UTINs o manuseio da fisioterapia nos bebês com SDR. Por esse motivo, todo tratamento e rotina descritos a seguir são sugestões dos autores e da prática baseada em evidência descrita por profissionais renomados e que atuam há bastante tempo nessa área.

Paratz e Burns concluíram que o tratamento fisioterapêutico em RNPT enfermos tem indicação sob certas condições clínicas, como as síndromes aspirativas, a síndrome do desconforto respiratório, pneumonias, atelectasias, e na prevenção de complicações da ventilação mecânica.

Como prevenir problemas e complicações é sempre a melhor estratégia, para estes casos essa premissa é ainda mais valorizada. O gerenciamento da umidificação e do aquecimento dos gases ofertados ao paciente é de suma importância na prevenção da obstrução das vias aéreas e da cânula traqueal, devendo ser registrado seu valor em ficha de coleta a cada 12 horas e observada a presença ideal de água destilada nos umidificadores aquosos. A temperatura ideal descrita para RNs é em torno de 33° a 34°C.

A terapia de remoção de secreção pode ser necessária numa fase mais tardia da SDR, e, se necessária, evita-se usar técnicas manuais de aceleração de fluxo expiratório (AFE) de forma vigorosa, visto a possibilidade de provocar ainda mais colapso pulmonar e piora das trocas gasosas. A AFE lenta pode ser usada e de preferência sempre associada ao uso da pressão positiva expiratória (PEP), seja de forma invasiva ou não invasiva. Em RNs intubados, o uso criterioso da técnica de *bag squeezing* pode ser de grande valia por ser rápida e efetiva na remoção do muco, e consiste na utilização do ventilador manual AMBU® associada à manobra de AFE ou compressão torácica, podendo ser realizada a insuflação de forma empilhada (com pausas) ou direta. É descrita como contraindicada em casos de instabilidade hemodinâmica grave, hemorragia intracraniana, hemorragia pulmonar, prematuridade extrema e pneumotórax não drenado. Não utilizamos em nosso serviço técnicas de vibração e percussão torácicas e de drenagem postural, por julgá-las inefetivas e de grande gasto energético para os bebês; além disso, já existem referências citando mais efeitos deletérios do que propriamente benefícios.

A terapia de expansão pulmonar tem indicação formal tanto para atelectasias adesivas (diminuição do surfactante) como para as obstrutivas ou passivas. O uso da pressão positiva expiratória final (PEEP) e da pressão positiva inspiratória (PPI) parece ser a chave para a expansão pulmonar e encontra-se incorporado a todas as ações atuais do fisioterapeuta na UTI. Técnicas como incremento de PEEP e inspirações fracionadas com AMBU® quando em VMI e uso da ventilação não invasiva (VNI) como recurso terapêutico através de máscaras faciais (Fig. 10.5) são rotinas em nosso serviço. Já as técnicas torácicas manuais de expansão pulmonar, como manobras de compressão/descompressão torácicas, são mais questionáveis tanto na clínica diária quanto em alguns trabalhos clínicos e experimentais já realizados. Veja maiores esclarecimentos sobre técnicas manuais de expansão pulmonar no Capítulo 4.

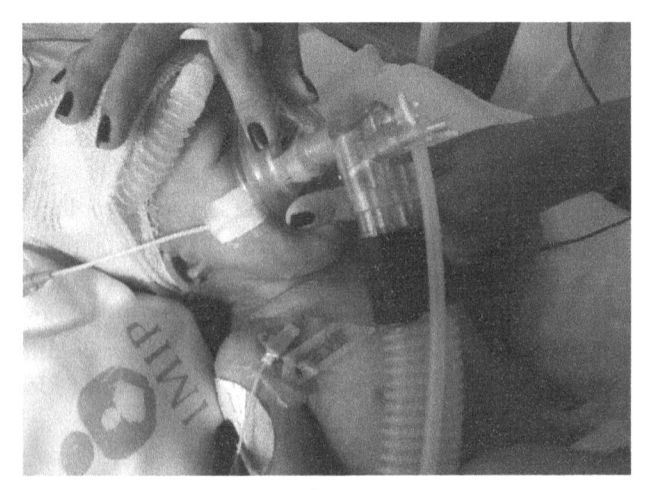

**Fig. 10.5** ■ Ventilação não invasiva com máscara facial em recém-nascido, para terapia de expansão pulmonar.

O posicionamento terapêutico tem sido cada vez mais utilizado visando à melhora na oxigenação e melhor estabilidade da caixa torácica, além de proporcionar melhor expansão e ventilação nas áreas não dependentes da gravidade. A posição prona já foi descrita em vários estudos como a melhor para oxigenação e estabilização da caixa torácica, com consequente melhora na complacência do sistema respiratório e melhor ventilação pulmonar, por promover uma perfusão pulmonar mais uniforme e propiciar melhor apoio e aconchego para os RNPT, se realizada com flexão e contenção adequadas. Em unidades de terapia intensiva neonatal (UTINs) e nos berçários, os recém-nascidos são frequentemente posicionados em decúbito dorsal, pela facilidade de manuseio, pela melhor visualização dos mesmos e por alguns autores considerarem o posicionamento prono como um fator de risco para síndrome da morte súbita infantil (SIDS), uma vez que, nesse decúbito, um neonato prematuro ou com disfunção neurológica apresenta uma resposta mínima aos estímulos de proteção.

Porém, a alternância dos decúbitos é defendida para promover melhor função pulmonar, estimulação neurossensorial e prevenção de úlceras de decúbito. Muitas vezes, na prática, um bom posicionamento e uma contenção adequada são as medidas mais eficazes para estabilização da criança e melhora nos índices de oxigenação.

A estimulação e a propriocepção de músculos são bastante questionadas nesses bebês, e não existem evidências nem relatos dos benefícios dessa prática. A contenção das últimas costelas ou apoio toracoabdominal parece ser útil em RNPT com desconforto respiratório e taquipneia por promover melhor zona de justaposição do diafragma, porém não existem relatos dessa técnica em bebês com SDR.

Estabelecer protocolos e técnicas de desmame da ventilação mecânica e extubação parece bastante oportuno, e tem sido usual nos serviços de neonatologia a preocupação com a retirada mais rápida do ventilador na tentativa de prevenir a VILI e a DBP. O fisioterapeuta deve ter ação direta nesse trabalho e cada serviço deve estabelecer sua rotina, pois o desmame deve ser uma ação multiprofissional e todos devem estar cientes das rotinas de retirada. O uso de índices preditivos e teste de respiração espontânea começa a fazer parte do rol de procedimentos em RNPT nas UTIs. Para mais informações sobre desmame da ventilação, veja o Capítulo 12.

A manipulação, os ajustes e a adequação da VNI são extremamente importantes para o sucesso dessa terapêutica tão comum para RNs com SDR. O fisioterapeuta deve ter conhecimento sobre qual mecanismo gerador de CPAP se adapta melhor ao paciente, realizar a escolha e os ajustes da interface, gerenciar as pressões e fluxos utilizados e manter os cuidados gerais do bebê durante o uso da VNI. Seu sucesso depende de rotinas bem estabelecidas.

Por fim, por ser uma população de risco para o desenvolvimento de infecções, a correta higiene das mãos deve fazer parte do arsenal de cuidados intensivos.

## MANEJO E ROTINA DA DISPLASIA BRONCOPULMONAR ■

Na última conferência de consenso realizada nos EUA, no ano de 2000, foi definido que a displasia broncopulmonar (DBP) deve ser considerada em qualquer neonato que permaneça dependente de oxigênio em concentrações acima de 21% por um período maior ou igual a 28 dias. Justificada pelo maior número de bebês prematuros sobreviventes, a incidência relatada da DBP é variável, mas não tem diminuído, afetando 20%-30% dos recém-nascidos prétermo de muito baixo peso ao nascimento. A DBP ocorre com comprometimento na função pulmonar de forma geral, o que a torna uma das principais causas de doença pulmonar crônica na infância. Dessa forma, atualmente, é crescente o número de recém-nascidos com risco de desenvolver morbidade pulmonar a longo prazo.

A DBP tem sido considerada uma doença de etiologia não totalmente estabelecida, sendo resultante de múltiplos fatores que atuam sobre um sistema pulmonar imaturo, sujeito a várias agressões e, ao mesmo tempo, com mecanismo de defesa ainda não completamente desenvolvido. Em contrapartida, o único consenso é unânime quando se refere à imaturidade pulmonar como fator de risco para desenvolvimento de DBP.

Foram descritas características de uma nova doença, como se a DBP tivesse passado ao longo do tempo por novas transformações em sua etiopatogenia, em relação à descrita inicialmente por Northway, em 1967, sendo chamada de "nova DBP", mais observada em prematuros extremos. Resulta de vários fatores, como a imaturidade pulmonar e a ineficiência da musculatura respiratória e da caixa torácica, levando à necessidade de um tempo mais prolongado de permanência no ventilador, o que aumenta a possibilidade de colonização das vias aéreas por bactérias, iniciando uma reação inflamatória. As lesões da nova DBP apresentamse com menos fibrose, aeração mais uniforme e, principalmente, diminuição do número de alvéolos e capilares.

Baixo peso e idade gestacional ao nascimento, síndrome do desconforto respiratório e a assistência ventilatória mecânica têm sido descritos como os fatores de risco mais comuns. Mais recentemente, outros fatores, como infecção neonatal e persistência do canal arterial (PCA), também foram reconhecidos. A subnutrição também pode interagir com outros efeitos da patogenia da DBP, e falhas no crescimento são comuns em crianças com essa condição.

Diversos estudos epidemiológicos que buscam identificar os principais fatores de risco que predispõem os recém-nascidos com peso extremamente baixo ao nascer à DBP, mostraram que, depois da prematuridade, a persistência do canal arterial e as infecções sistêmicas estão associadas com um risco significativamente maior para DBP. O *shunt* esquerdo-direito no canal arterial patente produz aumento no fluxo sanguíneo pulmonar e na quantidade de fluido pulmonar, causando edema intersticial com subsequente redução da complacência pulmonar e aumento da resistência, elevando, assim, a necessidade de uma estratégia ventilatória mais agressiva e prolongada, e aumentando o risco de aparecimento da DBP.

Nenhum fator isolado foi identificado como a causa da DBP – sua origem é multifatorial e pode depender da natureza da lesão, dos mecanismos de resposta ou da incapacidade do recém-nascido de responder apropriadamente ao processo patológico. Atualmente, sabe-se que as principais consequências da lesão pulmonar são a alteração e a interrupção do crescimento e do desenvolvimento pulmonar pós-natal.

Os pacientes com DBP geralmente precisam passar por longos períodos de internação, exigindo esforços tanto econômicos quanto emocionais. Além disso, são expostos a vários tratamentos com medicamentos como diuréticos e esteroides, terapia que vem sendo relacionada com desfechos neurológicos adversos a longo prazo e longos períodos em assistência ventilatória mecânica. Por esta razão, toda a equipe multidisciplinar deverá entender melhor os fatores de risco para o desenvolvimento da DBP para que possa contribuir com a diminuição do desenvolvimento dessa doença e, se instalada, com as melhores estratégias de manuseio. De todos os fatores etiológicos envolvidos no desenvolvimento da DBP já citados, comentaremos três considerados importantes no manuseio diário do fisioterapeuta: a toxicidade pelo oxigênio, a imaturidade pulmonar e a lesão associada à ventilação mecânica.

O oxigênio é um recurso terapêutico bastante usado no tratamento de diversas patologias no período neonatal, mas pode ser potencialmente tóxico, quando administrado em altas concentrações e/ou por longos períodos. A toxicidade deste gás deve-se à reação dos radicais livres de oxigênio com componentes celulares, causando lesão aos tecidos. Esta lesão é combatida por defesas antioxidantes endógenas, porém, no RN, principalmente no prematuro, elas ainda não estão totalmente desenvolvidas. Os radicais livres, portanto, atuam como mecanismo patogênico para diversas doenças, entre elas a retinopatia da prematuridade (RP) e a displasia broncopulmonar.

A RP ocorre principalmente em RNPT expostos a altas concentrações de oxigênio. É uma doença proliferativa, de etiologia multifatorial, que se caracteriza por desordem na neovascularização da retina, onde a hiperoxia inibe o crescimento dos vasos sanguíneos. Pinheiro *et al.* (1997), ao avaliarem um grupo de 102 RNs de muito baixo peso (P < 1.500 g), encontraram RP em 29,90%, e a oferta de oxigênio se mostrou um fator estatisticamente significativo para o desenvolvimento desta patologia.

Com a finalidade de evitar a hiperoxia, Chow *et al.* (2003) implantaram um programa educacional sobre cuidados na administração e monitoração do oxigênio numa unidade neonatal, e estudaram a incidência da RP e a necessidade de tratamento com *laser* para estágios mais severos desta patologia em RN com peso ao nascer entre 500 e 1.500 g. Como resultado, obtiveram queda na incidência da RP de 12,5% em 1997 para 2,5% em 2001, e diminuição dos tratamentos cirúrgicos de 4,5% para 0%, neste mesmo período.

Nos pulmões ocorrem alterações importantes após exposição prolongada ao oxigênio, como produção de membrana hialina, edema, vasodilatação e lesão dos capilares pulmonares com aumento da permeabilidade destes, inflamação e necrose epitelial, e diminuição da síntese de surfactante pulmonar. Todas as alterações pulmonares ocorrem em razão da lesão tecidual pela oxidação de enzimas, quebra da estrutura do DNA, inibição de proteínas e peroxidação lipídica, desencadeando uma reação inflamatória com recrutamento pulmonar de polimorfonucleares e neutrófilos. A associação dessas modificações na estrutura pulmonar provoca a inibição da alveolização.

A prevalência da DBP é inversamente proporcional à idade gestacional de nascimento e representa a resposta de pulmões imaturos à lesão pulmonar aguda provocada por oxigênio, ventilação mecânica, sistemas de defesa antioxidantes imaturos e níveis menores de antiproteases, entre outros. Esses são alguns motivos pelos quais há uma menor capacidade de controle da inflamação nesses bebês. Além disso, existem alterações na regulação dos mecanismos de reparação, favorecendo o aparecimento de fibrose nos segmentos acometidos. Não se sabe, porém, a forma exata pela qual a imaturidade pulmonar interfere no processo "inflamação × reparação", produzindo lesões irreversíveis.

Embora as fases iniciais da lesão pulmonar na DBP decorram do processo patológico primário, a ventilação mecânica por pressão positiva superposta parece expandir a lesão pulmonar e provocar uma cascata inflamatória complexa que leva finalmente à doença pulmonar crônica.

A lesão pulmonar induzida pela ventilação mecânica foi descrita inicialmente como a síndrome de extravasamento de ar, manifestada como pneumotórax ou pneumomediastino, em que o aparecimento de ar extra-alveolar estava relacionado com a diferença de pressão entre os bronquíolos terminais e o interstício, que é a região de menor pressão dentro do tórax. Mais tarde, essa condição foi denominada barotrauma.

O primeiro autor a descrever as consequências patológicas da ventilação mecânica por pressão positiva nos pulmões foi Schultz (1959), que evidenciou por microscopia eletrônica a degeneração de grânulos citoplasmáticos das células alveolares e alteração da arquitetura normal após hiperinsuflação, sugerindo que o estresse mecânico da camada interna dos alvéolos pode mudar as características do surfactante. Após um longo percurso, diversos autores também demonstraram que a hiperinsuflação cíclica dos alvéolos, mesmo por curtos períodos, provoca disfunção pulmonar importante.

Na década de 1990, após inúmeros estudos experimentais, esse conhecimento foi mais bem elucidado e extrapolado para prática clínica, em que foi demonstrado que a lesão pulmonar induzida pelo ventilador (VILI) correlacionava-se a altos volumes pulmonares e não necessariamente às altas pressões inspiratórias, surgindo o termo volutrauma. Na verdade, a hiperdistensão alveolar é sempre acompanhada de barotrauma deste alvéolo, já que a pressão transpulmonar estará aumentada, de modo que, a despeito do termo baro ou volutrauma, a VILI correlaciona-se com a pressão transpulmonar.

Outra ocorrência mais recente atribuída à lesão pulmonar induzida pelo ventilador foi o atelectrauma, que é descrito como a lesão provocada pelos ciclos repetidos de colapso e reexpansão que ocorrem durante a ventilação mecânica. O surgimento de áreas colapsadas (atelectasias) não é apenas consequência, mas também causa de lesão pulmonar. Nesse contexto, existem evidências recentes de que as estratégias ventilatórias que utilizam baixas pressões ao final da expiração (PEEP) estão associadas a maior lesão pulmonar e menor eficácia da terapêutica com surfactante, sugerindo que a ventilação pulmonar mecânica deve visar o recrutamento dos alvéolos, otimizando a capacidade residual funcional sem, no entanto, hiperdistendê-los.

A distensão, mesmo que por curto período, dos alvéolos leva ao aumento da liberação de surfactante pelos pneumócitos tipo II. A hiperdistensão cíclica e prolongada, no entanto, leva à diminuição da complacência, possivelmente por inativação do surfactante secretado no lúmen, ou ainda por "exaustão" da síntese que já é deficiente pelos pneumócitos. Esta diminuição da função do surfactante leva a três consequências principais:

- Provoca a negativação da pressão intersticial em torno dos vasos alveolares, o que aumenta a pressão transmural e intensifica o edema.

- Provoca heterogeneidade da ventilação, com hiperdistensão regional.

- Submete o alvéolo e os vasos alveolares a mais sensibilidade às forças de cisalhamento e ao estiramento, já que o alvéolo inicia a inspiração a partir de um menor volume. Estes efeitos são compensados pela utilização da PEEP.

Por fim, a ventilação mecânica *per se*, independentemente do fator causador, pode provocar dano pulmonar por estiramento dos alvéolos, vias aéreas, membrana basal e até do endotélio capilar pulmonar, gerando aumento de permeabilidade capilar com extravasamento de fluidos, proteínas e sangue, levando a edema e inflamação. Como a quebra da barreira alvéolo-capilar ocasionada pelo baro/volu/atelectrauma pode permitir que mediadores inflamatórios e bactérias penetrem na circulação e provoquem reação inflamatória sistêmica e infecção em outros órgãos a distância, a esse novo processo dá-se a denominação de biotrauma.

Assim, nos últimos 10 anos, a ideia de que volume alto é lesivo aos pulmões tem se consolidado, assim como a noção de que o excesso de volume ofertado acarreta aumento da pressão transpulmonar nos alvéolos, o que desencadeia e propicia a formação de lesão pulmonar. Por esta razão, têm-se estudado diversos métodos e estratégias ventilatórias visando proteger o pulmão de tais agressões.

Sobre as alterações na fisiopatologia da doença, encontram-se achados anormais no exame clínico, na radiografia do tórax, nas provas de função pulmonar, no ecocardiograma e no exame morfológico dos pulmões, e sua intensidade é diretamente proporcional ao grau de insulto fisiopatológico. Abordaremos sucintamente algumas dessas alterações.

Na avaliação clínica, observam-se taquipneia, retrações intercostais e subcostais, uso exacerbado de músculos acessórios, ausculta pulmonar pobre, hipoxemia e hipercapnia e um crescimento pôndero-estatural mais lentificado, mesmo com adequada taxa calórica. Muitos pacientes podem, se não forem bem acompanhados, apresentar deformidades torácicas importantes e menor tolerância aos exercícios físicos. Tosse e crises de sibilância são bastante frequentes, especialmente nos primeiros 2 anos de vida. A sintomatologia é extremamente variável e depende da gravidade da DBP.

Atualmente, com as mudanças na evolução da doença ao longo do tempo, a classificação radiológica por estadiamento também foi modificada e valorizam-se quatro achados radiológicos mais proeminentes, a saber: expansão pulmonar, enfisema (incluindo a formação de vesículas), densidades intersticiais e anormalidades cardiovasculares. O surgimento de hiperinsuflação ou anormalidades intersticiais na radiografia torácica parece correlacionar-se com o desenvolvimento subsequente de obstrução das vias aéreas.

Além dos efeitos adversos sobre as vias aéreas e os alvéolos, a lesão pulmonar aguda também compromete o crescimento, a estrutura e a função da circulação pulmonar em desenvolvimento após o nascimento prematuro. As alterações estruturais na vasculatura pulmonar contribuem para a resistência vascular pulmonar (RVP) alta em decorrência do estreitamento do diâmetro vascular e da angiogênese reduzida. Em geral, a lesão da circulação pulmonar pode levar ao desenvolvimento de hipertensão pulmonar e *cor pulmonale*, os quais contribuem sobremodo para a morbidade e a mortalidade da DBP grave.

Ocorrem também alterações na mecânica respiratória, observando-se aumento da resistência no sistema respiratório e hiper-reatividade brônquica já demonstrada durante a primeira semana de vida em RNPT. Essas anormalidades são comuns em lactentes maiores com DBP e podem causar colapso dinâmico das vias aéreas e limitação do fluxo expiratório. Outras anormalidades da função pulmonar incluem aumento da ventilação do espaço morto (pela taquipneia), redução da complacência pulmonar (devido à atelectasia, edema e fibrose) e má distribuição da ventilação com consequente desigualdade da relação V/Q. O comportamento da capacidade residual funcional (CRF) modifica-se ao longo do tempo, de modo que, no início da evolução, ela se encontra diminuída devido às atelectasias, mas aumenta durante os estágios seguintes devido ao aprisionamento aéreo e à hiperinsuflação.

Histologicamente, as alterações encontradas na nova DBP revelam redução do número de alvéolos, demonstrando um padrão de simplificação alveolar e menos sinais de fibrose intersticial, mas enfatizam reduções do espaço aéreo distal e do crescimento vascular. Existem alterações histológicas que levam à perda irregular de cílios das células epiteliais colunares, as quais se tornam displásicas ou necróticas, resultando em ruptura do revestimento epitelial e diminuição da remoção pulmonar de muco. Ocorre infiltração de células inflamatórias (neutrófilos e linfócitos) nessas áreas e as células caliciformes parecem hiperplásicas, sugerindo aumento da capacidade de produção de muco.

A melhor forma de prevenir a DBP ainda é evitar o parto prematuro, fazer pré-natal adequado e o uso antenatal já bem estabelecido de corticoides. Destacam-se a seguir as medidas preventivas e curativas das crianças que já estão sob risco de desenvolver a doença por estarem em unidade de terapia intensiva neonatal sob AVM e/ou oxigenioterapia suplementar.

O uso de estratégias ventilatórias protetoras deve visar à diminuição da lesão pulmonar por meio do recrutamento de unidades colapsadas com otimização da CRF, sem, entretanto, promover hiperdistensão das áreas normais ou já recrutadas. De maneira sucinta, as principais estratégias de tratamento citadas da literatura para prevenção de lesão pulmonar em neonatos, são: ventilação convencional com baixos volumes correntes, baixas pressões inspiratórias (PIP), tempos inspiratórios curtos, otimização de PEEP, hipercapnia permissiva, hipoxemia permissiva, posição prona, CPAP nasal e ventilação de alta frequência. Não existem estudos controlados indicando qual ou quais dessas estratégias reduzem a incidência da DBP. Comentaremos a seguir com mais detalhes sobre cada uma delas.

A manutenção de níveis adequados de oxigênio arterial, assim como sua correta monitoração, é um ponto considerado bastante importante no tratamento de pacientes com DBP. A hipoxemia causa diversas alterações, como comprometimento cardiovascular (hipertensão pulmonar e *cor pulmonale*), influencia o ganho ponderal e o desenvolvimento cerebral e, quando não corrigida adequadamente, correlaciona-se com maior risco para ocorrência de morte súbita e episódios de apneia nesses lactentes. Em contrapartida, os níveis aumentados de oxigênio pioram as disfunções pulmonares e a taxa de ocorrência da retinopatia da prematuridade.

Na verdade, níveis extremos de oxigenação arterial são ruins, porém, as taxas ótimas de administração para manter $PaO_2$ e $SpO_2$ adequadas em RNPT não estão bem determinadas. Num grande ensaio multicêntrico randomizado, conduzido por Askie *et al.* com RNs < 30 semanas de idade gestacional que receberam oxigênio suplementar, havia um grupo (padrão) cuja $SpO_2$-alvo ficou entre 91% e 94% e um grupo com alto $O_2$ e $SpO_2$ entre 95% e 98%; os grupos não demonstraram diferença significativa no crescimento com a idade corrigida para 12 meses. Porém, o grupo com alta $SpO_2$ recebeu oxigênio por períodos mais longos de tempo mesmo após a randomização, e teve aumento significativo da taxa de dependência de oxigênio, além de maior frequência de $O_2$ suplementar em nível domiciliar.

Vários outros estudos demonstraram que taxas menores de oferta diminuem bastante a incidência da retinopatia da prematuridade, influenciam no peso, mas não observam diferença na sobrevida e no desenvolvimento da paralisia cerebral.

Utilizar estratégias ventilatórias apropriadas para reduzir a DBP inclui redefinir novos objetivos, tais como: "adequada troca gasosa", menos suporte ventilatório mecânico, refinamento nos métodos de ventilação mecânica e uso de técnicas alternativas. Hipercapnia permissiva, menores índices de oxigenação arterial, PIP mínima, frequência respiratória mais alta, CPAP precoce e rápida extubação podem reduzir a VILI e, possivelmente, a DBP. Em suma, a estratégia ventilatória para prevenir e tratar a DBP é baseada na redução da magnitude e duração da ventilação mecânica para o mínimo possível e, ao mesmo tempo, oferecer adequada troca gasosa.

Vários estudos sugerem que a hipocapnia após o nascimento é um fator de risco independente para o desenvolvimento da DBP. Mariani *et al.* (1999), num ensaio prospectivo e randomizado, demonstraram que a estratégia de manter uma hipercapnia leve ($PaCO_2$ entre 45 e 55 mmHg) foi segura e reduziu a necessidade de AVM nas primeiras 96 horas após a randomização. Outro grande ensaio multicêntrico e randomizado relatou que uma ventilação com alvo de $PaCO_2 > 52$ mmHg resultou em menor necessidade de ventilação mecânica, mas não diminuiu a mortalidade ou a necessidade de oxigênio suplementar com 36 semanas. Entretanto, há relato de que $PaCO_2$ maior que 60 mmHg pode levar a alteração do fluxo sanguíneo cerebral e risco aumentado de hemorragia intraventricular.

Refinar os métodos de ventilação mecânica e usar métodos alternativos como reduzir pressões, manter frequências rápidas e tempos inspiratórios curtos tem sido a proposta de alguns autores para o tratamento de bebês que desenvolvem DBP. Para a manutenção do volume-minuto (VM) adequado são sugeridos uma FR mais alta e VC baixo, em vez de FR baixa e VC alto. Para reduzir a incidência de volutrauma deve-se, porém, ter atenção, devido ao fato de que, em FRs muito altas, o VM chega a um platô, e se o tempo inspiratório for abaixo de três a cinco constantes de tempo, a entrega/oferta do VC fica bastante comprometida.

Quando a estratégia de usar VC baixo e PIP baixa for adotada, a pressão média de vias aéreas (PMVA) necessita ser mantida principalmente por meio do uso da PEEP. O uso de tempos inspiratórios longos e relação I:E invertida não é indicado em crianças com SDR e nas que desenvolvem DBP. Numa revisão sistemática do ano de 2004, os autores avaliaram cinco estudos com um total de 694 bebês, observando que um tempo inspiratório longo foi associado com o aumento de extravasamento de ar e aumento *boderline* na mortalidade antes da alta hospitalar. Entretanto, alguns estudos incluídos nessa revisão eram antigos e foram conduzidos antes da prática atual do uso antenatal de corticoides e da terapia com surfactante, podendo esses resultados não ser extrapolados para a prática clínica dos dias de hoje.

A necessidade do nível de PIP deve ser determinada pela movimentação do tórax ou pela mensuração direta do VC, não devendo ser predita com base no peso de nascimento, idade gestacional ou pós-natal. Usualmente, muitos serviços iniciam com PIP de 10 a 20 $cmH_2O$ e ajustam-na em 1 a 2 $cmH_2O$, adequando-a ao movimento torácico ou ao obter VC de 3 a 5 mL/kg.

Para aumentar a eliminação de $CO_2$ é recomendado o aumento da FR, em vez do aumento da PIP, que, por sua vez, aumentaria o VC e o risco de volutrauma. Por essa razão, na criança com hipocapnia, a PIP deve ser o primeiro parâmetro a ser reduzido. Na ocorrência de atelectasia, pode-se aumentar temporariamente a PIP até a completa resolução da mesma e usar concomitantemente PEEP de 5 a 6 $cmH_2O$, reduzindo esses valores também após resolução, lembrando-se de que PEEPs abaixo de 3 $cmH_2O$ não são recomendadas por reduzirem bastante a CRF.

A extubação deve ser mencionada quando a criança apresentar um esforço respiratório espontâneo e parâmetros ventilatórios baixos, como FR entre 15-25 ipm, $FiO_2$ < 40 %, PIPs baixas com adequada complacência pulmonar. É sempre preferível que, após extubação, esses RNPT sejam colocados em ventilação não invasiva com CPAP nasal ou IMV nasal. Em alguns são utilizadas metilxantinas após extubação, para reduzir os episódios de apneia e falência da extubação, porém faltam estudos controlados que indiquem formalmente essa terapêutica.

Em outra revisão sistemática publicada em 2005, McCallion *et al.* avaliaram a ventilação com volume-alvo (*volume-targeted ventilaton*) em comparação com a ventilação com pressão limitada, usando quatro ensaios randomizados com um total de 178 RNPT envolvidos nas primeiras 72 horas de vida. A análise demonstrou que a ventilação com alvo no volume reduziu a duração da ventilação mecânica, as taxas de pneumotórax e a hemorragia intracraniana grave. O modo volume garantido (alvo) permite ajustes automáticos da PIP em resposta a mudanças na complacência pulmonar e no esforço respiratório do paciente. O volume-alvo para cada RN individualmente precisa ser determinado estimando-se o VC que leva à expansão torácica mínima para adequada troca gasosa.

O uso da CPAP nasal de maneira profilática já foi preconizado por alguns autores, porém, numa metanálise publicada em 2005, não foram demonstradas evidências de que essa estratégia foi efetiva em reduzir a incidência da DBP.

A estratégia ventilatória ótima, porém, é bastante limitada por falta de dados de pesquisas clínicas, de modo que muitas considerações são feitas com base na fisiopatologia e nas alterações estruturais. A DBP pode ser considerada uma doença heterogênea com áreas de atelectasias e áreas de hiperdistensão. Muitas crianças desenvolvem acidose respiratória compensatória e algum grau de disfunção na relação ventilação/perfusão.

Segundo Greennough *et al.*, lactentes com DBP toleram altas PEEPs (5-7 $cmH_2O$) com melhora na oxigenação sem provocar retenção de $CO_2$.

Em relação às alterações tardias na função pulmonar, Doyle *et al.* (2006) demonstraram que a função pulmonar de adolescentes que desenvolveram DBP no período neonatal apresentou redução significativa nas medidas de fluxos expiratórios ($VEF_1$/CVF), porém não observaram alterações nos volumes pulmonares, quando comparados a adolescentes que não tiveram a doença. Da mesma forma, Allen *et al.* (2001) demonstraram que crianças em idade escolar e com história de DBP apresentam menor volume expiratório forçado no primeiro segundo ($VEF_1$) e menor capacidade vital forçada (CVF) do que crianças nascidas a termo ou prematuros sem história de DBP.

O acompanhamento fisioterapêutico é fundamental tanto no período de internação quanto após a alta hospitalar. O fisioterapeuta deve realizar uma abordagem tanto do ponto de vista respiratório quanto do desenvolvimento neuromotor. Os objetivos da fisioterapia respiratória são: manutenção da permeabilidade das vias aéreas superiores e inferiores; melhora da relação ventilação/perfusão; redução da necessidade da utilização de terapêuticas ventilatórias agressivas e minimização das lesões pulmonares por meio de ventilação "gentil", e monitoração de níveis adequados de oxigênio suplementar. Os objetivos da intervenção motora são estimular o desenvolvimento neurossensório-motor, o alongamento e a flexibilização de músculos respiratórios, assim como promover um posicionamento adequado dos lactentes no leito. A intervenção neuromotora com a inserção de alongamentos, estimulação precoce de atividades motoras relacionadas com as necessidades do pré-termo e o posicionamento terapêutico em flexão promove a variação de pressão nas articulações que influenciam o desenvolvimento motor e preparam para o movimento coordenado.

Alguns RNs que desenvolveram DBP podem apresentar dependência crônica de oxigênio mesmo após receberem alta hospitalar e, em alguns casos, este suporte de oxigênio persiste até por volta dos 2 anos de vida. Aproximadamente 50% dessas crianças podem necessitar de readmissão hospitalar durante a primeira infância, em consequência de problemas respiratórios, como pneumonias, hiperreatividade pulmonar e vírus sincicial respiratório. Essa taxa geralmente cai após o segundo ano de vida.

O acompanhamento clínico desses bebês deve ser realizado por uma equipe multidisciplinar e, em nossa realidade, ainda faltam serviços especializados para condução dessas crianças. O acompanhamento da fisioterapia respiratória não deve se limitar aos cuidados básicos de remoção de secreção e expansão de vias aéreas. Num futuro próximo, os serviços precisam se preparar para manusear essa população com doença crônica, e como tal, iniciar e adaptar os conceitos de reabilitação pulmonar.

Como a DBP é a consequência de múltiplos fatores associados que podem influenciar negativamente o desenvolvimento do pulmão, é provável que não se consiga reduzir de forma significativa a sua incidência à medida que continuam a aumentar as taxas de sobrevida de bebês extremamente prematuros. Por esta razão, a ação do fisioterapeuta torna-se cada vez mais ampla.

## CUIDADOS E MONITORAÇÃO DA OXIGENOTERAPIA ■

O oxigênio como medida terapêutica tem sido de grande valor no tratamento de várias condições patológicas, especialmente respiratórias, que acometem os recém-nascidos e crianças. Seu uso de forma efetiva nos cuidados desses pacientes tornou-se comum somente na quarta e quinta décadas do século XX.

O objetivo da oxigenioterapia é promover adequada oxigenação tecidual, que é conseguida primariamente por meio do aumento da $FiO_2$ no gás inalado, suficiente para manter a $PaO_2$ em níveis seguros, sem riscos indevidos de toxicidade. Sua indicação primária abrange neonatos que apresentam dificuldade respiratória, com baixa concentração de oxigênio no sangue arterial. Sabe-se que hipoxemia prolongada resulta em metabolismo anaeróbico com produção de lactato e dano celular, o que torna o oxigênio um elemento necessário para a sobrevida de neonatos com complicações respiratórias. Porém, esse gás, como recurso terapêutico, deve ser administrado como uma droga e obedecer a critérios adequados, já que alterações patológicas em tecidos vivos são evidentes quando estes são expostos a altas concentrações de oxigênio.

A maior parte do oxigênio molecular (95% a 98%) segue a cadeia do citrocomo mitocondrial para formar energia e $H_2O$, e a parte restante (2% a 5%) é metabolizada na forma de espécies reativas de oxigênio: radical superóxido ($O_2$), peróxido de hidrogênio ($H_2O_2$) e radical hidroxila ($OH^-$), os quais podem também ser formados por mecanismos enzimáticos e não enzimáticos, sendo desintoxicados por meio de defesas antioxidantes enzimáticas, como superóxido dismutase, catalase e glutation peroxidase, e não enzimáticas, como vitamina E, vitamina C, ácido úrico e bilirrubina. Contudo, numa situação de hiperoxia, ocorre superabudância de radicais livres, os quais subjugam a capacidade desintoxicante das defesas, resultando em citotoxidade.

O recém-nascido, especialmente o pré-termo, está mais propenso aos efeitos dessas espécies reativas tóxicas, porque, no meio intrauterino, vive sob baixas tensões de oxigênio e, posteriormente, ao nascimento, há elevação na concentração desse gás com o início do metabolismo aeróbico, acarretando aumento na produção de radicais livres de oxigênio na cadeia respiratória. Além disso, esses bebês possuem capacidade antioxidante ainda não totalmente desenvolvida, o que os torna mais suscetíveis aos danos decorrentes da ação dessas substâncias.

Portanto, esses radicais livres podem ser potencialmente tóxicos a diversos tecidos e órgãos, principalmente retina e pulmões, onde as lesões são objeto de pesquisa em diversos estudos científicos, como citado anteriormente. Os radicais podem causar alterações na membrana celular, inativação de enzimas, dano genético e, por fim, morte celular. Eles atuam como um mecanismo patogênico comum de diversas situações no período neonatal, como asfixia perinatal, displasia broncopulmonar, retinopatia da prematuridade, enterocolite necrosante, hemorragia intracraniana, persistência do ducto arterioso e hipertensão pulmonar.

Em virtude da relação direta entre a fração de oxigênio inspirada e a pressão parcial desse gás com a geração de espécies reativas de oxigênio, convém reduzir a $PaO_2$ e a $SpO_2$ até um nível suficiente para permitir o transporte adequado de oxigênio aos tecidos com reservas satisfatórias. Atualmente, há um grande debate sobre o que constitui um nível aceitável ou ideal de tensão de oxigênio ou saturação de hemoglobina, especialmente no RNPT, abrangendo tanto níveis excessivos quanto insuficientes de oxigenioterapia suplementar; porém, ainda é difícil, com base nos estudos clínicos mais relevantes, estabelecer um nível de oxigênio apropriado.

A monitoração cuidadosa do oxigênio ofertado é essencial e, nesse contexto, a oximetria de pulso tornou-se o método não invasivo mais popular de monitoração do oxigênio, constituindo-se como um recurso seguro, preciso e não invasivo. Os oxímetros de pulso são mais acurados quando operam ao longo da parte íngreme da curva de dissociação de oxigênio-hemoglobina e podem ser mais confiáveis do que a medição da $PaO_2$. A saturação de oxigênio é determinada por espectrometria infravermelha, utilizando dois eletrodos e um pequeno manguito que pode ser instalado ao redor da mão, do pé ou do dedo. Nos neonatos de muito baixo peso ao nascimento que necessitam da administração prolongada de $O_2$ e que estão sob risco de RP, o limite superior da saturação deve ser reduzido para 92%-95% ou menos. Valores imprecisos de $SpO_2$ podem advir da colocação incorreta, movimentos espontâneos do bebê e diminuição de temperatura ou isquemia periférica, resultando em valores inválidos ou não confiáveis.

As formas de administração do oxigênio mais comuns em UTIs neonatais são através do tudo endotraqueal, prongas nasais ou cânulas nasais, ou, se em respiração espontânea, por meio de campânulas acrílicas conhecidas como halo ou *hood* (Fig. 10.6), com fluxo de gás suficiente para prevenir retenção de $CO_2$. Rotineiramente, a oferta de oxigênio ao RN através do halo é feita de duas maneiras, pelo fluxômetro de parede ou pelo *blender* do ventilador mecânico.

A concentração e a taxa de fluxo são variáveis, e é difícil determinar o volume preciso de oxigênio administrado aos pulmões. As estimativas da $FiO_2$ sofrem influência de diversos fatores, como: ajustes dos dispositivos de oferta (halo ou

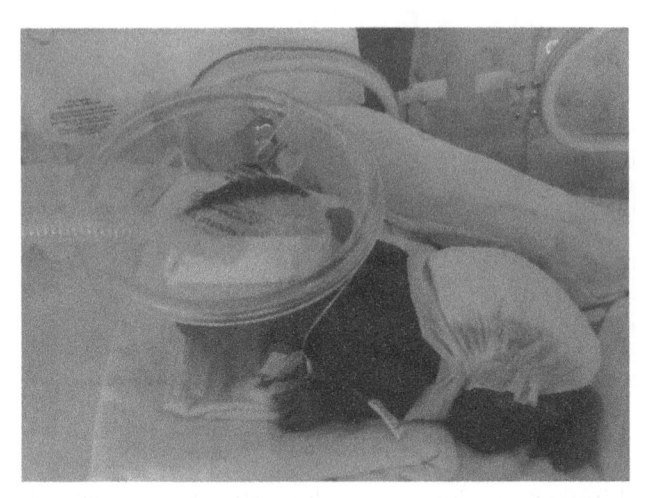

**Fig. 10.6** ■ Criança recebendo oxigenoterapia através do halo.

prongas), boca aberta, mau acoplamento do halo no leito, oscilação na rede de gases, as constantes aberturas nas portinholas das incubadoras etc.

Na forma de administração através do halo, pode-se oferecer $O_2$ úmido e aquecido em concentrações variáveis para o RN. Existe uma estimativa da fração inspirada de oxigênio realizada por meio da mistura de ar comprimido e oxigênio que pode ser calculada pela seguinte fórmula:

$$FiO_2 = \frac{(0,21 \times \text{fluxo de ar}) + (\text{fluxo de } O_2) \times 100}{(\text{fluxo de } O_2 + \text{fluxo de ar})}$$

Observa-se que se faz necessária uma monitoração rigorosa da concentração de oxigênio ofertada, tanto para garantir uma $FiO_2$ ideal quanto para impedir uma administração excessiva do gás, prevenindo seus efeitos deletérios. Entretanto, ao se administrar oxigênio através do halo, o padrão-ouro da monitoração da $FiO_2$ se dá por meio do uso de analisadores de oxigênio (Fig. 10.7), uma vez que estes fornecem valores precisos e fidedignos do gás que está sendo oferecido ao paciente.

Apesar de suas vantagens, como impedir grandes variações na concentração de oxigênio quando as portas de incubadora são abertas e proporcionar livre manuseio do corpo do RN para os cuidados da enfermagem, o halo não permite a oferta ideal de oxigênio para o RN sem o uso de um analisador de oxigênio. Por meio do seu sensor, o analisador pode informar com fidedignidade a $FiO_2$ que está sendo administrada e, portanto, permite regular a mistura de oxigênio e ar comprimido, a fim de se ofertar o valor ideal da concentração do $O_2$. Isto auxilia

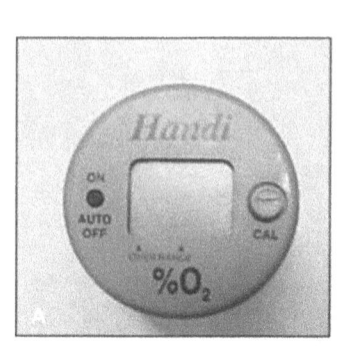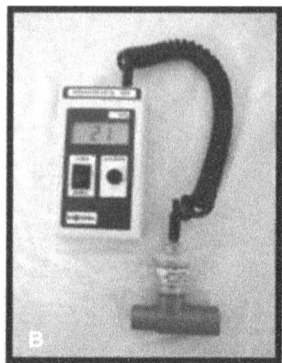

**Fig. 10.7A e B** ■ Analisadores de oxigênio.

o tratamento da hipoxemia e impede a administração excessiva do gás, afastando suas complicações.

Algumas crianças, principalmente as maiores, ficam muito irritadas nesses dispositivos. Outro fator importante a ser considerado são os altos ruídos causados pelo fluxo de ar no sistema, que podem prejudicar a audição desses indivíduos.

Na avaliação clínica das trocas gasosas, observa-se que o RN com distúrbios respiratórios pode apresentar-se com um amplo espectro de achados clínicos, sendo sua resposta dependente de alguns fatores, como: grau de prematuridade, desenvolvimento dos pulmões e parede torácica, e maturidade do controle da respiração, entre outros. O bebê a termo é capaz de aumentar o trabalho da respiração para realizar a troca gasosa sem tratamento; o pré-termo extremo, por sua vez, terá um impulso respiratório bem mais fraco e desenvolvimento muscular inadequado e, assim, será menos capaz de compensar as anormalidades pulmonares.

Os sinais clínicos clássicos de dificuldade respiratória são úteis na avaliação do RN maduro: batimentos de asa de nariz, respiração gemente e taquipneia quase sempre estão presentes. Com a progressão da doença pulmonar e redução da complacência pulmonar, as retrações da parede torácica tornam-se mais acentuadas, há um avanço das retrações esternais para subcostais e intercostais, e então se observa um padrão respiratório paradoxal (gangorra). O neonato a termo pode aumentar sua frequência respiratória acima de 100 irpm com padrão ventilatório superficiais, sendo esta maneira a mais eficiente para aumentar a troca gasosa com o menor custo da respiração. A gemência expiratória representa um esforço de retardar o fluxo expiratório para elevar a pressão expiratória final e manter ou melhorar a abertura alveolar.

Pode-se ainda citar que é incorreto utilizar as alterações da cor apenas como indicação da oxigenação, pois as anormalidades da perfusão periférica secundárias a baixo débito cardíaco, hipotensão ou hipovolemia podem ser enganosas.

# LEITURAS SUGERIDAS ■

Abman SH, Wolfe RR, Accurso FJ. Pulmonary vascular response to oxygen in infants with severe BPD. *Pediatrics* 1985; *75*:80.

Agrawal L, Beardsmore CS, MacFadyen UM. Respiratory function in childhood following repair of oesophageal atresia and tracheoesophageal fistula. *Arch Dis Child* 1999; *81*(5):404-408.

Allen JL, Panitch HB. Lund function testing: chronic lung disease on infancy. *Pediatr Pulmonol Suppl* 2001; *23*:138-140.

Ambalavanam N, Carlo WA. Hypocapnia and hypercapnia in respiratory management of newborn infants. *Clin Perinatol* 2001; *28*:517-531.

Ambalavanan N, Carlo WA. Ventilatory strategies in the prevention and management of bronchopulmonary dysplasia. *Semin Perinatol* 2006; *30*:192-199.

Askie LM, Henderson-Smart DJ, Irwig L. Oxigen-saturation targets and outcomes in extremely preterm infants. *N Engl J Med* 2003; *349*:959-967.

Askie LM, Henderson-Smart DJ. Restricted versus liberal oxygen exposure for preventing morbidity and mortality in preterm or low birth weight infants. Cochrane Database Syst Rev 4: CD001077, 2001.

Attar MA, Donn SM. Mechanisms of ventilator-induced lung injury in premature infants. *Semin Neonatol* 2002; *7*:353-360.

Auten RL, Vozzelli M, Clark RH. Volutrauma. What is it, and how do we avoid it? *Clin Perinatol* 2001; *28*:505-515.

Bancalari E. Bronchopulmonary dysplasia: old problem, new presentation. *J Pediatr* 2006; *882*:2-3.

Bernstein G, Mannino FL, Heldt GP *et al.* Randomized multicenter trial comparing synchronized and conventional intermittent mandatory ventilation in neonates. *J Pediatr* 1996; *128*(4):453-463.

Bhandari A, Panitch H. Pulmonary outcomes in bronchopulmonary dysplasia. *Seminars Perinatol* 2006; *30*:219-226.

Blanchet EB, Díaz VG, Pérez RD *et al.* Factores pronósticos asociados a morbimortalidad quirúrgica en pacientes con atresia de esófago con fístula distal; experiencia de 10 años en un hospital de tercer nivel de la Ciudad de México. *Bol Med Hosp Infant Mex* 2007; *64*:204-213.

Calderón CF, Presas LAZ, Garcia RAL, Villalobos AL, Nava GF. Onfalocele y gastrosquisis (cuatro anos de experiência). *Rev Mex Pediatr* 2007; *74*:208-211.

Carlo WA, Stark AR, Wright LL. Minimal ventilation to prevent bronchopulmonary dysplasia in extremely-low-birth-weight infants. *J Pediatr* 2002; *141*:370-374.

Cavalcante APC. Síndrome do desconforto respiratório. *In*: Sarmento GJV. *Fisioterapia respiratória em pediatria e neonatologia*. São Paulo: Manole, 2007: 239-245.

Chow L, Wright K, Sola A. Can changes in clinical practice decrease the incidence of severe retinopathy of prematurity in very low birth weight infants? *Pediatrics* 2003; *111*(2):339-345.

Ciesla ND. Chest physical therapy for patients in the intensive care unit. *Phys Ther* 1996; *76*(6).

Crowley P. Prophylactic corticosteroids for preterm birth (Cochrane Review). *In*: *The Cochrane Library*, Issue 2, 2001. Oxford: Update Software.

Cunha GS, Filho FM, Ribeiro JD. Fatores maternos e neonatais na incidência de displasia broncopulmonar em recém-nascidos de muito baixo peso. *J Pediatr* 2003; *79*:550-556.

Davis JM, Rosenfeld WN. Displasia broncopulmonar. *In*: MacDonald MG, Mullett MD, Seshia MMK. *Neonatologia – fisiopatologia e tratamento do recém-nascido*. Rio de Janeiro: Guanabara Koogan, 2007:530-549.

Doyle LW, Faber B, Callanan C *et al*. Bronchopulmonary dysplasia in very low birth weight subjects and lung function in late adolescence. *Pediatrics* 2006; *118*:108-113.

Dreyfuss D, Saumon G. Mechanical ventilation-induced pulmonary edema: interaction with previous lung alterations. *Am J Respir Crit Care Med* 1998; *157*(1):294-323.

Duarte PAD, Bueno PCS, Bueno CE, Llarges CM, Beppu OS. Lesão pulmonar induzida pela ventilação mecânica (LPIV). *In*: Carvalho CRR. *Ventilação mecânica V-II*. São Paulo: Atheneu, 2000: 291-310.

Ehrenkranz R *et al*. Validation of the National Institutes of Health Consensus Definition of Bronchopulmonary Dysplasia. *Pediatrics* 2005; *116*:1.353-1.360.

Fiascone JM, Vreeland PN. Neonatal lung disease and respiratory care. *Respiratory Care* 1997; *4*:913-959.

Figueirêdo SS, Ribeiro LHV, Nóbrega BB. Atresia do trato gastrointestinal: avaliação por métodos de imagem. *Radiol Bras* 2005; *38*(2):141-150.

Garcia H, Franco-Gutiérrez M, Chávez-Aguilar R, Villegas-Silva R, Xequé-Alamilla J. Morbilidad y mortalidad en recién nacidos com defectos de pared abdominal anterior (onfalocele y gastrosquisis). *Gac Med Mex* 2002; *138*:519-526.

Gonzaga AD *et al*. Duration of mechanical ventilation and development of bronchopulmonary dysplasia. *Rev Assoc Med Bras* 2007; 53(1):64-67.

Greenough A, Chan V, Hird MF. Positive end expiratory pressure in acute and chronic respiratory distress. *Arch Dis Child* 1992; *67*:320-323.

Greenough A, Milner AD, Dimitriu G. Synchronized mechanical ventilation for respiratory support in newborn infants (Cochrane Review). *In*: *The Cochrane Library*, Issue 4, 2002. Oxford: Update Software.

Gutiérrez AG. Temas de actualización del manual de procedimientos de diagnóstico y tratamiento en cirugía general (atresia, estenosis y fístulas congénitas del esógago). *Rev Cubana Cir* 2007; *46*(1):1-4.

Harpin VA, Chellappah G, Rutter N. Responses of the newborn infant to overheating. *Biol Neonate* 1983; *44*:65-75.

Ho JJ, Subramaniam P, Henderson-Smart DJ, Davis PG. Continuous distending pressure for respiratory distress syndrome in preterm infants (Cochrane Review) *In*: *The Cochrane Library*, Issue 2, 2001. Oxford: Update software.

Jobe AH, Bancalari E. Bronchopulmonary dyplasia. *Am J Respir Crit Care Med* 2001; *163*:1.723-1.729.

Kamlin CO, Davis PG. Long versus short inspiratory times in neonates receiving mechanical ventilation. Cochrane Database Syst Rev 4: CD004503, 2004.

Kanski J. Retinal Vascular Disorders. *In*: *Clinical ophthalmology*. 3ª ed. Oxford: Butterworth-Heinemann, 1994; *11*:343-379.

Lui K, Lloyd J, Ang E *et al*. Early changes in respiratory compliance and resistance during the development of bronchopulmonary dysplasia in the era of surfactant therapy. *Pediatr Pulmonol* 2000; *30*:282-289.

Luís Jr. AF. Oxigenoterapia. *In*: Fazio Jr J, Carvalho MF, Nogueira PRC, Carvalho WB. *Cuidados intensivos no período neonatal*. São Paulo: Sarvier, 1999:60-63.

Malinowski C, Wilson B. Terapia respiratória neonatal e pediátrica. *In*: Scanlan CL, Wilkins RL, Stoller JK. *Fundamentos da terapia respiratória de Egan*. São Paulo: Manole, 2000: 1.029-1.083.

Mariani G, Cifuentes J, Carlo WA. Randomized trial of permissive hypercapnia in preterm infants. *Pediatrics* 1999; *104*:1.082-1.088.

McCallion N, Davis PG, Morley CJ. Volume-targeted versus pressure-limited ventilation in the neonate. Cochrane Database Syst Rev 3: CD003666, 2005.

Mcevoy C *et al*. Prone positioning decreases episodes of hypoxemia in extremely low birth weight infants (1000 grams or less) with chronic lung disease. *J Pediatr* 1997; *130*:305-309.

Meyerhof PG. Neonato de risco – proposta de intervenção no ambiente e no desenvolvimento. *In*: Kudo MA, Marcondes E, Lins L *et al*. *Fisioterapia, fonoaudiologia e terapia ocupacional em pediatria*. 2ª ed. São Paulo: Sarvier, 1994: 204-226.

Monte L, Filho LV, Miyoshi M, Rozov T. Displasia Broncopulmonar. *J Pediatr* 2005; *81*:99-109.

Monte L, Filho LV, Miyoshi M, RozovT. Displasia broncopulmonar. *J Pediatr* 2005; *81*(2):99-109.

Moyer VA, Moya FR, Tibboel D *et al*. Late versus early surgical correction for congenital diaphragmatic hernia in newborn infants (review). Cochrane Database of Systematic Reviews 2000.

Müller RW, Senna DC, Chazan DT, Morais CS, Pinheiro K. Manejo dos recém-nascidos com doença da membrana hialina. Mom & *Perspec Saúde* 2000; *13*:61-68.

Narvey M, Fletcher MA. Avaliação e classificação físicas. *In*: MacDonald MG, Mullett MD, Seshia MMK. *Neonatologia fisiopatologia e tratamento do recém-nascido*. Rio de Janeiro: Guanabara Koogan, 2007: 298-319.

Nievas FF, ChernicK V. Bronchopulmonary dysplasia: an update for the pediatrician. *Clin Pediatr* 2002; *41*:77-85.

Numa AH, Hammer J, Newth CJL. Effect of prone and supine positions on functional residual capacity, oxygenation, and respiratory mechanics in ventilated infants and children. *Am J Respir Crit Care Med* 1997; *156*:1.185-1.189.

Paratz J, Burns Y. Intracranial dynamics in pre-term infants and neonates: implications for physiotherapists. *Aust J Physiother* 1993; *39*:171-178.

Peetsold M, Heij HA, Kneepknes CM *et al*. The long-term follow-up of patients with a congenital diaphragmatic hernia: a broad spectrum of morbidity. *Pediatr Surg Int* 2009; *25*(1):1-17.

Peetsold M, Huisman J, Hofman VE *et al*. Psychological outcome and quality of life in children born congenital diaphragmatic hernia. *Arch Dis Chil* 2009; 94:834-840.

Pereira ERA, Santos AV. Doenças respiratórias neonatais. *In*: Duarte MCMB, Pessôa ZFC, Amorim AMR, Mello MJG, Lins MM. *Terapia intensiva em pediatria*. Rio de Janeiro: MedBook, 2008: 221-236.

Pinheiro AC, Cunha SL, Leone CR, Graziano RM. Prevalência da retinopatia da prematuridade em recém-nascidos de muito baixo peso. *J Pediatr* 1997; *77*(6):377-382.

Rebello CM, Rossi FS, Deutsch AD. Síndrome do desconforto respiratório no recém-nascido. *In*: Knobel E. *Terapia intensiva: pediatria e neonatologia*. São Paulo: Atheneu, 2005: 33-38.

Rodrigues FP. Importância dos radicais livres de oxigênio no período neonatal. *J Pediatr* 1998; *74*(2):91-98.

Rodrigues FPM. Importância dos radicais livres de oxigênio no período neonatal. *J Pediatr* 1998; 74:91-98.

Rodriguez RJ. Management of respiratory distress syndrome: an update. *Respir Care* 2003; 48(3):279-286.

Rossi FS, Rebello CM, Deutsch AD. Hérnia diafragmática congenital. *In*: Knobel E. *Terapia intensiva: pediatria e neonatologia*. São Paulo: Atheneu, 2005: 49-54.

Sabino E, Vasconcelos C. Causas cirúrgicas de desconforto respiratório no período neonatal. *In*: Alves JGB, Ferreira OS, Maggi RS. *Fernando Figueira Pediatria*. Rio de Janeiro: Medsi-Guanabara Koogan, 2004: 1.350-1.361.

Santos AMN. Monitorização do recém-nascido com desconforto respiratório. *In*: Kopelman B, Miyoshi M, Guinsburg R. *Distúrbios respiratórios no período neonatal*. São Paulo: Atheneu, 1998:273-290.

Santos LRL, Maksoud-Filho JG, Tannuri U, Andrade WC, Maksoud JG. Fatores prognósticos e sobrevida em recém-nascidos com hérnia diafragmática congênita. *J Pediatr* 2003; 79(1):81-86.

Sedaghat-Yazdi F, Torres Jr A, Fortuna R, Geiss DM. Pulse oximeter accuracy and precision affected by sensor location in cyanotic chidren. *Pediatr Crit Care Med* 2008; 9:393-397.

Shulman A, Mazkereth R, Zalel Y *et al*. Prenatal identification of esophageal atresia: the role of ultrasonography for evaluation of functional anatomy. *Prenat Diagn* 2002; 22(8):669-674.

Spitz L. Oesophageal atresia. *Orphanet J Rare Dis* 2007; 2:1-13.

Subramaniam P, Henderson-Smart DJ, Davis PG. Prophylatic nasal continuous positive airways pressure for preventing morbidity and mortality in very preterm infants. Cochrane Database Syst Rev 3: CD001243, 2005.

T Uenis, Rocha RFC, Maksoud JG. Atresia de esôfago: evolução do tratamento. *Pediatria* 1996; 18(4):198-206.

Tannuri U. Emergências respiratórias. *In*: Fazio Junior J, Carvalho MF, Nogueira PRC, Carvalho WB. *Cuidados intensivos no período neonatal*. São Paulo: Sarvier, 1999: 245-253.

Tapia J, Agost D, Alegria A *et al*. Grupo Colaborativo do NEOCOSUR. Displasia broncopulmonar: incidência, fatores de risco e utilização de recursos em uma população sul-americana de recém-nascidos de muito baixo peso. *J Pediatr* 2006; 82:15-20.

Vilela PC. Malformações congênitas da parede abdominal. *In*: Alves JGB, Ferreira OS, Maggi RS. *Fernando Figueira Pediatria*. Rio de Janeiro: Medsi-Guanabara Koogan, 2004:1.361-1.365.

Weinstein MR, Peters ME, Sadek M. A new radiographic scoring system for bronchopulmonary dysplasia. *Pediatr Pulmonol* 1994; 18:284.

Whitsett JA, Rice WR, Warner BB, Wert SE, Pryhuber GS. Distúrbios respiratórios agudos. *In*: MacDonald MG, Mullett MD, Seshia MMK (eds.). *Avery neonatologia – fisiopatologia e tratamento do recém-nascido*. Rio de Janeiro: Guanabara Koogan, 2007: 507-529.

# CAPÍTULO 11

# Ventilação Não Invasiva: do Recurso Terapêutico ao Suporte Ventilatório

Danielle Augusta de Sá Xerita Maux • Edgard Alan dos Santos
Marina Nunes Pereira • Ianny Pereira Mourato Silva

## SUMÁRIO

- Marco histórico da ventilação não invasiva (VNI) em neonatologia e pediatria
- Interfaces
- Modos ventilatórios
- Pressão positiva contínua em vias aéreas (CPAP): o velho ainda é novo?
- Aplicação da ventilação não invasiva com pressão positiva (VNIPP) em neonatologia baseada em evidências
- Aplicação da ventilação não invasiva com pressão positiva (VNIPP) em pediatria baseada em evidências

## MARCO HISTÓRICO DA VENTILAÇÃO NÃO INVASIVA (VNI) EM NEONATOLOGIA E PEDIATRIA ▪

A ventilação não invasiva com pressão positiva (VNIPP) refere-se ao suporte de ventilação sem o uso de tubos endotraqueais ou cânulas de traqueostomia. Seu marco inicial em pediatria e neonatologia foi descrito pela primeira vez por Gregory *et al.*, em 1971, ao relatarem um dispositivo para garantir pressão positiva contínua em vias aéreas (CPAP) em recém-nascidos (RNs) com síndrome do desconforto respiratório (SDR), em que observaram que os RNs pré-termo apresentaram melhora da $PaO_2$, aumentando, assim, a sobrevida desses pacientes.

Logo após, em 1973, Kettwinkel *et al.* elaboraram um dispositivo com duplo cateter curto para aplicação da CPAP nasal, com vantagens de oferecer menor resistência ao fluxo aéreo, comparado com a cânula endotraqueal.

Em seguida, houve o surgimento dos ventiladores neonatais, deixando um pouco em desuso a VNIPP. Porém, deu-se início a uma série de questionamentos a respeito do melhor manuseio dessas crianças diante da ventilação invasiva, da fragilidade pulmonar e da cascata de consequências atreladas ao uso inadequado desse advento, como o volutrauma, barotrauma, atelectrauma, biotrauma e a ocorrência de displasia broncopulmonar (DBP). Contudo, durante a década de 1980, o interesse pela aplicação da VNIPP aumentou progressivamente, pois ela mostrou-se eficaz em outras patologias, como apneias, atelectasias, asma, bronquiolite, pneumonias, complicações de doenças crônicas e desmame da AVM.

Atualmente, a VNIPP é utilizada como alternativa terapêutica para o suporte ventilatório que busca o conforto da criança, sem as complicações da intubação intratraqueal, com uso de máscaras ou prongas nasais.

Na literatura existe uma diversidade de terminologias, como ventilação não invasiva (VNI); ventilação não invasiva com pressão positiva (VNIPP); ventilação não invasiva com pressão de suporte (VNIPS); ventilação pulmonar mecânica não invasiva; CPAP; ventilação com binível pressórico (BiPAP), entre outras. Recentemente, a VNIPP foi a nomenclatura adotada no I Consenso Brasileiro de Ventilação Pulmonar Mecânica em Pediatria e Neonatologia.

## INTERFACES ▪

As interfaces são dispositivos fundamentais para o fornecimento da VNIPP, sendo a escolha da interface ideal um ponto crucial para o seu sucesso. Atualmente, existem diversos tipos, com diferentes *designs*, entre elas, as mais utilizadas são mostradas na Fig. 11.1.

Em nosso serviço, as prongas nasais são frequentemente utilizadas na população neonatal e em crianças menores como a interface de escolha para o suporte ventilatório, e as máscaras faciais, como terapia de expansão pulmonar (TEP).

Segundo revisão da Cochrane (2002), foi relatado que as prongas binasais curtas são mais efetivas na prevenção da reintubação, aumento na oxigenação, sucesso no desmame e melhora da frequência respiratória, quando comparadas às simples e às nasofaríngeas.

Além da escolha do tamanho apropriado da interface, outros fatores devem ser observados atentamente, tais como dificuldade de fixação da interface, escoriações de face e septo nasal, ressecamento da mucosa, sangramento nasal e epistaxe, entre outros. Um dos grandes segredos do sucesso da VNIPP é oferecer uma interface com conforto, sem grandes pressões, além da ausência ou diminui-

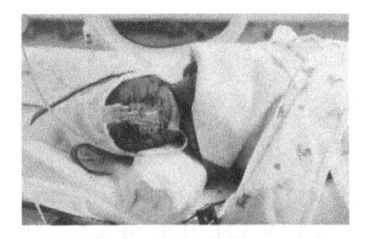

**Máscaras nasais**: são utilizadas na maioria dos pacientes pediátricos. Apresentam como vantagens ocasionar menos ansiedade, claustrofobia ou aerofagia; apresentam menor espaço morto; minimizam o risco de aspiração; permitem expectoração, comunicação e alimentação de maneira mais adequada. Por outro lado, apresentam como desvantagens lesões na face por compressão da pele.

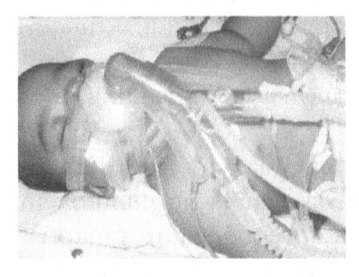

**Máscaras faciais:** também denominadas oronasais. São utilizadas na maioria dos pacientes pediátricos. Apresentam como principal vantagem a diminuição do escape aéreo, permitindo uma melhor pressurização. Porém, apresentam como desvantagens maior risco de broncoaspiração e reinalação de $CO_2$, claustrofobia, dificultam a fala, a comunicação e a eliminação de secreções.

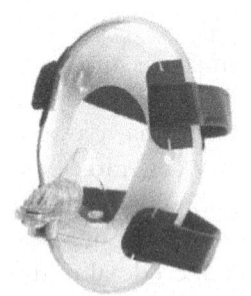

**Máscaras faciais totais (*fullface*)**: essas máscaras cobrem ao mesmo tempo nariz e boca, recobrindo todo o rosto do paciente. Utilizadas apenas em crianças maiores, apresentam vantagens e desvantagens semelhantes às máscaras faciais, porém, com menor risco de desenvolver úlcera de pressão, devido à maior área de distribuição do contato existente.

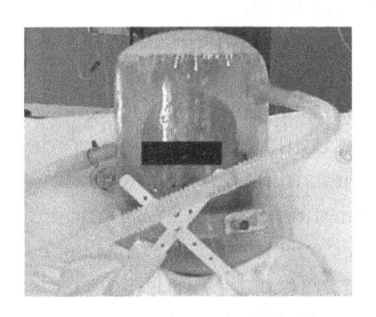

**Escafandro (*helmet*):** é um tipo de interface utilizada em adultos e recém-adaptada para a população pediátrica, em crianças mais velhas, com capacidade de compreensão do método. Apresenta como vantagens minimizar o extravasamento de gás, os efeitos colaterais e reduzir a incidência de lesões faciais.

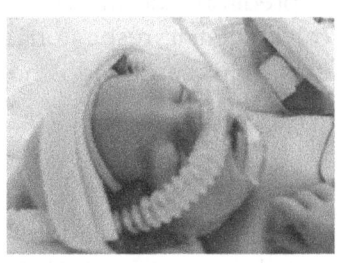

**Prongas nasais**: são dispositivos de borracha ou silicone inseridos na cavidade nasal, consistindo em um duplo tubo nasal. Apresentam como vantagens serem utilizadas como interface para o suporte ventilatório, permitindo o desmame precoce da ventilação pulmonar mecânica (VPM). Como desvantagens, apresentam maior risco de lesão de septo nasal, ressecamento da mucosa, maior escape de ar pela boca, dor e desconforto. O uso de prongas curtas e duplas (com maior diâmetro interno) causa menor resistência à passagem do fluxo aéreo, oferecendo, assim, melhores efeitos terapêuticos.

**Fig. 11.1** ■ Interfaces utilizadas em neonatologia e pediatria.

ção dos vazamentos. Alguns fatores podem interferir na entrega do fluxo, como abertura da boca e má fixação da pronga.

## Efeitos fisiológicos da VNIPP

Os efeitos fisiológicos incluem melhora da oxigenação, diminuição do trabalho ventilatório, melhora da relação ventilação-perfusão (V/Q), diminuição da fadiga muscular, aumento da ventilação-minuto e da capacidade residual funcional (CRF). Além disso, existem benefícios na função cardíaca, visto que ocorre redução do retorno venoso, da pré- e pós-carga, além da pressão transmural, com benefícios na função do ventrículo esquerdo.

Essouri *et al.*, em seu estudo com 12 crianças submetidas à VNIPP por insuficiência respiratória tipo II, identificaram melhora da ventilação-minuto em 17%, do volume corrente, em 33%, redução da $PaCO_2$, da frequência respiratória, queda da pressão diafragmática e do produto pressão-tempo em 49% e 56%, respectivamente.

A utilização da pressão positiva expiratória final otimiza as trocas gasosas devido a prevenção do colapso alveolar, redistribuição de líquido extravascular e recrutamento alveolar, otimizando a relação V/Q. Dessa forma, os benefícios relativos ao aumento da pressão média das vias aéreas (PMVA) gerado pela pressão inspiratória (IPAP) podem favorecer as trocas gasosas, principalmente quando associadas à PEEP, percebendo-se então na curva pressão-tempo um ponto de melhor complacência pulmonar relacionado como ponto crítico de abertura alveolar, representado pelo primeiro ponto de inflexão desta curva.

As pressões positivas utilizadas durante a VNIPP, principalmente a pressão contínua em vias aéreas (CPAP), podem favorecer a redução do trabalho respiratório, por reduzir a resistência ao fluxo inspiratório nas vias aéreas superiores e inferiores. Além disso, apresentam benefícios adicionais, como diminuir o risco de intubação e de pneumonia nosocomial, preservar o mecanismo de tosse, possibilitar a comunicação e deglutição, preservar os mecanismos de defesa pulmonar e diminuir a necessidade de sedação. Porém, a avaliação criteriosa em relação aos benefícios da VNIPP deve ser realizada rotineiramente à beira do leito, de forma a possibilitar a detecção de sinais de indicação e preditores de insucesso da ventilação não invasiva sem que o paciente desenvolva falência respiratória, quando então está indicada a intubação orotraqueal. Estes sinais são listados no Quadro 11.1.

## MODOS VENTILATÓRIOS ▪

Embora existam ventiladores específicos para a VNIPP, os ventiladores convencionais utilizados nas UTIs também são capazes de realizá-la. A VNIPP pode ser aplicada em várias modalidades ventilatórias, podendo-se citar:

**Quadro 11.1** ■ Critérios para utilização da VNIPP

| Indicação | Interrupção |
| --- | --- |
| Uso de $FiO_2$ > 50% para manter $SpO_2$ > 94% | Sinais de fadiga muscular |
| Taquipneia (FR > 50 ipm) | Escala de coma de Glasgow < 8 |
| Uso de musculatura acessória | $PCO_2$ > 60 mmHg com pH < 7,2 mEq/mL |
| BAN, TSC e TIC | Necessidade de $FiO_2$ > 80% após 1 hora de VNIPP |
| Escore de gravidade de Downes > 6 | Inefetividade da tosse |
| Escala de coma de Glasgow > 8 | Agitação psicomotora |
| $PCO_2$ > 45< 60 mmHg | Intolerância à VNIPP |
| pH > 7,2 < 7,35 mEq/mL | |

BAN: batimento de asa ou nariz; TSC: tiragem subcostal; TIC: tiragem intercostal.

ventilação por pressão controlada (PCV); ventilação por volume controlado (VCV); pressão de suporte (PSV); ventilação mandatória intermitente (IMV); ventilação mandatória contínua (CMV); pressão limitada com ciclagem a tempo (TCPL); ventilação binível (BiPAP) e CPAP.

A adaptação inicial da criança ao modo ventilatório de VNIPP irá depender de sua doença de base. Geralmente, opta-se pelo modo ventilatório CPAP e IMV para ventilar RNs e lactentes, enquanto as outras modalidades são utilizadas na população pediátrica.

Atualmente, tem-se dado preferência para se iniciar com parâmetros baixos em pediatria e neonatologia, principalmente porque o excesso de fluxo pode ocasionar irritabilidade na criança e piora da resistência ao fluxo aéreo. Além disso, em crianças menores, o fluxo inspiratório é muito baixo para ativar a sensibilidade de disparo do aparelho de VPM, o que pode ser um fator limitante para a utilização de VNIPP.

Segundo o I Consenso Brasileiro de Ventilação Pulmonar Mecânica em Pediatria e Neonatologia da AMIB, sugere-se iniciar a VNIPP, em pacientes neonatais e pediátricos, com os parâmetros iniciais descritos nos Quadros 11.2 e 11.3, respectivamente.

Atualmente, existe uma grande variedade de equipamentos disponíveis no mercado, que podem ser facilmente transportados entre os setores hospitalares, podendo também ser utilizados por pacientes com patologias crônicas em ambiente domiciliar. Estes equipamentos funcionam como um gerador de fluxo, com apenas um circuito, permitindo dois níveis de pressão – uma inspiratória (IPAP) e outra expiratória (EPAP) – em vias aéreas (binível), e podem ofertar oxigênio adicional durante a sua utilização (Fig. 11.2).

**Quadro 11.2** ■ Parâmetros iniciais recomendados para pacientes neonatais

| Parâmetros | Valores | Unidades |
|---|---|---|
| IPAP | < 16 | cmH$_2$O |
| EPAP | 4 a 6 | cmH$_2$O |
| CPAP | 5 a 7 | cmH$_2$O |
| Frequência de *back up* | 8 a 12 | cpm |
| Relação I:E | 1:3 | segundos |
| Sensibilidade a fluxo | 0,5 a 1,0 | L/min |
| Tempo inspiratório | De acordo com constante de tempo e doença de base | segundos |
| Fluxo | De acordo com a idade e doença de base | L/min |

*IPAP*, pressão inspiratória positiva; *EPAP*, pressão positiva expiratória final; *CPAP*, pressão positiva contínua nas vias aéreas; *cpm*, ciclos por minuto; recém-nascido: 1 constante de tempo = 0,15 segundo; *lactente*: 1 constante de tempo = 0,20 segundo. São necessárias de 3 a 5 constantes de tempo para o equilíbrio de pressões pulmonares e para que ocorram as trocas gasosas.

**Quadro 11.3** ■ Parâmetros iniciais recomendados para pacientes pediátricos

| Parâmetros | Valores | Unidades |
|---|---|---|
| IPAP | 8 a 12 | cmH$_2$O |
| EPAP | 4 a 6 | cmH$_2$O |
| CPAP | 5 a 7 | cmH$_2$O |
| Frequência de *back up* | 8 a 12 | cpm |
| Relação I:E | 1:3 | segundos |
| Sensibilidade a fluxo | 0,5 a 1,0 | L/min |
| Tempo inspiratório | De acordo com constante de tempo e doença de base | segundos |
| Fluxo | De acordo com a idade e doença de base | L/min |

*IPAP*, pressão inspiratória positiva; *EPAP*, pressão positiva expiratória final; *CPAP*, pressão positiva contínua nas vias aéreas; *cpm*, ciclos por minuto; recém-nascido: 1 constante de tempo = 0,15 segundo; *lactente*: 1 constante de tempo = 0,20 segundo. São necessárias de 3 a 5 constantes de tempo para o equilíbrio de pressões pulmonares e para que ocorram as trocas gasosas.

## PRESSÃO POSITIVA CONTÍNUA EM VIAS AÉREAS (CPAP): O VELHO AINDA É NOVO? ■

A CPAP pode ser definida como um sistema artificial que gera uma pressão transpulmonar positiva contínua nas vias aéreas, durante a respiração espontânea, aumentando a CRF e permitindo melhor ventilação e oxigenação. Pode ser aplicada por meio de aparelhos de ventilação pulmonar mecânica invasiva ou através de selo d'água (CPAP por bolhas ou artesanal), com fluxo contínuo em neonatologia (com grau de recomendação A em crianças menores, segundo o I Consenso Brasileiro de VM em Neonatologia e Pediatria (AMIB).

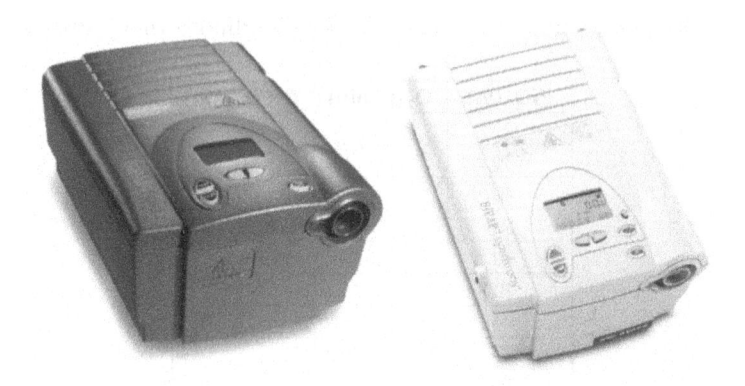

**Fig. 11.2** ■ Modelos de ventiladores tipo binível para VNIPP.

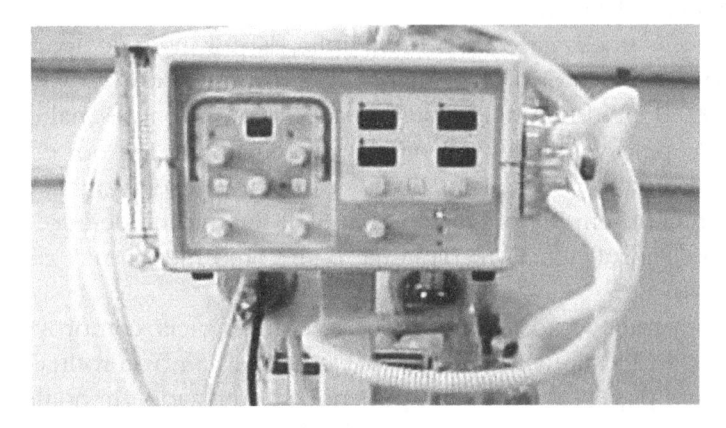

**Fig. 11.3** ■ Modo CPAP programado no ventilador mecânico.

Quando o sistema é incorporado ao ventilador mecânico, as fontes de gás estão interligadas ao aparelho e os parâmetros são ajustados em dispositivos específicos, de acordo com a demanda de cada paciente (Fig. 11.3).

Na CPAP artesanal, também chamada de CPAP por selo d'água, utilizam-se, como geradores de fluxo, fontes de oxigênio e ar comprimido. O fluxo total é conhecido por meio da soma dos fluxos dos gases, e a $FiO_2$ é estimada de acordo com a proporção de gás na mistura, sendo uma proporção obtida por meio da seguinte fórmula:

$$FiO_2 = \frac{[(\text{L de } O_2 \times 100 + \text{L de ar} \times 21)]}{\text{litros de } O_2 + \text{litros de ar}}$$

Deste modo, pode-se criar uma tabela para facilitar a programação da seguinte forma:

| FiO$_2$(%) | O$_2$(L/min) | AR (L/min) |
|:---:|:---:|:---:|
| 21 | 0 | 8 |
| 30 | 1 | 7 |
| 40 | 2 | 6 |
| 50 | 3 | 5 |
| 60 | 4 | 4 |
| 70 | 5 | 3 |
| 80 | 6 | 2 |
| 90 | 7 | 1 |
| 100 | 8 | 0 |

A porção expiratória distal do circuito é mergulhada em um recipiente contendo água, cujo nível em centímetros corresponde à pressão positiva expiratória final (PEEP) (Fig. 11.4).

Em relação às trocas gasosas, a CPAP aplicada por meio de aparelhos de ventilação invasiva não demonstra ser mais eficaz do que o uso da CPAP artersanal. Lee *et al.* (1999) demonstraram a superioridade do modelo artesanal em relação ao modelo gerado pelo ventilador em neonatos prematuros. Em um estudo recente, autores demonstraram os benefícios do uso da CPAP por selo d'água como suporte ventilatório primário em RN pré-termo com SDR de grau moderado, sendo observada redução da insuficiência respiratória, bem como menor taxa de mortalidade desses neonatos.

Por ser um tratamento de baixo custo, com eficácia comprovada no tratamento de RNs, a CPAP artesanal é bastante utilizada na nossa rotina. Esse sistema desempenha um papel fundamental, podendo ser utilizado em qualquer setor do hospital, não se restringindo apenas às unidades de terapia intensiva.

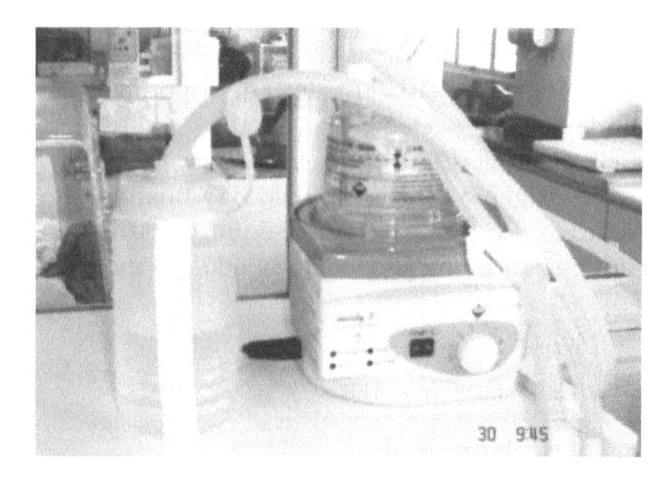

**Fig. 11.4** ■ Modelo CPAP artesanal (ramo expiratório do circuito imerso no reservatório contendo a marcação em cmH$_2$O).

Em relação ao sistema por gerador de fluxo das CPAPs, estudos vêm apontando maior sucesso pós-extubação, menor necessidade de oxigenioterapia e diminuição do trabalho respiratório com o uso do fluxo variável em relação ao fluxo contínuo; porém, esses aparelhos não fazem parte do nosso arsenal terapêutico.

## APLICAÇÃO DA VENTILAÇÃO NÃO INVASIVA COM PRESSÃO POSITIVA (VNIPP) EM NEONATOLOGIA BASEADA EM EVIDÊNCIAS (QUADRO 11.4) ■

### VNIPP no desmame precoce e após extubação do RN

Os avanços no tratamento neonatal têm elevado significativamente a sobrevida dos RNPT nas últimas décadas. A ventilação mecânica tem sido apontada como um método essencial para a sobrevivência desses pacientes nas unidades de terapia intensiva neonatal. Porém, uma das maiores preocupações atuais são as complicações que podem estar atreladas ao uso inadequado e prolongado desse recurso, causando uma série de efeitos deletérios no sistema respiratório, muitas vezes, irreparáveis. Assim, o processo de retirada da ventilação mecânica invasiva de maneira adequada é tão importante quanto o mecanismo de instituição da mesma.

A VNIPP vem sendo utilizada como uma das principais estratégias no processo de retirada cada vez mais precoce da VPM em neonatologia. A necessidade de reduzir o tempo de ventilação invasiva ao mínimo necessário e o difícil processo de redução gradual dos parâmetros do aparelho de ventilação em neonatos são um dos principais motivos que vem contribuindo para o uso crescente da VNIPP em RNs, principalmente nos pacientes muito prematuros.

Na nossa prática, a grande maioria dos RN extubados são submetidos à VNIPP através de pronga nasal, salvo aqueles que apresentam alguma contraindicação para o seu uso.

**Quadro 11.4** ■ Graus de recomendação da VNIPP em neonatologia

| Indicação | A | B | C |
|---|---|---|---|
| Suporte ventilatório em RN de baixo peso | | x | |
| Suporte ventilatório da apneia da prematuridade | x | | |
| Suporte ventilatório na IRA hipoxêmica | x | | |
| Suporte ventilatório em desmame/pós-extubação | x | | |
| Pronga nasal como interface | x | | |
| Aparelhos de VNI x ventiladores invasivos | x | | |

IRA: insuficiência respiratória aguda.
*Fonte:* I Consenso Brasileiro de Ventilação Pulmonar Mecânica em Pediatria e Neonatologia, AMIB, 2009.

Alguns estudos demonstram que a modalidade binível nasal apresenta maior vantagem no desmame precoce e suporte ventilatório em RN pré-termo em relação à CPAP nasal. A modalidade binível parece estar relacionada com uma redução na assincronia toracoabdominal e aumento do volume-minuto, evitando o desenvolvimento de atelectasias e a ocorrência de períodos prolongados de taquipneia. Além disso, a pressão positiva em dois níveis também contribui com a prevenção de ocorrência de episódios repetidos de apneia por meio da estimulação dos movimentos respiratórios, fenômeno que ocorre com alguma frequência no prematuro em CPAP nasal. Entretanto, os ventiladores mecânicos disponíveis no mercado para esta modalidade em neonatologia não oferecem ainda no Brasil possibilidades de realização de mecanismo de disparo adequado; deste modo, a CPAP e a IMV são ainda as opções de escolha.

Dessa forma, ambas as modalidades de VNIPP têm o intuito de reduzir o número de intubações, porém, a modalidade BiPAP parece ser uma forma de ventilação pós-extubação mais segura e eficaz.

## VNIPP como suporte ventilatório na apneia da prematuridade

A ausência de movimentos respiratórios por mais de 15 segundos é comum em RNPT, principalmente naqueles com idade gestacional < 34 semanas. Caso os episódios de apneia sejam esparsos, a simples estimulação tátil pode atenuar o problema. Porém, quando eles se tornam mais intensos, com repercussões clínicas importantes, como a presença de bradicardia e cianose, necessitam de uma intervenção mais efetiva.

A VNIPP vem sendo utilizada como método de intervenção não invasiva na apneia da prematuridade em neonatologia, principalmente na modalidade de CPAP nasal.

Apesar de a modalidade BiPAP teoricamente oferecer maior vantagem de uso na estimulação dos movimentos respiratórios, reduzindo os episódios de apneia, a CPAP nasal é apontada em vários estudos como a modalidade mais utilizada nesses pacientes.

A apneia da prematuridade permanece nos dias atuais um dos maiores problemas clínicos em neonatologia. Porém, a falta de estudos sobre a forma mais apropriada de utilizar a VNIPP na apneia da prematuridade torna essa estratégia um pouco subjetiva. Isso explicaria a falta de consenso na literatura, tornando a experiência e a preferência de cada profissional determinantes na sua utilização.

## VNIPP na insuficiência ventilatória aguda hipoxêmica do RN

Neonatos pré-termo que precisam ser submetidos à ventilação mecânica invasiva apresentam risco bastante elevado de desenvolverem complicações pulmonares, incluindo a displasia broncopulmonar (DBP). Assim, tem se tornado crescente a procura de estratégias de tratamento que visam reduzir o tempo de ventilação mecânica, entre elas, o uso de VNIPP como suporte ventilatório na IVA hipoxêmica em neonatologia.

Após o advento da terapia com surfactante pulmonar exógeno, passou-se a adotar a estratégia de intubação para a administração de surfactante, seguida de extubação rápida e instalação de VNIPP. Por ser relativamente de baixo custo e de fácil manuseio, a CPAP nasal é uma modalidade comum e eficaz na ventilação de bebês com baixo peso. Alguns estudos demonstraram que o uso de CPAP nasal associado à administração prévia de surfactante pulmonar exógeno reduziu a necessidade de ventilação mecânica invasiva.

Atualmente, também tem crescido o interesse pela modalidade BiPAP nasal como forma de ventilação na IVA em neonatologia. Estudos compararam o uso de BiPAP nasal com CPAP nasal como suporte ventilatório na IVA e demonstraram haver redução da apneia, do trabalho respiratório e menor necessidade de intubação nessa população. Dessa forma, a VNIPP, seja na modalidade de CPAP nasal ou BiPAP, pode ser considerada uma alternativa eficaz para o tratamento primário da IVA hipoxêmica em neonatologia.

## VNIPP como suporte ventilatório em RN de baixo peso

A prematuridade vem se tornando um grande problema de saúde pública e é uma das principais causas de morbidade perinatal. Ela decorre da imaturidade anatômica e fisiológica do sistema nervoso central e respiratório, levando a alterações como infecções, cardiopatias, episódios de apneia e síndrome do desconforto respiratório. Essas alterações podem evoluir com a necessidade de ventilação mecânica invasiva e piorar o prognóstico desses pacientes.

O uso profilático da VNIPP como suporte ventilatório, seja na modalidade BiPAP ou CPAP nasal, vem sendo instituído desde os primeiros minutos de vida em RNs prematuros de baixo peso. Isso tem contribuído para a redução da necessidade de ventilação mecânica invasiva, bem como na incidência de doenças pulmonares crônicas, favorecendo o aumento da sobrevida desses neonatos. Porém, mais estudos são necessários para que essa prática se torne mais segura e se adapte às rotinas hospitalares.

## APLICAÇÃO DA VENTILAÇÃO NÃO INVASIVA COM PRESSÃO POSITIVA (VNIPP) EM PEDIATRIA BASEADA EM EVIDÊNCIAS (QUADRO 11.5) ■

### VNIPP na insuficiência ventilatória aguda pós-extubação

A aplicação da VNIPP em pacientes com insuficiência ventilatória pós-extubação reduz o trabalho respiratório, otimiza as trocas gasosas e reduz a necessidade

**Quadro 11.5** ■ Graus de recomendação da VNIPP em pediatria

| Indicação | A | B | C |
|---|:-:|:-:|:-:|
| IRA pós-extubação | x | | |
| IRA por asma | x | | |
| IRA em bronquiolite aguda | x | | |
| IRA pós-transplante hepático | | | x |
| IRA pós-cirurgia cardíaca | | x | |
| IRA em oncologia pediátrica | x | | |
| IRA tipos I e II | x | | |
| Obstrução alta das vias aéreas | x | | |
| IRpA em fibrose cística | | x | |

IRA: insuficiência respiratória aguda.
*Fonte:* I Consenso Brasileiro de Ventilação Pulmonar Mecânica em Pediatria e Neonatologia, AMIB, 2009.

de reintubação, podendo ser empregados os modos ventilatórios BiPAP e CPAP. Em nossa prática diária, usamos a VNIPP após extubação em todos os pacientes submetidos à ventilação mecânica, especialmente os submetidos a cirurgias cardiotorácicas, portadores de doenças neuromusculares, pneumopatias crônicas e obstrutivas, e pacientes que permaneceram em assistência ventilatória mecânica invasiva (AVMI) por tempo prolongado, e percebemos, desta forma, redução da necessidade de reintubação, que pode variar entre 13% e 30%, assim reduzindo a morbimortalidade e estada na UTI pediátrica (UTIP) e hospitalar decorrentes das complicações inerentes ao uso de via aérea artificial (VAA) e AVMI.

Pórem, a avaliação criteriosa em relação ao sucesso da utilização da VNIPP nesses pacientes pode ser decisiva na sobrevida dessa população. Bernet *et al.*, em seu estudo, verificaram que os pacientes que necessitaram de uma $FiO_2$ maior que 80% após 1 hora de instituição da VNIPP foram incapazes de permanecer em respiração espontânea, sendo este um preditor de insucesso durante a VNIPP. Stucki *et al.* identificaram, em seu estudo com seis crianças submetidas à VNIPP pós-extubação, redução da frequência respiratória, da pressão esofágica e do produto pressão-tempo, indicando redução do trabalho respiratório nessa população.

## VNIPP na insuficiência ventilatória aguda e asma

A asma continua sendo a doença pulmonar crônica que mais acomete as crianças. Suas exacerbações são comuns e podem cursar para o estado de mal asmático, sendo este definido como uma crise aguda refratária à terapia convencional. A VNIPP em pediatria está indicada nos casos de insuficiência ventilatória aguda e asma, podendo ser empregados os modos ventilatórios BiPAP e CPAP. Recentemente, estudos têm demonstrado avanços no tratamento da crise aguda de asma, incluindo a utilização da VNIPP com benefícios na troca gasosa, redução do trabalho respiratório, frequência respiratória, exalação de $CO_2$, pressão trans-diafragmática (Pdi), produto pressão-tempo dos músculos respiratórios e redução da necessidade de AVMI. A VNIPP pode também ser usada como recurso coadjuvante na terapia inalatória de $\beta_2$-agonistas e Heliox. Comparativamente com AVMI, parece não aumentar o índice de barotraumas.

## VNIPP na bronquiolite aguda

A bronquiolite é uma doença obstrutiva da infância frequente nos primeiros anos de vida, caracterizada por um processo inflamatório agudo geralmente precedido por crises de sibilância, que levam à hiperinsuflação pulmonar dinâmica. A VNIPP faz parte da terapia de escolha para estes pacientes, podendo ser utilizados os modos BiPAP e CPAP.

Os efeitos terapêuticos incluem a otimização do fluxo expiratório, manutenção da patência das vias aéreas, melhora da complacência pulmonar e das trocas gasosas, além da diminuição do trabalho ventilatório. Alguns trabalhos têm demonstrado diminuição da $PaCO_2$, da frequência respiratória, da necessidade de oxigênio suplementar, do uso da musculatura acessória da ventilação e da redução do número de reintubações.

A ocorrência de PEEP intrínseca (PEEPi) gerada pelo estado de hiperinsuflação dinâmica é comumente apresentada por estes pacientes, ocasionando desvantagem mecânica diafragmática que, porém, pode ser combatida com a utilização da PEEP. Javouhey *et al.*, em seu estudo retrospectivo, identificaram redução da necessidade de reintubação, da ocorrência de pneumonias associadas à ventilação e da necessidade de oxigênio suplementar, quando compararam os pacientes àqueles submetidos à ventilação invasiva.

## VNIPP no transplante hepático

Todos os procedimentos cirúrgicos, especialmente da região torácica e região superior do abdome, decorrem com implicações no sistema respiratório no pós-operatório, comprometendo principalmente a capacidade residual funcional (CRF). Sendo assim, os pacientes submetidos a transplantes hepáticos estão sujeitos a complicações inerentes ao procedimento cirúrgico, especialmente por tratar-se de pacientes que serão submetidos à terapia medicamentosa imunossupressora, o que os torna mais suscetíveis. Entre as complicações mais comuns, podemos citar as atelectasias, hipoxemia, derrames pleurais, pneumonias, hipercapnia e insuficiência ventilatória pós-extubação. Chin *et al.*, em seu estudo, concluem que a VNIPP oferece benefícios na função pulmonar de crianças submetidas a transplantes hepáticos, devendo os parâmetros ser titulados individualmente.

## VNIPP após cirurgia cardíaca

As cirurgias cardíacas em pediatria consistem, em sua grande maioria, em correções de cardiopatias congênitas, que devem ser compreendidas, de forma distinta, como patologias de hiperfluxo ou hipofluxo pulmonar, o que basicamente delineia a estratégia ventilatória desses pacientes quanto às pressões e $FiO_2$ utilizadas. Os poucos estudos listados na literatura relatam, porém, benefícios como redução do uso de musculatura acessória e melhora da saturação periférica de oxigênio ($SpO_2$). Imanaka *et al.* utilizaram CPAP em 51 crianças no pós-operatorio de cirurgia cardíaca e identificaram 92% de sucesso na retirada da prótese ventilatória.

## VNIPP em crianças oncológicas

Por apresentarem-se como imunocomprometidas, as crianças portadoras de neoplasias têm maior probabilidade de desenvolver insuficiência ventilatória aguda, devido ao risco elevado de adquirir infecções e doenças oportunistas. Sendo assim, o benefício da VNIPP baseia-se na redução das complicações causadas pela assistência ventilatória invasiva (AVMI), de pneumonias associadas à ventilação, além de preservar os mecanismos de tosse e depuração mucociliar e reduzir o tempo de permanência em ambiente hospitalar, conforme estudos realizados por Piastra *et al.* (2004) e Pancera *et al.* (2008).

## VNIPP em crianças com insuficiência ventilatória aguda

A insuficiência ventilatória aguda (IVA) pode ser causada por diversas patologias, como pneumonias, bronquiolite, asma e outras que cursam com comprometimento da função pulmonar e déficit de oxigenação. Dessa forma, os benefícios advindos da VNIPP incluem melhora da relação $PaO_2/FiO_2$, redução da frequência e do trabalho respiratório, além de reduzir a $PaCO_2$ e a necessidade de intubação intratraqueal.

Nessa população, podem ser empregados os modos BiPAP e CPAP, de acordo com tipo de insuficiência ventilatória apresentada, sendo o CPAP mais indicado aos pacientes com IVA tipo I (hipoxêmica) e o modo BiPAP, para os que apresentam IVA tipo II (hipercápnica). Yañes *et al.* perceberam uma redução do trabalho respiratório e melhora das trocas gasosas com aplicação da VNIPP entre 1 e 6 horas em pacientes com 116 episódios de IVA.

Mayordomo *et al.*, com a utilização do BiPAP em 50 crianças que desenvolveram IVA, identificaram redução da frequência respiratória, da necessidade de reintubação orotraqueal em 28%, da frequência cardíaca e melhora da relação $PaO_2$/ $FiO_2$ após 1 hora de aplicação da VNIPP, utilizando IPAP – entre 12 e 18 $cmH_2O$ e EPAP – entre 6 e 12 $cmH_2O$. Esses autores concluem que o modo BiPAP é seguro para aplicação na população pediátrica.

## VNIPP em crianças com obstrução das vias aéreas superiores

Os processos obstrutivos das vias aéreas superiores em crianças são oriundos de diversas patologias, especialmente as que acometem as estruturas da traqueia, laringe, esôfago e malformações congênitas da face e do mento. As doenças que mais comumente levam à obstrução são a laringomalacia, traqueomalacia, hipoplasia traqueal e síndrome de Pierre Robin, entre outras. Para essa população, também podem ser empregados na VNIPP os modos BiPAP e CPAP, com redução do trabalho respiratório, conforme o estudo de Essouri *et al.*

Provavelmente, estes benefícios decorrem da manutenção da patência das vias aéreas durante o ciclo respiratório, otimizando as trocas gasosas e reduzindo a carga imposta à musculatura respiratória. De acordo com Meier *et al.*, nem sempre a VNIPP tem seu efeito benéfico de forma adequada, podendo ser adotadas manobras adicionais, como a elevação do queixo com o objetivo de facilitar a passagem fluxo aéreo.

## VNIPP na fibrose cística

A fibrose cística (FC) é uma doença de herança autossômica recessiva que atinge as glândulas exócrinas, envolvendo múltiplos órgãos, com evolução crônica e progressiva, que se manifesta com tosse persistente e produtiva, ocasionando pneumonias de repetição, bronquiolites persistentes, atelectasias e bronquiectasias, com evolução para a IVA e, em seguida, para o óbito A VNIPP possivelmente melhora a qualidade de vida e a sobrevida em portadores de FC. Segundo Wedzicha *et al.*, a utilização da VNIPP associada à oxigenioterapia controla a hipoventilação, melhora a oxigenação e o estado geral, promove um sono de qualidade, além de ser bem tolerada por portadores de FC. Este recurso também pode ser coadjuvante durante a fisioterapia respiratória, principalmente nas terapias desobstrutivas e de suporte ventilatório, a fim de proporcionar repouso à musculatura respiratória.

Finalmente, algumas perguntas podem ser feitas para analisar a razão de falha da VNIPP, sendo critérios de falência: episódios apnéicos persistentes, $PaCO_2 \geq 60$ mmHg, $FiO_2 \geq 0,60$ para uma $SpO_2$ adequada. As principais razões de falência, são: pressão aplicada insuficiente, fluxo insuficiente, colocação e tamanho da interface inapropriados, obstrução de vias aéreas, grande abertura da boca com importante perda pressórica.

## LEITURAS SUGERIDAS ■

Aarsma AS, Knoester H, van Rooyen F *et al*. Biphasic positive airway pressure ventilation (PeV+) in children. *Crit Care* 2001; *5*(3):174-177.

Aghai ZH et al. Synchronized nasal intermittent positive of breathing (WOB) in premature infants with respiratory distress syndrome (RDS) compared to nasal continuous positive airway pressure (NCPAP). *Pediatric Pulmonol* 2006; *41*:875-881.

Akingbola OA, Simakajornboon N, Hadley Jr EF *et al*. Noninvasive positive-pressure ventilation in pediatric status asthmaticus. *Pediatr Crit Care Med* 2002; *3*(2):181-184.

Benveniste D, Berg O, Pedersen JEP. A technique for delivery of continuous positive airway pressure to the neonate. *J Pediatr* 1976; *88*(6):1.015-1.019.

Bernet V *et al*. Predicitives factors for the success of noninvasive mask ventilation in infants and children with acute respiratory failure. *Pediatr Crit Care Med* 2005; (6):660-664.

Carroll CL, Schramm CM. Noninvasive positive pressure ventilation for the treatment of status asthmaticus in children. *Ann Allergy Asthma Immunol* 2006; *96*(3):454-459.

Carroll CL, Zucker AR. Barotrauma not related to type of positive pressure ventilation during severe asthma exacerbations in children. *J Asthma* 2008; *45*(5):421-424.

Carvalho W, Johnston C *et al*. I Consenso Brasileiro de Ventilação Pulmonar Mecânica em Neonatologia e Pediatria, AMIB, 2009.

Chin K, Takahashi K, Ohmori K *et al*. Noninvasive ventilation for pediatric patients under 1 year of age after cardiac surgery. *J Thorac Cardiovasc Surg* 2007; *134*(1):260-261.

Chin K, Uemoto S, Takahashi K *et al*. Noninvasive ventilation for pediatric patients including those under 1-year-old undergoing liver transplantation. *Liver Transpl* 2005; *11*(2):188-195.

Codazzi D, Nacoti M, Passoni M *et al*. Continuous positive airway pressure with modified helmet for treatment of hypoxemic acute respiratory failure in infants and a preschool population: a feasibility study. *Pediatr Crit Care Med* 2006; *7*(5):455-460.

Codazzi D, Nacoti M, Passoni M *et al*. Continuous positive airway pressure with modified helmet for treatment of hypoxemic acute respiratory failure in infants and a preschool population: a feasibility study. *Pediatr Crit Care Med* 2006; *7*(5):455-460.

De Paoli AG, Davis PG, Lemyre B. Nasal continuous positive airway pressure versus nasal intermittent positive pressure ventilation for preterm neonates: a systematic review and meta-analysis. *Acta Paediatr* 2003; *92*(1):70-75.

Essouri S, Durand P *et al*. Physiological effects of noninvasive positive ventilation during acute moderate hypercapnic respiratory insufficiency in children. *Intensive Care Med* 2008; *34*(12):2.248-2.255.

Essouri S, Nicot F, Clément A *et al*. Noninvasive positive pressure ventilation in infants with upper airway obstruction: comparison of continuous and bilevel positive pressure. *Int Care Med* 2005; *31*(4):574-580.

Fauroux B, Boulé M, Lofaso F *et al*. Chest physiotherapy in cystic fibrosis: improved tolerance with nasal pressure support ventilation. *Pediatrics (Paris)* 1999; *103*(3):1-9.

Fauroux B, Pigeot J, Polkey MI *et al*. Chronic stridor caused by laryngomalacia in children: work of breathing and effects of noninvasive ventilatory assistance. *Am J Respir Crit Care Med* 2001; *15*:164.

Gregory GA, Kitterman JA, Phibbs RH *et al*. Treatment of the idiopathic respiratory-distress syndrome with continuous positive airway pressure. *N Engl J Med* 1971; *284*(24):1.333-1.340.

Gupta S, Sinha SK, Tin W, Donn SM. A randomized controlled trial of post-extubation bubble continuous positive airway pressure versus infant flow driver continuous positive airway pressure in preterm infants with respiratory distress syndrome. *J Pediatr* 2009; *154*(5):645-650.

Hermeto F *et al.* Incidence and main risk factors associated with extubation failure in newborns with birth weight < 1,250 grams. *J Pediatr* 2009; *85*(5).

Hill NS, Brennan J, Garpestad E *et al.* Noninvasive ventilation in acute respiratory failure. *Crit Care Med* 2007; *35*(10):2.402-2.407.

Hill NS. Where should noninvasive ventilation be delivered? *Respir Care* 2009; *54*(1):62-70.

Imanaka H, Takeuchi M, Tachibana K, Takauchi Y, Nishimura M. Changes in respiratory pattern during continuous positive airway pressure in infants after cardiac surgery. *J Anesth* 2004; *18*(4):241-249.

Javouhey E, Barats A, Richard N *et al.* Non-invasive ventilation as primary ventilatory support for infants with severe bronchiolitis. *Intensive Care Med* 2008; *34*(9):1.608-1.614.

Johnston C, Melo DAS, Carvalho WB. Parâmetros iniciais para a aplicação da VNIPP. *In: Ventilação não invasiva em neonatologia e pediatria*. Série Terapia Intensiva Pediátrica e Neonatal. Editora Atheneu: São Paulo, 2007; 1.

Joshi G, Tobias JD. A five-year experience with the use of BiPAP in a pediatric intensive care unit population. *J Int Care Med* 2007; *22*(1):38-43.

Kattwinkel J, Fleming D, Cha CC *et al.* A device for administration of continuous positive airway pressure by the nasal route. *Pediatrics* 1973; *52*:131-134.

Larrar S, Essouri S, Durand P *et al.* Effects of nasal continuous positive airway pressure ventilation in infants with severe acute bronchiolitis [in French]. *Arch Pediatr* 2006; *13*(11):1.397-1.403.

Lee KS. A comparison of underwater bubble continuous positive airway pressure with ventilator-derived continuous positive airway pressure in premature neonates ready for extubation. *Biol Neonate* 1998; *73*:69-75.

Lima MRO, Freire ALG, Andrade LB, Santos LG. Comparação dos níveis de pressão positiva contínua nas vias aéreas através de dois sistemas. *J Pediatr* 2004; *80*(5):401-406.

Loh LE, Chan YH, Chan Y. Noninvasive ventilation in children: a review. *J Pediatr* 2007; *83*(Supl 2):s91-99.

Mayordomo-Colunga J, Medina A, Rey C *et al.* Success and failure predictors of non-invasive ventilation in acute bronchiolitis. *An Pediatr (Barc)* 2009; *70*(1):34-39.

Mazzella M, Bellini C, Calevo MG *et al.* A randomised control study comparing the infant pressure in preterm infants flow driver with nasal continuous positive airway. *Arch Dis Child Fetal Neonatal Ed* 2001; 85:F86-F90.

Meier S, Geiduschek J, Paganoni R *et al.* The effect of chin lift, jaw thrust, and continuous positive airway pressure on the size of the glottic opening and on stridor score in anesthetized, spontaneously breathing children. *Anesth Analg* 2002; *94*(3):494-499.

Moretti C *et al.* Nasal flow-synchronized intermittent positive pressure ventilation to facilitate weaning in very low-birthweight infants: unmasked randomized controlled trial. *Pediatrics International* 2008; *50*:85-91.

Noizet-Yverneau O, Leclerc F, Santerne B *et al.* Interfaces for pediatric noninvasive ventilation (excluding neonate). *Arch Pediatr* 2008; *15*(10):1.549-1.559.

Padman R, Lawless ST, Kettrick RG. Non-invasive ventilation via bi-livel positive airway pressure support in pediatric practice. *Crit Care Med* 1998; *26*:169-173.

Pancera CF, Hayashi M, Fregnani JH *et al.* Noninvasive ventilation in immunocompromised pediatric patients: eight years of experience in a pediatric oncology intensive care unit. *J Pediatr Hematol Oncol* 2008; *30*(7):533-538.

Pandit PB *et al.* Work of breathing during constant- and variable-flow nasal continuous positive airway pressure in preterm neonates. *Pediatrics* 2001; *108*(3).

Pantalitschka T *et al.* Randomised crossover trial of four nasal respiratory support systems for apnoea of prematurity in very low birthweight infants. *Arch Dis Child Fetal Neonatal* 2009; *94*:F245-F248.

Piastra M, Antonelli M, Chiaretti A *et al.* Treatment of acute respiratory failure by helmet-delivered non-invasive pressure support ventilation in children with acute leukemia: a pilot study. *Intensive Care Med* 2004; *30*(3):472-476.

Piastra M, De Luca D, et al. Noninvasive pressure-support ventilation in immunocompromised children with ARDS: a feasibility study. *Intensive Care Med* 2009; *35*:1.420-1.427.

Plant N, Walker R. Immediate extubation to noninvasive ventilation can reduce postoperative morbity and need for PICU in children with neuromuscular disorders. *Pediatr Anaesth* 2009; *19*(5):549-550.

Pons Odema M, Cambia FJ. Ventilación mecânica en pediatria (III). Retirada de la ventilación, complicaciones y otros tipos de ventilación. Ventilación no invasiva. *Na Pediatr (Barc)* 2003; *59*(2):165-172.

Prado F, Godoy MA, Godoy M, Boza ML. Pediatric non-invasive ventilation for acute respiratory failure in an intermediate care unit. *Rev Med Chil* 2005; *133*(5):525-533.

Randolph AG. Management of acute lung injury and acute respiratory distress syndrome in children. *Crit Care Med* 2009; *37*(8):2.448-2.454.

Schramm CM, Carrol CL. Advances in treating acute asthma exacerbations in children. *Curr Opin Pediat* 2009; *21*(3):326-32.

Silva DCB, Foronda FAK, Troster EJ. Ventilação não invasiva em pediatria. *J Pediatr (RJ)* 2003; *79*:S161-S168.

Spraque K, Graff. G, Tobias DJ. Noninvasive ventilation in respiratoy failure due to cystic fibrosis. *South Med J* 2000; *93*(10):954-961.

Stefanescu BM *et al.* A randomized, controlled trial comparing two different continuous positive airway pressure systems for the successful extubation of extremely low birthweight infants. *Pediatrics* 2003; *112*:1.031-1.038.

Teague WG, Lowe E, Dominick J *et al.* Non-invasive positive pressure ventilation (NPPV) in critically ill children with status asthmaticus. *Am J Respir Crit Care Med* 1998, *157*:542.

Thill PJ, McGuire JK, Baden HP *et al.* Noninvasive positive-pressure ventilation in children with lower airway obstruction. *Pediatr Crit Care Med* 2004; *5*(4):337-342.

Urs PS; Khan F, Maiya PP. Bubble CPAP – a primary respiratory support for respiratory distress syndrome in newborns. *Indian Pediatrics* 2009; *46*.

Wagener JS, Headly AA. Cystic fibroses: current trends in respiratory care. *Respir Care* 2003; *48*(3):234-245.

Wedzicha JA, Muir JF. Noninvasive ventilation in chronic obstructive pulmonary disease, bronchiectasis and cystic fibrosis. *Eur Respir J* 2002; *20*(3):777-784.

Yañez LJ, Yunge M, Emilfork M *et al.* A prospective, randomized, controlled trial of noninvasive ventilation in pediatric acute respiratory failure. *Pediatr Crit Care Med* 2008; *9*(5):484-489.

# CAPÍTULO 12

# Desmame – Processo de Retirada da Ventilação Mecânica

Ana Cristina Falcão Esteves Costa • Lívia Barboza de Andrade

## SUMÁRIO

- Introdução
- Critérios para iniciar o desmame
- Categorias e técnicas de desmame
- Ventilação mandatória intermitente e ventilação intermitente sincronizada (IMV/SIMV)
- Ventilação por pressão de suporte (PSV)
- Ventilação com pressão de suporte e volume garantido (VAPSV)
- Índices preditivos de sucesso
- Fatores de risco de falência na extubação
- Testes de respiração espontânea

## INTRODUÇÃO ■

A ventilação mecânica é uma das indicações mais comuns para crianças admitidas nas unidades de terapia intensiva, fornecendo suporte em situações de insuficiência respiratória, bem como em disfunções cardíacas ou doenças neurológicas. Entre os benefícios da redução da ventilação mecânica, incluem-se:

- Redução do risco de pneumonia secundária à ventilação.

- Redução do tempo de internamento na UTI e os custos resultantes.

- Diminuição dos níveis de estresse do paciente e da família.

- Retorno mais rápido às suas atividades de vida normal.

Porém, sabe-se que a utilização da ventilação mecânica por tempo prolongado está associada a altas taxas de morbidade e mortalidade devido à pneumonia nosocomial e à lesão pulmonar induzida pela ventilação. Portanto, as equipes devem estar atentas para que a liberação do paciente da ventilação mecânica possa ser realizada da forma mais rápida possível. Dessa maneira, é recomendável que se desenvolvam nas UTIs protocolos de avaliação diária do paciente, selecionando aqueles que podem ser submetidos à tentativa de ventilação espontânea.

O processo de retirada do suporte ventilatório ocupa cerca de 46% do tempo total da ventilação mecânica. A literatura tem mostrado, mais recentemente, que protocolos de identificação sistemática de pacientes em condições de interrupção da VM podem reduzir significativamente sua duração.

Na década de 1980, a explosão tecnológica trouxe grandes avanços à aparelhagem e, associado a isto, o estudo do comportamento pulmonar durante a ventilação artificial se intensificou e os recursos se tornaram progressivamente muito mais adaptáveis às diferentes condições clínicas, aumentando as probabilidades de sobrevida e encurtando o tempo de retorno à respiração espontânea. Hoje, a grande maioria dos pacientes ventilados mecanicamente não apresenta problema em ser desmamada, e a real dificuldade reside em 5% a 30% dos casos.

Sendo assim, para o desmame da ventilação mecânica, diversos fatores devem ser considerados: o estado clínico do paciente; a disponibilidade da equipe responsável pelo manuseio do ventilador mecânico; as políticas institucionais que permitem o desmame durante certos períodos do dia; e os critérios clínicos utilizados pela equipe intensivista para iniciar este processo.

O momento "ideal" para descontinuação da ventilação mecânica é frequentemente fundamentado em parâmetros clínicos e laboratoriais. Estas medidas devem indicar a habilidade da criança em manter a ventilação espontânea baseando-se sempre na ideia de que deve haver equilíbrio entre a demanda e a capacidade deste indivíduo em manter a respiração espontânea. Para muitos autores, esse momento ideal ainda é incerto, e três questionamentos podem ser feitos quando se inicia o processo de decisão para retirada da ventilação mecânica: a criança tem estabilidade clínica? Possui autonomia para respirar espontaneamente? A criança consegue respirar sem a presença da via aérea artificial?

Segundo a força-tarefa do American College of Chest Physicians (2001), o desmame, ou a descontinuação da ventilação pulmonar mecânica (VPM), é a cessação definitiva deste suporte e difere da extubação, a qual se refere à retirada do tubo endotraqueal (via aérea artificial). O desmame da VPM possui também categorias, que são:

1. Interrupção do suporte ventilatório (pacientes cuja remoção da VPM é rápida e de rotina, p. ex., pós-operatórios de baixa complexidade).
2. Desmame gradual (pacientes que necessitam de retirada lenta da VPM, p. ex., diversas situações clínicas que implicam tempo de AVM maior).
3. Desmame difícil (pacientes que são dependentes da VPM ou "não desmamáveis", p. ex., doenças neuromusculares, sequelados graves de doenças neurológicas).

Considera-se ventilação mecânica prolongada a dependência da criança da AVM invasiva ou não invasiva, por mais de 6 horas por dia, por tempo superior a 3 semanas, apesar de ser submetida à fisioterapia respiratória, correção de distúrbios funcionais e da utilização de novas técnicas de suporte ventilatório.

No caso de pacientes traqueostomizados, utiliza-se o termo descanulação. A necessidade de recolocar a via aérea artificial é denominada reintubação ou falha/sucesso da extubação. É considerada falha na extubação quando ocorre retorno à VPM após menos de 48 horas. Alguns estudos atuais consideram sucesso apenas quando o paciente suporta 72 horas sem retornar à AVM.

## CRITÉRIOS PARA INICIAR O DESMAME ∎

O início do desmame e o tempo de extubação em pediatria são pouco comentados pela literatura. O atraso no início do processo do desmame e na extubação pode predispor ao uso da ventilação mecânica por tempo prolongado e vice-versa, favorecendo a miopatia generalizada e a atrofia diafragmática. A fraqueza dos músculos ventilatórios provavelmente é um dos determinantes da falha da retirada da ventilação mecânica de pacientes recuperando-se de doenças graves.

A infecção também é um fator importante relacionado com o atraso no desmame da ventilação mecânica e da extubação. A presença do tubo endotraqueal por períodos superiores a 3 dias aumenta de forma significativa o risco de pneumonia intra-hospitalar, determinando maior tempo de permanência hospitalar, bem como aumento da mortalidade. Uma permanência prolongada em uma unidade de cuidados intensivos pode levar a complicações decorrentes do confinamento no leito e das alterações nas condições gerais, incluindo composição muscular esquelética, resposta cardiovascular ao estresse, desmineralização óssea, perda proteica e diminuição da água corporal total.

Além disso, o aumento da morbidade e mortalidade é observado em crianças que necessitam de reintubação após uma extubação fracassada. Uma extubação não planejada, além de expor o paciente aos riscos de uma nova intubação, predispõe à hipoxemia, bradicardia e, em alguns casos, pode ocasionar óbitos. Kurachek *et al.* (2003), num grande estudo multicêntrico, demonstraram que as taxas de insucesso das extubações em 16 UTIPs nos EUA foram de 6,2%, e nas extubações não planejadas, esse número se elevou para 37,5%.

Os critérios que guiam o início do desmame dependem muito do conhecimento da equipe, que é fornecido tanto pela literatura como pela experiência clínica. Indicadores ou marcadores sugestivos comumente utilizados na prática clínica para avaliar a progressão dos pacientes e a habilidade para a respiração espontânea, são: adequada troca gasosa (saturação de oxigênio arterial – $SpO_2$, pH arterial, $PCO_2$), parâmetros da AVM (fração inspirada de oxigênio – $FiO_2$, frequência respiratória, pressão positiva expiratória final – PEEP, pressão média de vias aéreas – PMVA, volume corrente), sinais de trabalho respiratório aumentados, estabilidade hemodinâmica, nível de consciência, desconforto e diaforese. (Quadro 12.1).

O desmame e a extubação não podem ser baseados apenas no diagnóstico clínico e laboratorial, pois a decisão de submeter o paciente a riscos deve ainda depender de alguns fatores importantes, como:

- Condução neuromuscular (bastante alteração pela sedação).
- Força dos músculos ventilatórios (pode ser alterada pelo uso prolongado da ventilação mecânica).
- Resistência dos músculos respiratórios (*endurance*).
- Fatores que aumentam a demanda ventilatória (produção de $CO_2$ – hipertermia, sepse, dor, atividade muscular intensa, sobrecarga de carboidratos, fração inefetiva da ventilação, alterações do *drive* ventilatório).
- Alterações da mecânica ventilatória (diminuição da complacência toracopulmonar, aumento da resistência, válvulas de demanda insensíveis).

Por fim, para se considerar o início do processo de desmame, é necessário que a doença que ocasionou ou contribuiu para a descompensação ventilatória encontre-se em resolução ou resolvida.

**Quadro 12.1** ■ Critérios para iniciar o processo de retirada da ventilação mecânica

| **Ausência de desconforto respiratório** |
| --- |
| **Oxigenação adequada**<br>$PaO_2 \geq 60$ mmHg (recém-nascido $\geq 50$ mmHg) ou $SpO_2 \geq 90\%$ (recém-nascido $\geq 88$ mmHg) sob $FiO_2 \leq 0,4$, PEEP $\leq 5$ a 10 $cmH_2O$ e $PaO_2/FiO_2 \geq 150$ a 300 |
| **Ventilação adequada**<br>$PaCO_2 \leq 45$ (prematuros $\leq 55$) ou pH entre 7,30 e 7,40 em pacientes com hipercapnia crônica sob o pico inspiratório de pressão de pressão (PIP) $\leq 30$ $cmH_2O$ (prematuros $\leq 25$ $cmH_2O$) |
| *Drive* respiratório intacto |
| Débito cardíaco adequado com o mínimo de suporte inotrópico |
| **Estado de consciência adequado**<br>Acordado, Glasgow $\geq 13$ e sem uso de sedativos |

## CATEGORIAS E TÉCNICAS DE DESMAME ■

Para o desmame, pode-se lançar mão da prova de respiração espontânea ou da retirada progressiva. Porém, não existem estudos em crianças que demonstrem superioridade entre as técnicas de desmame empregadas.

### Desmame abrupto

Realizado em pacientes com pouco tempo de ventilação mecânica, ou seja, ventilados mecanicamente por no máximo 48 horas, e que não apresentam complicações pulmonares, com condições clínicas e gasométricas estáveis à baixa dependência de suporte. Havendo a necessidade de se testar a capacidade respiratória voluntária, deve-se realizar teste em tubo T ou pressão positiva contínua nas vias aéreas (CPAP) por 30 minutos; caso o doente continue sem grandes alterações, deve-se optar pela extubação.

### Desmame gradual com tubo T

É um sistema simples com conexão da peça T e oxigênio da rede, além de possibilitar testes de capacidade respiratória com aparatos simples. Preconiza-se usar 10% de $FiO_2$ acima do valor anterior e sempre observando-se se ocorre o aparecimento de sinais de fadiga – caso esta ocorra, deve-se interromper o processo e reiniciá-lo 12 horas depois. Quando o doente for capaz de respirar espontaneamente por no mínimo 30 minutos consecutivos, a probabilidade do sucesso na extubação é evidente. A mudança abrupta do auxílio mecânico para a respiração espontânea sem suporte acarreta queda na CRF, porque o tubo inutiliza a glote e seu efeito protetor, precipitando o aparecimento de microatelectasias com consequente aumento do trabalho elástico e resistivo. Há também falha no controle do $O_2$ ministrado: a conexão com a rede não dará segurança da fração de $O_2$ fornecida ao doente.

Esta técnica é pouquíssimo utilizada em crianças, pelo fato de elas usarem tubos com menor calibre, o que leva a aumento da resistência das vias aéreas e a aumento do espaço morto, ocasionando maior trabalho muscular respiratório e possibilidade de falência na retirada.

## VENTILAÇÃO MANDATÓRIA INTERMITENTE E VENTILAÇÃO INTERMITENTE SINCRONIZADA (IMV/SIMV) ■

O desmame por este modo ventilatório é realizado pelo ajuste da frequência mandatória oferecida pelo ventilador, a qual é predeterminada pela necessidade do doente, efetuando-se reduções da frequência de 1 a 3 em cada etapa, ditadas por boa gasometria e condições clínicas de fadiga ausentes. Quando se obtiver frequência respiratória (FR) mínima (10 ou 12 em média), opta-se pela extubação. Na IMV, o paciente pode realizar respirações espontâneas entre as oferecidas pelo ventilador. A SIMV se propõe a oferecer segurança e mais estabilidade a pacientes com *drive* diminuído, grande ansiedade e os que toleram mal o retorno venoso abrupto, mantêm CRF e PEEP, proporcionando maior conforto e melhor troca gasosa.

Fato importante a ser considerado em pediatria é a sensibilidade das válvulas de demanda dos ventiladores, por meio das quais, dependendo do esforço inspiratório a ser despendido pela criança, pode-se observar fadiga conforme a situação clínica do paciente e, mais frequentemente, presença de assincronias de disparo.

A utilização da SIMV sem suporte pressórico demonstrou, em pacientes adultos, resultar em maior tempo de suporte ventilatório, sendo, portanto, não recomendada. Para pacientes pediátricos, a FR na IMV ou SIMV não deve ser inferior a 8 ciclos por minutos, sob o risco de induzir fadiga muscular.

## VENTILAÇÃO POR PRESSÃO DE SUPORTE (PSV)

É talvez o modo ventilatório mais utilizado para desmame em adultos e crianças. Pode ser realizado por meio da redução nos níveis de pressão de suporte (PS) de 2 a 4 cmH$_2$O, de duas a quatro vezes ao dia, conforme a tolerância e os parâmetros clínicos, até atingir 8 a 10 cmH$_2$O. Auxilia o esforço inspiratório, proporcionando conforto, treino da musculatura de maneira mais fisiológica, além de fluxo, frequência e tempo inspiratórios livres, desde que não sobrepujem a pressão limite. Este modo não acompanha a impedância do sistema, tornando ajustes prévios adequados, insuficientes e desconfortáveis em um segundo momento e, ainda, não garante volume-minuto.

Existem resultados contraditórios na literatura quando se compara o uso da PSV com SIMV e tubo T em relação à taxa de falha no desmame. Não existem estudos para a população pediátrica.

## VENTILAÇÃO COM PRESSÃO DE SUPORTE E VOLUME GARANTIDO (VAPSV)

Oferece suporte pressórico com volume garantido de duas vias paralelas – uma oferece o suporte, enquanto a outra garante o volume. Cicla na ausência de *drive* e garante o volume mínimo. Pouco conhecida e usada, tem seu desempenho pobremente testado. O sistema não aborta os ciclos quando programado na SIMV, impossibilitando ajuda nas frequências livres.

Esses novos modos de suporte ventilatório, como a VAPSV, volume suporte, sistema de compensação automática do tubo, e outros, propõem acelerar o desmame, no entanto, sua eficácia ainda não foi definida em investigações clínicas.

## ÍNDICES PREDITIVOS DE SUCESSO ▪

A busca por índices fisiológicos capazes de predizer, acurada e reprodutivelmente, o sucesso do desmame ventilatório ainda não chegou a resultados satisfatórios. Nenhum índice já reportado, no entanto, tem sido consistente e capaz de prever o sucesso do desmame em neonatologia e pediatria; porém, o uso de protocolos pode facilitar o desmame e a interrupção da VM.

Predizer o sucesso da extubação em lactentes e crianças é o grande desafio nos pacientes ventilados mecanicamente. A importância de parâmetros que avaliem o sucesso do desmame é identificar aqueles pacientes que tendem a falhar neste processo e, deste modo, evitar riscos associados. Pacientes que falham na extubação e são reintubados num período de 48 horas apresentam aumento na mortalidade, quando comparados aos que são extubados com sucesso. Ao se identificar os pacientes que são suscetíveis à falha na extubação, os índices de desmame poderiam prevenir a extubação precoce e o desenvolvimento de descompensação cardiorrespiratória grave.

Muitos fatores são importantes no sucesso da extubação de pacientes ventilados mecanicamente, entre eles, o *drive* respiratório central, a força muscular respiratória, a troca gasosa, a demanda ventilatória e o trabalho respiratório. Além destes, outros fatores exercem influência no sucesso do desmame: estado nutricional, balanço ácido-básico, estado mental, habilidade para expulsar secreções e estado hemodinâmico.

Parâmetros respiratórios que são medidos à beira do leito, como volume corrente (Vt), frequência respiratória (FR), pressão inspiratória máxima (Pimáx) e relação FR/Vt (frequência respiratória/volume corrente), são preditores pobres na falha de extubação em crianças e os estudos demonstram resultados inconclusivos.

Os critérios mais utilizados em UTIPs para auxiliar na decisão da extubação são:

- FR = 20-60 ipm < 6 meses, 15-45 < 2 anos, 15-40 < 5 anos, 10-35 ≥ 5 anos.

- Vt = 6-8 mL/kg.

- IRS (relação FR/Vt ajustada pelo peso corporal) < 6,5 ipm/mL/kg.

- Capacidade vital > 10-15 mL/kg.

- Pimáx ≥ −30 $cmH_2O$.

Farias *et al.* (2003) descreveram alguns valores que diferenciam os pacientes que são extubados com sucesso daqueles que são reintubados, e demonstraram os seguintes valores de corte: Vt ≤ 4 mL/kg, FR ≥ 45 respirações/min, FR/Vt ≥ 11 respirações/min/mL/kg, Pimáx ≤ 20 $cmH_2O$, $PaO_2/FiO_2$ ≤ 200 mmHg.

Outro estudo que avaliou parâmetros de desmame observou o valor preditivo de cada um deles em determinar o sucesso e a falência da extubação. Os parâmetros mensurados foram: o esforço respiratório, o nível do suporte ventilatório, a mecânica respiratória e o *drive* inspiratório. Foi verificado que as mensurações de esforço respiratório não foram significativas como um preditor de sucesso ou falência da extubação, pois a criança pode ter um adequado esforço respiratório, mas, se não gerar um volume corrente satisfatório, a falência respiratória se estabelecerá.

Com relação ao pico de pressão inspiratória, foram encontrados como preditores de sucesso valores menores ou iguais a 25 cmH$_2$O. Para avaliar o *drive* respiratório, foi mensurada a relação volume corrente/tempo inspiratório (Vt/Ti), que é considerada um preditor de sucesso quando atinge altos valores; logo, uma relação Vt/Ti < 7 mL/kg/seg é associada com falência na extubação.

Os estudos realizados para identificar os índices preditivos de sucesso na população pediátrica e neonatal demonstraram até o momento moderada sensibilidade e baixa especificidade para prever falha ou sucesso na extubação.

Alguns índices combinados, como a relação carga-força [RCF = 15 × (3 × MAP)/(Pimáx + 0,03) × IRS-5], utilizada pela primeira vez em crianças por Johnston C *et al.* (2007), e o IRS e P$_{0,1}$, têm sido analisados para identificação de sucesso ou falha da extubação e, assim como outros, poderão demonstrar valores mais precisos no futuro.

## FATORES DE RISCO DE FALÊNCIA NA EXTUBAÇÃO ▪

Recentes dados demonstram que a taxa de falência de extubação em pediatria é de 4,1% a 19% e de 22% a 28% em prematuros. Como definição, é considerada falência de extubação o retorno à ventilação mecânica durante o intervalo de 48 horas pós-extubação. A falência da extubação pode resultar da deficiência do *drive* respiratório, fraqueza dos músculos respiratórios e/ou excesso de carga na musculatura inspiratória.

O centro respiratório, no tronco cerebral, controla a ventilação. Disfunção no sistema nervoso central (em decorrência de lesão estrutural, encefalopatia tóxico-metabólica, imaturidade e uso de drogas sedativas ou narcóticas) e alcalose metabólica são as principais causas de diminuição do *drive* respiratório em pacientes sob ventilação mecânica. A fraqueza dos músculos respiratórios pode ocorrer devido à atrofia e remodelação de fibras musculares decorrentes da inatividade pelo uso de ventilação mecânica, principalmente quando se utiliza o modo ventilação controlado, como também em casos de doenças neuromusculares.

A desnutrição, comum em pacientes pediátricos, também tem sido associada à diminuição do desempenho dos músculos respiratórios; logo, um suporte nutricional adequado pode reduzir os riscos de falência da extubação.

Aspectos importantes foram relatados em alguns estudos com relação à falência na extubação. Fontela *et al.* (2005) relataram que, quanto menor a idade da criança e quanto maior o tempo de ventilação mecânica, o risco de falência na extubação aumenta. Um estudo multicêntrico (2005) mostrou que o balanço total de fluidos no organismo não parece afetar o desmame da ventilação ou a extubação.

Em pacientes pediátricos, a falência de extubação ocorre comumente devido à presença de obstrução de vias aéreas superiores, sendo o estridor laríngeo a causa mais comum. Administração sistemática de corticoides profiláticos está sendo utilizada na tentativa de minimizar este fator de risco, que apresenta grau de evidência A. Estudos publicados recentemente demonstram a eficácia desta conduta tanto em crianças como em neonatos.

O chamado teste de vazamento de ar tem sido frequentemente utilizado como preditor de risco de as crianças apresentarem ou não estridor pós-extubação. Um estudo mostra que a presença de vazamento de ar em volta do tubo endotraqueal com a utilização de pressões acima de 20 cmH$_2$O possui 83% de sensibilidade de predizer a ocorrência de estridor em crianças com idade de 7 anos ou mais velhas. Já em outra pesquisa, não foi encontrada diferença significativa na incidência de estridor pós-extubação em crianças que apresentaram presença ou ausência de vazamento de ar.

O I Consenso Brasileiro de Ventilação Mecânica em Pediatria e Neonatologia lista os principais fatores de risco para falha na extubação, sendo eles:

- Crianças de baixa idade (especialmente menores de 6 meses).

- Uso prolongado de analgésicos e sedativos.

- Alta pressão média de vias aéreas.

- Índice de oxigenação > 0,45 e relação PaO$_2$/FiO$_2$ < 200.

- Uso de drogas vasoativas.

- Altas concentrações de oxigênio.

- Má nutrição.

Além de toda a avaliação de fatores de risco e do uso racional dos índices preditivos no desmame difícil, algumas perguntas podem fazer parte de um *check list* para nortear a equipe intensiva no seguimento desses pacientes:

- Determinar a causa.

- Elaboração de um plano lento e gradual.

- Interrupção no período noturno.

- Decúbito preferencial.

- Uso de agentes farmacológicos que estimulem o centro respiratório (RNPT).

- Correção eletrolítica rigorosa.

- Otimizar diariamente o esforço respiratório espontâneo.

- Avaliar presença de auto-PEEP.

- Avaliar possibilidade de traqueostomia.

- Uso da VNIPP pós-extubação.

## TESTES DE RESPIRAÇÃO ESPONTÂNEA ■

O processo de interrupção da ventilação mecânica nos RNs tornou-se um grande desafio clínico e constitui uma parte importante do trabalho na maioria das unidades de cuidados intensivos.

Muitas pesquisas têm sido realizadas com o objetivo de identificar o melhor parâmetro para prever a falha ou o sucesso na extubação; entretanto, especificamente em crianças, os resultados ainda são inconclusivos. Desta maneira, a análise de testes que possam simular a respiração espontânea começou a ser introduzida na prática clínica com o objetivo de reconhecer o momento mais propício para extubar os pacientes, reduzindo assim a duração da AVM, seus efeitos deletérios e posterior necessidade de reintubação.

Durante o teste de respiração espontânea (TRE), o paciente deve ser observado por um breve período para avaliação da sua capacidade de suportar o processo de retirada da VM, observando-se os sinais de intolerância (Quadro 12.2). Sinha e Donn (2006) afirmaram que crianças que não apresentem sinais de desconforto ou piora da troca gasosa durante o teste têm a probabilidade entre 60% e 80% de manter-se sem auxílio de via aérea artificial.

O TRE é uma técnica simples e consiste em permitir que o paciente respire espontaneamente através do tubo endotraqueal, podendo estar conectado a uma

**Quadro 12.2** ■ Parâmetros que devem ser avaliados durante o teste de respiração espontânea

| Parâmetros | Intolerância |
|---|---|
| Frequência respiratória | > 45 crianças maiores<br>> 60 lactentes e neonatos |
| $SpO_2$ | < 88% a 90% |
| Frequência cardíaca | Diminuição ao aumento de 20% basal |
| Pressão arterial sistólica | > 180 e < 50 mmHg |
| Sinais e sintomas | Agitação, sudorese, alteração do nível de consciência, sinais de aumento do trabalho respiratório |

| Estudo | Ano | Delineamento | Amostra | Método | Desfecho | Principais resultados |
|--------|-----|--------------|---------|--------|----------|----------------------|
| Kamlim *et al.* | 2006 | Observacional pragmático | 50 RNs, peso < 1.250 g, prontos para extubação, VM > 24 h. | CPAP traqueal – 3 min 3 testes: (a) VE expirado durante o CPAP; (b) VE durante o CPAP/VE durante a VM; (c) SBT-hipoxia ou queda FC | Reintubação nas 72 h | 11 (22%) reintubados 39 (78%) sucesso na extubação TRE mais acurado – sensibilidade: 97% e especificidade: 73% Valor preditivo + de 93% Valor preditivo – de 89% para o sucesso da extubação |
| Chaves *et al.* | 2006 | Clínico, cego, prospectivo | 70 lactentes e crianças Mediana idade (meses) 16,5 (1-216) Peso (kg) 9,8 (3-100) | – Sucesso do TRE – Acurácia do efeito preditivo positivo e negativo de 15 min SBT | CPAP (5 cmH$_2$0) – bolsa de fluxo inflável FR, FC, PS, SpO$_2$: *Baseline*, 5 e 15 min Todos os pacientes foram extubados ao final teste | 64 pacientes (91%) passaram no TRE, a falência na extubação (7,8%), uso de VNI e (1,6%) reintubação. 6 pacientes (9%) falharam no SBT mas foram extubados com sucesso. O sucesso do SBT tem sensibilidade de 95% para predizer sucesso da extubação, com valor preditivo positivo de 92%. A especificidade foi de 37% com valor preditivo negativo de 50%. A análise de regressão logística revelou associação significativa entre passar no teste e sucesso na extubação |
| Farias *et al.* | 2001 | Estudo randomizado e prospectivo | 257 lactentes e crianças com > 48 horas VM. Mediana da idade (meses) 12 (5-49) Peso (kg) 8,8 (6-16) | TRE: Tubo T ou PSV (10 cmH$_2$0) A função pulmonar foi avaliada antes da descontinuação da VM e nos primeiros 5 minutos do teste | Sucesso da extubação depois do SBT | 125 pacientes (PSV): 99 (79,2%) sucesso teste: extubados: 15 (15,1%) reintubados 48 h 132 pacientes (Tubo T): 102 (77,5%) sucesso teste: extubados: 13 (12,7%) reintubados 48 h Não houve diferença entre os grupos |

(continua)

**Quadro 12.3** ■ Estudos sobre o teste de respiração espontânea – *continuação*

| Estudo | Ano | Delineamento | Amostra | Método | Desfecho | Principais resultados |
|---|---|---|---|---|---|---|
| Gillespie *et al.* | 2003 | Ensaio controlado e randomizado | 42 RNPT com SDR, fizeram surfactante e AVM > 24 h. Fizeram o teste quando as crianças estavam no estágio de desmame com: FiO$_2$ < 0,4, PIP < 16, e PMVA < 10 cmH$_2$O | Teste: CPAP (3 ou 4 cmH$_2$O) 10 minutos. Grupos: 1. Extubado por julgamento clínico 2. Teste (MVT) minute ventilation test Avaliaram o VM. Se o bebê apresentasse queda do VM, apneia, bradicardia e necessidade de aumento de O$_2$ era recolocado na AVM por mais 6 a 8 horas e novo teste podia ser realizado | Sucesso na extubação definido em 24 h | As crianças do grupo 2 (MVT) tiveram significativa redução do tempo de extubação. 8 h *versus* 36 h do grupo do julgamento clínico A taxa de falência na extubação foi similar entre os 2 grupos (total, 7 bebês) As crianças que necessitaram de reintubação tanto do grupo 1 quanto do grupo 2 foram as mais imaturas (IG média de 27 semanas) e PN menor (1 kg) Valor preditivo positivo do MVT para extubação: 76% |

*PIP*, pressão inspiratória positiva; *PMVA*, pressão média de vias aéreas; *AVM*, assistência ventilatória mecânica; *VM*, ventilação-minuto; *VE*, volume-minuto; *CPAP*, pressão positiva contínua nas vias aéreas; *FC*, frequência cardíaca; *FR*, frequência respiratória; *PS* ou *PSV*, ventilação com suporte de pressão; *SpO$_2$*, saturação parcial de oxigênio; *TRE*, teste de respiração espontânea; *VNI*, ventilação não invasiva.

peça T com fonte de oxigênio enriquecida ou recebendo pressão positiva de forma contínua (CPAP) ou ventilação de suporte (PSV). Em pediatria, o uso de testes por meio da peça T não tem sido relatado na literatura, assim como não é bem tolerado na prática clínica, de modo que utiliza-se preferencialmente a pressão positiva, sendo a titulação da PSV ou da CPAP dependente do diâmetro do tubo traqueal.

O tempo para observação da criança varia bastante entre os estudos, indo de 3 minutos em RNPT a 120 minutos em crianças maiores; devemos, porém, escolher sempre um tempo adequado que avalie a respiração espontânea sem conduzir à fadiga muscular, visto o aumento da resistência de vias aéreas causado pela presença de tubos traqueais de diâmetros internos menores. Os modos mais comuns em pediatria para realização do TRE são CPAP traqueal (5 cmH$_2$O) e PSV de 8 a 10 cmH$_2$O.

Nos casos em que existam alguns sinais de intolerância, o teste deverá ser suspenso e a criança, submetida às condições ventilatórias prévias, sendo recomendado repouso muscular por pelo menos 24 horas após o TRE por meio de um modo ventilatório que ofereça conforto.

No Quadro 12.3 encontra-se o resumo de alguns trabalhos que utilizaram o TRE em crianças e neonatos.

Por fim, os testes de respiração espontânea têm sido amplamente estudados, porém, a literatura ainda carece de resultados mais robustos para sua real indicação; no momento, eles podem ser sugeridos como mais um indicador para predizer o sucesso da extubação.

## LEITURAS SUGERIDAS ■

Barrientos-Veja R, Mar Sanches-Soria M, Morales-Garcia C *et al*. Prolonged sedation of critically ill patients with midazolam or proporfol impact weaning and costs. *Crit Care Med* 1997; *25*:33-40.

Bassili HR, Deitel M. Effect of nutritional support on weaning patients off mechanical ventilators. *JPEN J Parenter Enteral Nutr* 1981; *5*:161-163.

Baumeister BL, Mohamad El-Khatib MS, Smith PG, Blumer JL. Evaluation of predictors of weaning from mechanical ventilation in pediatric patients. *Pediatric Pulmonal* 1997; 24:344-352.

Bolton CF, Breuer AC. Critical illness polyneiropathy. *Muscle Nerve* 1999; *22*:419-424.

Chavez A, Cruz R, Zaritsky A. Spontaneous breathing trial predicts successful extubation in infants and children. *Pediatric Crit Care Med* 2006; *7*:324-328.

Cheng KC, Hou CC, Huang HC *et al*. Intravenous injection of methylprednisolone reduces the incidence of postextubation stridor in intensive care unit patients. *Crit Care Med* 2006; *34*:1.345-1.350.

Christopher JL, Venkataraman S, Wilson DF *et al*. Weaning and extubation readiness in pediatric patients. *Pediatr Crit Care Med* 2009; *10*:1-11.

David AT, John HA. Insights in pediatric ventilation: timing of intubation, ventilatory strategies, and weaning. *Curr Opin Crit Care* 2007; *13*:57-63.

Epstein SK, Ciubotaru RL, Wong JB. Effect of failed extubation on the outcome of mechanical ventilation. *Chest* 1997; *112*:186-192.

Epstein SK. Weaning parameters. *Respir Care Clin N Am* 2000; *6*:253-301.

Farias JA, Alìa I, Esteban A, Golubicki AN, Olazarri FA. Weaning from mechanical ventilation in pediatric intensive care patients. *Int Care Med* 1998; *24*:1.070-1.075.

Farias JA, Retta A, Alía I *et al.* A comparison of two methods to perform a breathing trial before extubation in pediatric intensive care patients. *Int Care Med* 2001; *27*:1.649-1.654.

Farias JA, Retta A, Alía I *et al.* An evaluation of extubation failure predictors in mechanically ventilated infants and children. *Int Care Med* 2002; *28*:752-757.

Fontela PS, Piva JP, Garcia PC *et al.* Risk factors for extubation failure in mechanically ventilated pediatric patients. *Pediatr Crit Care Med* 2005; *6*:166-170.

Frutos-Vivar F, Ferguson N, Esteban A *et al.* Risk factors for extubation failure in patients following a successful spontaneous breathing trial. *Chest* 2006; *130*:1.664-1.671.

Gillespie L, Simon D, Sinha K, Donn S. Usefulness of the minute ventilation test in predicting successful extubation in newborn infants: a randomized controlled trial. *J Perinatol* 2003; *23*:205-207.

Johnston C, Piva JP, Carvalho WB *et al.* Preditores de falha da extubação em crianças no pós-operatório de cirurgia cardíaca submetidas à ventilação pulmonar mecânica. *Rev Bras Ter Int* 2008; *20*:1:57-62.

Kamlin COF, Davis PG, Morley CJ. Predicting successful extubation of very low birth weight infants. *Arch Dis Child Fetal Neonatal* 2006; *91*:180-183.

Khan N, Brown A, Venkataraman ST. Predictors of extubation success and failure in mechanically ventilated infants and children. *Crit Care Med* 1996; *24*:1568-1579.

Kurachek SC, Newth CJ, Quasney MW *et al.* Extubation failure in pediatric intensive care: a multiple-centre study of risk factors and outcomes. *Crit Care Med* 2003; *31*:2657-2664.

Larca L, Greenbaum DM. Effectiveness of intensive nutritional regimes in patients who fail to wean from mechanical ventilation. *Crit Care Med* 1982; *10*:297-300.

Le Bourdelles G, Viires N, Boezkowski J *et al.* Effects of mechanical ventilation on diaphragmatic contractile properties in rats. *Am J Respir Crit Care Med* 1994; *149*:1539-1544.

Lukkassen IM, Hassing MB, Markhorst DG. Dexamethasone reduces reintubation rate due to postextubation stridor in a high-risk paediatric population. *Acta Paediatr* 2006; *95*:74-76.

Macintyre NRC, Ely EW, Epstein SK *et al.* Evidence-based guidelines for weaning and discontinuing ventilator support. *Chest* 2001; *120*:3.755-3955.

Markovitz BP, Randolph AG. Corticosteroids for the prevention of reintubation and postextubation stridor in pediatric patients: a meta-analysis. *Pediatr Crit Care Med* 2002; *3*:223-226.

Mhanna MJ, Zamel YB, Tichy CM, Super DM. The 'air leak' test around the endotracheal tube, as a predictor of postextubation stridor, is age dependent in children. *Crit Care Med* 2002; *30*:2639-2643.

Piva JP, Amantéia S, Luchese S *et al.* Extubação acidental em uma unidade de terapia intensiva. *J Pediat* 1995; *71*(2):72-76.

Randolph AG, Forbes PW, Gedeit RG *et al.* Cumulative fluid intake minus output is not associated with ventilator weaning duration or extubation outcomes in children. *Pediatr Crit Care Med* 2005; *6*:642-647.

Santschi M, Gauvin F, Hatzakis G, Lacroixk J, Jouvet P. Acceptable respiratory physiologic limits for children during weaning from mechanical ventilation. *Int Care Med* 2007; *33*:319-325.

Venkataraman S, Khan N, Brown A. Validation of predictors of extubation success and failure in mechanically ventilated infants and children. *Crit Care Med* 2000; *28*(8):2991-2996.

Wheeler AP. Sedation, analgesia and paralysis in the intensive care unit. *Chest* 1993; *104*:566-577.

# CAPÍTULO 13

# Humanização na Assistência Fisioterapêutica: Tratando Melhor as Emoções

Doralice Ribeiro Gouveia Lima

## SUMÁRIO

- Introdução
- Histórico da política nacional de humanização no Brasil
- As prioridades da política nacional de humanização
- Estratégias gerais do programa de humanização nos diferentes níveis de atenção
- O processo de humanização para o trabalhador
- A humanização e o fisioterapeuta
- Considerações finais

## INTRODUÇÃO ■

O Sistema Único de Saúde (SUS) apresenta atualmente inúmeros avanços em seu processo de construção. Seus princípios de universalidade, integralidade e equidade, por si sós já apresentam características importantes da política de humanização da assistência à saúde no Brasil. Porém, vários desafios ainda precisam ser superados, como a melhoria do acolhimento ao usuário, valorização do trabalho em saúde, deficiência na formação de vínculo entre usuários e equipe e a fragmentação no processo de atenção.

Durante muito tempo, a prática assistencial à saúde ficou centrada na doença, primando-se, desta forma, pelo investimento científico-tecnológico em detrimento da valorização das dimensões social e subjetiva de cada sujeito.

Visando à concretização dos seus princípios norteadores operativos na prática, o Ministério da Saúde elaborou a Política Nacional de Humanização (PNH). Este programa foi criado para atingir todos os níveis de atenção à saúde, da atenção primária à alta complexidade.

Humanizar o ser humano. É importante considerar os diferentes significados que o termo "humanização" pode assumir e os diferentes sujeitos que estão envolvidos no processo de produção à saúde: usuários, trabalhadores e gestores. Porém, surge o questionamento. Por que a necessidade de criar-se um programa de humanização quando os profissionais já possuem um código de ética e a nossa Constituição Federal (artigo 1º – inciso III) estimula o respeito à "dignidade da pessoa humana"?

## HISTÓRICO DA POLÍTICA NACIONAL DE HUMANIZAÇÃO NO BRASIL ■

No ano de 2000, tentando promover uma nova cultura de atendimento à saúde que melhorasse a qualidade e a eficácia da atenção oferecida aos usuários, o Ministério da Saúde lançou o Programa Nacional de Humanização da Assistência Hospitalar (PNHAH). Este programa tinha o objetivo de fortalecer e articular todas as iniciativas de humanização já existentes na rede hospitalar pública; melhorar a qualidade e a eficácia da atenção dispensada aos usuários da rede hospitalar brasileira credenciada ao SUS; modernizar as relações de trabalho no âmbito dos hospitais públicos, tornando as instituições mais harmônicas e solidárias, de modo a recuperar sua imagem pública junto à comunidade; capacitar os profissionais dos hospitais para um novo conceito de atenção à saúde que valorizasse a vida humana e a cidadania; conceber e implantar novas iniciativas de humanização nos hospitais que beneficiassem os usuários e os profissionais de saúde; estimular a realização de parcerias e trocas de conhecimentos e experiências nessa área e desenvolver um conjunto de indicadores/parâmetros de resultados e sistema de incentivos ao tratamento humanizado.

Em 2003, a partir de discussões entre técnicos, profissionais de saúde e gestores interessados em consolidar as propostas de universalidade, integralidade e equidade, segundo as necessidades da população brasileira, o PNHAH deu lugar à Política Nacional de Humanização (PNH).

Antes de 2003 já existiam iniciativas de humanização na saúde, porém a PNH procurou sistematizar, estimular e organizar essas práticas de forma que elas se transformassem em ações que fossem além da boa educação, da simpatia ou do comportamento de piedade em relação ao usuário.

## Destaques dos princípios norteadores do PNH

- Valorização da dimensão subjetiva e social em todas as práticas de atenção e gestão no SUS, fortalecendo o compromisso com os direitos do cidadão, destacando-se o respeito às questões de gênero, etnia, raça, orientação sexual e às populações específicas (índios, quilombolas, ribeirinhos, assentados etc.).

- Fortalecimento de trabalho em equipe multiprofissional, fomentando a transversalidade e a grupalidade.

- Apoio à construção de redes cooperativas, solidárias e comprometidas com a produção de saúde e com a produção de sujeitos.

- Construção de autonomia e protagonismo dos sujeitos e coletivos implicados na rede do SUS.

- Corresponsabilidade desses sujeitos nos processos de gestão e atenção.

- Fortalecimento do controle social com caráter participativo em todas as instâncias gestoras do SUS.

- Compromisso com a democratização das relações de trabalho e valorização dos profissionais de saúde, estimulando processos de educação permanente.

Vários obstáculos surgiram durante a implantação do programa, entre eles: a fragmentação do processo de trabalho e das relações entre os diferentes profissionais; a fragmentação da rede assistencial; a precária interação nas equipes; o despreparo para lidar com a subjetividade dos sujeitos envolvidos na assistência e na gestão; o baixo investimento na qualificação dos trabalhadores; o desrespeito aos direitos dos usuários; o modelo de atenção centrado na relação queixa-conduta e a formação dos profissionais de saúde distante do debate e da formulação da política pública de saúde.

## AS PRIORIDADES DA POLÍTICA NACIONAL DE HUMANIZAÇÃO ■

O desafio da humanização é fazer com que os atores envolvidos com a saúde – seja o gestor, o usuário ou o profissional de saúde – deixem de considerar apenas o aspecto biológico durante o tratamento, sendo necessário agregar os aspectos sociais e subjetivos de cada sujeito ao atendimento prestado. Desta forma, o PNH busca consolidar algumas prioridades específicas:

- Redução das filas e do tempo de espera com ampliação do acesso e atendimento acolhedor e resolutivo com base em critérios de risco.

- Garantir ao usuário o direito à informação sobre quem são os profissionais que cuidam da saúde e os serviços de saúde se responsabilizarão por sua referência territorial.

- Assegurar o direito a informações, pelas unidades de saúde, sobre o acompanhamento de pessoas de sua rede social em todos os momentos do cuidado.

- Direito à gestão participativa aos trabalhadores e usuários, assim como educação permanente aos trabalhadores de saúde.

## O significado

A palavra *humanização* pode ter muitos sentidos e seu significado pode alterar-se, dependendo do contexto em que é utilizada, seja ele filosófico, científico, religioso ou popular.

No momento em que emerge dos poderes públicos o entendimento da necessidade da criação de uma Política Nacional de Humanização, torna-se também fundamental que seu conceito e significado sejam avaliados pelos sujeitos envolvidos no processo. Caso contrário, podemos incorrer no risco de tratar o tema com banalização, fragmentando as práticas ligadas aos programas.

Emprega-se a noção de "humanização" para a forma de assistência que valorize a qualidade do cuidado do ponto de vista técnico, associada ao reconhecimento dos direitos do paciente, de sua subjetividade e referências culturais. Humanizar implica a valorização do profissional e do diálogo intra e interequipes. Porém, ainda são pouco explorados os temas que envolvem as condições de trabalho do profissional de saúde, como remuneração, incentivo e carga de trabalho, sendo difícil pensar em humanização da assistência sem que haja um projeto que também humanize sua produção.

Para Deslandes, a humanização é um processo amplo, coletivo, demorado e complexo, ao qual se oferecem resistências naturais, pois envolve a necessidade de mudanças de comportamento. Um dos sentidos da humanização seria *como* ampliar a capacidade ou promover a qualificação dos profissionais de saúde para compreender as demandas e expectativas do público, para serem mais respeitosos e menos violentos na prestação da assistência. "Na dimensão assistencial em saúde, de forma geral, a humanização aborda a forma de assistência que valoriza a qualidade do cuidado do ponto de vista técnico, associada ao reconhecimento dos direitos do usuário, de sua subjetividade e referências culturais, implicando também a valorização do profissional e do diálogo intra e interequipes."

## ESTRATÉGIAS GERAIS DO PROGRAMA DE HUMANIZAÇÃO NOS DIFERENTES NÍVEIS DE ATENÇÃO ■

### Na atenção básica

- Elaborar projetos de saúde individuais e coletivos para usuários e sua rede social considerando as políticas intersetoriais.

- Promover o acolhimento e a inclusão da clientela que favoreçam o fim das filas, a hierarquização de riscos e o acesso aos demais níveis do sistema.

- Incentivar as práticas de promoção à saúde com diminuição de consumo de medicamentos e fortalecimento das relações entre equipe e usuários.

- Os serviços devem ser confortáveis, adequados ao meio ambiente e à cultura local, respeitar a privacidade e promover a ambiência acolhedora.

### Na urgência e emergência, nos pronto-socorros, pronto-atendimentos, atendimentos pré-hospitalares e outros

- A demanda deve ser acolhida por meio de critérios de avaliação de risco, garantindo acesso referenciado aos demais níveis de assistência.

- Garantir resolução da urgência e emergência, provendo o acesso à estrutura hospitalar e a transferência segura conforme a necessidade dos usuários.

- Definir protocolos clínicos, garantindo a eliminação de intervenções desnecessárias e respeitando a individualidade do sujeito.

### Na atenção especializada

- Os serviços devem permitir agenda extraordinária em função de risco e critérios sociais.

- Os serviços devem otimizar o atendimento ao usuário, articulando a agenda multiprofissional em ações diagnósticas e terapêuticas e de reabilitação.

- Os serviços devem ampliar a escuta entre as equipes e a população, promovendo a gestão participativa.

- Os serviços devem ser confortáveis, adequados ao meio ambiente e à cultura local, respeitar a privacidade e promover a ambiência acolhedora.

- Os serviços devem definir protocolos clínicos, garantindo a eliminação de intervenções desnecessárias e respeitando a individualidade do sujeito.

# Na atenção hospitalar

Neste âmbito, propõem-se três níveis de referência (C, B e A), como padrões para adesão à PNH:

## *Exigências para o nível C*

- Mecanismos básicos de escuta e participação dos usuários e funcionários.
- Visita aberta e familiar participante.
- Grupo técnico de humanização (GTH).
- Equipe multiprofissional (responsável pelo acompanhamento) com médico e enfermeiro, com horário pactuado para atendimento da família.
- Garantia de continuidade de assistência com programa de referência e contrar-referência.

## *Exigências para o nível B*

- Ouvidoria.
- Conselho gestor/conselho local.
- Grupo técnico de humanização.
- Equipe de referência (responsável pelo acompanhamento) com médico e en-fermeiro.
- Agenda da equipe de referência com horário definido para atendimento da família.
- Garantia de continuidade de assistência com programa de referência e contrar-referência.
- Acolhimento com avaliação de risco nas áreas de acesso (PA/PS, Ambulatório, SADTS).
- Plano de educação permanente com temas de humanização.

## *Exigências para o nível A*

- Ouvidoria.
- Conselho gestor/conselho local.
- Visita aberta e familiar participante.
- Equipe de referência (responsável pelo acompanhamento) com médico e en-fermeiro.

- Agenda da equipe de referência com horário definido para atendimento da família.

- Garantia de continuidade de assistência com programa de referência e contrar-referência.

- Acolhimento com avaliação de risco nas áreas de acesso (PA/PS, Ambulatório, SADTS).

- Grupo técnico de humanização com plano de trabalho de humanização.

- Equipe multiprofissional de assistência.

- Inserção nos programas especiais do Ministério (quando couber).

- Núcleo de educação permanente articulado ao polo de educação permanente de sua região.

## O PROCESSO DE HUMANIZAÇÃO PARA O TRABALHADOR ■

Percebe-se que a dimensão da humanização, no que diz respeito às condições de trabalho do profissional de saúde, ainda é bastante precária. Para poder estabelecer o contato acolhedor com o usuário, os profissionais também precisam dispor de relações humanizadas e de condições estruturais mínimas de trabalho. Isso envolve espaço de trabalho (que envolve adequação de ambiente, mobiliário e instrumentos), boa remuneração, boas relações, programas de incentivo à qualificação e carga de trabalho compatível com suas possibilidades. Afinal, o processo de humanização da assistência emerge da realização profissional e pessoal dos que a fazem. Isso demanda, por parte dos gestores institucionais, o acolhimento e a abertura para compreender a realidade sob a perspectiva do trabalhador.

## A HUMANIZAÇÃO E O FISIOTERAPEUTA ■

A humanização requer um processo reflexivo sobre os valores e princípios que norteiam as práticas dos profissionais de saúde, pressupondo que, além do atendimento técnico-assistencial ao indivíduo, é importante oferecer o cuidado digno, acolhedor e solidário. A partir dessas preocupações, diversos profissionais demonstram a busca por respostas que lhes assegurem a dimensão humana das relações profissionais.

Mudar as práticas de saúde exige mudanças no processo de construção dos sujeitos dessas práticas. A formação dos profissionais de saúde tem privilegiado o conhecimento técnico-científico, limitando-se aos ensinamentos relativos ao fazer. Por outro lado, já despontam em algumas instituições de ensino iniciativas que visam romper com a ênfase da tarefa em si, no sentido da produção concreta e operacional.

É evidente a importância do desenvolvimento de habilidades técnicas necessárias ao exercício profissional na área da saúde, principalmente de especialidades, quando a tecnologia é cada vez mais desenvolvida e faz parte do cotidiano. No entanto, chamamos a atenção para a importância do preparo da pessoa, como ser total, durante o processo de formação acadêmica, de modo a garantir o seu fortalecimento emocional, haja vista a constante exposição dos alunos das diversas áreas da saúde às situações ansiogênicas, decorrentes das especificidades da atividade ocupacional, das condições de trabalho, das quais são sujeitos e que, inevitavelmente, interferem no seu ofício.

Segundo Silva e Silveira, em estudo realizado com estudantes de fisioterapia, observou-se que ainda ocorre o predomínio da concepção assistencial/individual/uniprofissional para o enfrentamento das questões relativas ao processo saúde-enfermidade, tornando necessária a construção de uma abordagem mais ampla que promova mudanças no campo político, econômico, social e ético. Tal estudo chama a atenção para o enfoque excessivamente mecanicista que pode ocorrer dentro da matriz curricular e, neste sentido, possibilitar ações que caminham no sentido contrário ao da humanização. Deve-se então observar que, na formação do fisioterapeuta, existe a necessidade de conhecimento técnico, porém torna-se ainda mais importante a capacidade de refletir sobre os problemas e sobre o próprio conhecimento de maneira global e humanizada.

## CONSIDERAÇÕES FINAIS ■

É impossível falar de humanização sem falar também de ética. Mas quando nos referimos à ética devemos lembrar que não é a existência e o conhecimento de um código de ética profissional ou de um artigo na Constituição Federal que tornam os sujeitos éticos. Esse tipo de formação ocorre desde a infância e trata-se de um processo continuado que enfrenta dilemas cada vez mais complexos. Contudo, faz-se de fundamental importância o incentivo de relações profissionais saudáveis, com respeito ao sujeito, sua individualidade, seus sentimentos e seus direitos.

## LEITURAS SUGERIDAS ■

Ayres JRCM. Alma-Ata 2001. Conferência Internacional sobre Cuidados Primários de Saúde (Alma-Ata, URSS, 6-12 de setembro de 1978), pp. 15-17. *In*: Ministério da Saúde. *Promoção da Saúde*. Brasília, Ministério da Saúde. Ciência & Saúde Coletiva 2005; *10*(3):549-560.

Backes DS, Filho WDL, Lunardi VL. O processo de humanização do ambiente hospitalar centrado no trabalhador. *Rev Esc Enferm USP* 2006; *40*(2):221-227.

Benevides R, Passos E. A humanização como dimensão pública das políticas de saúde. *Ciência & Saúde Coletiva* 2005; *10*(3):561-571.

Brasil. Ministério da Saúde, Secretaria Executiva. Núcleo Técnico da Política Nacional de Humanização. Humaniza SUS política nacional de humanização (versão preliminar). Brasília, 2001.

Brasil. Ministério da Saúde. Secretaria Executiva. Núcleo Técnico da Política Nacional de Humanização. Humaniza SUS política nacional de humanização. Documento para Discussão. Versão preliminar. Série B. Textos Básicos de Saúde. Brasília, 2003.

Brasil. Ministério da Saúde. Secretaria Executiva. Núcleo Técnico da Política Nacional de Humanização. Humaniza SUS: Política Nacional de Humanização: documento base para gestores e trabalhadores do SUS. Brasília: Ministério da Saúde, 2004.

Deslandes SF. Análise do discurso oficial sobre a humanização da assistência hospitalar. *Ciência & Saúde Coletiva* 2004; *9*(1):7-14.

Oliveira BRG, Collet N, Viera CS. A humanização na assistência à saúde. *Rev Latino-am Enferm* 2006; *14*(2):277-284.

Oliveira BRG, Collet N, Viera CS. A humanização na assistência à saúde. *Rev Latino-am Enferm* 2006; *14*(2):277-284.

Silva ID, Silveira MFA. A humanização e a formação do profissional em fisioterapia. *Ciência & Saúde Coletiva* 2002; *7*(4):607-621.

Vieira R, Silva RCG, Pistelli C. Informação e comunicação na construção de políticas públicas – o exemplo da Política Nacional de Humanização. Brasil. Brasília: Ministério da Saúde

# Índice Remissivo